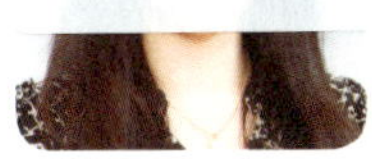

지은이

# 최유진

총 방문자 수가 2천만 명에 달하는 네이버 뷰티블로그 〈유진상의 셀프네일〉을 운영하고 있다. 2014년 얼루어 전 세계 유명 블로거 11인에 선정됐으며 이웃은 6만여 명에 달한다. 평소 전혀 그림을 못 그리지만 네일아트에서만은 탁월한 그림 솜씨를 뽐낸다. 여성스럽고 사랑스런 디자인이 강점. 2012년 포털사이트 다음에서 다음뷰 열린 편집자상, 2014년 네이버 포스트 공모전에서는 참신한 발상 상을 수상한 바 있다. 2015년에는 메이크업 아티스트 정샘물, 차홍 등과 함께 네이버 공식 뷰티 멘토로 지정되었으며 네이버 뷰스타로 활동 중이다. 스타일리시하면서도 쉽게 따라 할 수 있는 네일아트로 2030 여성들에게 열렬한 지지를 받으며 수차례 포털사이트 메인을 장식했다. (blog.naver.com/yujinlub)

현재 유진상은 네일 에듀에서 네일아트 국가자격증 교수로 수업 중이며 아모레퍼시픽, 스와로브스키 등 다수의 기업에서 뷰티클래스 강사로 활발히 활동 중이다.

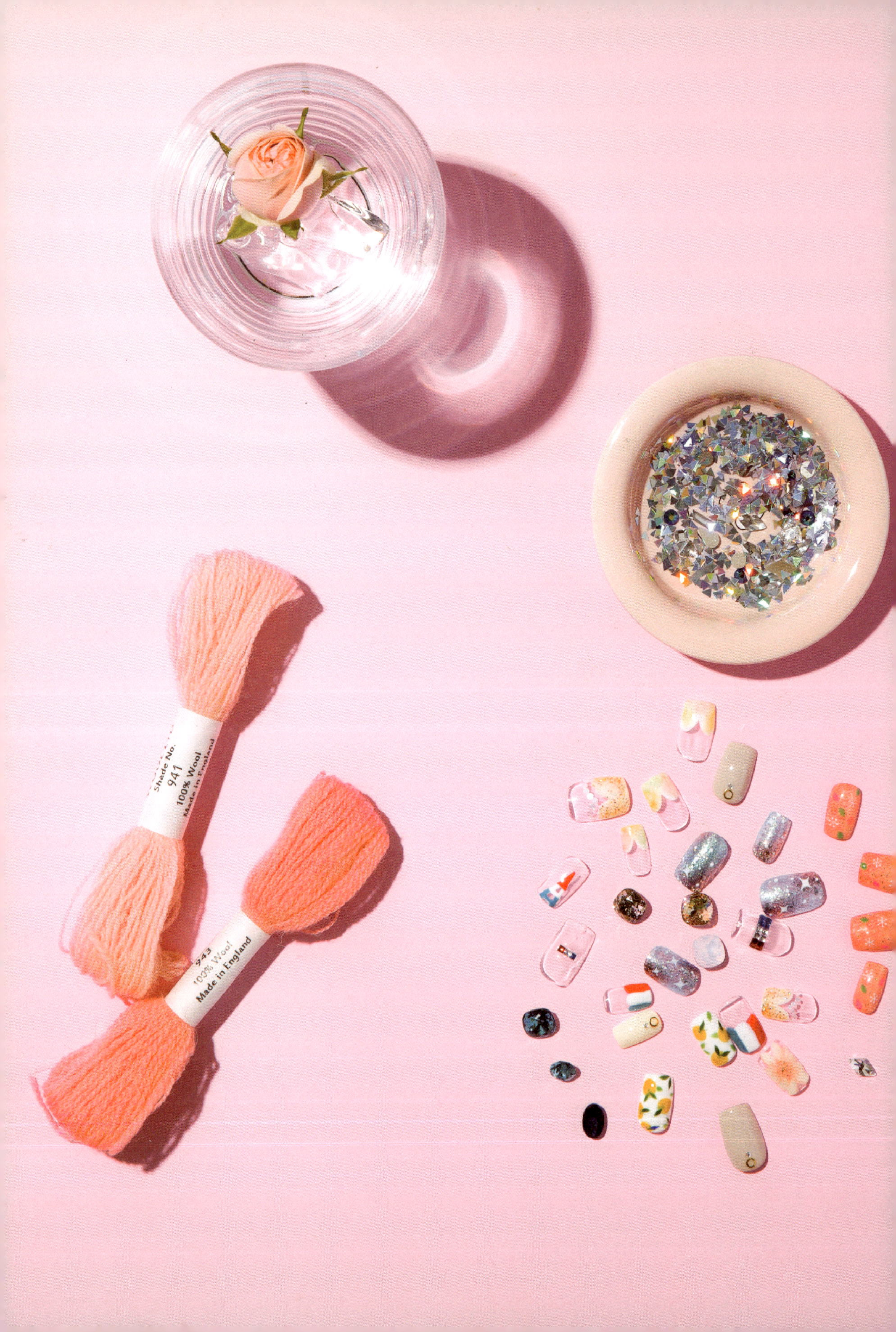
Shade No.
941
100% Wool
Made in England
943
100% Wool
Made in England

# 유진샹의 타 따는 네일아트 2

# 유진샘의 "탐나는" 네일아트 2

지은이 **최유진**

이덴슬리벨

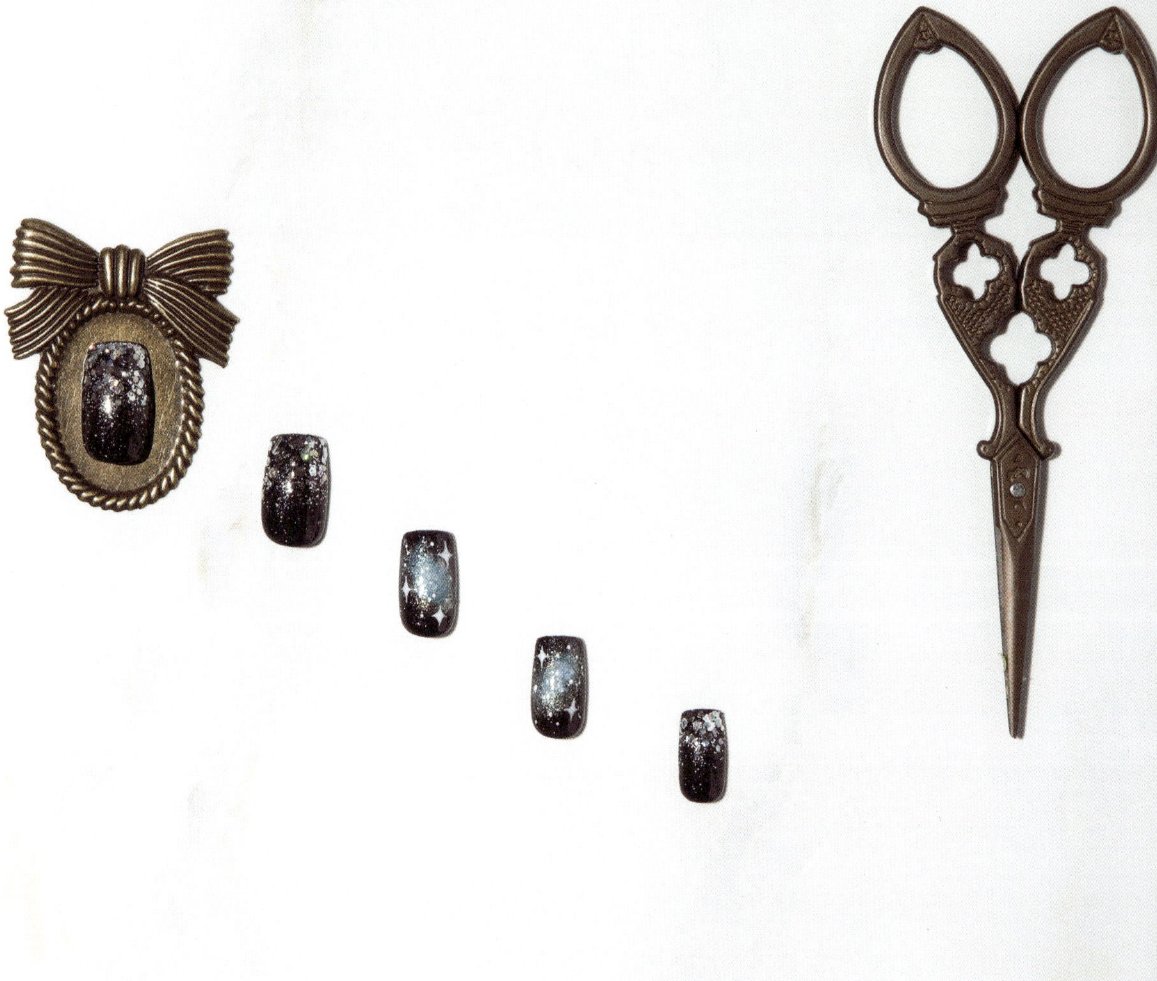

# PROLOGUE

《유진샹의 탐나는 네일아트》가 나오고 3년 만에 2권을 출간하게 되었어요. 1권이 출간되고 일주일 만에 3000부 초판 매진이라는 기적을 경험했던 일이 생각납니다. 정말 많은 사랑을 받았어요. 이 자리를 빌려 먼저 독자님께 다시 한 번 감사하다는 말을 전하고 싶습니다.

이번엔 유행과 상관없이 언제 펴보아도 도움을 줄 수 있는 네일아트 책이 되길 바라는 마음으로 모티브 네일아트를 디자인하는 과정을 담았어요. 저의 모티브 네일아트는 주변에서 얻은 아이디어로 시작합니다. 지금 입은 옷, 액세서리, 오늘 먹은 맛있는 디저트, 자연 풍경 그리고 재미있게 본 드라마나 영화도 모티브 삼아 손톱에 이것저것 그려보았습니다.

네일아트는 유행이 정말 빠르게 변합니다. 어떻게 하면 언제 봐도 촌스럽지 않고 독창적인 디자인을 선보일 수 있을까 고민했어요. 최대한 독자의 시선으로 생각하려고 애쓰다 나온 답이 바로 모티브 네일아트랍니다. 이전에 제가 특정 주제를 가지고 아트를 했을 때나 주변에 있는 것을 응용한 아트를 했을 때 많은 분들이 정말 좋아해주셨던 것이 계속 생각났어요. 모티브 네일아트는 매우 세련된 자기 표현이라는 점에서 참 매력적이고, 아이디어를 얻는 것도 쉬운 편입니다. 무엇보다 제가 가장 잘 할 수 있는 부분이기도 했어요.

새롭고 독특한 네일아트를 하고 싶은 마음은 비단 저만 가진 것이 아닐 거라고 생각해요. 사실 새로운 네일아트 디자인의 소재와 주제는 언제나 주변에 있습니다. 집에 있는 귀걸이, 매고 있는 스카프, 신고 있는 신발 등이 바로 네일아트 디자인이 될 수 있어요. 제가 만든 작품보다 한발 나아가 본인이 찾은 모티브로 네일아트를 한다면 뿌듯함이 배가 되지 않을까요? 이 책을 읽고 모두들 자신만의 모티브 네일아트 디자인을 하게 되길 바랍니다.

또, 저와 이 책을 구입한 독자분의 연결 고리를 더 의미 있게 만들고 싶어 참 많은 고민을 했습니다. 좋은 네일아트 디자인을 담은 책, 그 이상의 의미가 있는 책을 만들고 싶었어요. 그래서 저는 이 책의 수익금 전부를 힘들고 어려운 분께 기부하기로 했습니다. 저는 사람에게 도움이 되는 책을 만들고, 독자는 네일아트 도움도 받고 사람도 돕게 되는 일까지 함께 하게 되는 긍정적인 효과를 기대하고 있어요. 작게나마 이 책의 수익금이 도움의 손길이 필요한 곳에 귀하게 사용되길 바랍니다.

끝으로 제 인생을 한 발 한 발 비추어 주시는 하나님 아버지께 영광을 돌립니다. 천국에서 뿌듯해 하고 있을 아빠, 눈물 나도록 사랑하는 엄마, 곧 태어날 까꿍이를 가진 동생 유라, 듬직한 띠동갑 막내 이삭이 그리고 내 반쪽 치현에게 고맙다는 말을 하고 싶습니다. 그리고 이 책과 함께 해주신 모든 독자님께도 감사드립니다.

_유진샹 **최유진**

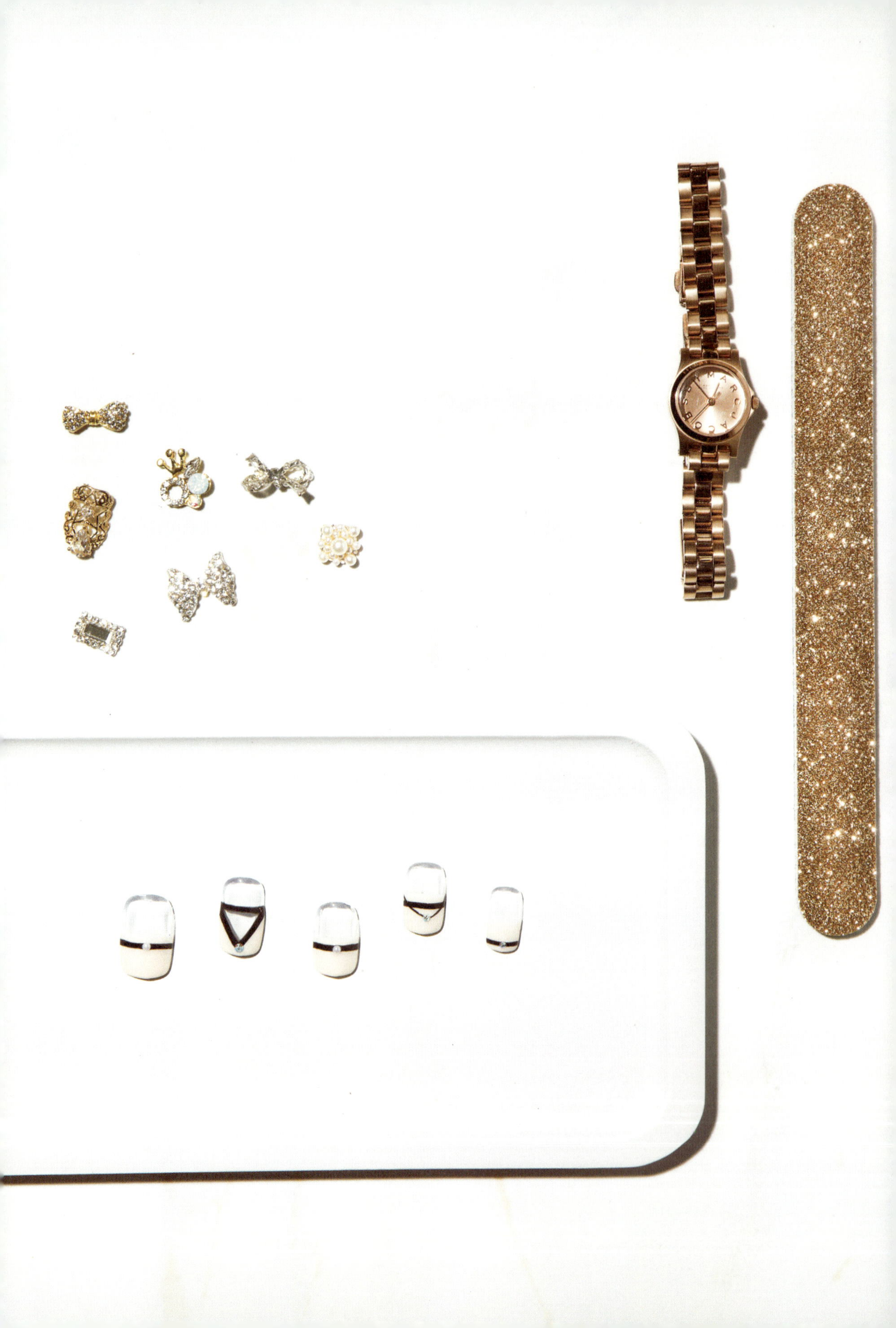

# RECOMMENDATION

네일아트만큼 작지만 기쁨을 주는 일이 있을까요?

사실 네일아트를 잘 모르거나, 즐기지 않는 사람은 작은 손톱에 칠하는 게 뭐 대수라고 생각할 수도 있습니다. 그 작은 네일아트가 어려울 게 있어? 중요할까? 라고 생각할 수 있지만 사실 그렇지 않습니다.

패션의 완성은 손끝에서 시작된다는 말이 있죠. 디테일한 패션 하나하나에 관심을 가지는 여성들이 많아진 만큼 네일아트에 대한 주목도 높아졌습니다. 사실 네일아트는 우리 상상 이상으로 더 큰 기쁨을 가져다줍니다. 컬러를 입히는 것만으로도 기분이 좋아지고, 예쁜 네일아트를 한 날엔 태도마저 당당해지죠. 더운 여름엔 시원하고 화려한 디자인의 아트만 해도 이미 패션이 완성된 것 같은 기분이 듭니다. 이렇게 일상에서 소박한 사치를 누릴 수 있도록 도와주는 것이 바로 네일아트랍니다.

세상에 쉬운 일이 없다고 하듯 네일아트도 마찬가지입니다. 손톱을 손질하고, 어울리는 컬러와 재료를 고른 후 본인이 원하는 대로 아트를 하는 일은 생각만큼 간단하지 않습니다. 아마도 집에서 혼자 네일아트를 해본 많은 여성분은 공감하실 거예요. 최소한으로 간단하게 칠만 하면 금방 예쁜 결과물이 나올 것 같았는데 막상 결과는 그렇지가 않죠. 이 책은 그런 답답함을 단번에 풀어줄 시원한 책입니다. 혼자서 손톱을 관리하는 방법부터 보고 바로 따라 할 수 있는 유진샹 작가님의 다양한 아트가 수록되어 있습니다.

이 책은 다양한 테마는 물론 계절마다 어울리는 네일아트를 보여주고 있어요. 책 한 권이면 무려 1년 치의 네일아트가 가능해 보입니다. 주변에서 아이디어를 얻은 모티브 네일이라는 책의 주제가 시선을 끕니다. 혼자서 독창적인 네일아트 디자인을 할 수 있도록 도와주는 내용들이 참 흥미로워요. 집에서 예쁜 네일아트를 하시려는 분께 큰 도움이 될 것 같습니다.

《유진샹의 탐나는 네일아트 2》를 보며 네일아트를 더 친숙하게 느끼고 주변에 숨어 있는 여러 가지 아이디어를 찾아보세요. 이 책만 있다면 누구든지 네일아트를 완벽하게 해내는 셀프 네일의 대가가 될 수 있을 것 같습니다. 그만큼 알찬 내용을 가득 담은 소중한 책이에요.

_유니스텔라 대표 **박은경**

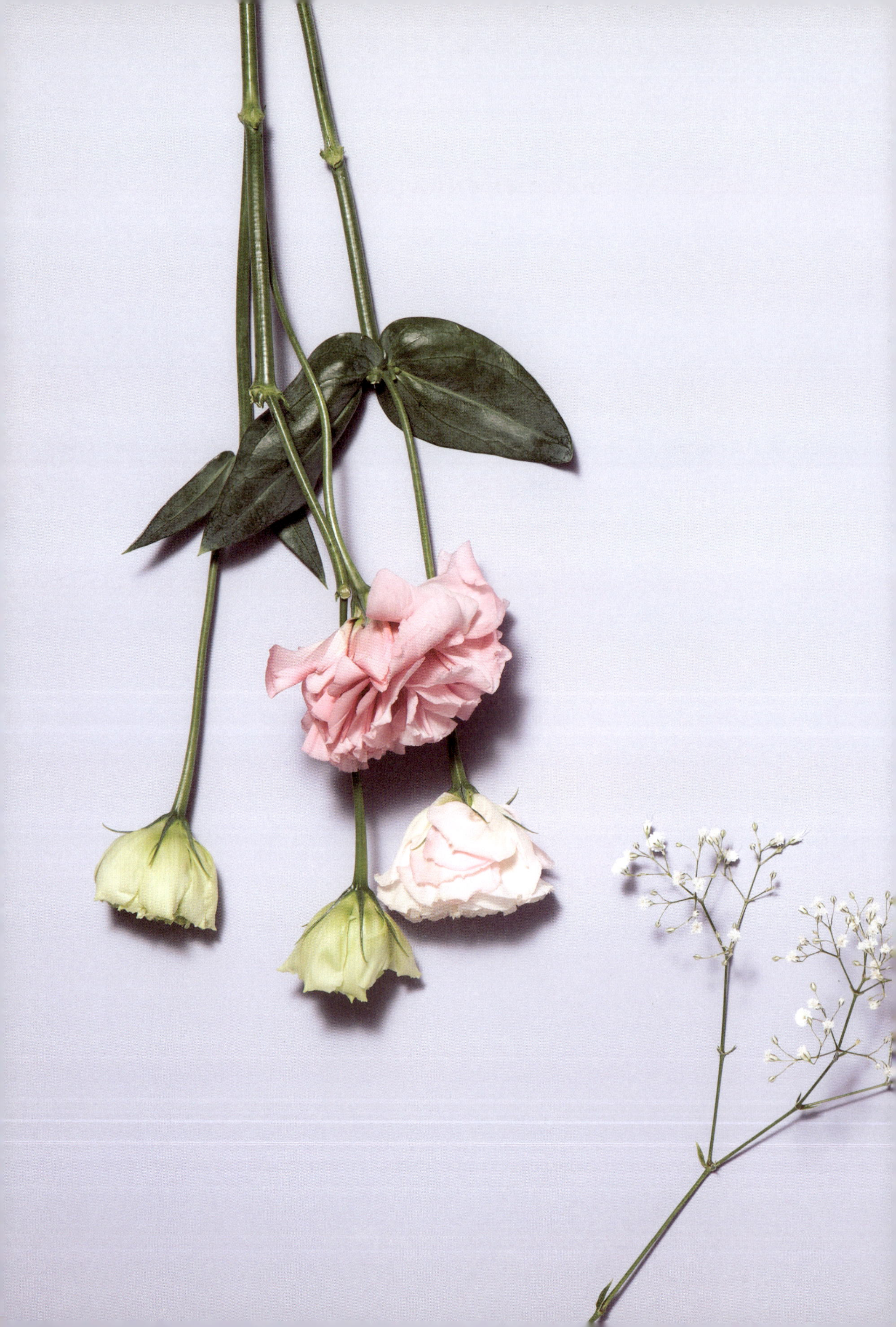

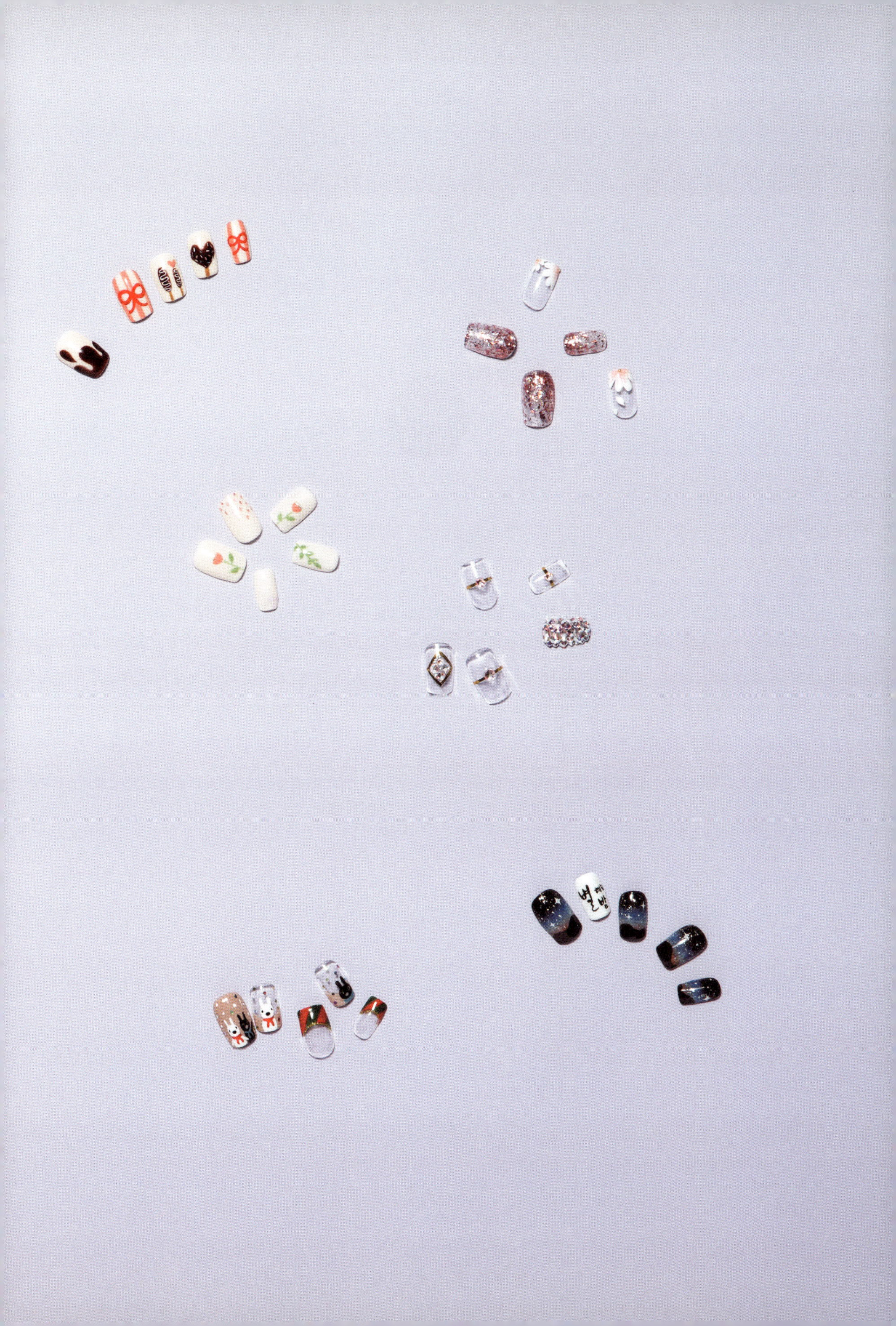
별
밤

## INTRO

## 1장

# 패션 모티브 네일

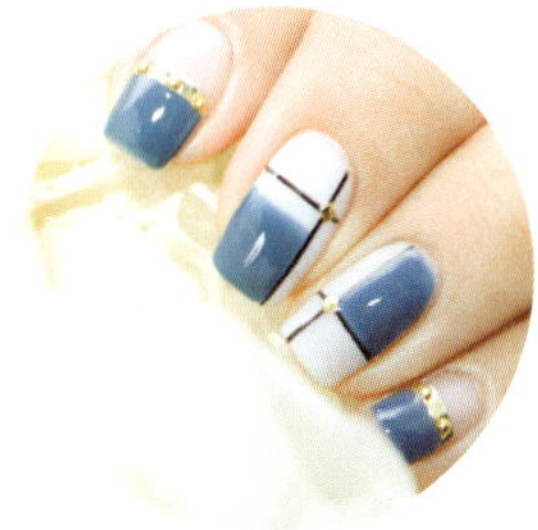



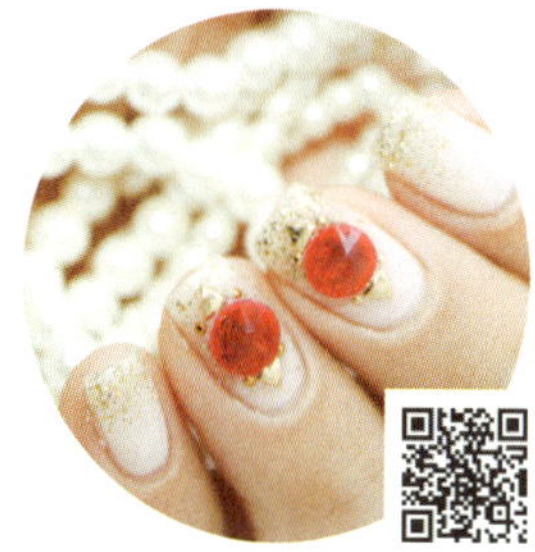



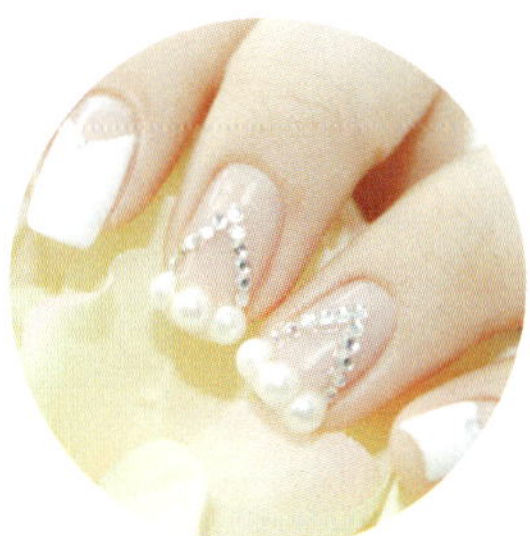



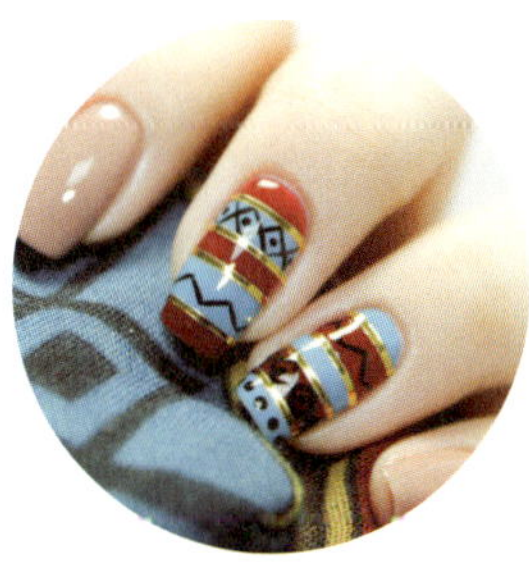



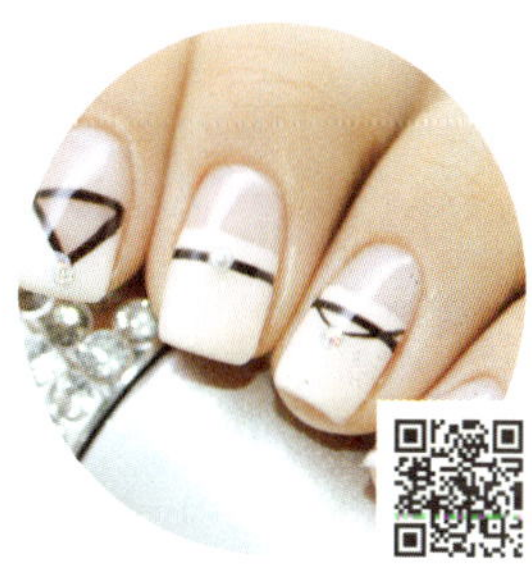



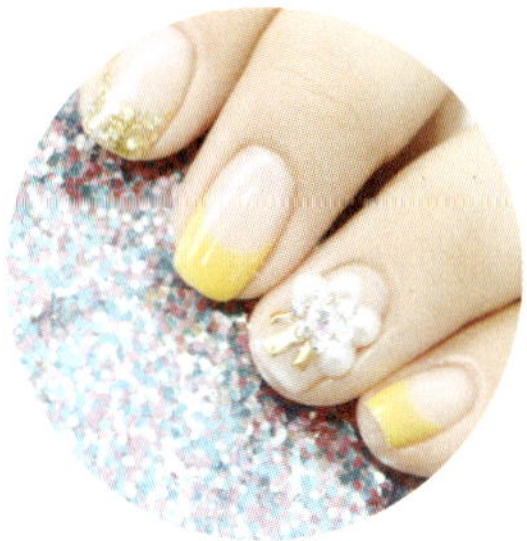



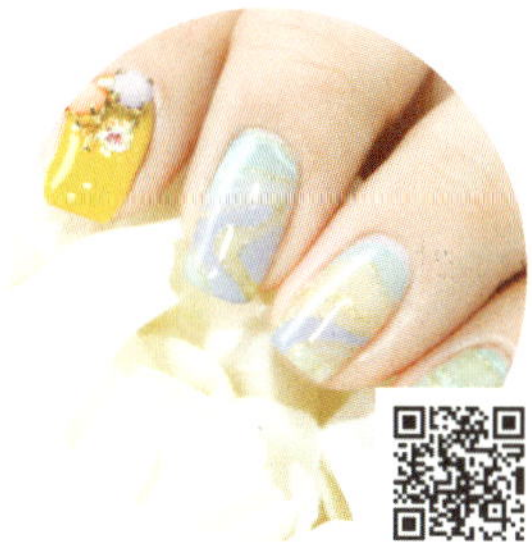



Tip

# 2장

# 여행 모티브 네일

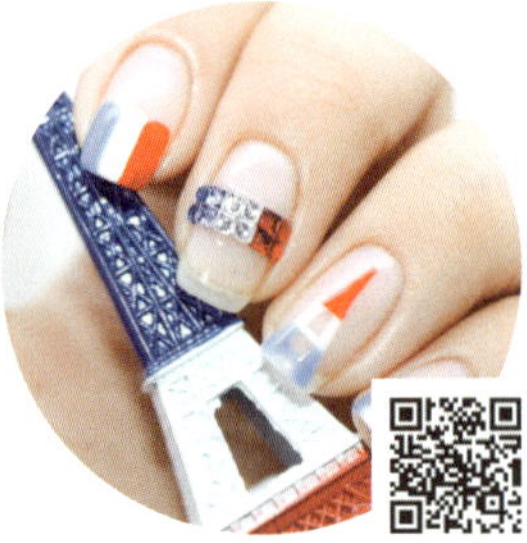



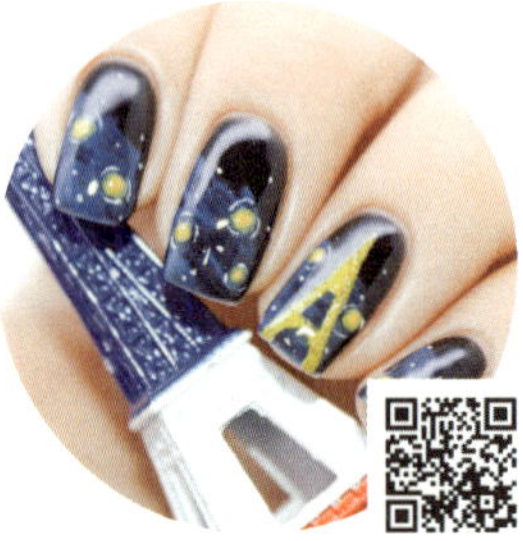



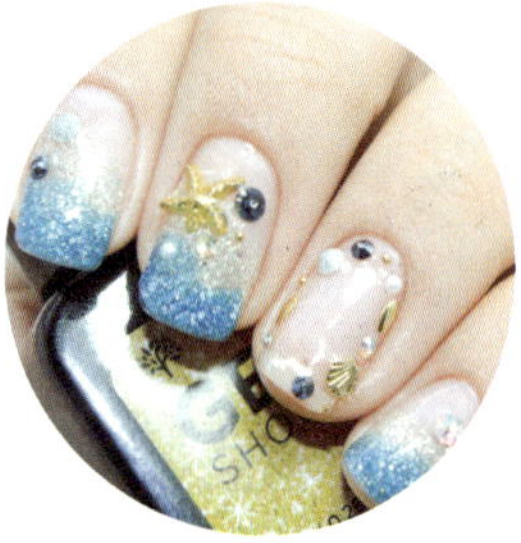



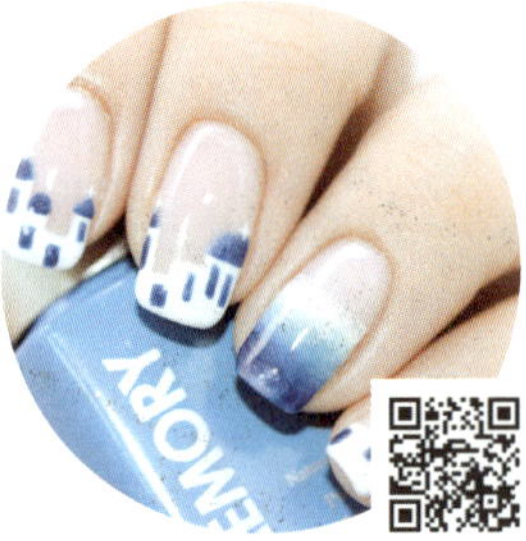



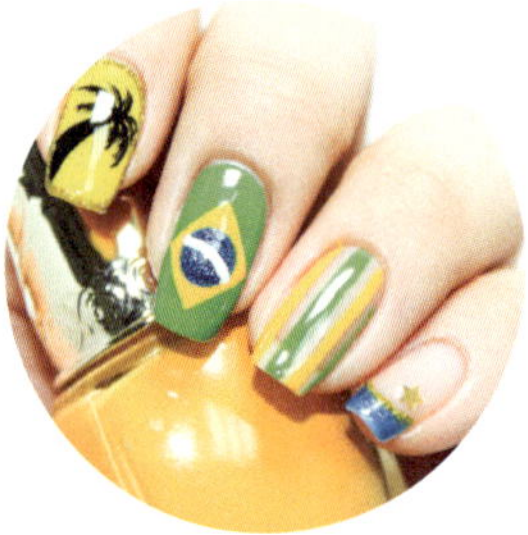



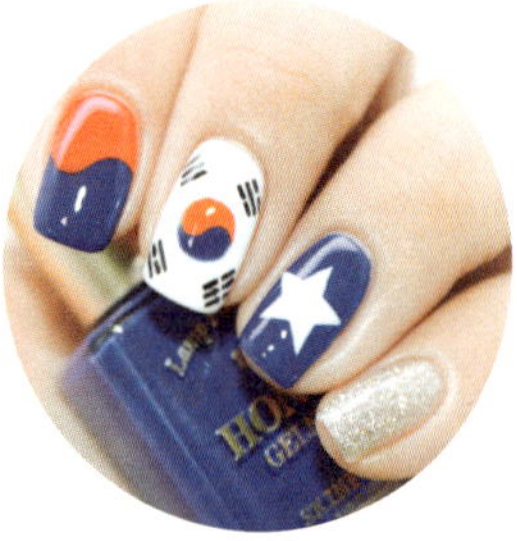



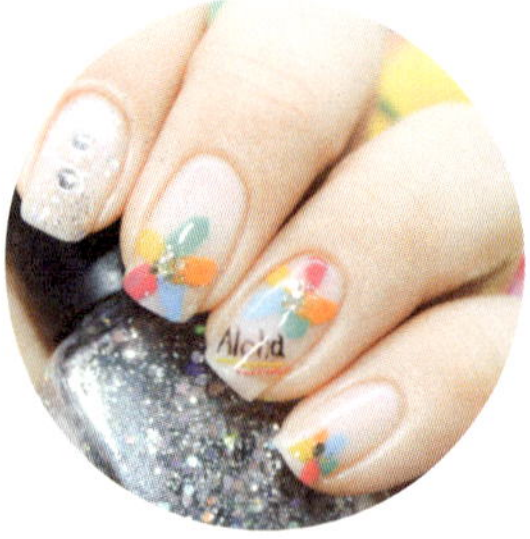

## 3장

# 우주·자연 모티브 네일

## 4장

## 디저트 모티브 네일

## 5장

## 캐릭터 모티브 네일

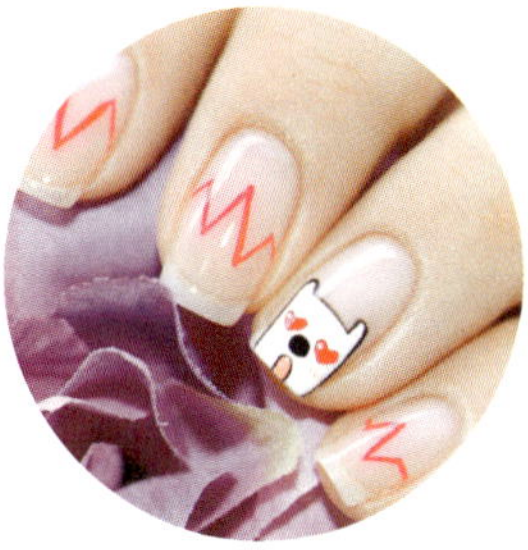



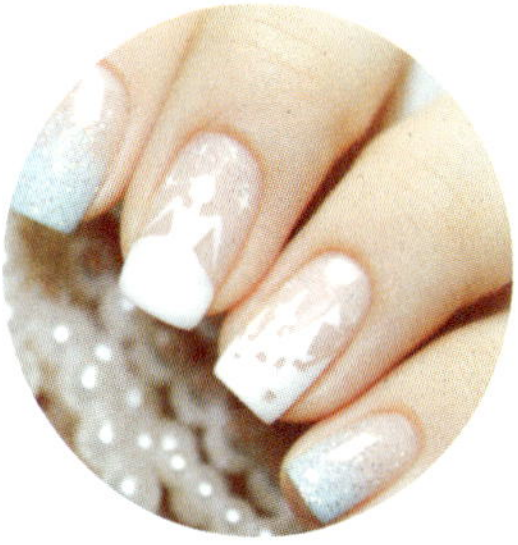



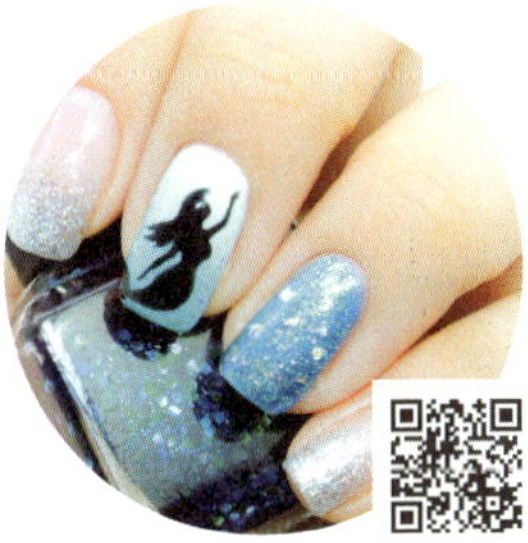



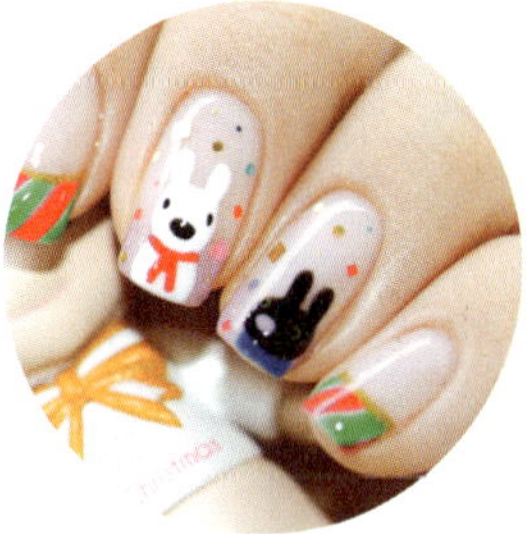



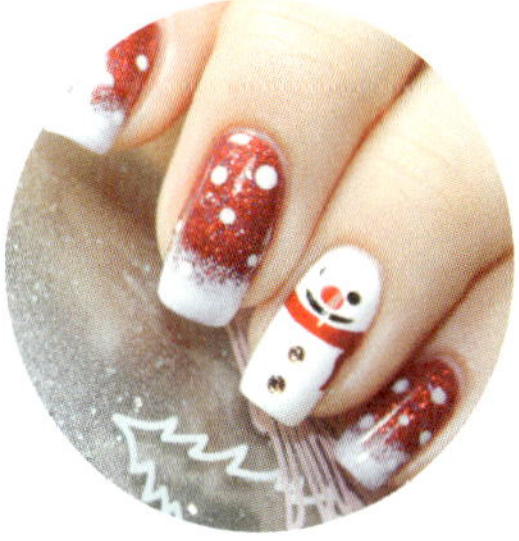



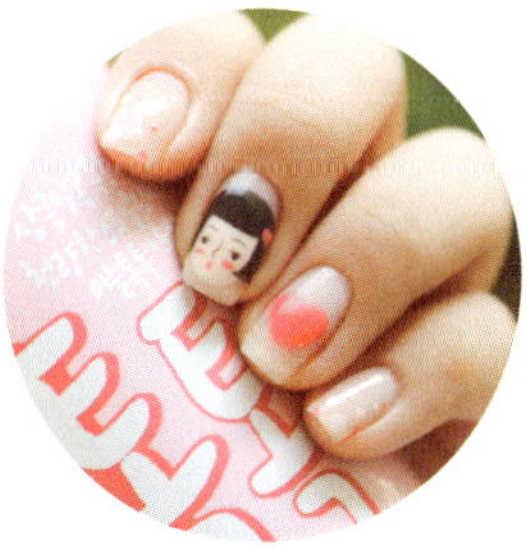



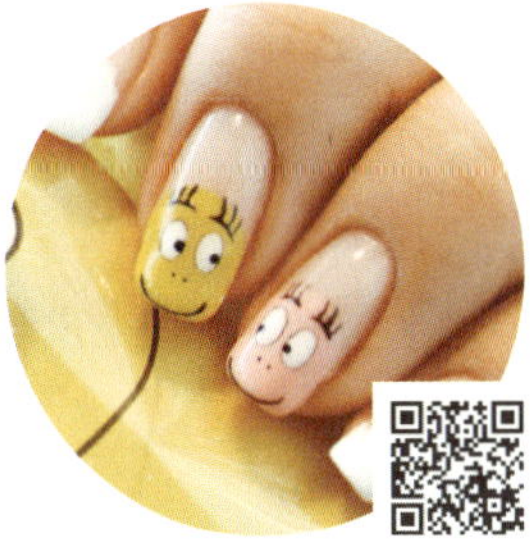



**Tip**

6장

# 웨딩 모티브 네일

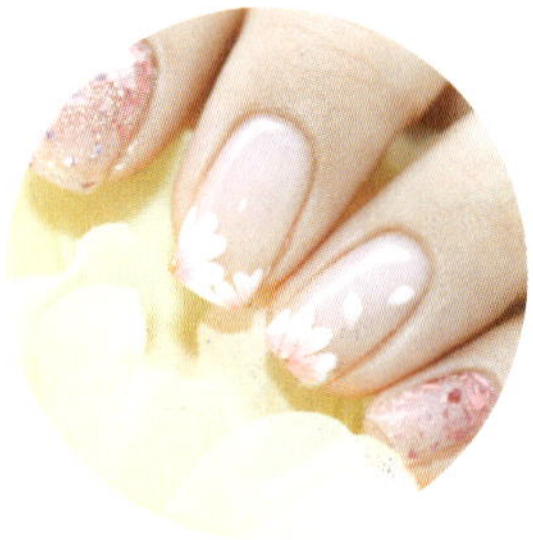



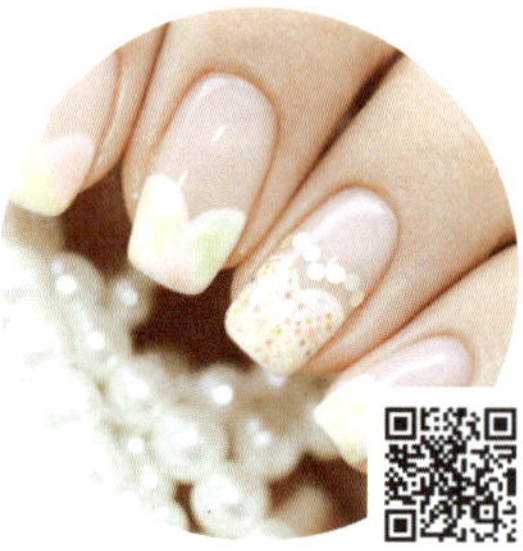



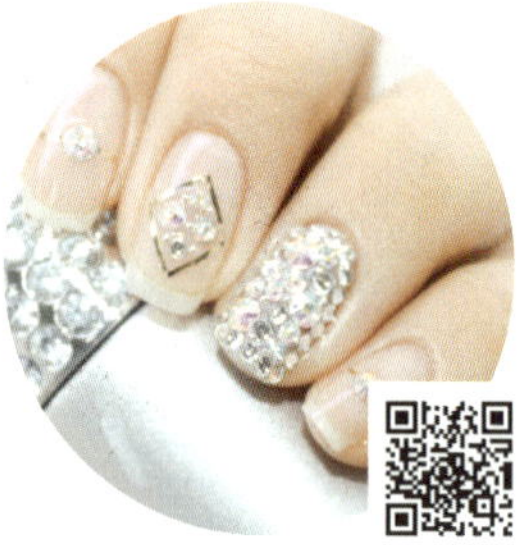



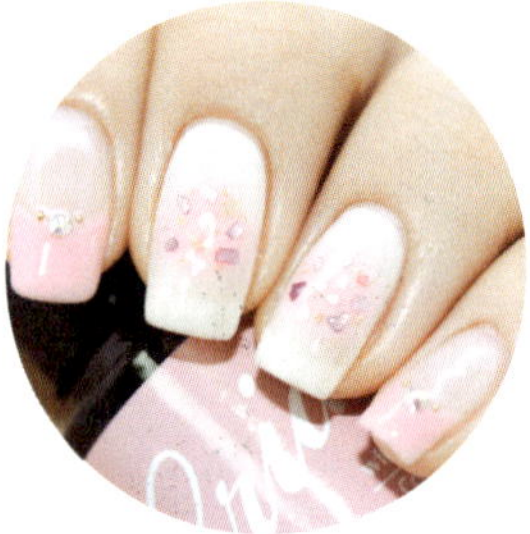



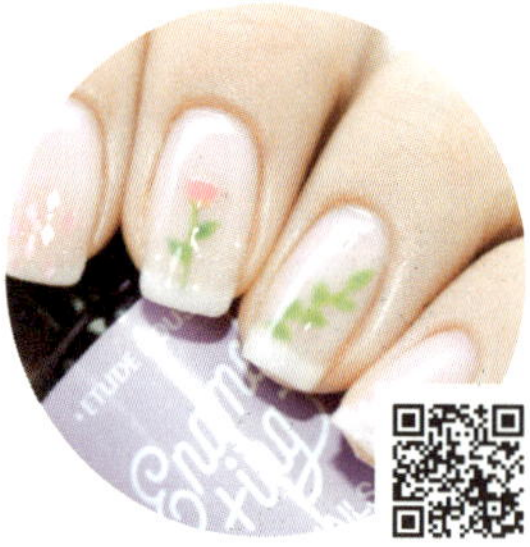



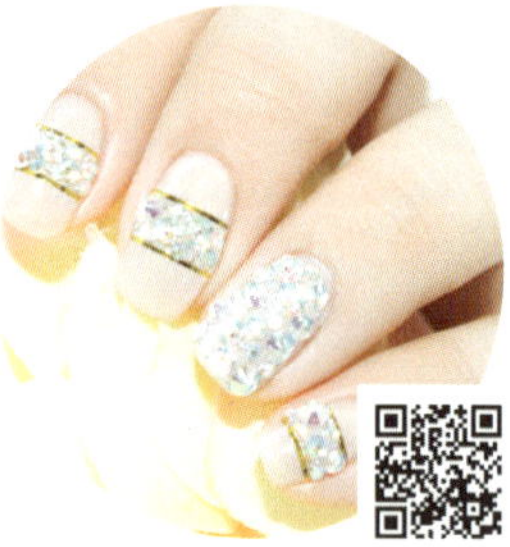

## 7장

## 엔터테인먼트 모티브 네일

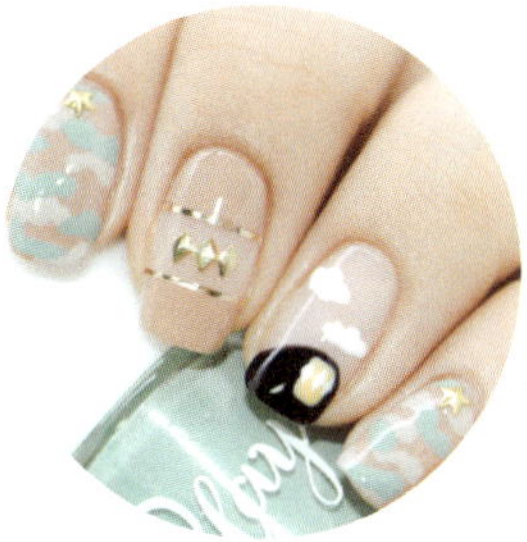



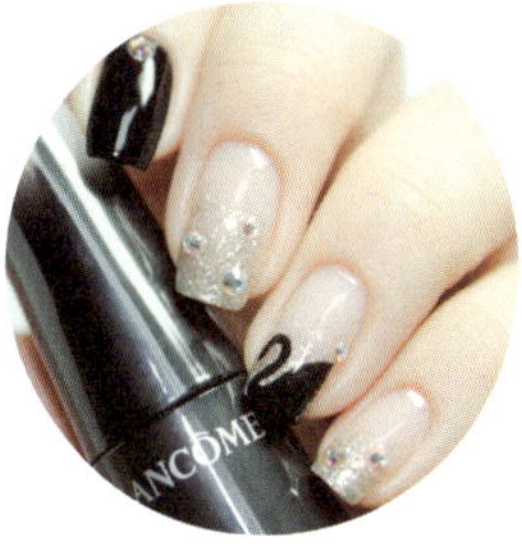



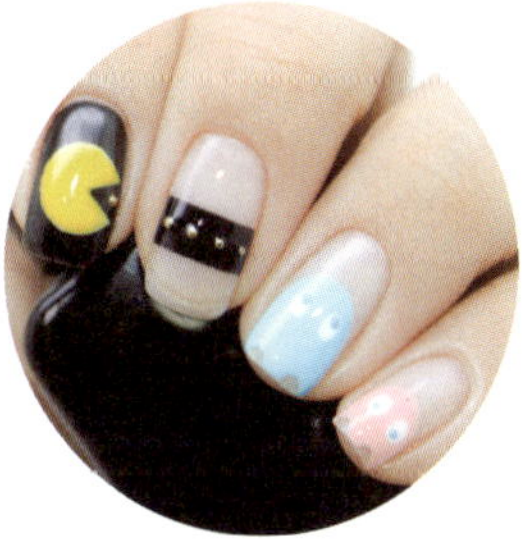



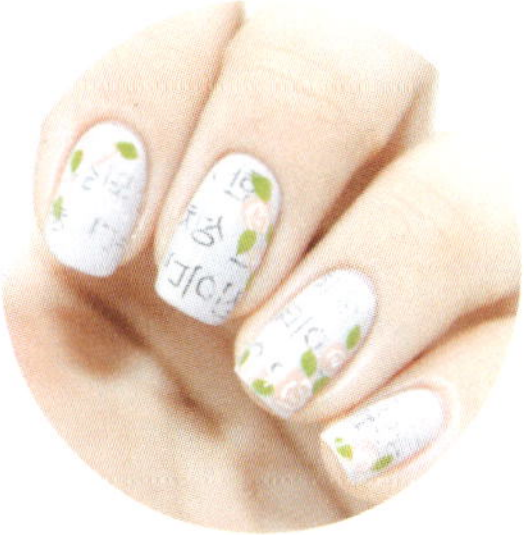



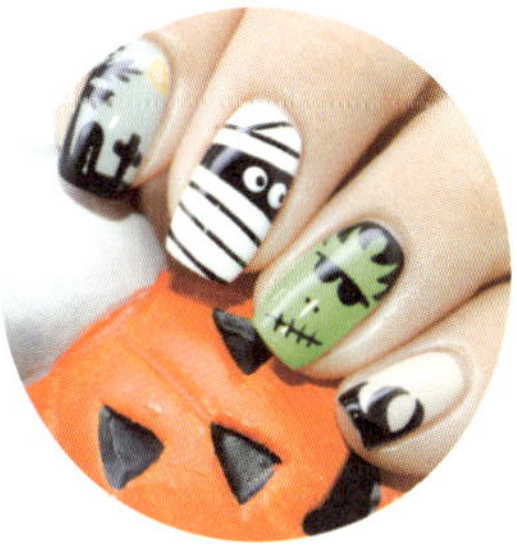



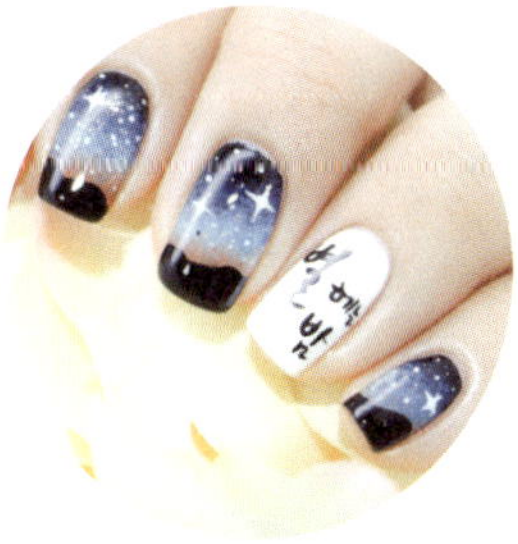

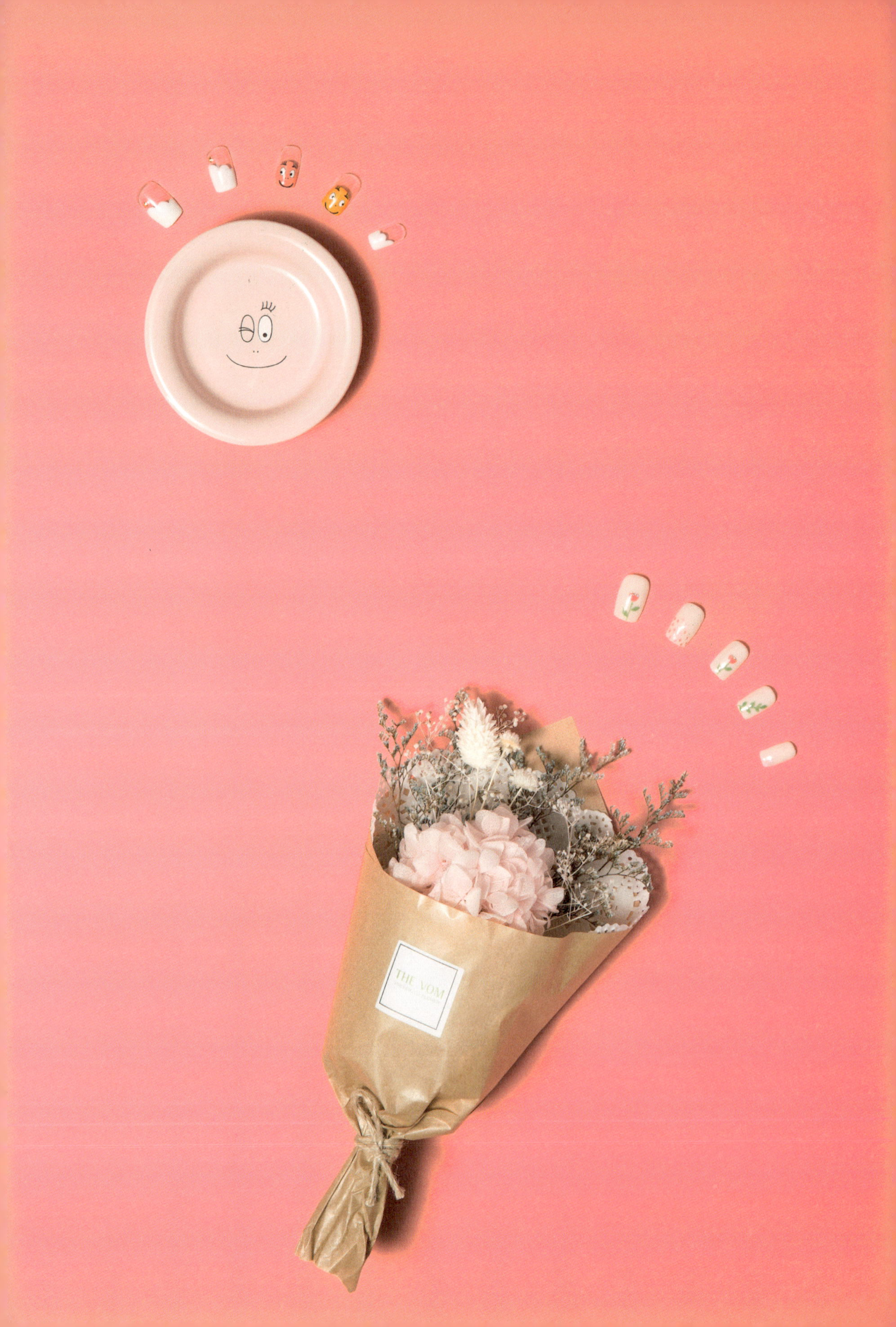
THE VOM

## 네일아트 시작 전 반드시 읽어주세요

1. 책 속의 작품은 대부분 젤 네일입니다. 재료와 도구 페이지를 보고 젤 네일에 필요한 도구를 준비한 후 작업합니다. 물론 컬러가 비슷한 일반 네일 폴리시로도 할 수 있습니다.

2. 젤 네일을 할 때는 램프, 베이스젤, 탑젤, 클리어젤을 준비합니다. 일반 네일을 할 때는 베이스코트, 탑코트를 준비합니다.

3. 젤 네일을 할 때는 베이스젤을 미리 바르고 시작합니다. 베이스젤은 젤 네일이 더 오래 유지되도록 도와주고 손톱의 손상을 막아주는 역할을 합니다.

3. 젤 네일은 흐르는 성질이 있어 한 과정을 할 때마다 기본적으로 짧게는 5초에서 길게는 최대 1분까지 UV램프를 이용해서 젤을 굳히는 작업인 큐어링을 합니다. 단, 굳지 않는 젤 네일의 성질을 이용해야 할 때(예_이어서 그림을 그려야 할 때나 컬러를 섞어 마블링을 할 때)는 큐어링하지 않습니다. 큐어링을 하지 않아야 하는 과정에는 별도로 설명을 해두었습니다.

3. 젤 네일 기본 큐어링 시간은 30초 내지 1분입니다(컬러 젤, 탑젤, 베이스젤 모두 포함). 큐어링 시간은 꼭 정해진 것이 아니므로 젤의 양에 따라 스스로 조절하면 됩니다. 큐이링 후에는 네일이 잘 굳었는지 확인하도록 합니다.

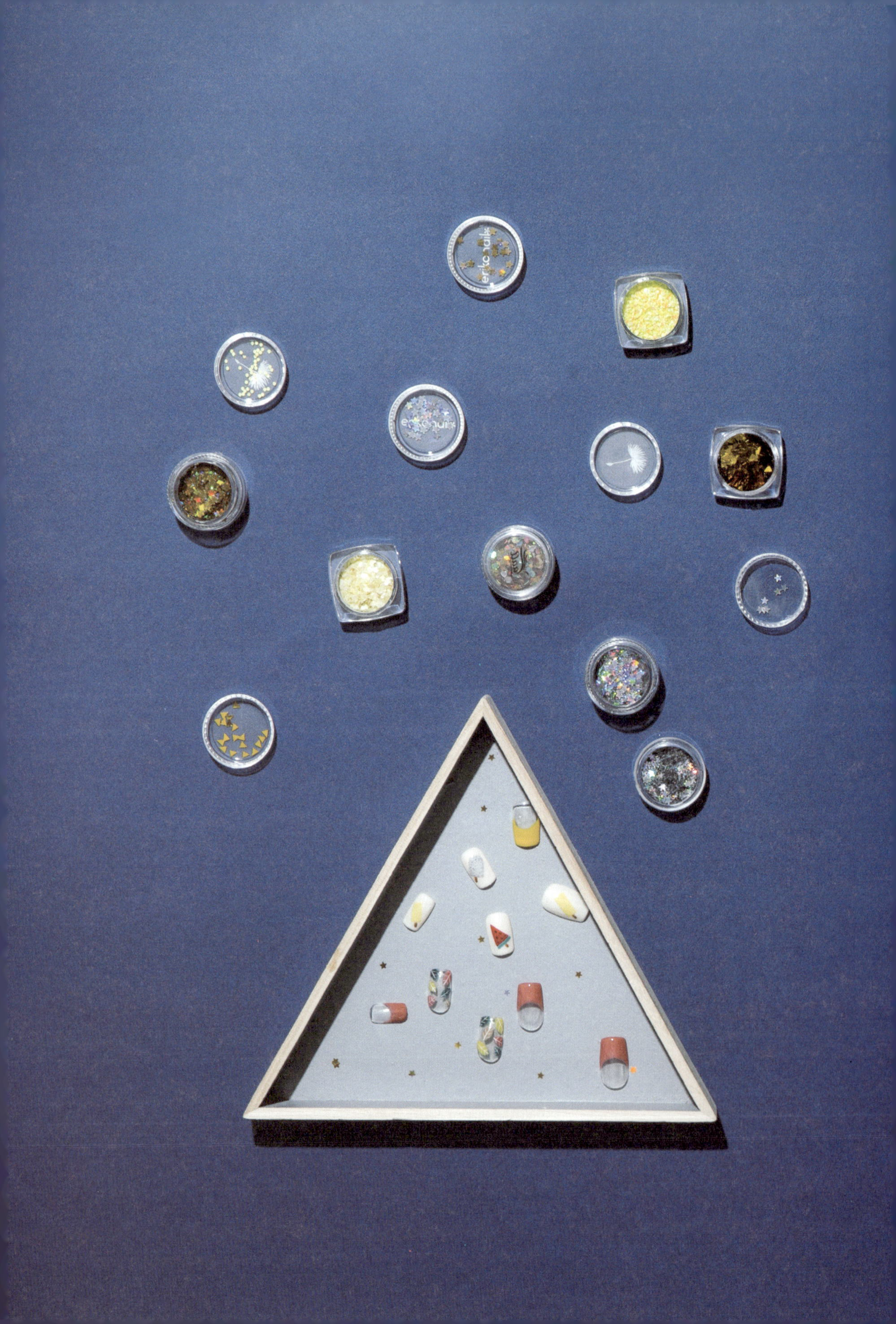

# INTRO

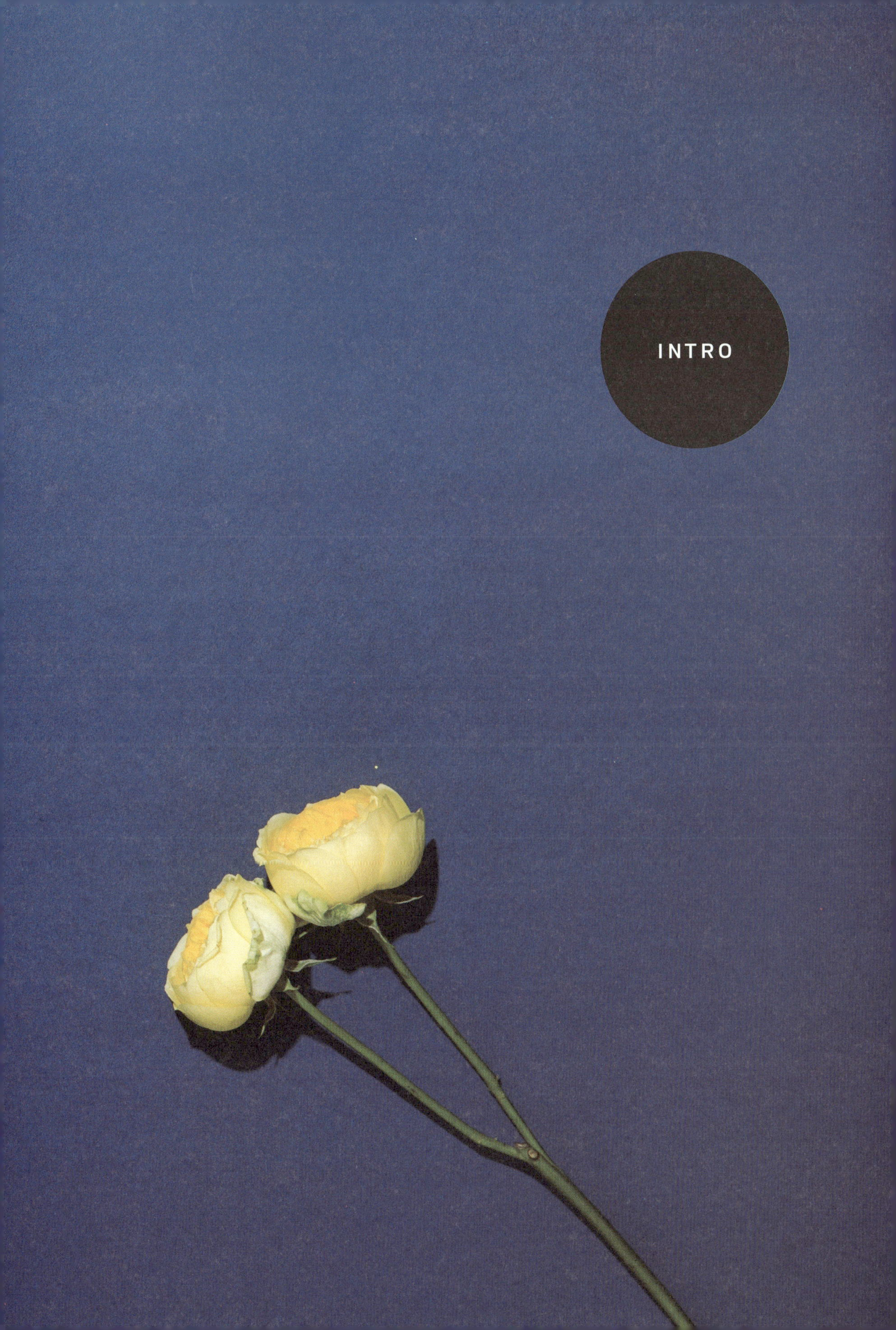

# 1. 손톱의 구조와 명칭

손톱의 주성분은 케라틴이라는 단백질이며 수분을 약 15~18% 정도 함유하고 있습니다. 손톱은 하루에 약 0.14~0.4mm 정도 자라며 발톱은 손톱보다 천천히 자랍니다. 손톱이 다 자라는 데는 약 5~6개월 정도 걸립니다. 참고로 손톱이 숨을 쉰다거나 휴식 기간이 있어야 한다는 이야기 등은 잘못 알려진 상식입니다.

**프리 에지** Free edge
손톱 끝부분으로 네일 베드 없이 손톱만 자라나온 곳입니다. 자유연이라 부르기도 합니다. 수분 공급이 되지 않아 수분 함량이 낮으며 강도도 약한 편입니다.

**네일 그루브** Nail grooves
네일 베드의 양 측면에 좁게 파인 곳을 말합니다. 손톱이 이 선을 따라 자랍니다.

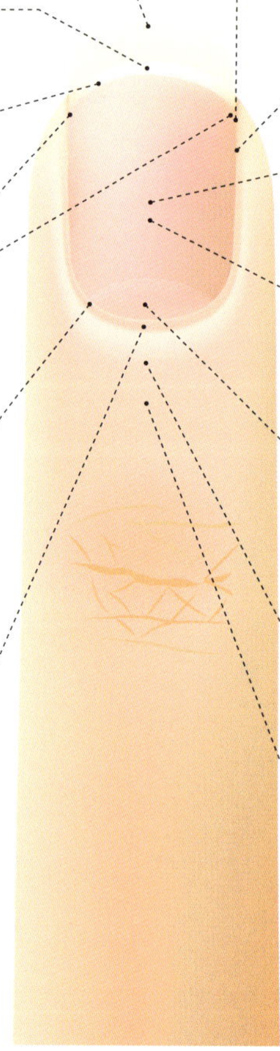

**옐로 라인** Yellow line
네일 바디와 프리 에지의 경계선입니다.

**하이포니시움** Hyponychium
프리 에지 아래에 있는 손가락 끝부분의 피부입니다.

**스트레스 포인트** Stress point
손톱 측면의 옐로 라인이 시작되는 부분으로 외부 충격을 가장 많이 받는 곳입니다. 그래서 부러지거나 금이 가기 쉽습니다.

**큐티클** Cuticle
손톱 주위를 덮고 있는 피부입니다. 여러 도구로 네일 케어를 직접적으로 하는 부분이니 관리 중 손상을 입지 않도록 주의합니다.

**네일 매트릭스** Nail matrix
손톱이 만들어지는 곳입니다. 네일 루트 밑에 위치하여 혈관 신경을 포함하고 있고 각질 세포의 생산과 성장을 조절합니다. 네일 매트릭스가 손상을 입으면 손톱 성장이 저하되므로 특별히 주의해야 합니다.

**네일 월** Nail wall
손톱과 연결된 피부와 바로 접한 부분을 말합니다.

**네일 바디** Nail body
손톱 전체를 말하며 여러 층으로 구성되어 있습니다. 조판이나 조체로도 불립니다. 성분은 죽은 단백질로 이루어져 있습니다.

**네일 베드** Nail bed
네일 바디 아래의 피부로 바디를 지지하는 역할을 합니다. 혈관과 신경이 분포하여 신진대사와 수분 공급에 도움을 줍니다.

**루눌라** Lunula
손톱 아래 백색의 반달 모양을 띤 부분입니다. 조반월이라 부르기도 하며 각화되지 않아 비교적 부드럽습니다.

**네일 루트** Nail root
손톱 아래의 얇고 부드러운 피부로 손톱의 성장이 시작되는 곳입니다.

**네일 맨틀** Nail mantle
네일 루트가 묻혀 있는 곳에 피부가 깊게 접혀 있는 것을 말하며 네일 폴드라고도 부릅니다.

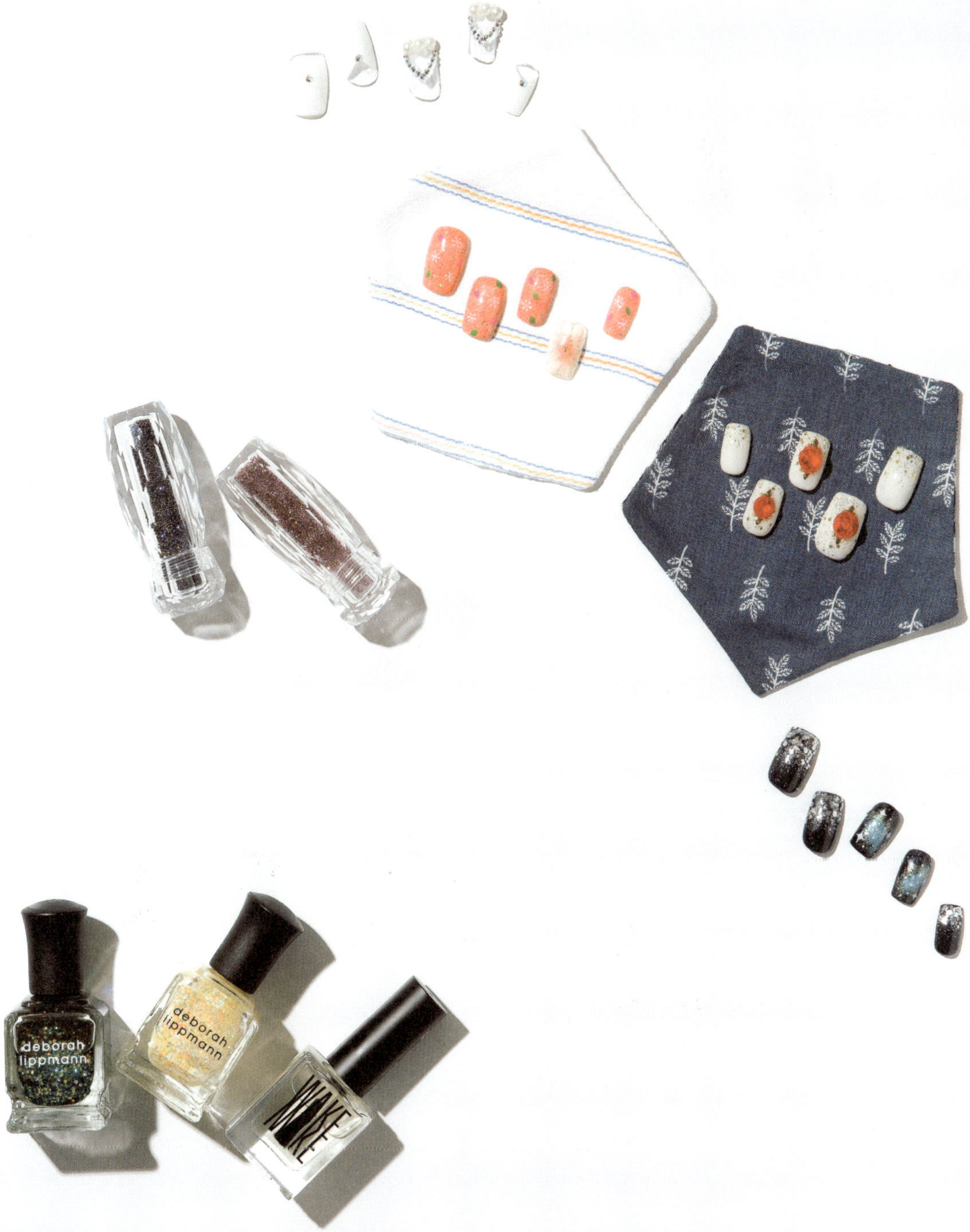
deborah lippmann
deborah lippmann
WAKE

## 2. 재료와 도구

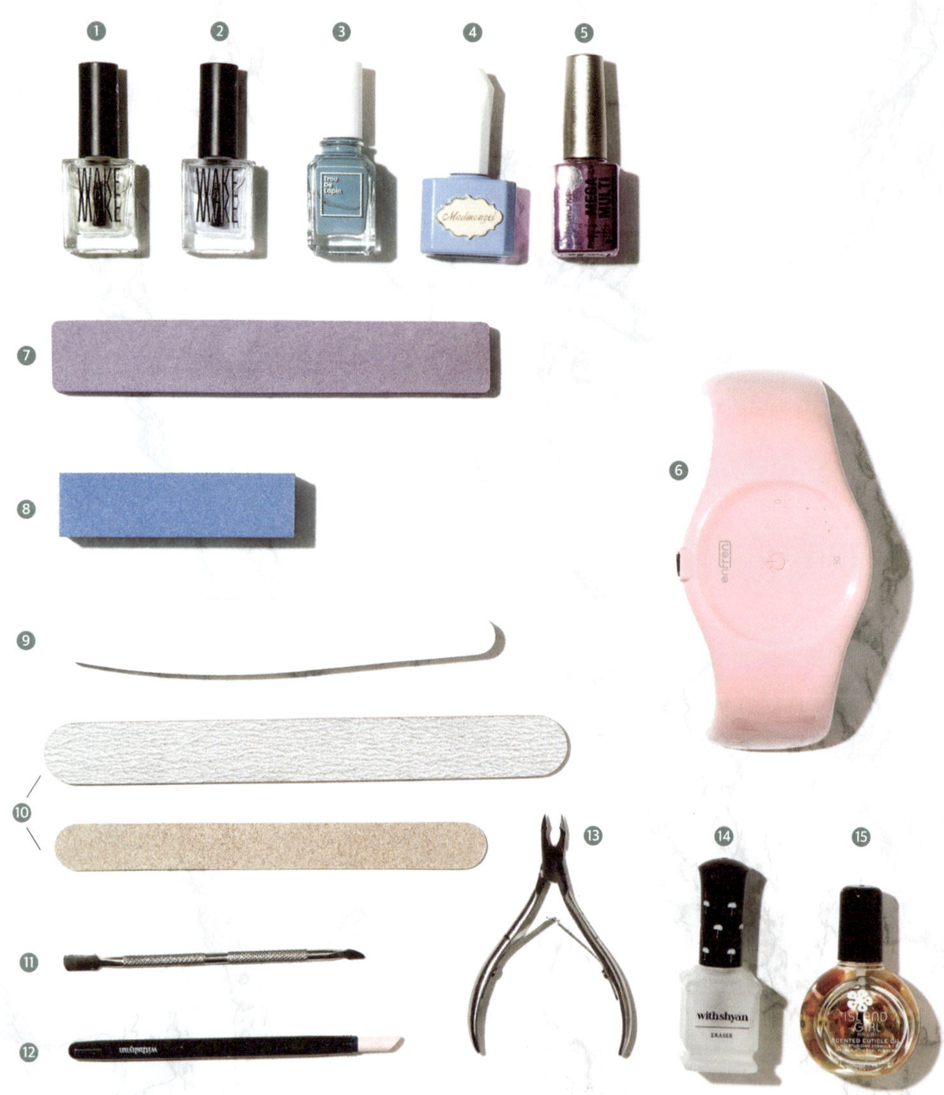

### 네일 컬러링

❶ **베이스코트_** 손톱을 강화하고 주로 컬러가 있는 네일 폴리시를 쓰기 전에 바르는 제품.

❷ **탑코트_** 네일아트 마지막 단계에 발라 광택을 더하고 컬러를 보호하는 제품.

❸ **네일 폴리시_** 손톱에 컬러를 더하는 제품.

❹ **젤 네일_** 일반 네일 폴리시와 달리 끈적끈적한 물엿 같은 질감의 컬러 제품. 자연 건조되지 않아 램프로 건조(경화, 큐어링)해 완성한다.

❺ **탑젤_** 젤 네일아트 마지막 단계에 발라 광택을 더하고 각종 파츠도 고정시켜주는 제품.

❻ **젤 램프_** 젤을 단단하게 굳히는 램프.

### 손톱 모양 및 표면 관리

❼ **네일 버퍼_** 손톱 표면을 갈아 평평하게 만들어주는 도구.

❽ **샌딩 블록_** 울퉁불퉁한 손톱 표면을 갈거나 네일 파일로 손톱을 다듬은 후 주변 거스러미를 정리할 때 사용하는 도구.

❾ **샤이너_** 버퍼 사용 후 손톱에 광을 내기 위해 사용하는 도구.

❿ **네일 파일_** 손톱이나 인조 팁의 길이, 모양을 다듬을 때 사용하는 도구.

### 큐티클 관리

⓫ **푸셔_** 큐티클을 밀어 올려주는 도구.

⓬ **스톤 푸셔_** 루즈 스킨을 확실하게 제거할 수 있는 푸셔 도구.

⓭ **니퍼_** 큐티클이나 거스러미를 자를 때 사용하는 도구.

⓮ **큐티클 리무버_** 큐티클을 불려 손질을 용이하게 해주는 도구.

⓯ **큐티클 오일_** 큐티클에 영양과 보습을 주는 오일.

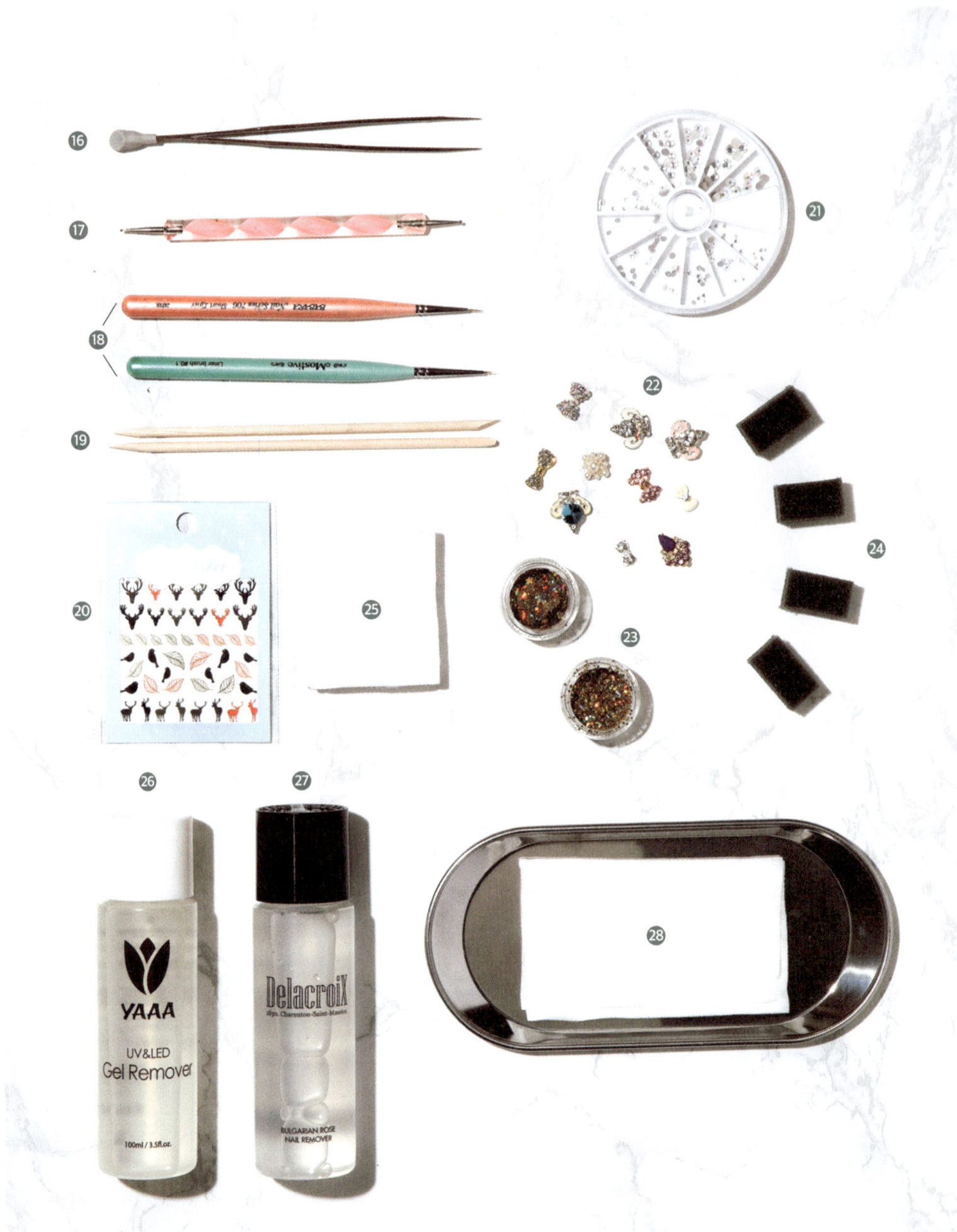
16
17
18
19
20
21
22
23
24
25
26
27
28
YAAA
UV&LED
Gel Remover
100ml / 3.5fl.oz.
DelacroiX
BULGARIAN ROSE
NAIL REMOVER

## 디자인 & 데코

⑯ **핀셋_** 스티커, 워터데칼, 스톤 등을 손톱 위에 올릴 때 사용하는 도구.

⑰ **도트 스틱_** 도트 모양을 찍거나 서로 다른 컬러를 섞을 때 사용하는 도구.

⑱ **세필 붓_** 얇은 선, 다양한 모양을 그릴 때 사용하는 도구.

⑲ **우드 스틱_** 스톤을 집을 때나 손톱 옆에 묻은 네일 제품을 닦을 때 사용하는 도구.

⑳ **스티커_** 손톱 위에 붙여서 완성하는 네일아트 재료.

㉑ **스톤_** 반짝이는 효과를 주는 네일 큐빅.

㉒ **데코 파츠_** 리본, 꽃 등 입체감 있는 네일아트 재료.

㉓ **글리터_** 가루나 별, 하트 등 다양한 모양의 반짝이는 네일아트 재료.

㉔ **스펀지_** 자연스러운 컬러 그러데이션을 위해 사용하는 도구.

## 리무버

㉕ **화장솜_** 네일 리무버와 함께 네일 폴리시를 지울 때 사용하는 도구.

㉖ **젤 리무버_** 젤 네일을 지울 때 사용하는 용액.

㉗ **리무버_** 네일 폴리시를 지울 때 사용하는 용액.

㉘ **물티슈_** 네일 케어 후 이물질을 정리하거나 손에 묻은 젤 네일, 네일 폴리시를 닦을 때 사용하는 도구.

# 3. 필수 도구 관리 방법

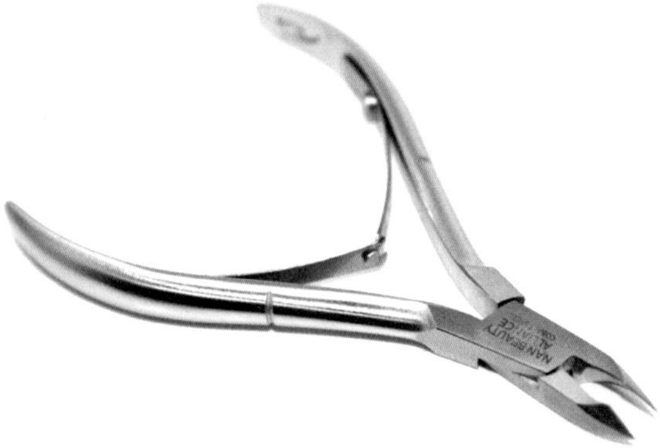

## 1) 니퍼 nipper

큐티클을 깔끔하게 정리해주는 니퍼. 니퍼는 시중에 굉장히 다양한 제품이 출시되어 있습니다. 제품마다 날, 손잡이의 길이 혹은 날이 벌어지는 각도까지 모두 다릅니다. 참고로 값이 너무 저렴한 니퍼보다는 어느 정도 가격이 있는 제품을 추천합니다.

### 니퍼의 종류 알아보기

니퍼는 날 윗부분 길이의 차이로 종류가 나뉩니다. 크게 3종류의 니퍼가 시중에 많이 판매되고 있습니다.

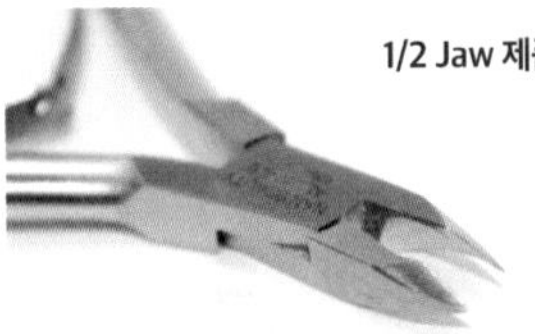

**1/2 Jaw 제품**

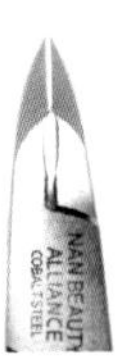

❶ 1/4 Jaw : 날 길이 4mm, 날이 짧은 편에 해당하는 제품.

❷ 1/2 Jaw(half) : 날 길이 6~7mm, 가장 많이 판매되는 제품. 초보자가 사용하기에도 편리하다. (유진샘 추천!)

❸ Full Jaw : 날 길이 9~10mm, 니퍼 중 날이 가장 길고 뾰족하므로 사용 시 주의한다.

1/2 Jaw 니퍼가 가장 많이 판매되고 사용도 편리합니다. 특히 초보자는 날이 길지 않은 제품의 사용을 추천합니다. 니퍼가 익숙지 않은 상태에서 Full Jaw처럼 날이 긴 제품을 사용하면 날에 손이 찔릴 수도 있어요. 니퍼 사용이 제법 손에 익었다면 그립감, 커팅감 등을 비교하며 본인에게 맞는 제품을 찾아 사용하세요.

### 니퍼 잡는 방법

니퍼를 잡는 기본적인 방법 3가지를 알려드립니다. 직접 따라 잡아보고 본인에게 가장 편한 방법을 선택하세요. 네일 케어를 할 때는 여러 각도를 써야 하므로 아래 방법을 섞어 쓰는 것도 좋습니다.

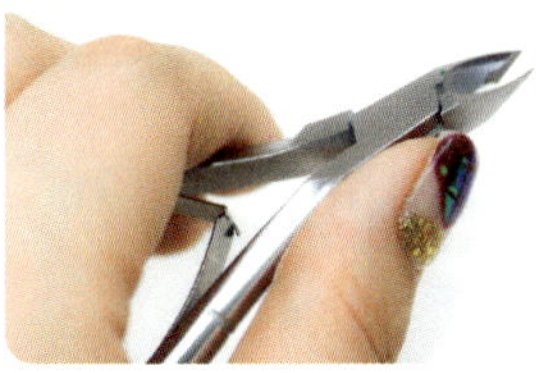

**1_** 니퍼를 전체적으로 감싸 쥐고 큐티클을 제거하는 방법. 니퍼 전체를 손으로 감싸고 엄지손가락으로 옆면을 눌러 고정한 다음 큐티클을 잘라냅니다.

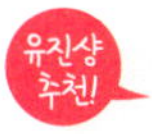


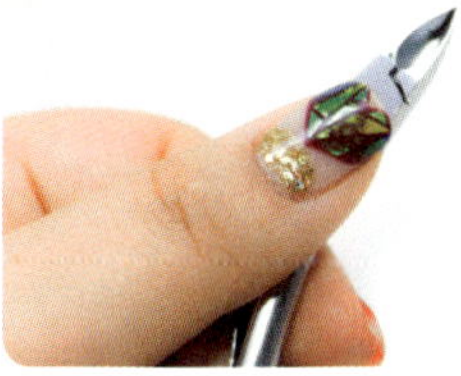

**2_** 엄지로 니퍼 헤드 부분을 고정해 큐티클을 제거하는 방법. 손바닥이 천장을 향하게 하고 엄지로 헤드 부분을 눌러 니퍼를 고정한 다음 큐티클을 잘라냅니다.

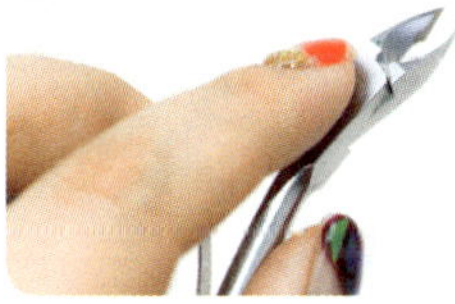

**3_** 검지로 니퍼 헤드 부분을 고정해 큐티클을 제거하는 방법. 앞의 방법과 반대로 손바닥이 바닥을 향하게 하고 검지로 가볍게 헤드 부분을 눌러 니퍼를 고정한 다음 큐티클을 잘라냅니다.

**니퍼 구입 및 수리 요령**

니퍼를 손으로 꽉 쥐었을 때 앞쪽, 뒤쪽 날이 꼭 맞물리는 제품을 구입하세요. 날이 잘 맞물려야 큐티클도 깔끔하게 제거할 수 있습니다. 구입한 니퍼의 날이 무뎌졌다면 수리를 맡겨서 다시 새 제품처럼 사용하세요. 니퍼 수리는 온·오프라인의 네일 재료 상가에서 받을 수 있습니다. 혹 날이 무뎌졌거나 잘 맞물리지 않게 되면 날이 큐티클을 잡아 뜯게 되고 다음 날 샤워 후 큐티클 부분에 하얀 거스러미가 일어납니다.

## 2) 세필 붓 slender brush

네일아트 디자인의 신세계를 만나게 해주는 세필 붓. 사용 방법은 자유롭지만, 사용 후에는 제대로 된 관리가 필요하므로 붓의 수명을 최대한 늘리는 방법을 소개합니다. 세필 붓은 일반 네일 폴리시 전용, 젤 네일 전용으로 따로 나눠 사용하는 것이 좋습니다.

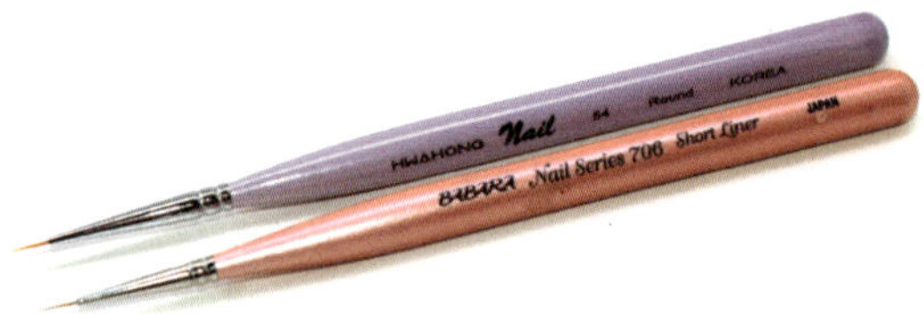


### 젤 네일 전용 붓 세척 방법

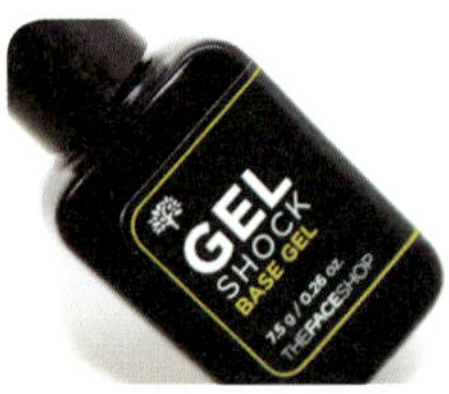


**1_** 젤 네일 전용 붓을 씻을 때는 베이스젤을 먼저 준비해요. 점도가 낮아 잘 흐르는 제품으로 준비합니다.

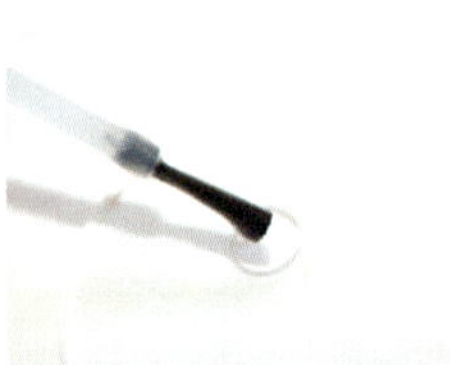

**2_** 베이스젤을 적당량 덜어줍니다.

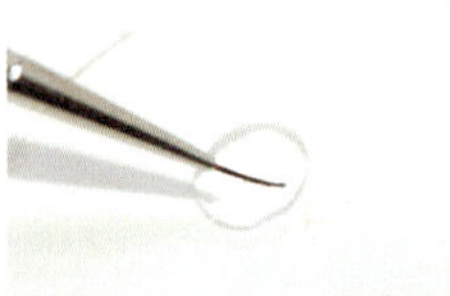

**3_** 붓을 뒤로 빼며 붓에 묻은 컬러를 제거해줍니다.

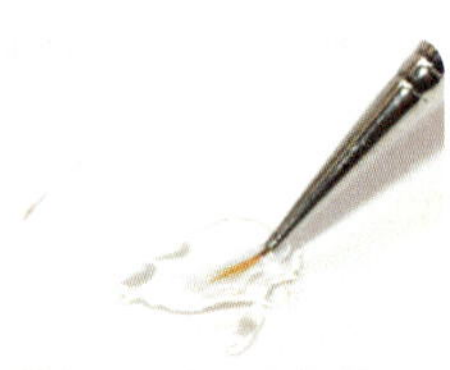

**4_** 여러 번 뒤쪽으로 붓질하다 보면 컬러가 깔끔하게 빠집니다.

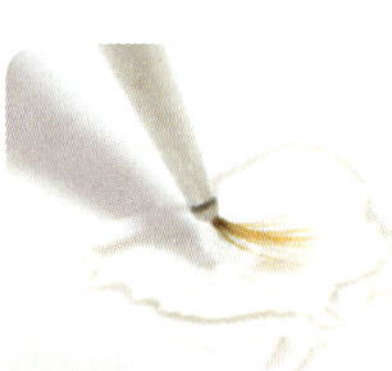

**5_** 사진처럼 수직으로 누른다거나 힘을 세게 주면 모가 벌어지고 상합니다. 최대한 부드럽게 붓질해주세요.

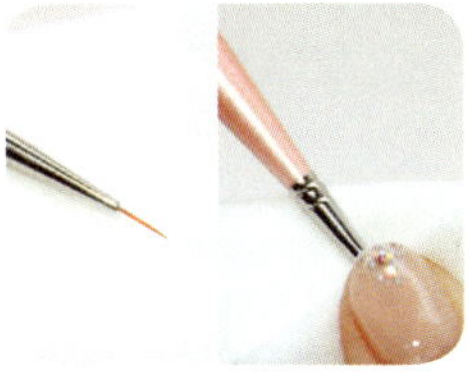

**6_** 붓에 컬러가 거의 빠지면 물티슈로 깨끗하게 닦아줍니다. 젤 클렌저는 모를 상하게 하므로 사용하지 않는 편이 좋습니다. 물티슈로만 닦아도 충분합니다.

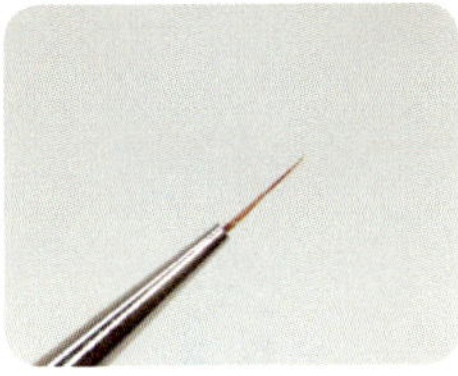

**7_** 붓 끝을 가지런하게 모아줍니다.

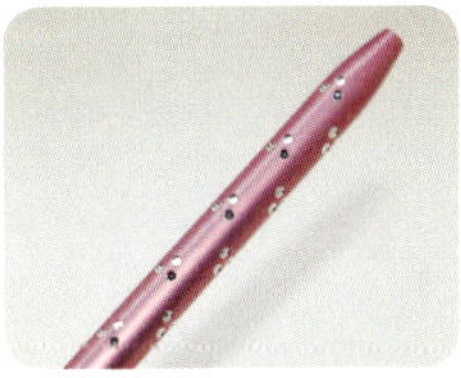

**8_** 끝으로 반드시 캡을 씌워 보관합니다. 젤은 형광등이나 자연광에도 반응하기 때문에 그냥 둘 경우 붓이 굳을 수 있답니다.

## 일반 네일 전용 붓 세척 방법

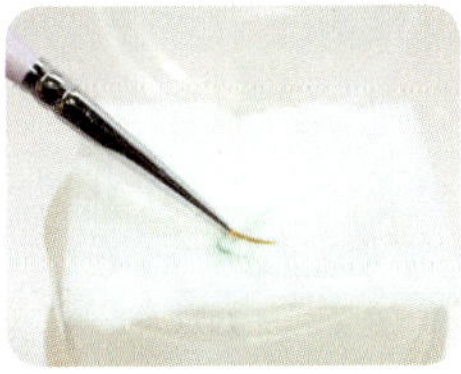

**1_** 리무버를 흠뻑 적신 화장솜에 붓을 깨끗하게 닦아줍니다. 일반 네일 붓도 젤 네일 붓과 마찬가지로 손에 힘을 빼고 살살 닦아야 모가 상하지 않아요.

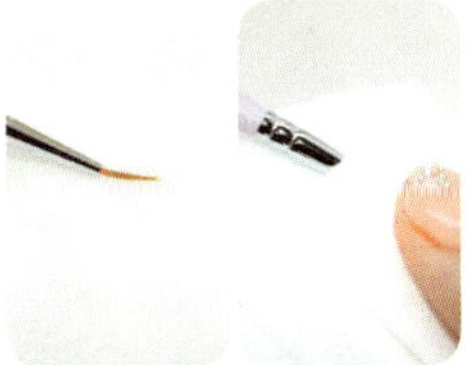

**2_** 붓에 컬러가 거의 빠지면 물티슈로 깨끗하게 닦아줍니다. 손에 힘을 빼고 부드럽게 닦은 후 물에 한 번 헹궈 남은 리무버를 제거해주는 것도 좋습니다.

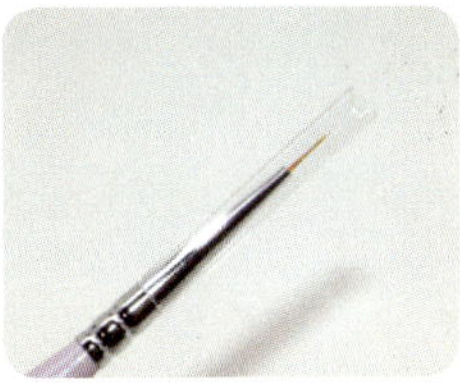

**3_** 붓 끝을 가지런하게 모으고 캡을 씌워 보관합니다. 일반 네일 전용 붓은 투명한 캡을 씌워도 괜찮아요.

**세필 붓 구입 요령**

붓은 1,000~2,000원 내외의 비교적 저렴한 제품부터 10,000원 이상의 고가 제품까지 다양하게 판매되고 있어요. 초보자라면 연습용으로 저렴한 제품을 사용하는 것을 추천합니다. 붓 사용이 제법 익숙해졌을 때 고가의 붓을 사용해보세요.

# 4. 네일 숍 가지 않아도 되는 셀프 네일 하우 투 1
# : 기본 네일

집에 있는 네일 폴리시로 누구나 쉽게 할 수 있는 셀프 네일아트 노하우를 소개합니다. 초보자가 제일 쉽게 할 수 있으면서도 멋진 결과물을 내는 그러데이션 네일, 도트 스틱을 활용한 귀여운 네일, 라인 테이프로 만드는 세련된 분위기의 네일, 딥 프렌치 네일 비법을 알려드릴게요.

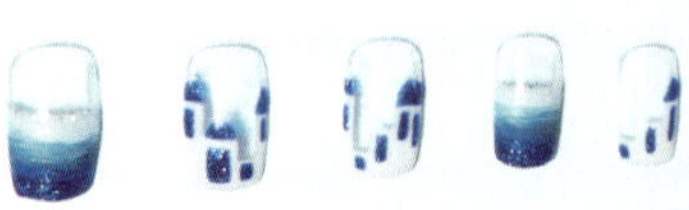

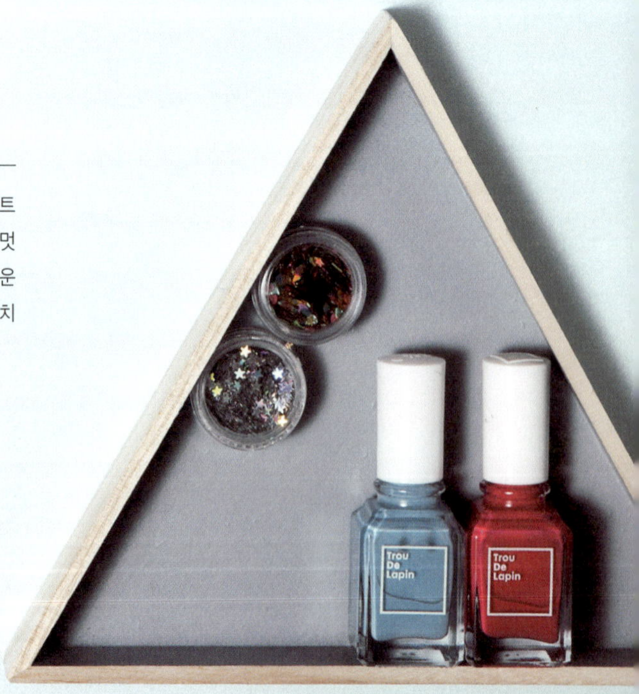

## 1) 그러데이션 네일

### 투톤 네일로 하는 기본 그러데이션 방법

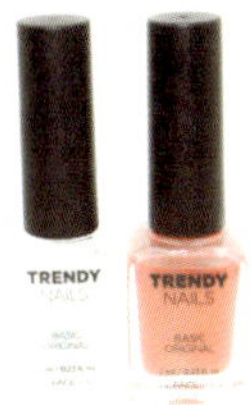


**1_** 투명 펄, 포인트 컬러를 준비해요.

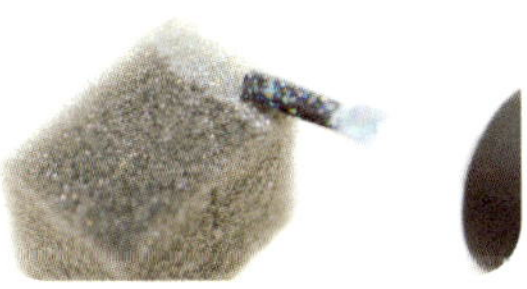

**2_** 스펀지 위쪽에 투명 펄 컬러를 발라요.

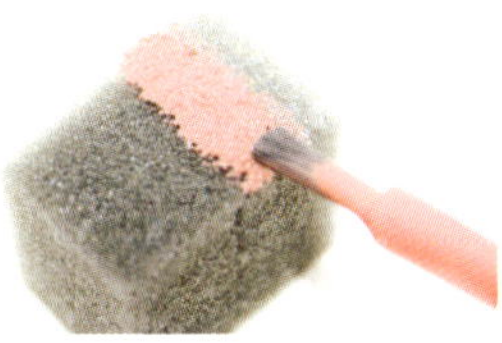

**3_** 투명 펄과 살짝 겹치게 포인트 컬러를 발라요. 두 컬러가 섞여야 예쁜 그러데이션이 나와요.

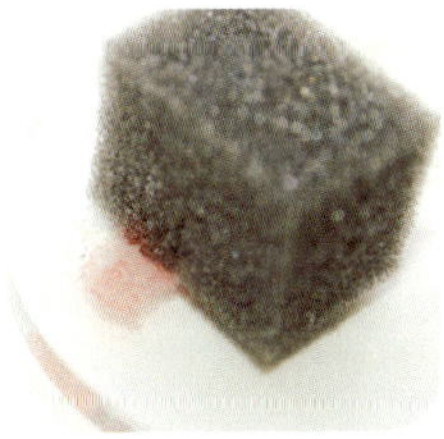

**4_** 종이에 스펀지를 두 번 정도 두들겨 컬러의 양을 조절해요. 양이 많으면 기포가 생기기 쉽습니다.

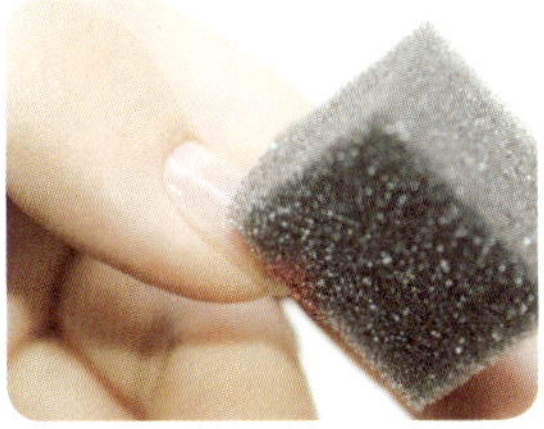

**5_** 손톱에 그대로 찍어 두들겨줍니다.

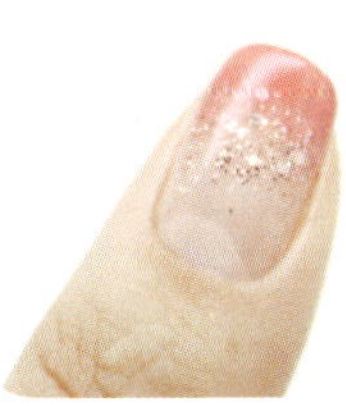

**6_** 전체적으로 2번 정도 두들긴 후 펄 컬러를 덧발라요.

## 핑크 + 핑크 펄

누구나 어울리고, 가장 하기 쉬운 그러데이션 조합입니다.

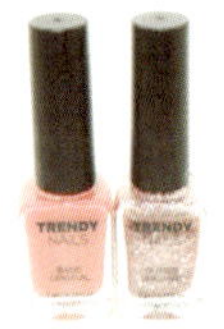
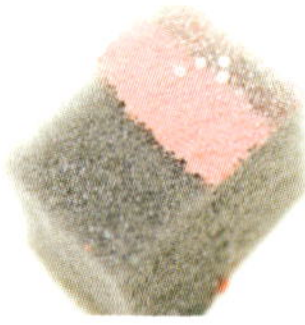
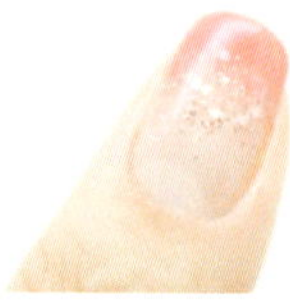

#데일리 네일 추천 #여성스러운

## 골드 펄 + 바이올렛 + 퍼플

손톱 옆에 컬러가 묻는 것은 당연한 일. 네일이 마른 후 면봉에 리무버를 묻혀 지우면 됩니다.

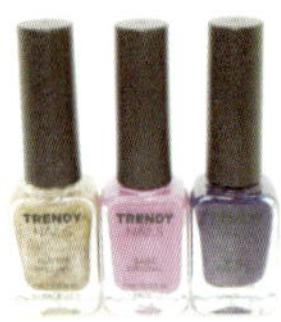
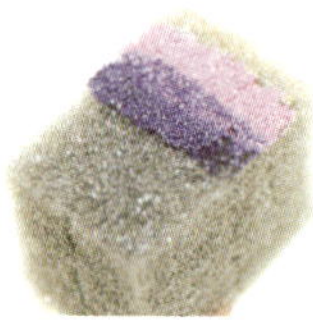
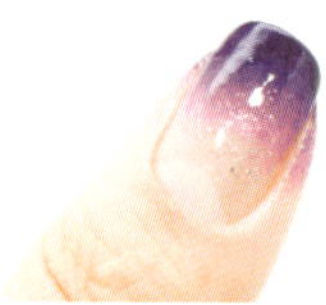
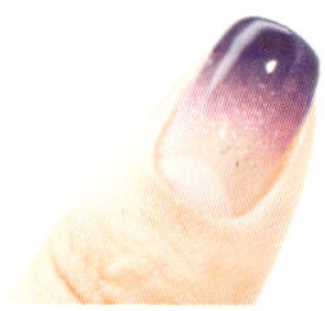

#가을겨울 #고혹적인 #고급스러운

## 골드 펄 + 그린 + 레드

레드+골드 혹은 그린+골드 조합으로 그러데이션해도 좋아요.

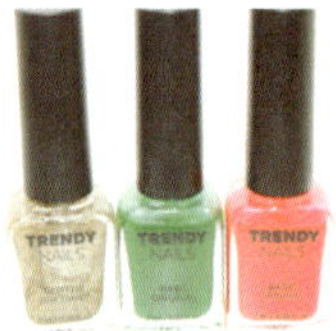
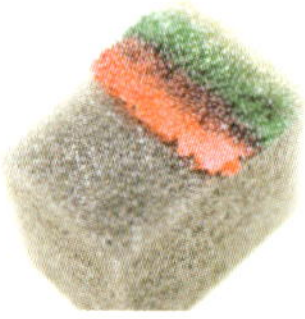
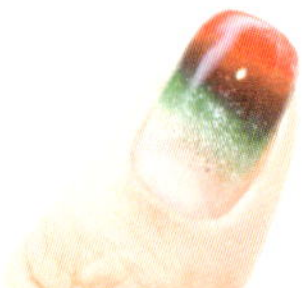

#크리스마스 #특별한 날

## 투명 펄 + 그린 + 옐로 + 핑크

장미 소품에서 아이디어를 얻은 네일이에요. 장미의 색과 닮은 그러데이션입니다.

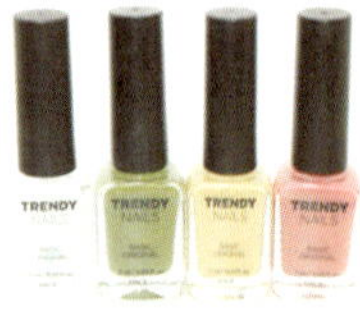
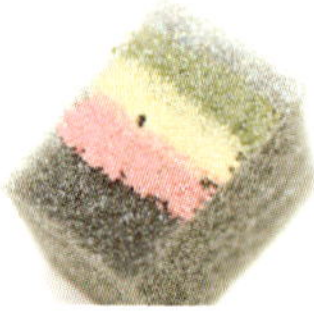
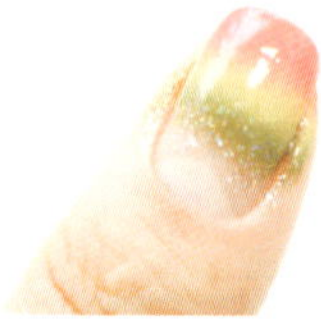
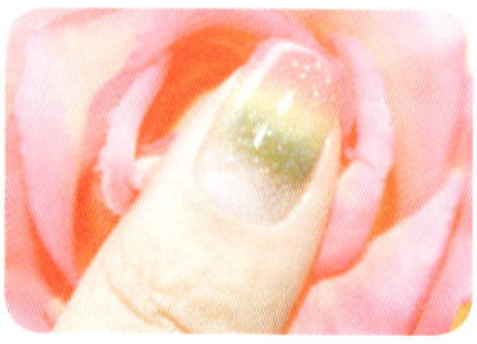

#봄 #산뜻한 #은은한

## 2) 도트 스틱을 활용한 네일

### 기본 도트 네일

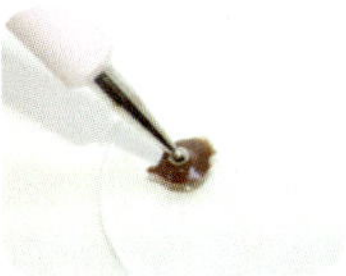

**1_** 도트 스틱에 컬러를 찍어요.

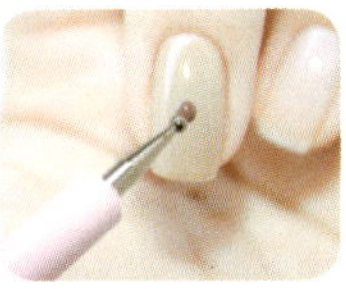

**2_** 중앙에 중심점이 될 도트를 찍어 줍니다.

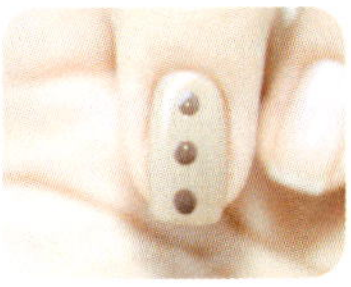

**3_** 중심 도트 위아래에 같은 간격으로 2개를 더 찍어요.

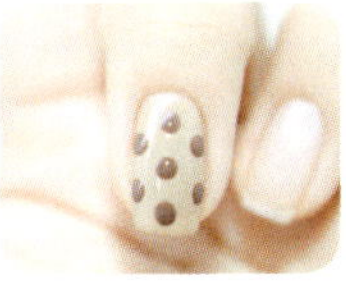

**4_** 옆쪽에도 4개의 도트를 균일하게 찍어 완성해요.

### 구슬 아이스크림 네일

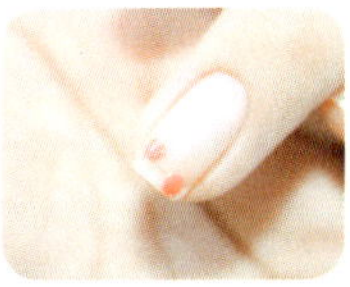

**1_** 코랄 컬러로 큰 도트 2개를 찍어요.

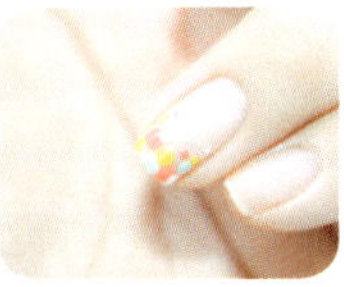

**2_** 민트, 옐로, 화이트 컬러로 도트 3~4개를 찍어요. 도트 사이에 어느 정도 여유를 두고 찍어주세요. 위로 갈수록 작은 도트를 찍으면 그러데이션 느낌을 연출할 수 있어요.

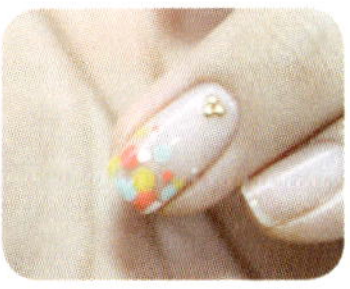

**3_** 스터드로 포인트를 수고 완성해요.

### 도트 테두리 네일

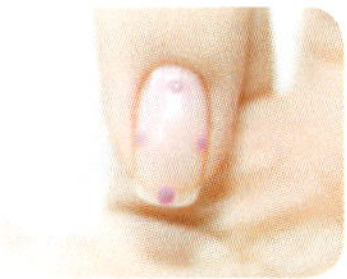

**1_** 핑크 컬러로 도트 4개를 손톱 가장자리 부분에 찍어 중심을 잡아요.

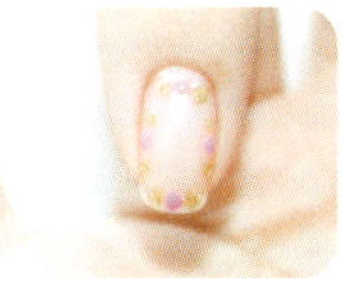

**2_ 1**의 양옆에 골드 글리터 컬러로 도트 2개를 찍어요.

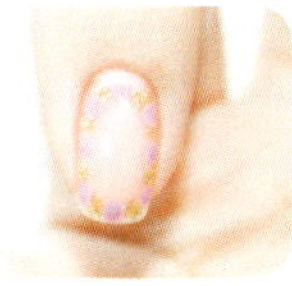

**3_** 빈 공간에 핑크 도트를 하나씩 더 찍어 완성해요. (**TIP** 화이트 & 블랙, 레드 & 그린 등 컬러를 바꿔 응용해보세요.)

### 펭귄 네일

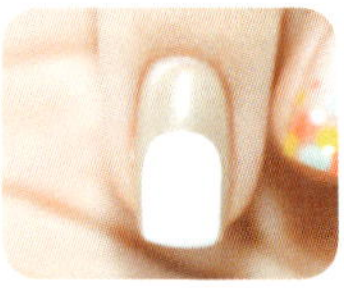

**1_** 화이트 컬러로 펭귄의 배 부분을 그려요. 내장 브러시로 자연스럽게 그려줍니다.

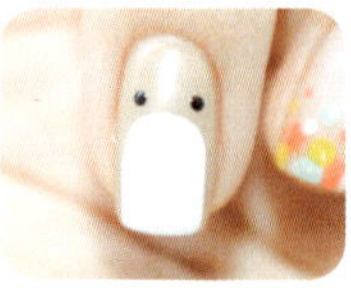

**2_** 도트 스틱으로 작은 도트 2개를 찍어 눈을 만들어요.

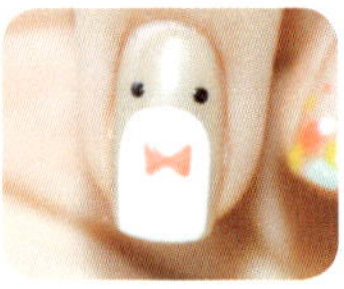

**3_** 코랄 컬러로 리본을 만들어요. 도트 스틱으로 그리는 리본이라 정교하지는 않아도 귀여워요.

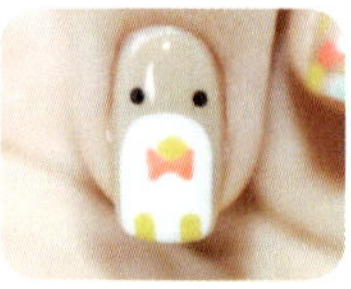

**4_** 도트 스틱으로 입과 발을 그려 완성해요.

## 3) 라인 테이프를 붙인 네일

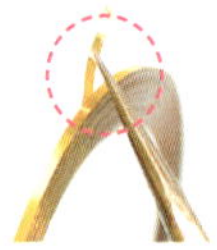

**1_** 라인 테이프를 떼어내거나 손에 붙일 때는 가급적 핀셋을 이용합니다. 손으로 테이프를 만지면 접착력이 약해져요.

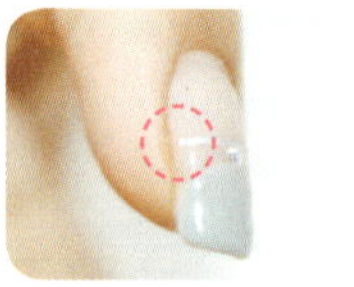

**2_** 원하는 디자인으로 네일을 하고 라인 테이프를 붙여요. 테이프는 손톱 끝까지 붙이지 않고 끝에서 1mm 정도 띄워줍니다.

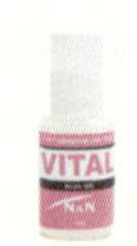


**3_** 네일 글루(브러시 타입)를 준비하고 테이프 끝에 조금만 발라요. 접착력이 더욱 높아집니다.

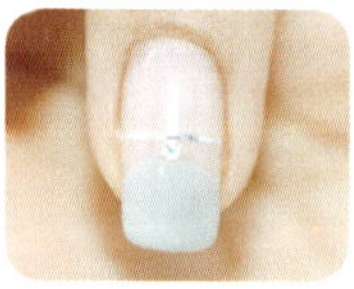

**4_** 마무리용 탑코트나 탑젤은 라인 테이프를 품듯이 발라줍니다. 최소 2회 정도 덧발라 완성해요.

**유진샹의 TIP**

라인 테이프는 사용 후 반드시 끝부분을 살짝 접어 보관합니다. 그래야 다음에 사용할 때 편리합니다. 또한 테이프에 먼지가 묻기 쉬우므로 비닐봉투나 전용 케이스에 넣어 보관하는 것이 좋아요.

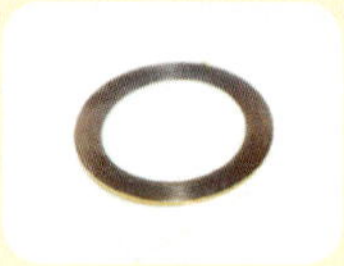

## 4) 딥 프렌치 네일

### 기본 딥 프렌치 네일

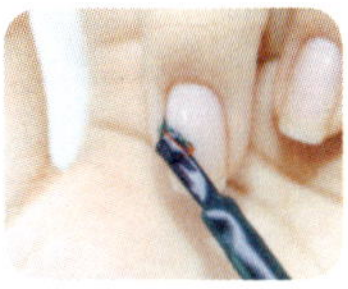

1_ 브러시를 눕혀서 손톱의 2/3지점부터 시작해 둥근 라인을 그려요. 참고로 손톱 옆에 컬러가 묻는 것은 과정 중에 당연히 발생하는 일입니다.

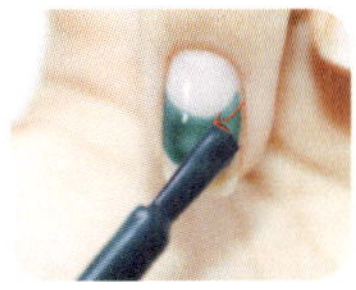

2_ 반대쪽 방향에서도 1과 같은 둥근 라인을 그려주세요.

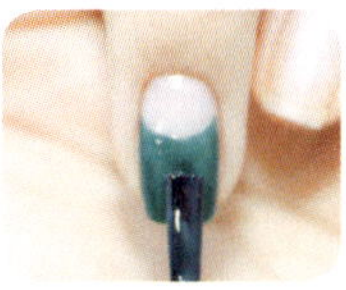

3_ 컬러를 모두 채웁니다. 젤 네일의 경우 30초간 큐어링합니다.

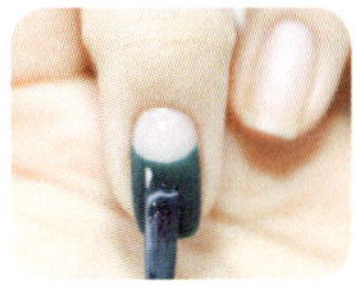

4_ 한 번 더 발라줍니다. 젤 네일의 경우 30초간 큐어링합니다.

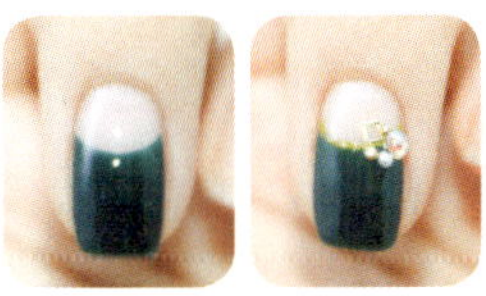

5_ 탑코트를 발라 완성합니다. 스톤이나 골드 글리터로 포인트를 주면 훨씬 고급스러운 네일아트가 완성됩니다. 젤 네일의 경우에는 탑젤을 바르고 1분간 큐어링합니다.

> **유진샹의 TIP**
> 일반 네일을 할 때는 프렌치 팁 가이드를 붙여 작업하면 되지만 젤 네일은 흐르는 성질이 있어 가이드의 도움 없이 브러시로만 그려야 합니다.

### 구역을 나누어 하는 딥 프렌치 네일

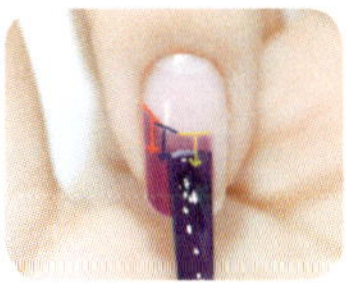

1_ 3등분해 구역을 나누어 칠하며 라인을 잡아요. 위에서 아래로 바르며 여러 번 붓질해 라인을 잡는 것이 중요합니다.

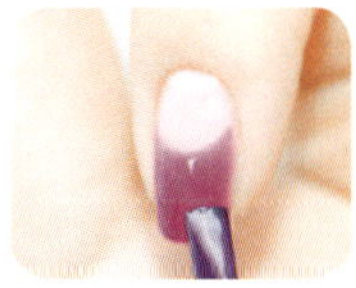

2_ 오른쪽 사이드까지 깔끔하게 라인을 그려요. 젤 네일의 경우 30초간 큐어링합니다.

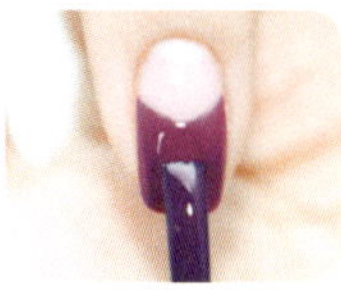

3_ 한 번 더 바릅니다. 젤 네일의 경우 30초간 큐어링합니다.

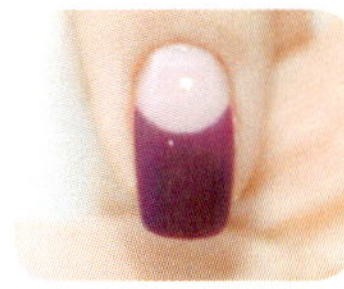

4_ 탑코트를 발라 완성합니다. 젤 네일은 탑젤을 바르고 1분간 큐어링합니다.

> **유진샹의 TIP**
> 브러시로 손톱 사이드에 젤이 최대한 묻지 않게 딥 프렌치를 하는 방법입니다. 브러시를 최대한 세워 끝을 뾰족하게 만들고 아래 방향으로 쭉 내립니다. 대신 이렇게 하면 프렌치를 한 번에 그릴 수 없기 때문에 여러 번 그려서 완성해야 합니다. 납작한 사선 브러시로 하면 편하지만 일반 브러시로도 할 수 있습니다.

### 세필 붓을 이용한 딥 프렌치 네일

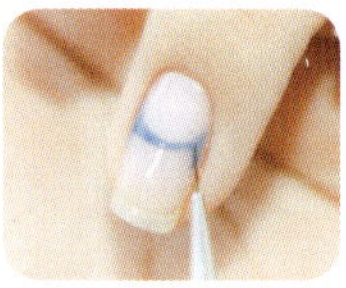

**1_** 세필 붓으로 정교한 라인을 그려요. 사이드 부분도 라인을 잘 그려야 다음 작업이 수월해집니다.

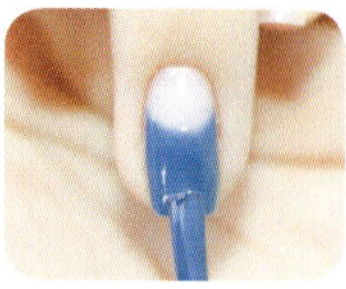

**2_** 컬러를 모두 채워요. 젤 네일의 경우 30초간 큐어링합니다.

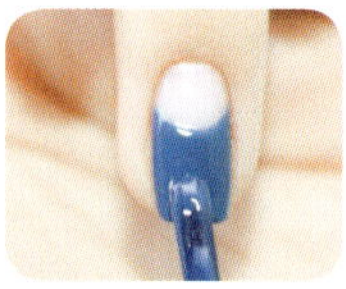

**3_** 전체적으로 한 번 더 발라요. 젤 네일의 경우 30초간 큐어링합니다.

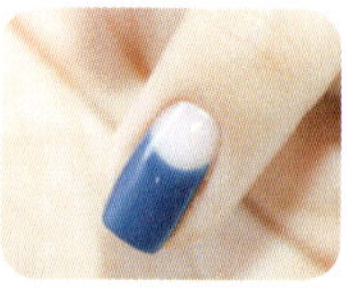

**4_** 탑코트를 발라 완성합니다. 젤 네일은 탑젤을 바르고 1분간 큐어링합니다.

**유진샹의 TIP**

세필 붓을 이용해 더 정교한 라인을 만들 수 있습니다. 세필 붓이 제법 익숙한 분께는 이 방법을 추천해요.

## 5. 네일 숍 가지 않아도 되는 셀프 네일 하우 투 2
## : 젤 네일

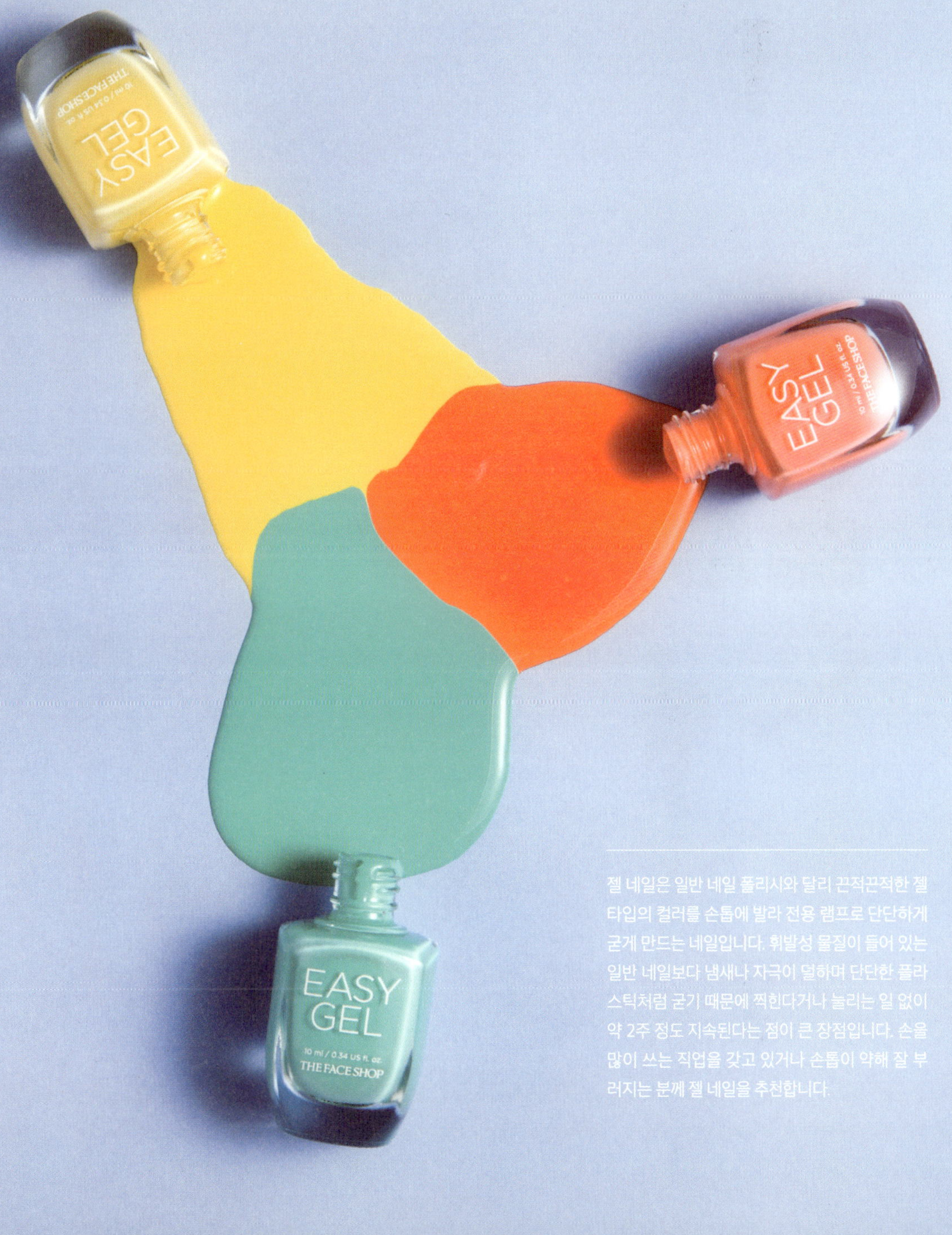


젤 네일은 일반 네일 폴리시와 달리 끈적끈적한 젤 타입의 컬러를 손톱에 발라 전용 램프로 단단하게 굳게 만드는 네일입니다. 휘발성 물질이 들어 있는 일반 네일보다 냄새나 자극이 덜하며 단단한 플라스틱처럼 굳기 때문에 찍힌다거나 눌리는 일 없이 약 2주 정도 지속된다는 점이 큰 장점입니다. 손을 많이 쓰는 직업을 갖고 있거나 손톱이 약해 잘 부러지는 분께 젤 네일을 추천합니다.

## 1) 젤 네일 바르는 방법

### 누구나 쉽게 하는 오래가는 젤 네일

(준비물) 베이스젤, 컬러 젤, 젤 램프

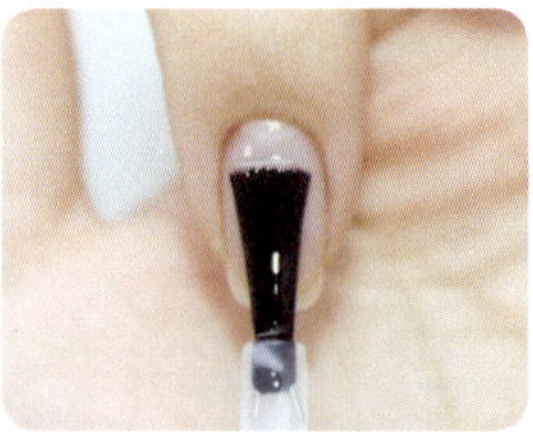

1_ 베이스젤을 발라요.

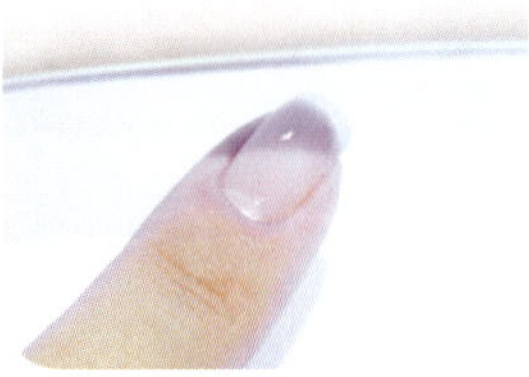

2_ 30초간 큐어링합니다.

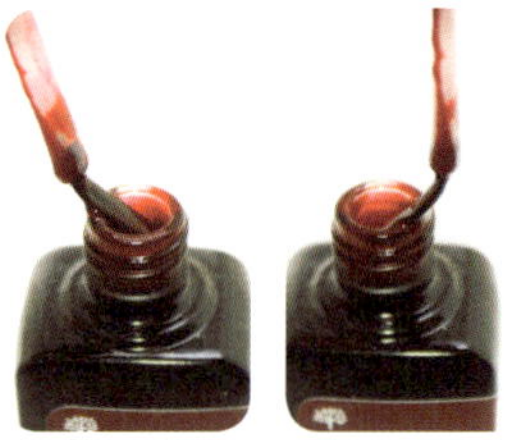

3_ 일반 네일과 마찬가지로 브러시에 묻은 컬러의 양을 조절하는 게 중요해요. 병 입구에서 브러시를 좌우로 닦아 양을 조절합니다.

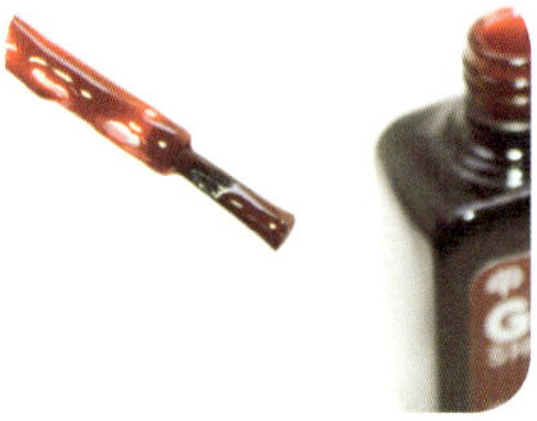

4_ 브러시의 한쪽 면에만 컬러가 묻도록 조절해요. 지나치게 많은 양이 묻으면 젤이 손톱 사이드로 흐를 수 있어요. (**TIP** 많은 양을 바르면 큐어링 후 겉만 굳고 속은 굳지 않아 울퉁불퉁해질 수 있어요. 양 조절이 중요합니다.)

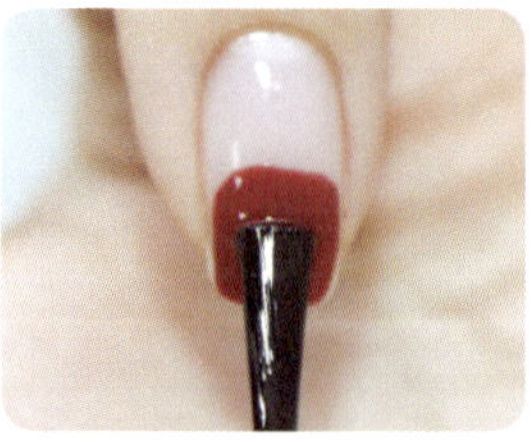

5_ 브러시로 손톱 아래쪽부터 먼저 발라요.

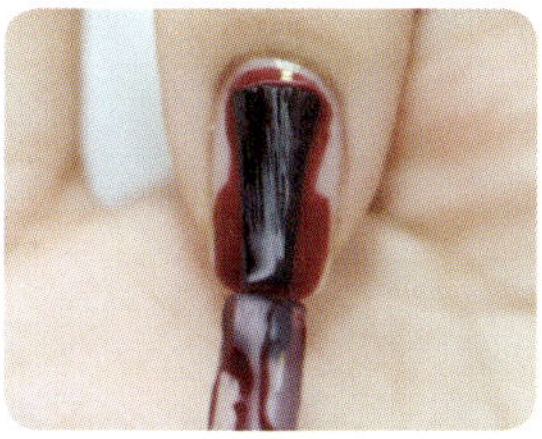

**6_** 브러시를 살짝 누르면서 끌어 올려 큐티클 라인 부분을 둥글게 칠해요. 큐티클 라인에 최대한 가깝되 옆으로 흐르지 않도록 깔끔하게 바르는 것이 중요합니다. (**TIP** 옆으로 젤이 흐를 경우 큐어링 시 그대로 굳어 결과적으로 네일이 오래 유지되지 못하는 원인이 됩니다.)

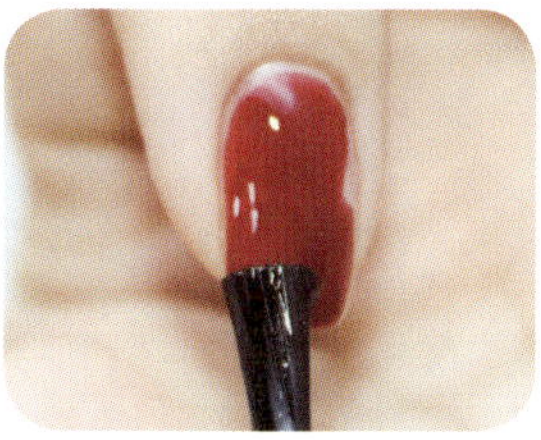

**7_** 왼쪽으로 둥글게 발라요.

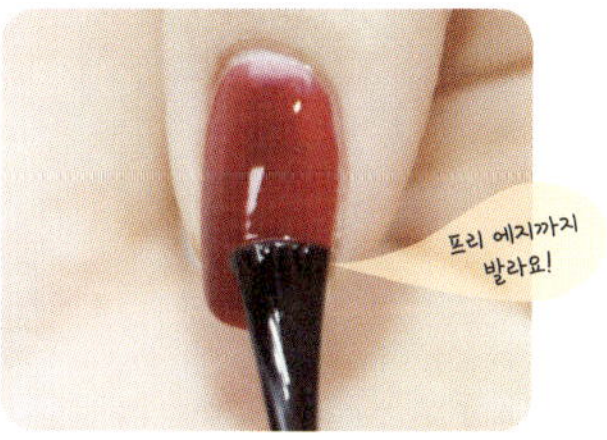


**8_** 오른쪽도 마찬가지로 큐티클 라인을 따라 둥글게 발라요. 한 번 바른 후 30초간 큐어링합니다.

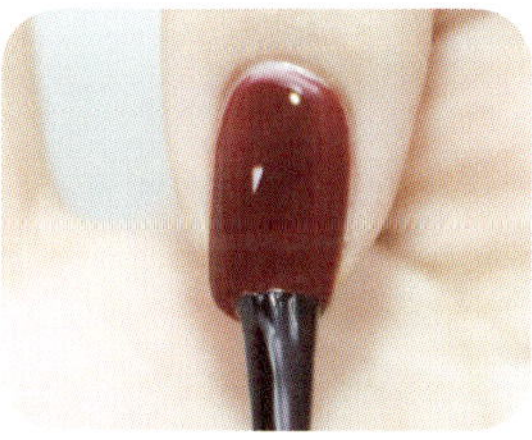

**9_** 일반 네일과 마찬가지로 총 2번 발라요. 2번 바른 후 30초간 큐어링합니다.

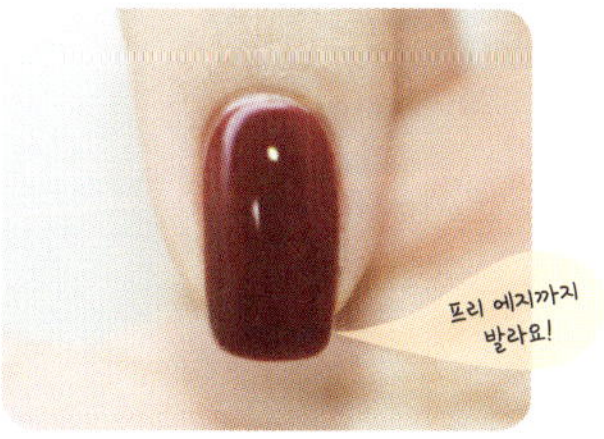


**10_** 탑젤을 바르고 1분간 큐어링합니다. 화장솜이나 키친타올에 젤 클리너를 듬뿍 묻히고 끈적이는 미경화 젤(굳지 않은 젤 부분)을 닦아줍니다.

**유진샹의 TIP**

손톱 끝부분인 프리 에지에도 젤을 똑같이 바르면 네일의 지속력이 훨씬 높아집니다. 단 2번 덧바를 때는(과정 9) 프리 에지에 바르는 것을 생략합니다. 끝으로 탑젤은(과정 10) 프리 에지까지 바른 후 큐어링해요.

## 2) 젤 네일 유지 방법

### 젤 네일 유지를 위한 필수 프리퍼레이션

(준비물) 큐티클 리무버, 화장솜, 베이스코트, 180 그릿 파일, 젤 클렌저, 푸셔, 니퍼

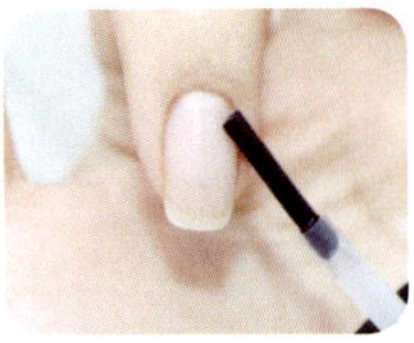

**1_** 큐티클 리무버를 큐티클 라인에 발라요. 오일은 사용하지 않습니다.

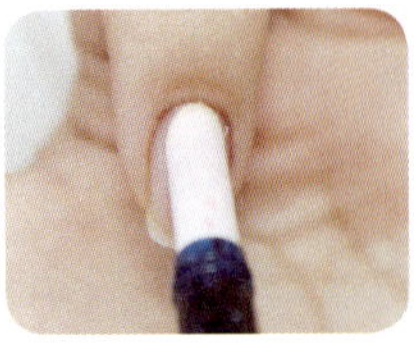

**2_** 푸셔로 큐티클 아래의 루즈 스킨을 제거해요. 하얗게 올라온 루즈 스킨을 정리해야 네일이 큐티클쪽으로 흐르지 않고 아트가 금방 벗겨지는 현상도 방지할 수 있어요.

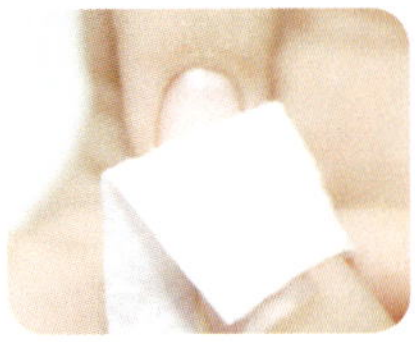

**3_** 젤 클렌저로 깨끗이 닦고 필요할 경우 니퍼로 큐티클을 잘라요.

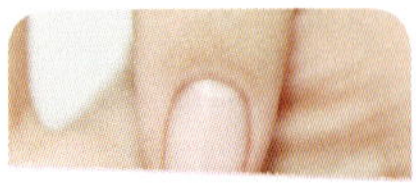

**4_** 180 그릿의 두툼하고 폭신폭신한 스펀지 파일로 표면에 작은 스크래치를 내요. 손에 힘을 빼고 손톱 표면을 전체적으로 갈아줍니다.

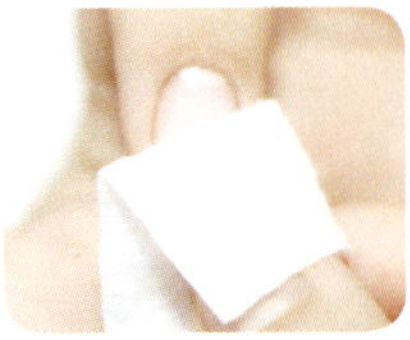

**5_** 젤 클렌저로 잔여물을 제거합니다.

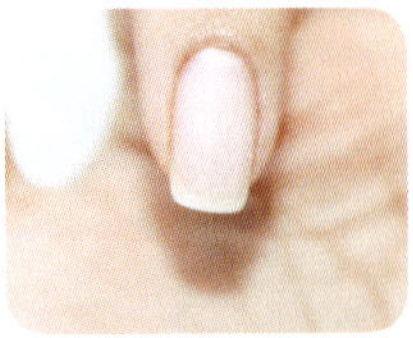

**6_** 베이스코트를 발라요. 표면에 울퉁불퉁한 스크래치가 생기면 그 사이로 베이스코트가 들어가 손톱을 꽉 잡아주기 때문에 젤 네일을 더 오래 유지할 수 있어요.

**유진샹의 TIP**

- 빙판길처럼 매끄럽고 미끄러운 손톱에 바로 젤 네일을 바르지 마세요. 파일링한 후 발라요.
- 프리퍼레이션 때 제품 중 오일이 들어가 있는 리무버나 큐티클 오일은 사용하지 않아요. 오일이 들어가면 네일의 지속력이 많이 떨어져요.

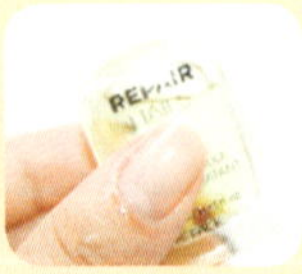

## 3) 젤 네일 지우는 방법

### 손톱이 상하지 않게 젤 네일 지우는 법

(준비물) 젤 리무버, 호일(혹은 속오프캡), 화장솜, 100 그릿 파일, 큐티클 오일이나 핸드로션, 푸셔(선택 사항)

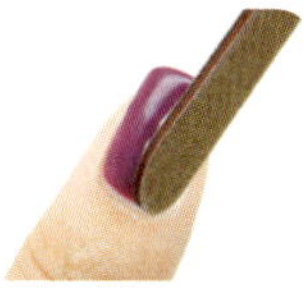

**1_** 젤 네일 사이드 부분에 리무버가 잘 스며들도록 100 그릿 파일로 파일링합니다.

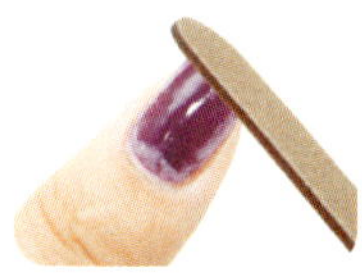

**2_** 사이드 부분을 미리 파일링하면 리무버가 잘 스며들어 더 쉽게 지울 수 있어요.

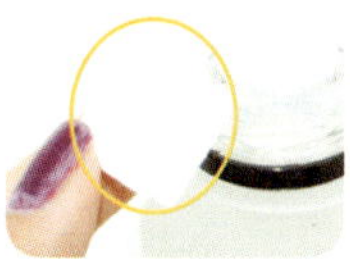

**3_** 화장솜을 손톱 크기만큼 자르거나 접은 후 리무버를 듬뿍 묻혀요.

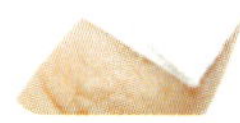

**4_** 화장솜을 손톱 위에 올려요.

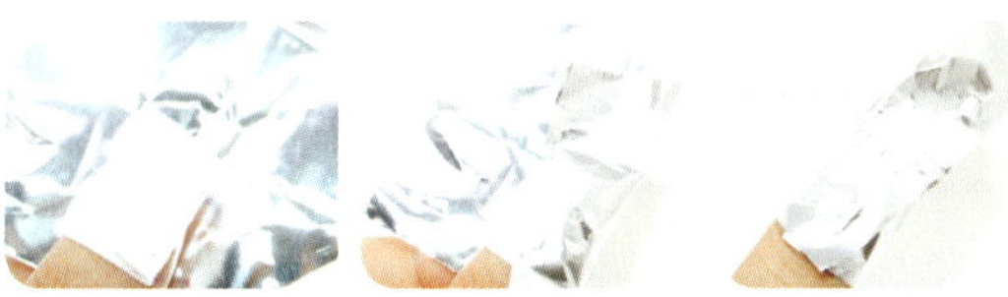

**5_** 호일로 손톱을 꼼꼼히 감싸고 10~15분 정도 기다립니다. 호일을 넉넉히 사용해 공기가 최대한 들어가지 않게 해주세요. (**TIP** 속오프캡이 있다면 호일 대신 사용해도 좋아요.)

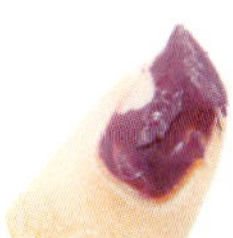

**6_** 약 15분 후 호일을 제거해요. 젤 네일이 여전히 남아 있다면 파일로 더 세게 파일링한 후 리무버를 묻힌 화장솜을 손톱 위에 얹고 5분 정도 기다립니다.

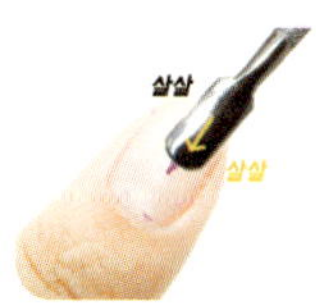

**7_** 완벽하게 지워지지 않은 부분은 푸셔로 부드럽게 밀어주세요. 파일로 지울 경우에는 손톱까지 파일링하지 않도록 주의해요.

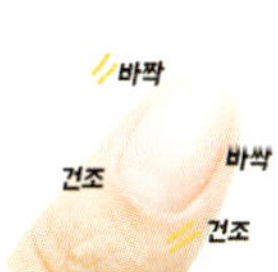


**8_** 젤 네일을 완벽히 지우고 나면 리무버의 영향으로 손톱이 바짝 말라 있어요.

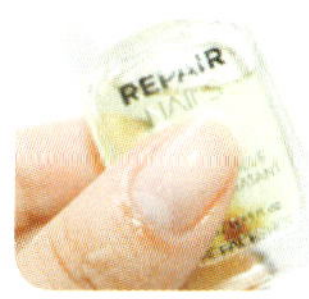

**9_** 핸드로션이나 오일을 손톱 주변에 발라 수분을 보충해줍니다.

## 유진샹의 네일아트
# 인생 아이템 BEST 6

유진샹이 직접 써보고 가장 아끼는 제품만을 골랐어요.
사용하기도 쉬운 편이라 네일아트 초보자에게도 추천합니다.

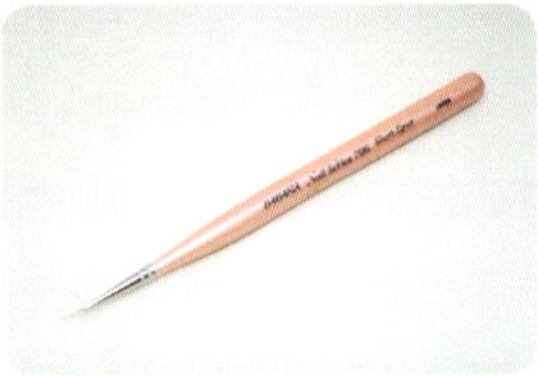

### 1. 바바라 세필 붓(706 숏라이너)

정말 많은 세필 붓이 있지만 유진샹은 바바라 세필 붓을 가장 좋아해요. 모가 부드러우면서도 탄력이 있어 얇은 라인부터 큰 캐릭터까지 그릴 수 있어요. 다양한 네일아트를 하기에 가장 제격인 붓이에요.

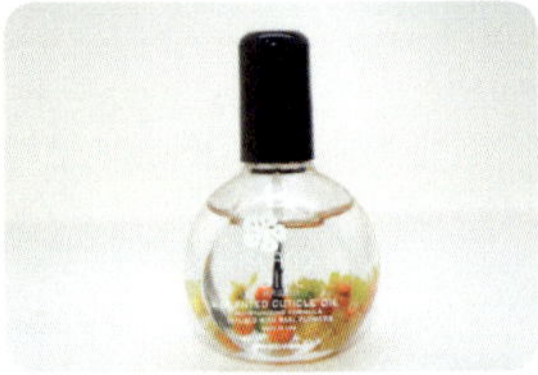

### 2. 아일랜드걸 큐티클 오일

큐티클에 유수분을 충분히 공급해줄 수 있는 오일을 매일 사용해요. 오일 바르기는 손톱을 건강하게 만들기 위해 제일 중요한 습관 중 하나랍니다. 이 제품은 디자인도 예쁘고 은은한 향기까지 가진 오일이에요.

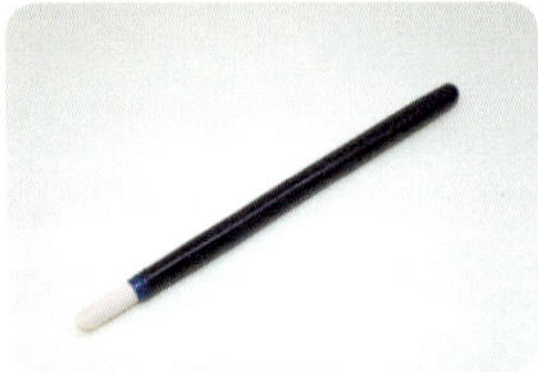

### 3. 스톤 푸셔

일반 푸셔보다 스톤 푸셔를 사용하는 이유는 루즈 스킨을 더 쉽고 확실하게 제거할 수 있기 때문이에요. 큐티클 리무버와 함께 사용하는 것을 추천합니다.

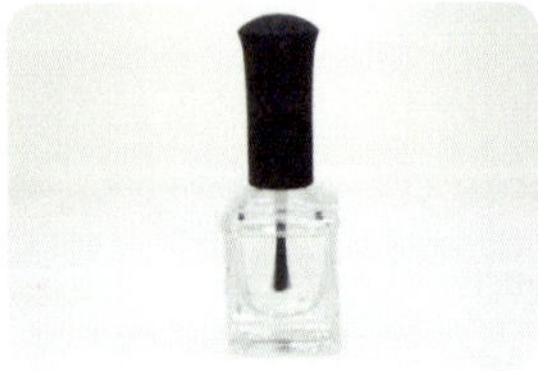

### 4. 위드 샤 스트리퍼

손톱이 가장 상하는 순간은 바로 젤 네일을 벗기는 속오프를 할 때예요. 네일아트를 자주 하는 사람이라면 속오프 없이 바로 벗겨낼 수 있는 제품인 스트리퍼를 매번 사용합니다.

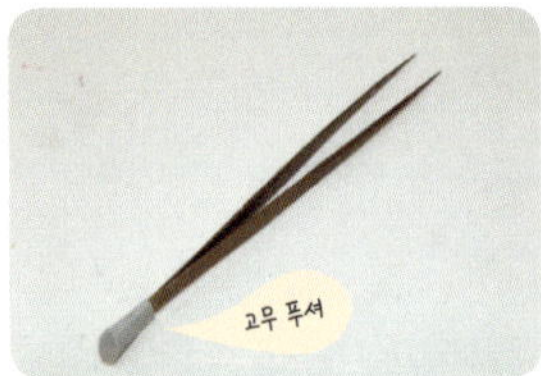


### 5. 호텝 핀셋

끝이 매우 정교한 핀셋이에요. 일반 핀셋과 달리 살짝만 움직여도 작은 스톤을 쉽게 들 수 있어요. 뒤에는 고무 푸셔도 달려 있어 스티커를 붙일 때도 유용하답니다.

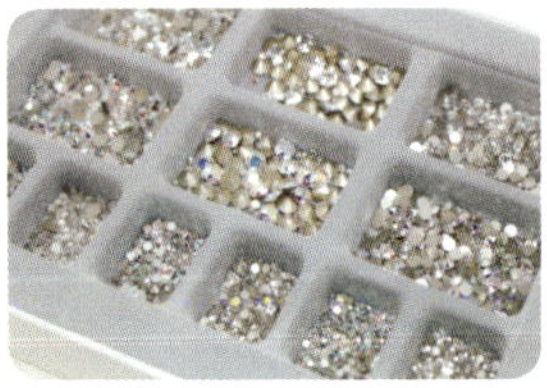

### 6. 스와로브스키 크리스털

최고의 영롱함을 자랑하는 스와로브스키 크리스털! 한번 써보면 다른 스톤은 사용할 수 없을 정도랍니다.

# 유진샹의
# 네일 작업실

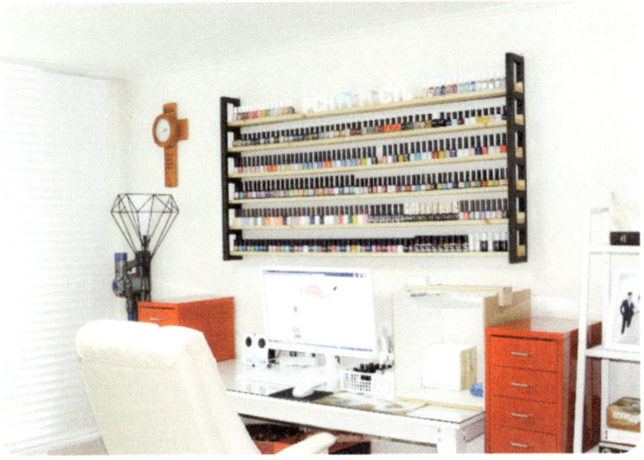

### 아늑한 네일 작업실

저의 네일 작업이 한 번에 이루어지는 아주 소중한 공간이에요. 다양한 네일 재료로 아트를 해서 포토존에서 사진을 찍고 컴퓨터로 사진 작업 후 블로그와 인스타그램에 예쁜 네일아트를 선보입니다.

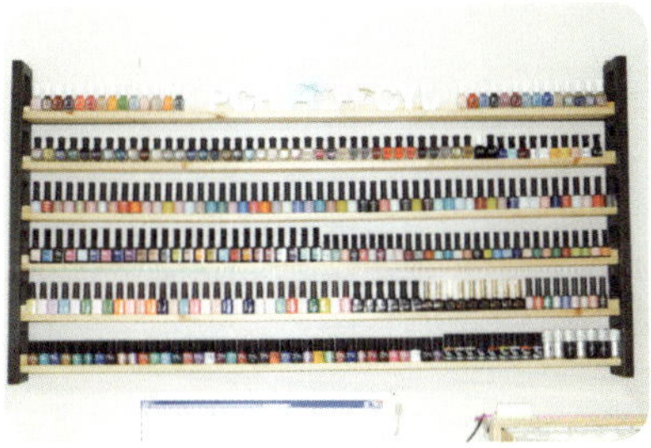

### 젤 네일 전용 선반

주로 사용하는 젤 네일을 작업 책상 바로 위에 설치했어요.

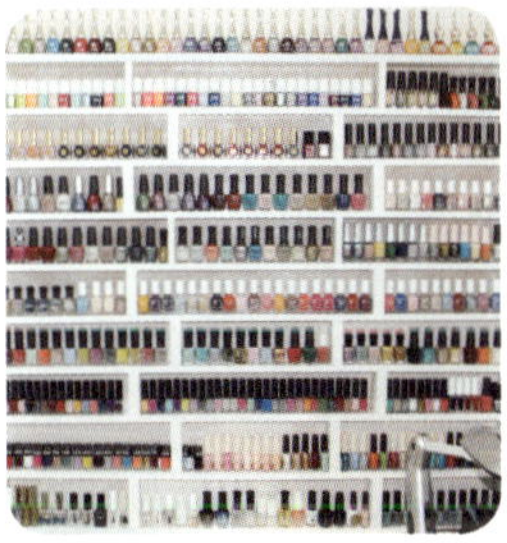

### 일반 네일 전용 선반

일반 네일은 작은 방에 따로 보관하고 있답니다.

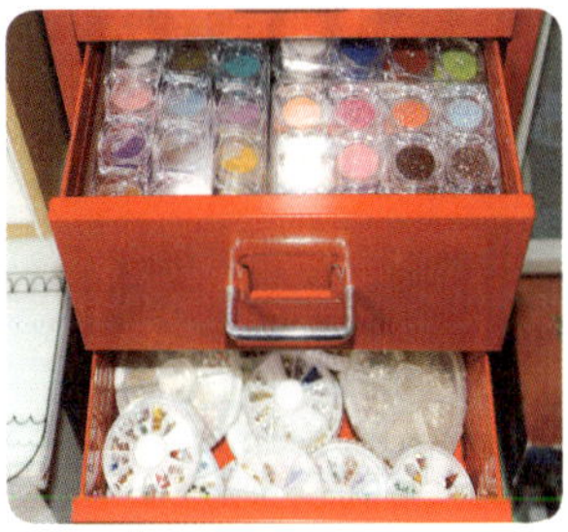

### 10단 서랍장 속 가득 찬 네일 도구

각종 글리터와 스톤, 스티커 등 다양한 네일 재료를 보관하는 곳이에요.

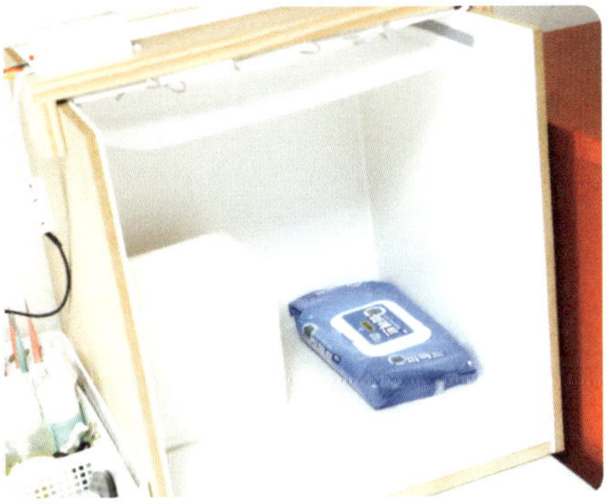

### 네일 포토존

유진샹의 모든 네일아트 사진은 작은 포토존에서 탄생해요. LED 조명을 켜고 카메라 플래시를 터트려 촬영합니다. 큰 상자는 제법 큰 도구나 다양한 네일 컬러를 촬영할 때, 작은 포토 상자는 손 전용 사진을 찍기 위해 빛을 집중적으로 모아야 할 때 사용합니다. 세필 붓, 리무버, 니퍼, 파일 등 자주 사용하는 네일 도구는 따로 모아 포토존 옆에 도구함을 만들어 보관 중이에요.

# 모티브 네일아트 시작하기

네일아트를 잘하기 위해서는 다양한 스킬도 필요하지만 나만의 창의적인 디자인을 할 줄 아는 것이 중요합니다. 미술이나 디자인을 전문적으로 배워본 적 없지만 누구보다 예쁜 네일아트 디자인을 하는 유진샹. 유진샹이 모티브 네일아트를 하는 과정을 공개합니다. 누구나 쉽게 도전할 수 있어요.

## 유진샹이 모티브 네일아트를 하는 법

**1_** 주변에서 아이디어를 얻어요. 마시는 커피, 컵의 디자인, 창밖으로 내리는 빗방울, 패션 소품, 모두 네일아트 디자인의 모티브가 될 수 있어요.

**2_** 아이디어를 정했다면 중심이 될 포인트를 잡아요. 손톱은 크기가 작기 때문에 포인트도 복잡하지 않고 간단하게 구성해요. 예를 들어 복잡한 패턴을 가진 스카프를 디자인하기로 결정했다면, 스카프의 대표 컬러와 한두 가지 무늬만 포인트로 선택하는 거죠. 캐릭터라면 다 그릴 필요 없이 확대된 얼굴만 그려도 돼요.

**3_** 포인트를 그릴 손톱을 정해요. 네일아트를 잘 보여주기 위해 면적이 넓은 손톱을 선택합니다. 유진샹은 주로 엄지와 중지 혹은 약지에 포인트 아트를 하는 편이에요.

**4_** 모티브와 포인트, 위치를 정했다면 손톱에 표현해요. 처음에는 간단한 것부터 그려요. 생각만 해서 감이 오지 않는다면 200p의 컬러링 페이지에 스케치해본 후 손톱에 그려보세요.

**5_** 세상에 하나뿐인 특별한 나만의 모티브 네일아트! 주변에서 디자인의 모티브를 얻고 네일아트를 하면 완성한 후의 뿌듯함은 배가 됩니다. 아무도 하지 않는 나만의 디자인이니까요. 모티브 네일아트의 매력에 빠진다면, 눈에 보이는 모든 것들이 다 모티브로 보일 거예요.

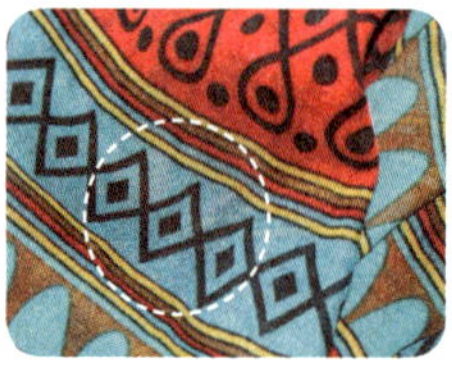

배색 컬러와 무늬에 포인트!

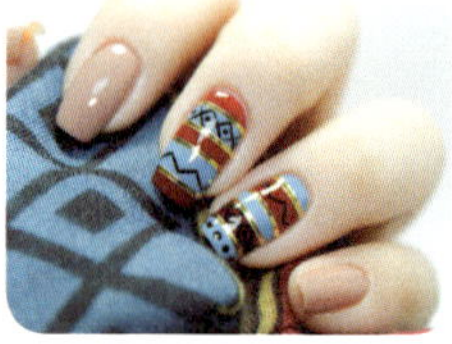

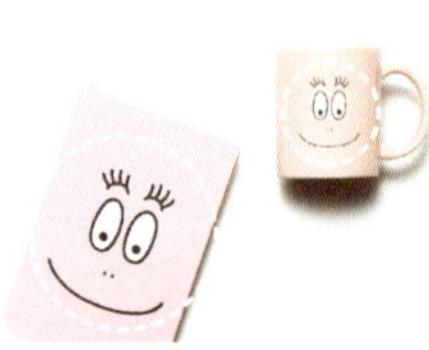

캐릭터 표정에 포인트!

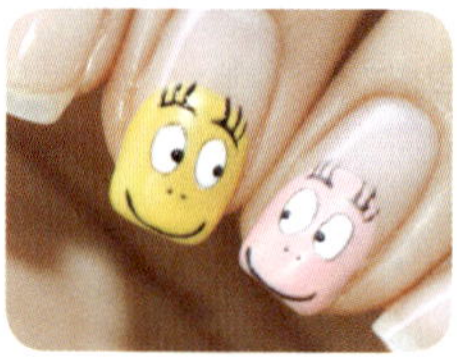

이 캐릭터는 동그란 눈이 포인트이므로 손톱에 캐릭터를 2개 만든 후 서로 쳐다보도록 디자인했어요.

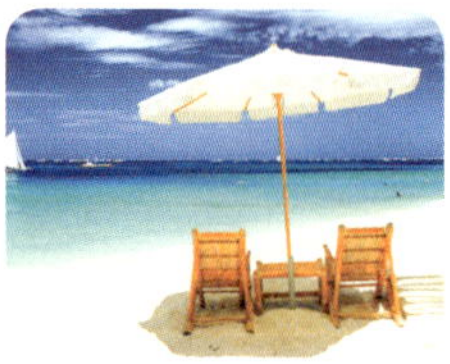

모래사장과 바다 풍경 질감으로 표현하기!

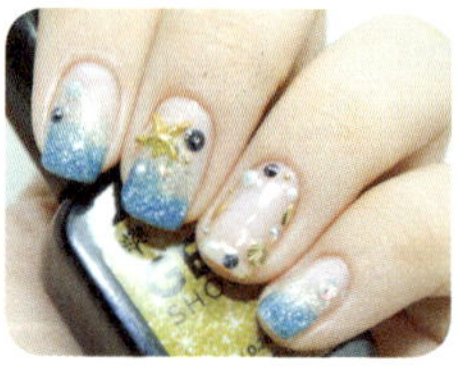

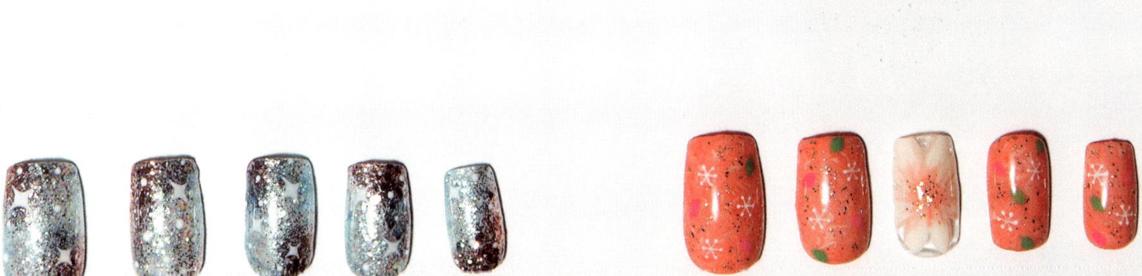

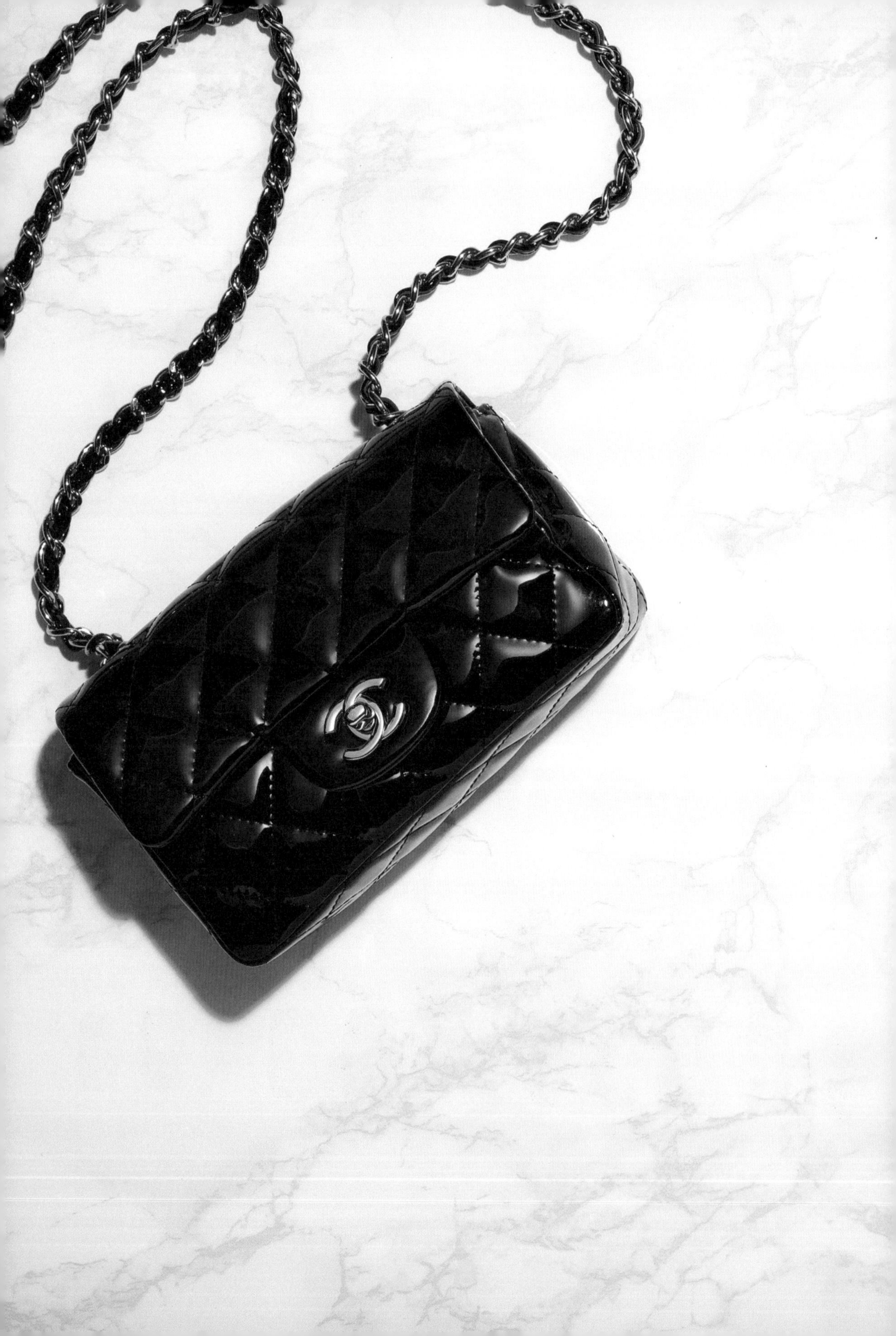

## 1장

# 패션 모티브 네일

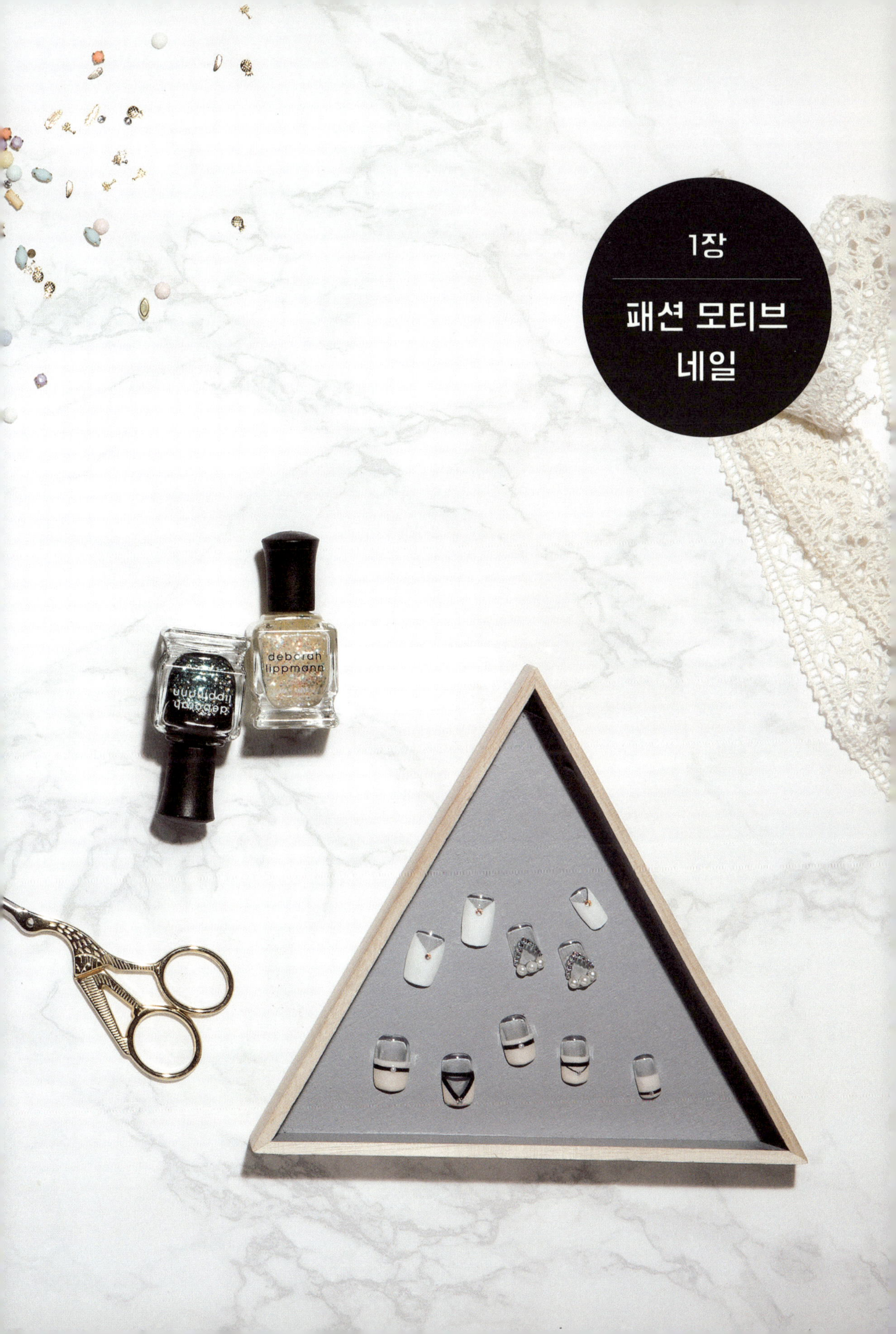

# 팬톤 리버사이드

*Pantone color, riverside*

난이도 ★★★

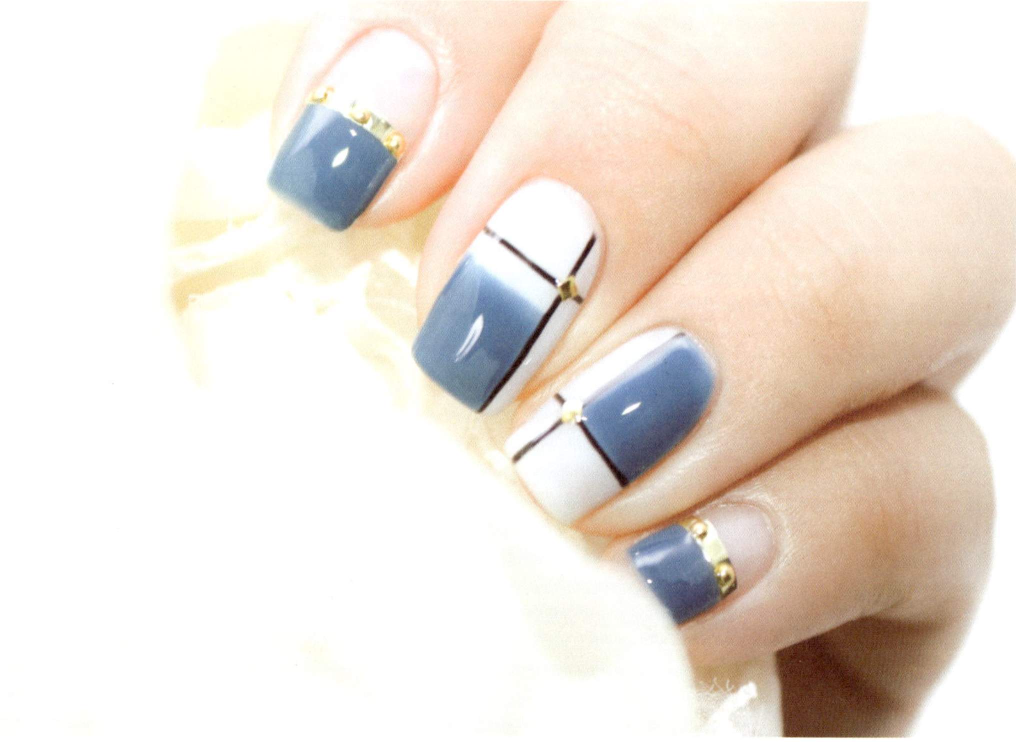

## 모티브

2016 F/W 팬톤 지정 컬러인 리버사이드를 쓴 네일아트예요. 우아한 색이 마음에 들어 리버사이드로 포인트를 준 다음 그레이와 블랙 컬러, 골드 스터드로 고급스럽고 심플한 디자인을 만들었어요.

## 재료와 도구

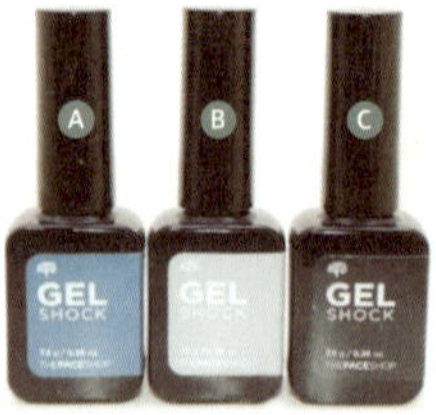


**A** 짙은 블루 - 더페이스샵 젤 쇼크 딥씨블루
**B** 밝은 그레이 - 더페이스샵 젤 쇼크 퓨어그레이
**C** 블랙 - 더페이스샵 젤 쇼크 블랙프루프
D라인 테이프, 사각·원형 골드 스터드, 세필 붓

## 디자인하는 법

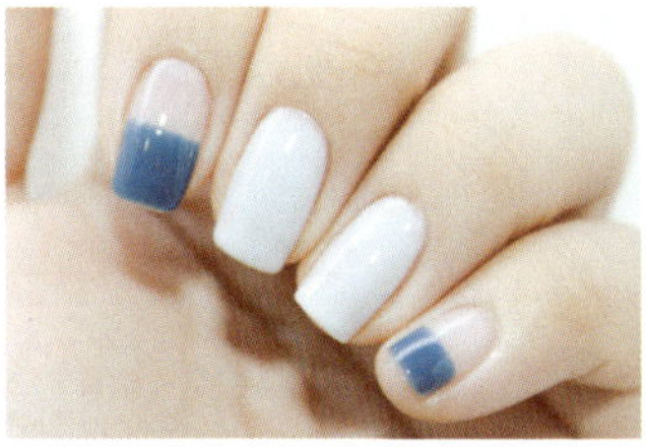

1_ 짙은 블루 컬러로 엄지, 검지, 소지에 반 프렌치를 합니다. 중지와 약지에는 밝은 그레이 컬러를 전체적으로 바릅니다.

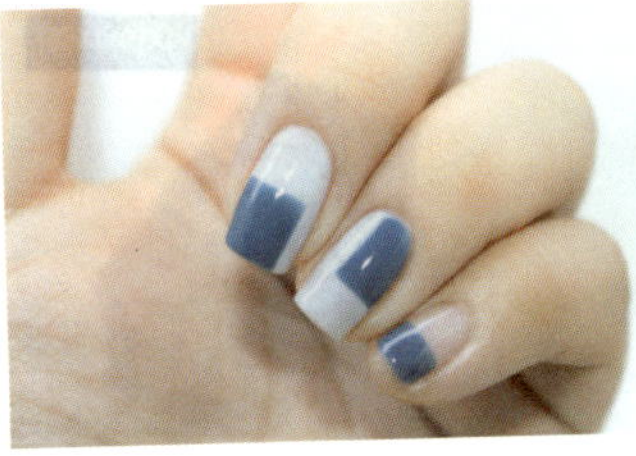

2_ 중지, 약지에 세필 붓으로 네모 박스를 그립니다. 중지는 왼쪽 하단, 약지는 오른쪽 상단에 그립니다.

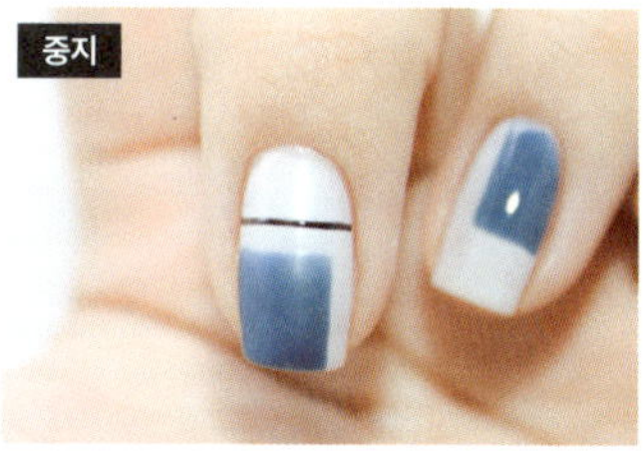


3_ 세필 붓에 블랙 컬러를 바르고 중지의 네모 박스 위에 아주 얇은 라인을 그려요.

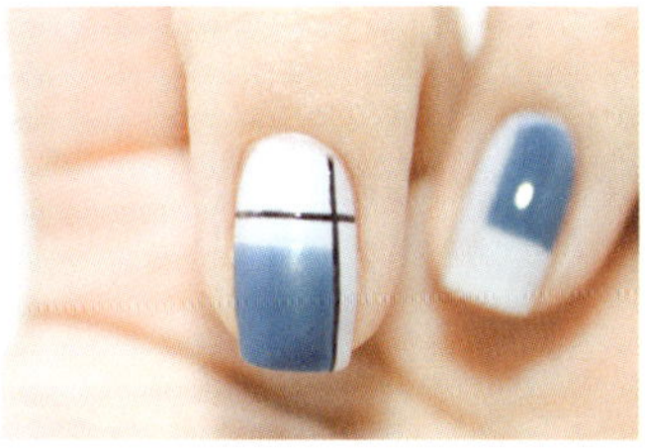

4_ 세로 라인도 그립니다.

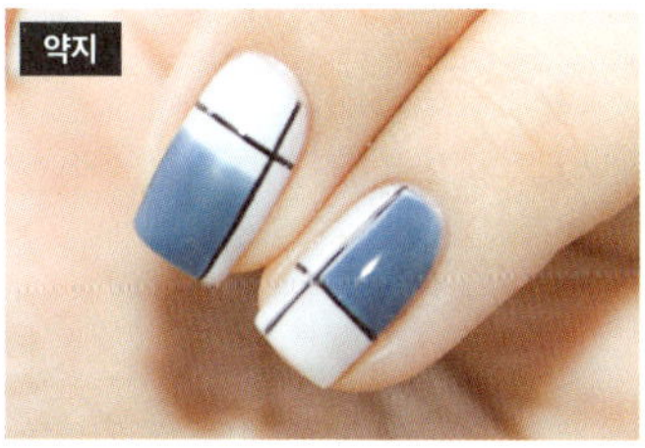


5_ 약지는 블루 컬러의 박스에 딱 맞춰 라인을 그립니다. 단순한 라인이지만 비슷한 듯 다른 포인트가 됩니다.

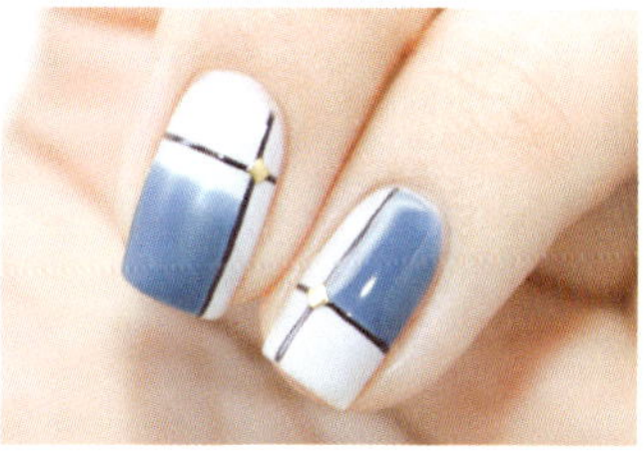

6_ 라인의 교차점에 사각 골드 스터드 1개를 올려요.

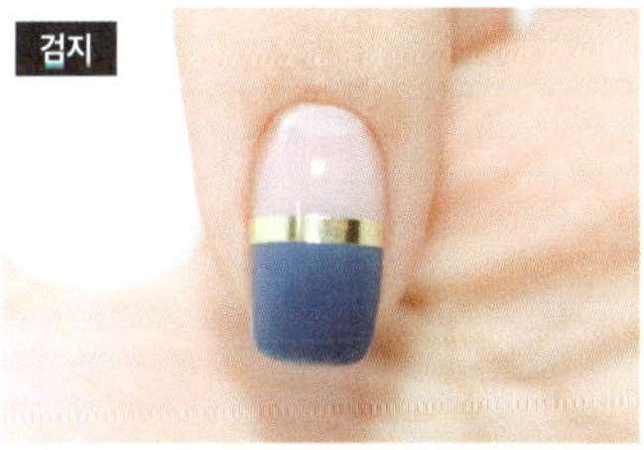


7_ 검지 프렌치 라인에 골드 라인 테이프를 붙입니다.

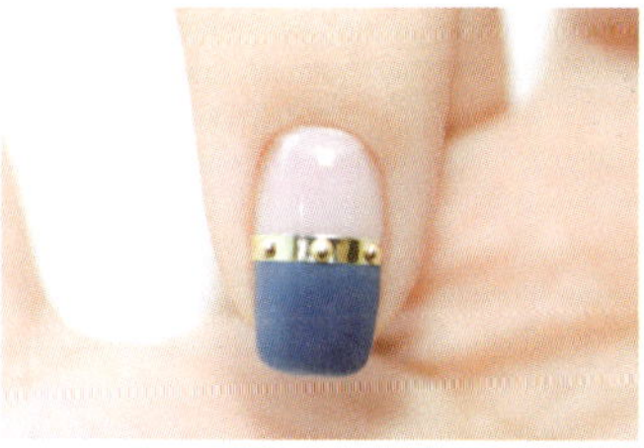

8_ 원형 골드 스터드 3개를 올려줍니다.

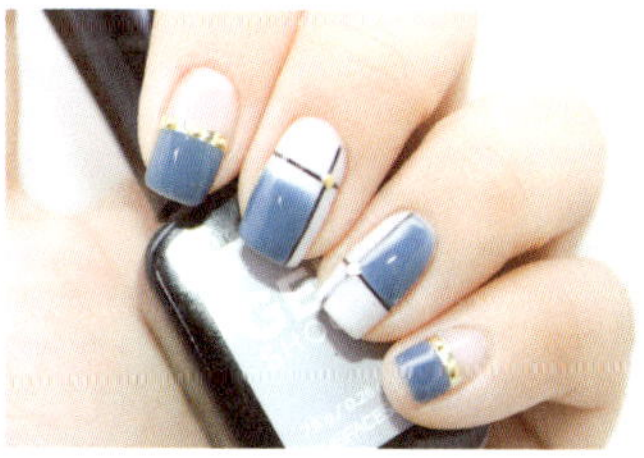

9_ 엄지와 소지도 같은 디자인으로 진행하고 탑젤을 발라 완성합니다.

# 주얼리 루비

*Jewelry ruby*

난이도 ★★

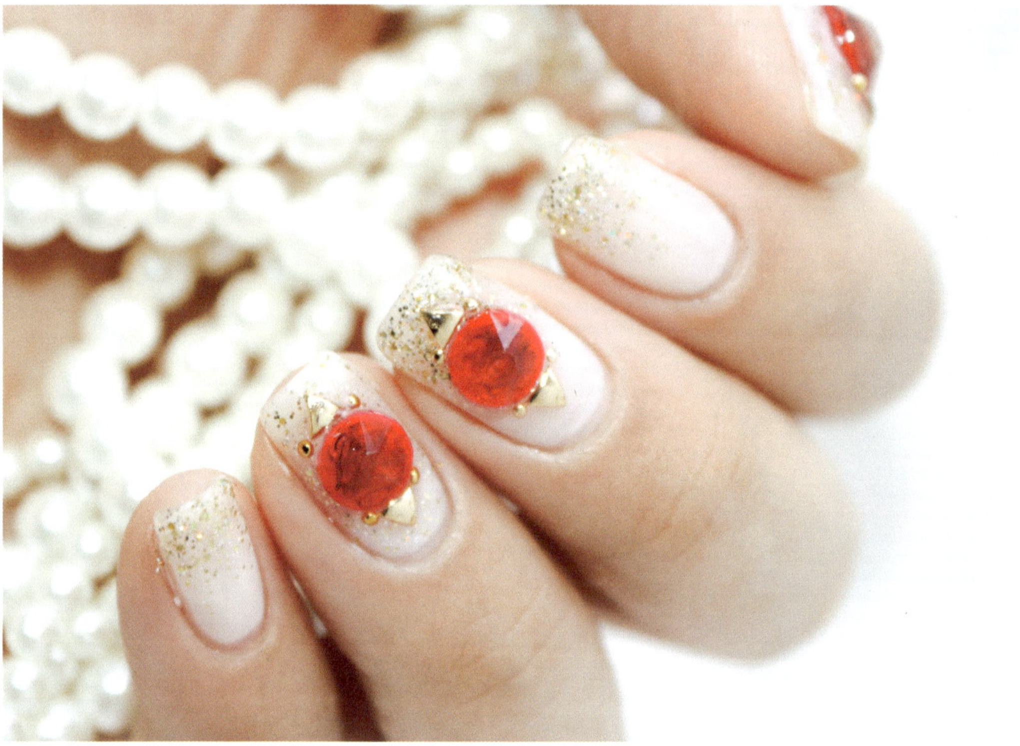

## 모티브

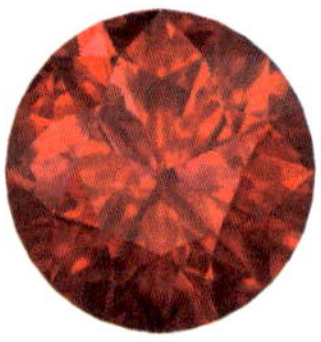

7월의 탄생석인 루비를 직접 손톱 위에 구현한 네일아트예요. 붉은 보석 스톤에 시선이 집중되도록 다른 컬러는 사용하지 않았어요. 대신 골드 스터드를 더해 고급스럽게 마무리했답니다.

## 재료와 도구

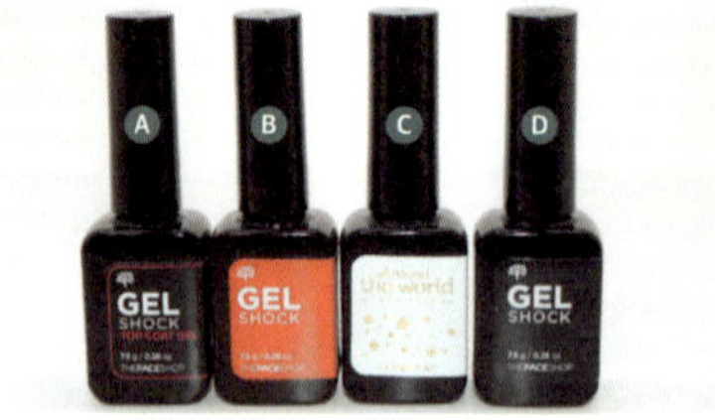


**A** 탑젤 - 더페이스샵 젤 쇼크 탑젤
**B** 레드 - 더페이스샵 젤 쇼크 파이널레드
**C** 펄 골드 - 더페이스샵 홀리데이 컬렉션 뉴이어 파이어워크
**D** 블랙 - 더페이스샵 젤 쇼크 블랙프루프
화이트 컬러 네일, 3D 보석 몰드, 골드 스터드, 세필 붓

## 디자인하는 법

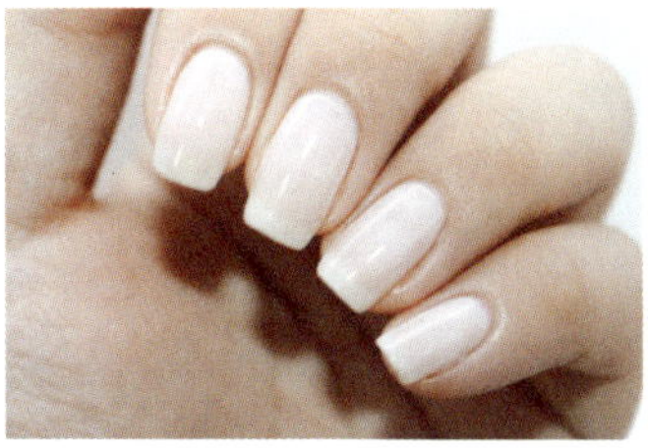

**1**_ 손톱에 화이트 컬러와 탑젤을 적당히 섞어 바르거나 연한 핑크 컬러를 바릅니다.

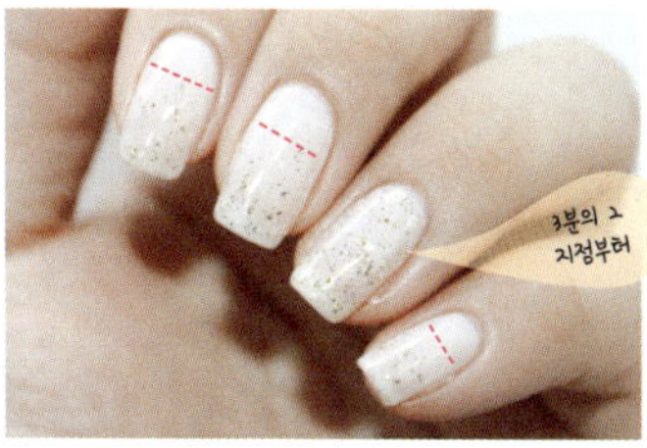


**2**_ 펄 골드 컬러를 엄지와 약지에 전체적으로 바르고, 나머지는 손톱 2/3 지점부터 끝까지 발라줍니다.

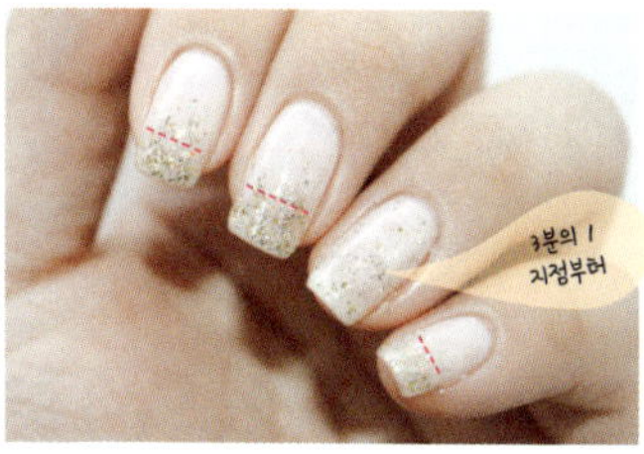


**3**_ 검지, 중지, 소지 끝부분에 펄 골드를 한 번 더 덧발라 자연스러운 그러데이션 효과를 줍니다.

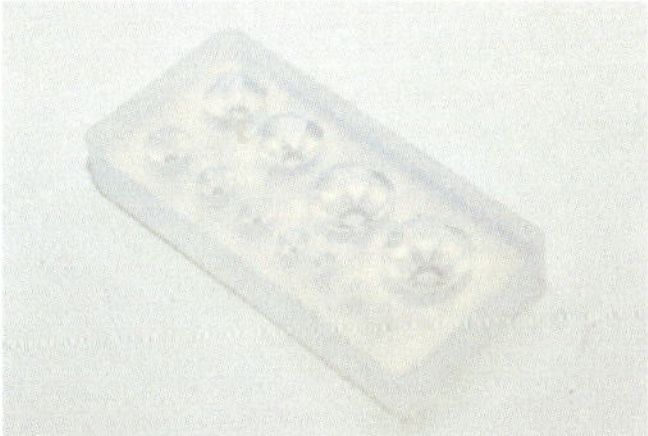

**4**_ 보석 모양의 3D 몰드를 준비해요. 몰드는 네일 재료 상가에서 2천 원 내외로 구입 가능합니다.

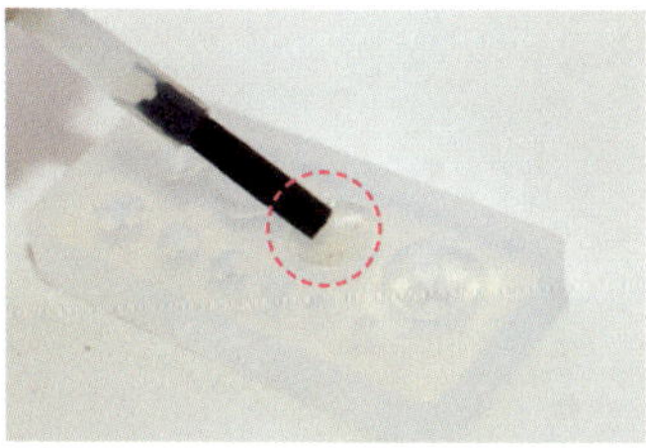

**5**_ 보석의 영롱한 느낌을 내기 위해 몰드에 투명한 탑젤을 가득 채웁니다.

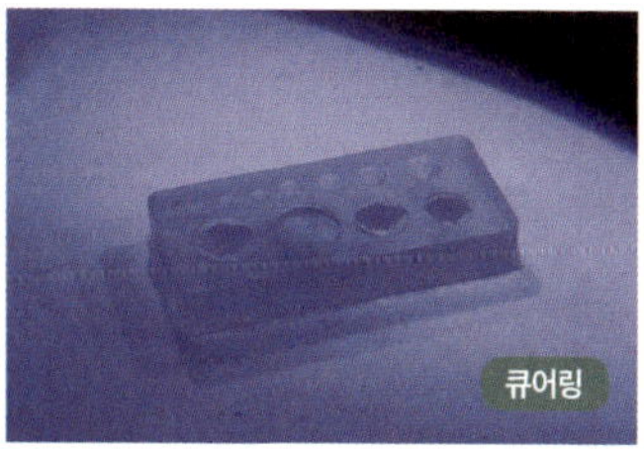


**6**_ 원하는 만큼 몰드를 탑젤로 채운 후 1분간 큐어링합니다.

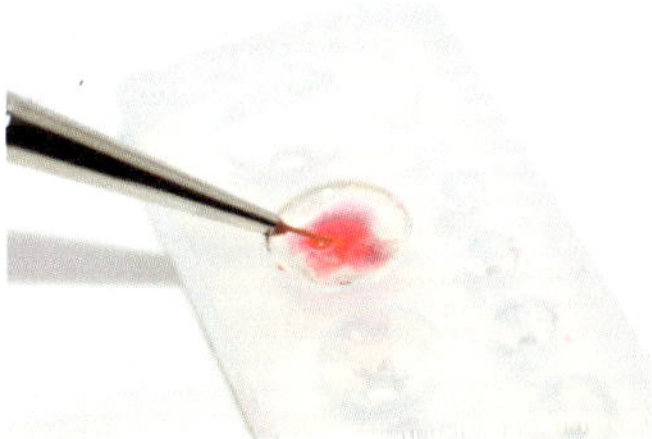

**7**_ 시간이 지나면 램프에서 몰드를 꺼내고 세필 붓으로 레드 컬러와 탑젤을 섞어 표면에 바릅니다. (**TIP** 레드 컬러만 바르면 탁한 색이 나와요. 영롱한 루비를 만들기 위해 꼭 탑젤을 같이 섞어 주세요.)

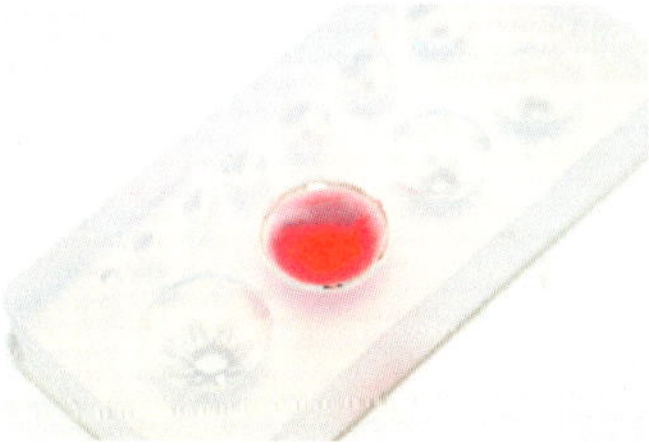

**8**_ 레드와 탑젤을 표면에 얇게 펴 바르고 큐어링은 하지 않습니다.

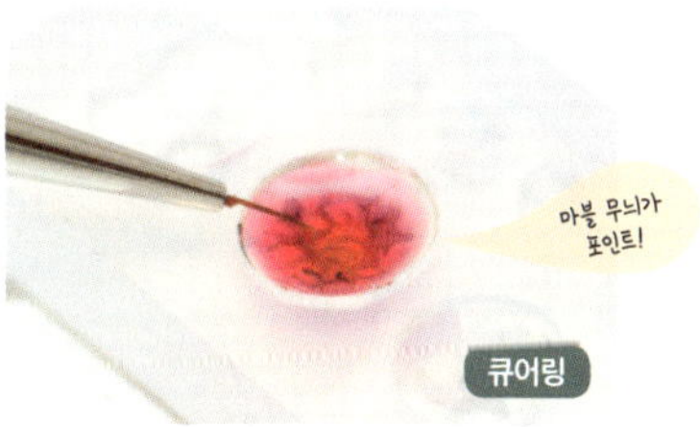


**9**_ 블랙 컬러를 추가해요. 세필 붓에 서너 번 정도 찍어 아주 소량만 묻혀 마블 무늬를 만듭니다. 이후 30초간 큐어링합니다.

Next page ▸

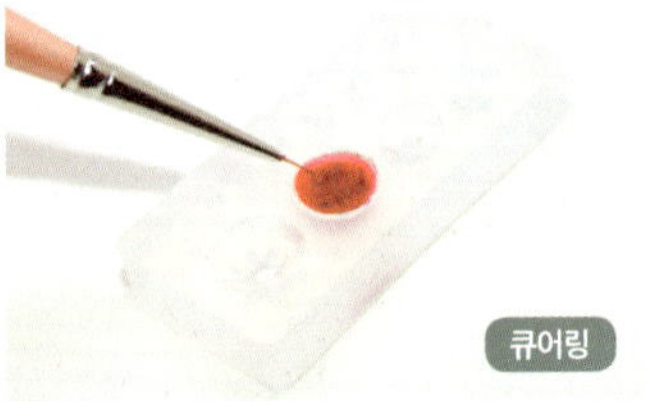


**10**_ 끝으로 섞은 레드 컬러와 탑젤을 한 번 더 표면에 바르고 30초간 큐어링해요. 이 과정을 거쳐야 선명하고 투명한 루비가 나와요.

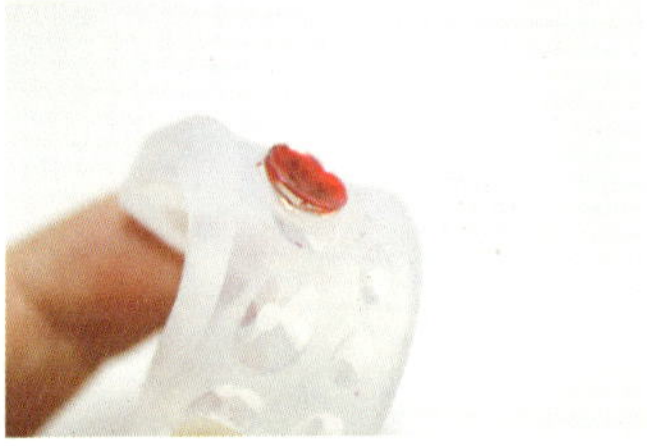

**11**_ 큐어링을 마치고 손으로 몰드를 구부리면 완성된 루비 스톤이 쏙 빠져 나옵니다.

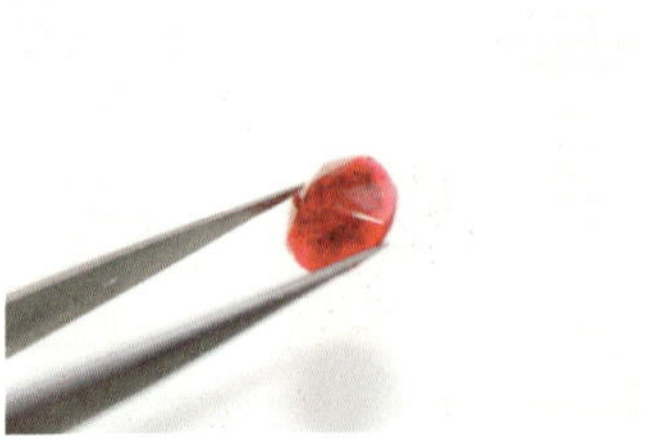

**12**_ 완성된 루비 스톤. 스톤은 따로 구입하지 않아도 직접 만들 수 있답니다.

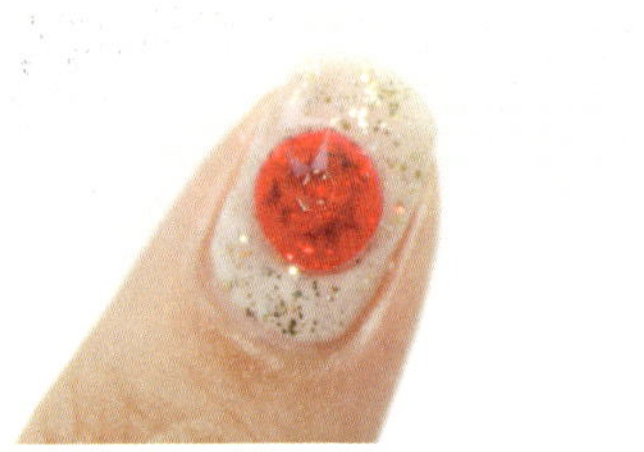

**13**_ 탑젤을 바르고 루비 스톤을 올린 다음 30초간 큐어링합니다.

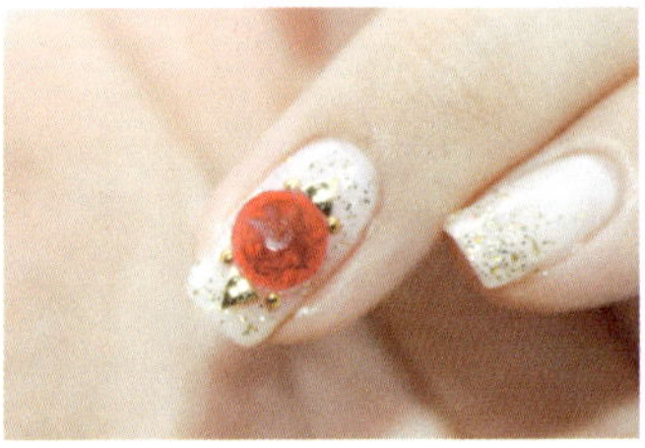

**14**_ 탑젤을 바르고 삼각, 원형 골드 스터드를 붙여 루비 주위를 꾸밉니다.

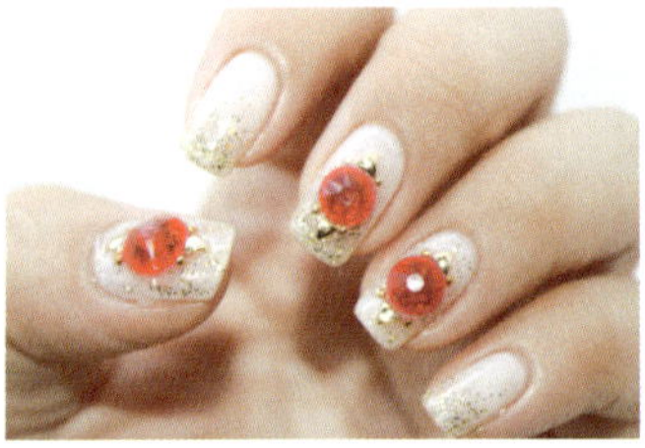

**15**_ 다른 손톱에도 포인트로 루비를 하나씩 올려요. 루비 네일을 제외한 나머지 손톱은 탑젤을 발라 완성합니다.

유진샹의 TIP

**정말 보석 같은 루비 스톤 만들기** _루비 스톤을 만들 때 과정 9를 잊지 마세요. 붉은 스톤에 블랙 컬러로 마블링을 해주면 한층 더 깊이 있는 루비 스톤이 완성돼요.

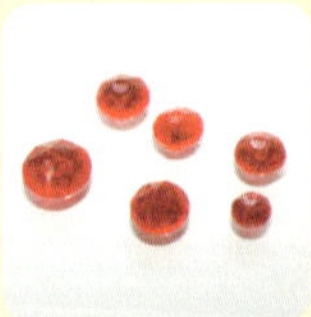

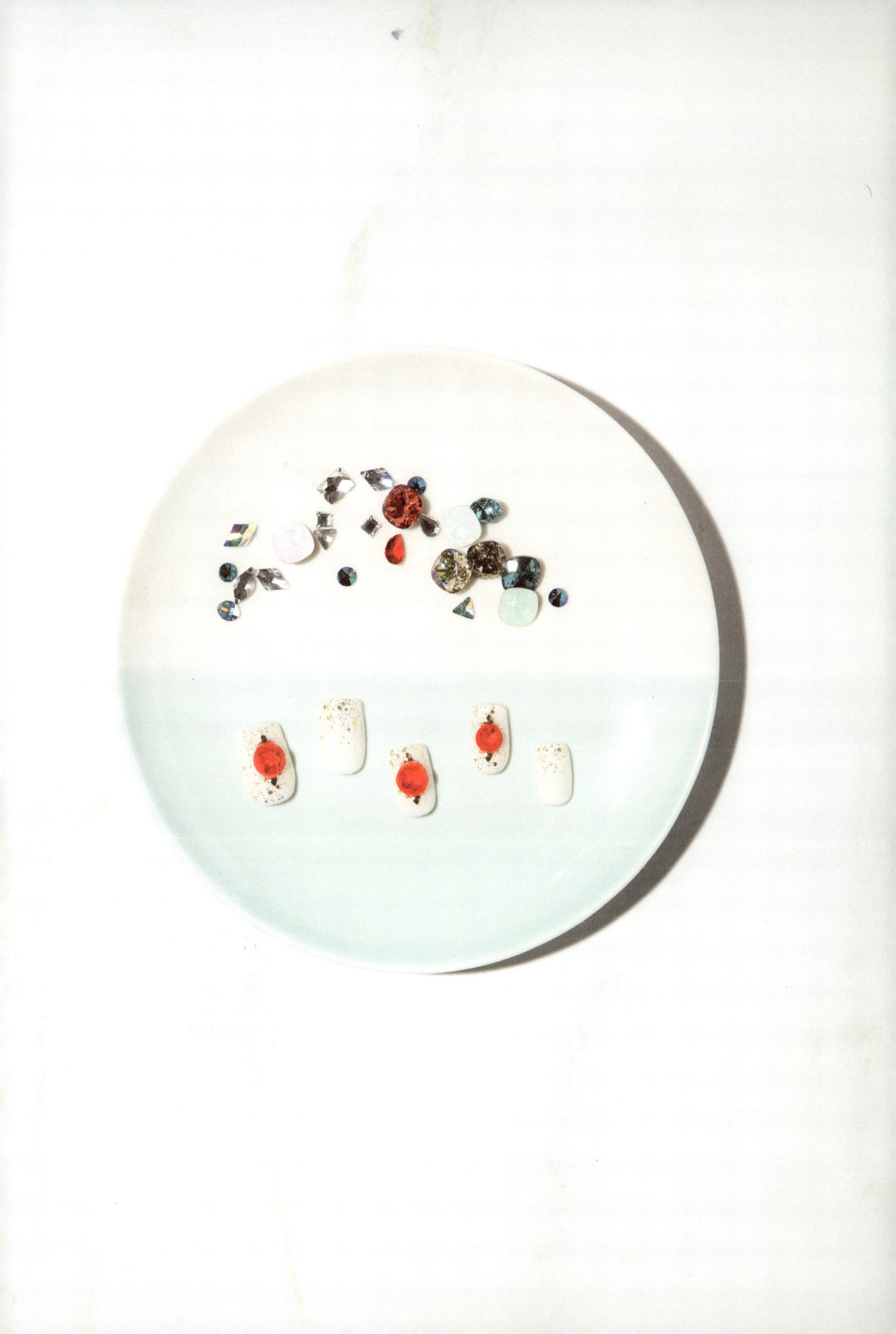

# 진주 귀걸이

*Pearl earrings*

난이도 ★

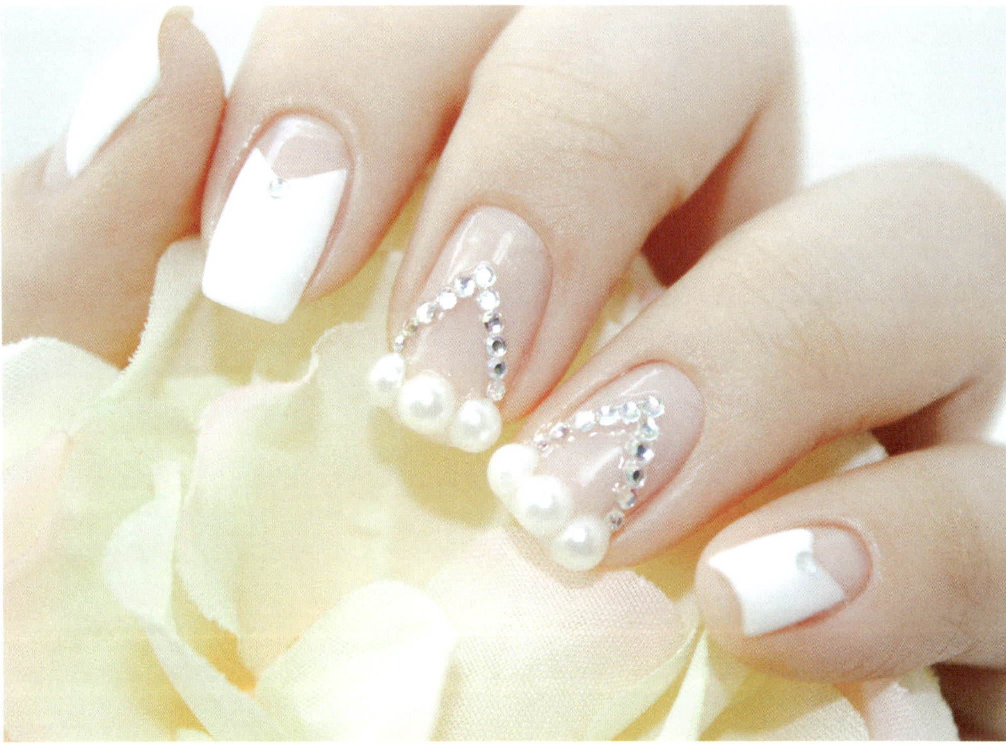

## 모티브

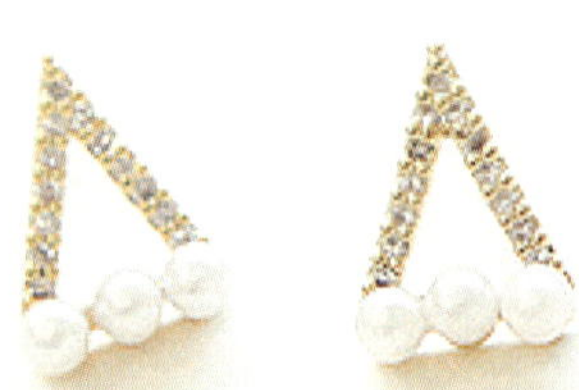

갖고 있는 귀걸이를 모티브로 만든 네일아트예요. 귀걸이와 똑같이 디자인하고 귀걸이 라인과 비슷하게 딥 V 프렌치를 했답니다. 메인 컬러로 화이트를 써서 깔끔하고 여성스러운 분위기를 냈어요.

## 재료와 도구

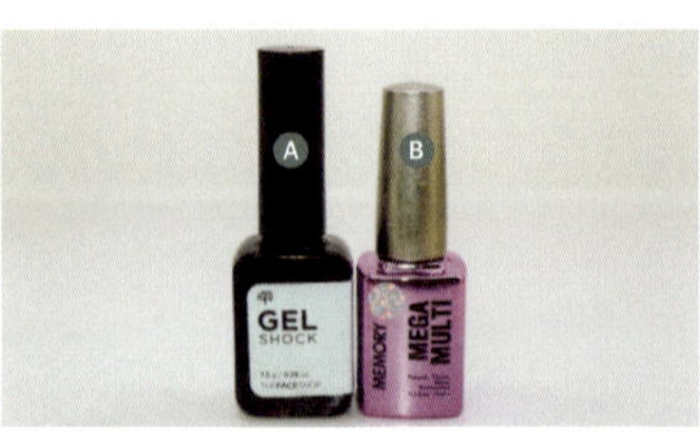


**A** 화이트 - 더페이스샵 젤 쇼크 스노우화이트
**B** 탑젤 - 메모리 메가 탑젤
세필 붓, 반 진주 스톤, 큐빅 스톤

## 디자인하는 법

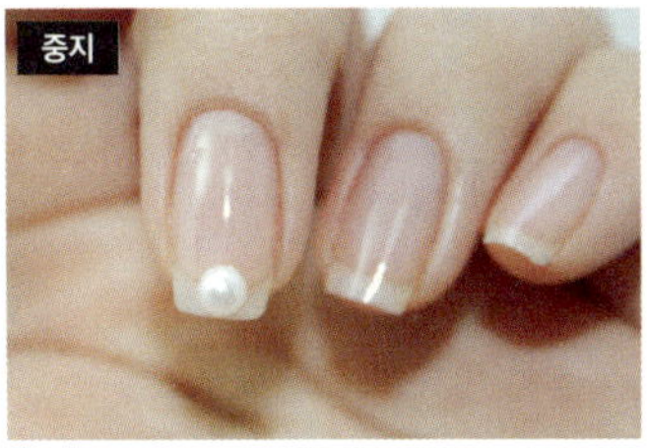


**1**_ 손톱 끝부분 중앙에 탑젤을 살짝 바른 후 핀셋으로 반 진주 스톤을 집어 붙입니다.

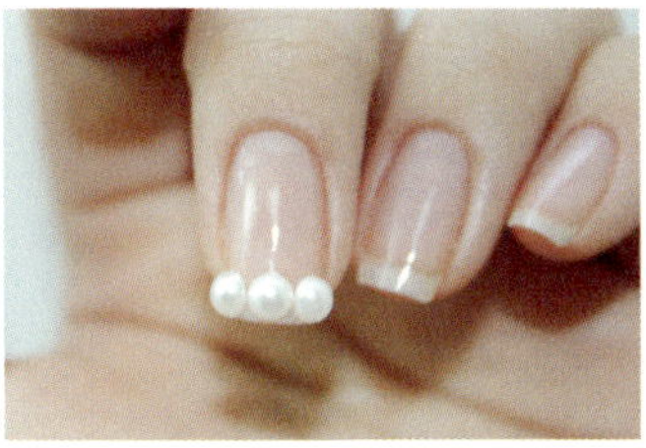

**2**_ 양옆으로 스톤을 하나씩 올려요. 더 깔끔한 디자인을 원한다면 한 사이즈 작은 진주 스톤을 4, 5개 정도 올려도 돼요.

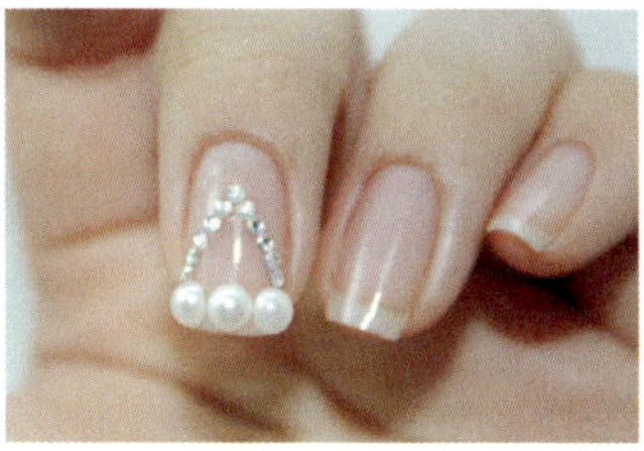

**3**_ 마찬가지로 탑젤을 바르고 작은 사이즈의 큐빅 스톤을 ㅅ자 모양으로 올립니다. 10초간 큐어링해 스톤을 고정시켜요.

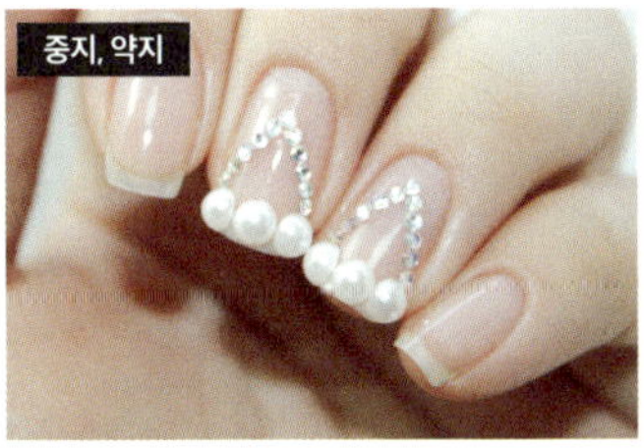


**4**_ 중지와 약지에 한 쌍의 진주 귀걸이를 만든 모습이에요.

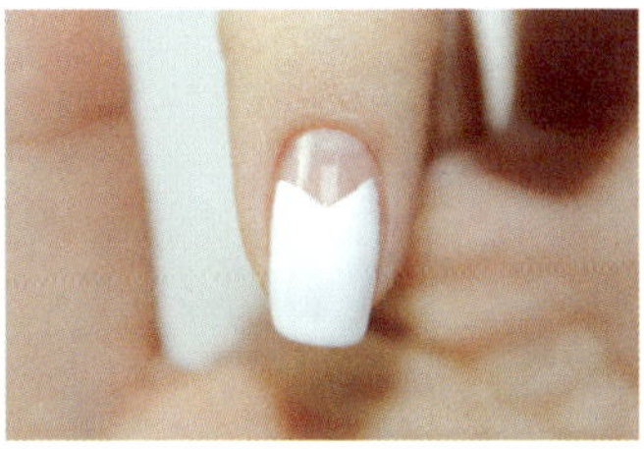

**5**_ 엄지, 검지, 소지는 V자 모양의 딥 프렌치를 해줍니다.

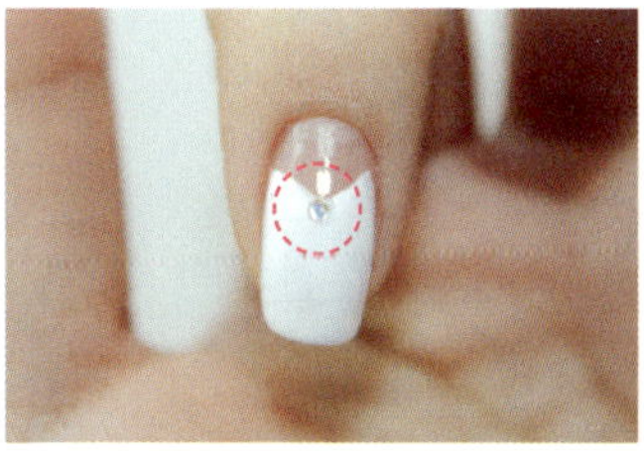

**6**_ 모서리에는 큐빅 스톤을 올려요. 이 과정은 생략해도 좋습니다.

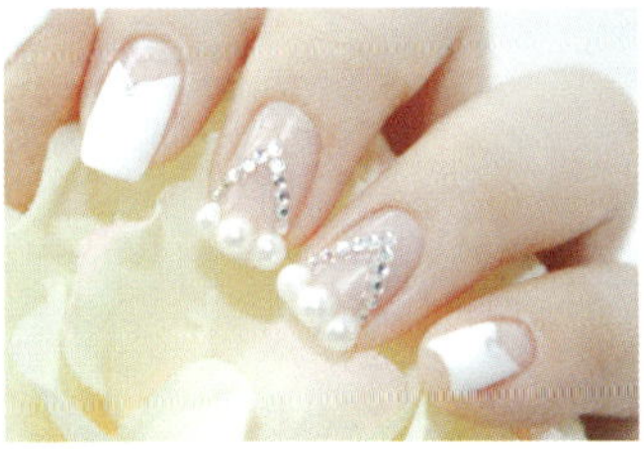

**7**_ 탑젤을 발라 완성합니다.

# 에스닉 스카프

*Ethnic scarf*

난이도 ★★★★

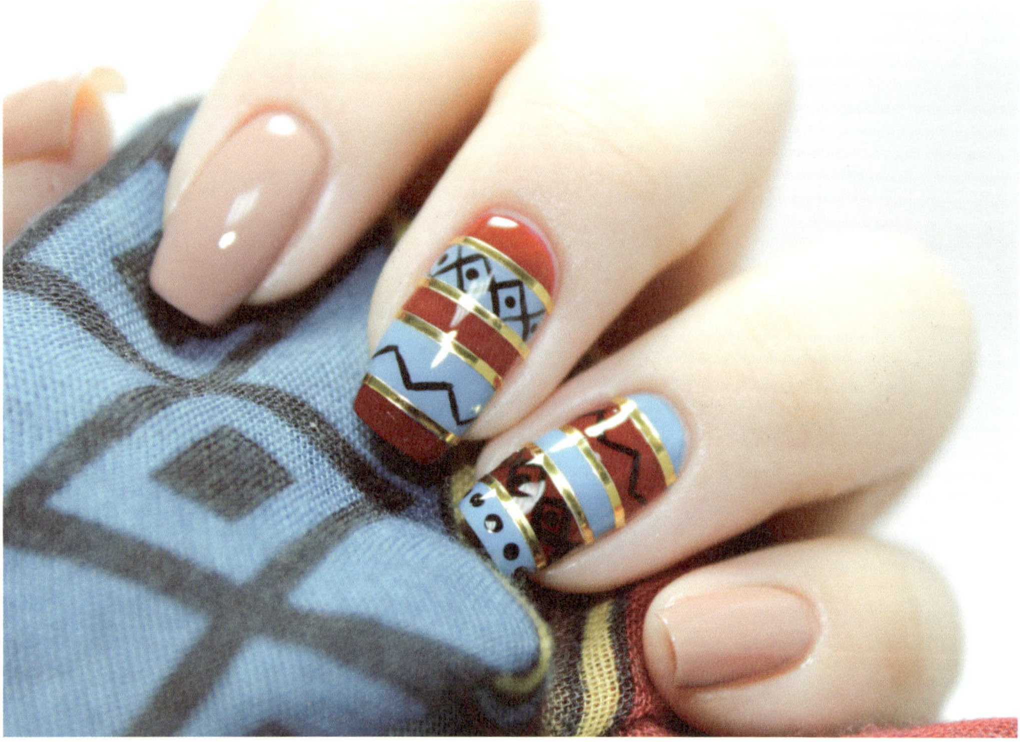

## 모티브

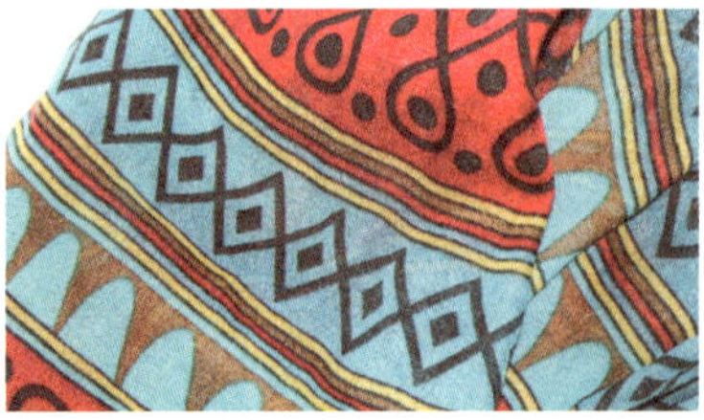

가을에 어울리는 스카프를 모티브로 만든 네일아트예요. 스카프의 강렬한 보색 컬러와 무늬를 포인트로 살렸어요. 스카프에는 없지만 손톱에는 골드 라인 테이프를 붙여 고급스러운 포인트도 주었답니다.

## 재료와 도구

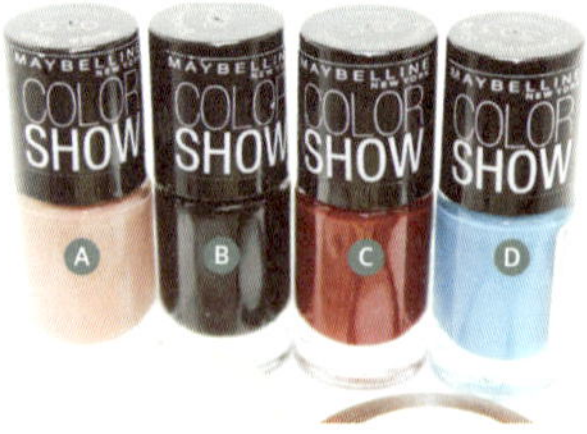


**A** 누드 베이지 - 메이블린 뉴욕 컬러쇼 누드 스킨 015
**B** 블랙 - 메이블린 뉴욕 컬러쇼 블랙아웃 220
**C** 버건디 - 메이블린 뉴욕 컬러쇼 다운타운 레드 216
**D** 블루 - 메이블린 뉴욕 컬러쇼 쇼킹 씨즈 303
세필 붓, 일반 투명 테이프, 골드 라인 스티커

## 디자인하는 법

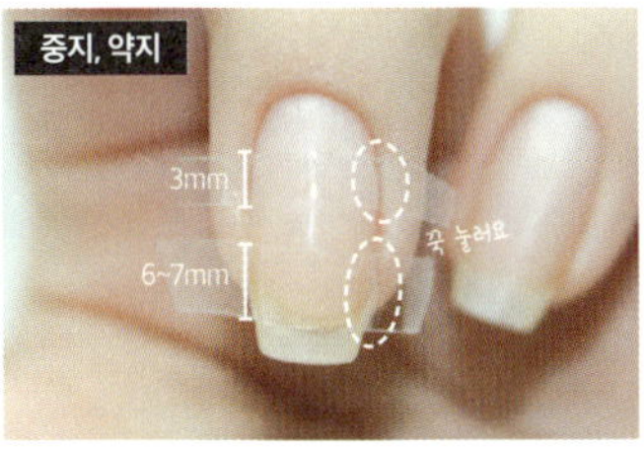


**1**_ 중지와 약지에 3mm, 6~7mm 정도로 자른 투명 테이프를 붙입니다. 손톱 끝부분까지 꾹 눌러 붙여요.

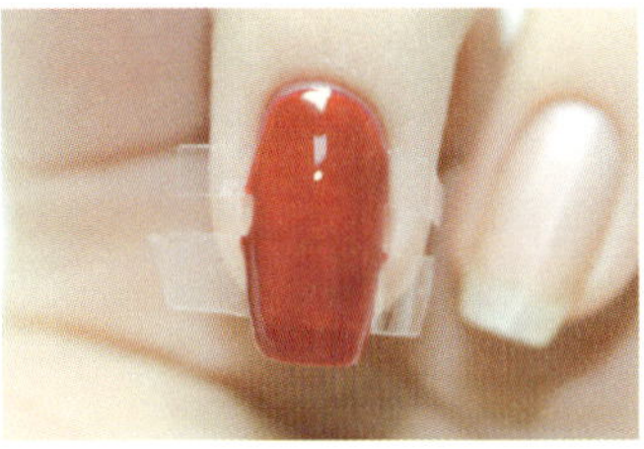

**2**_ 버건디 컬러를 전체적으로 바릅니다.

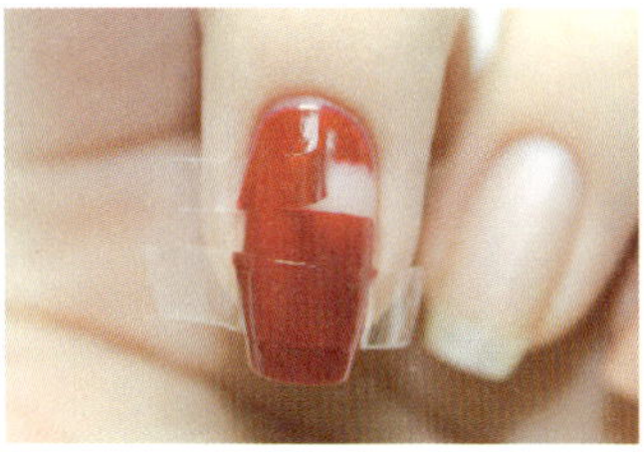

**3**_ 네일이 마르면 테이프를 한쪽 방향으로 천천히 떼어내요.

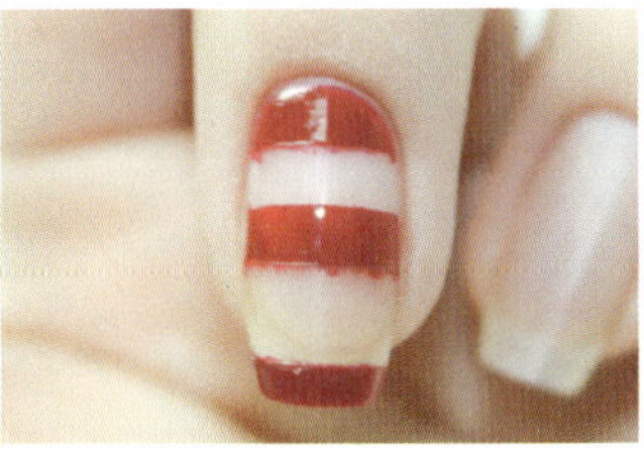

**4**_ 젤리 질감의 제품인 경우, 덜 말리고 테이프를 떼어나면 컬러가 쭉 늘어나는 현상이 발생합니다. 꼭 네일을 건조시킨 후 테이프를 천천히 떼어내세요.

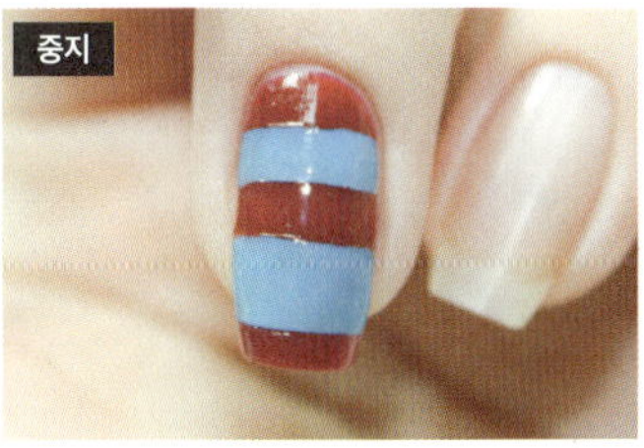


**5**_ 테이프를 떼어낸 자리에 블루 컬러를 발라요. (**TIP** 내장 브러시로 바를 경우 손톱 끝에 네일이 묻지 않도록 주의해서 작업합니다. 세필 붓을 사용하면 보다 깔끔하게 바를 수 있어요.)

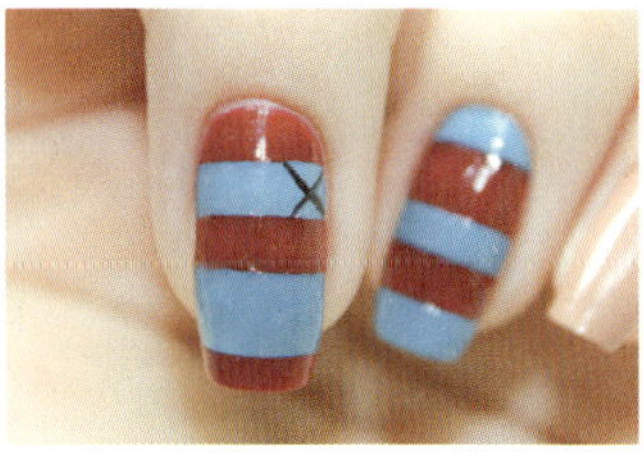

**6**_ 세필 붓에 블랙 컬러를 묻히고 X자를 연이어 3번 그립니다.

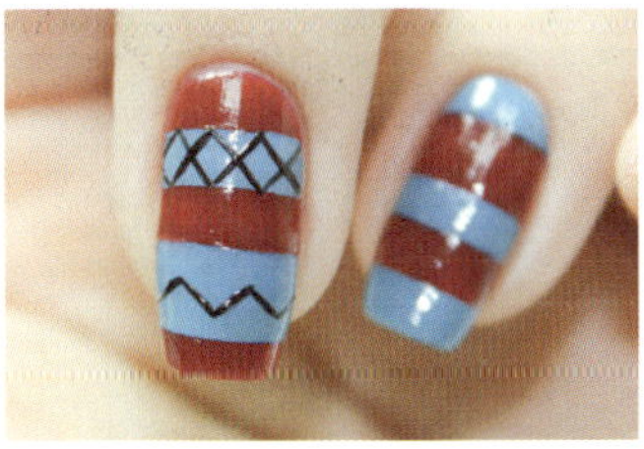

**7**_ 아래쪽에는 지그재그 무늬를 그립니다.

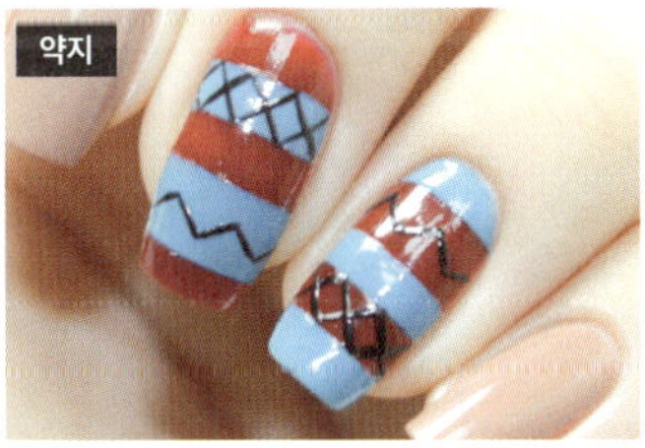


**8**_ 약지에 앞과 같은 무늬를 그립니다. 나머지 손톱은 베이지 컬러를 발라 전체적인 조화를 맞춰줍니다.

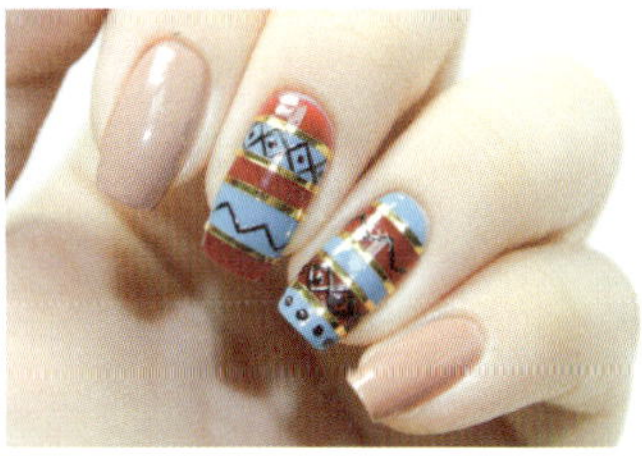

**9**_ X자 사이에 작은 도트를 하나씩 찍어 에스닉 무늬를 완성해요. 골드 라인 스티커를 각 라인 경계마다 붙여요. 마지막으로 탑젤을 발라 완성합니다.

### 유진샹의 TIP

**네일을 매끈하게 바르는 노하우** _먼저 손톱 상태를 확인하세요. 표면이 울퉁불퉁한 손톱엔 어떤 컬러를 발라도 매끄럽게 표현되지 않아요. 이럴 땐 샌딩 버퍼로 손톱을 살짝 갈아 표면을 정리하고 샤이너로 만질만질한 표면을 만들어주세요. 그다음 베이스코트를 바르고 폴리시를 얇게 2회 정도 바르면 잘 발린답니다. 구입한 지 오래된 제품은 점성이 생겨 매끄럽게 바르기가 어려워요. 이럴 땐 희석제를 넣어 제품을 원래 상태로 만든 후 사용하세요.

# 초커 목걸이

*Black choker*

난이도 ★★☆

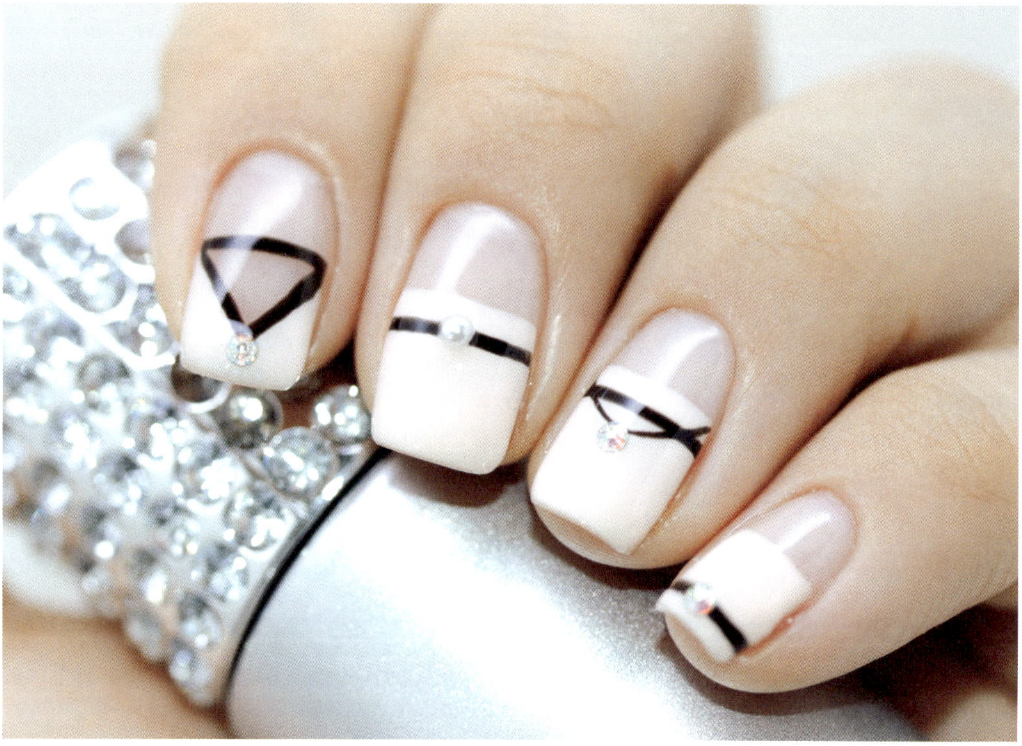

## 모티브

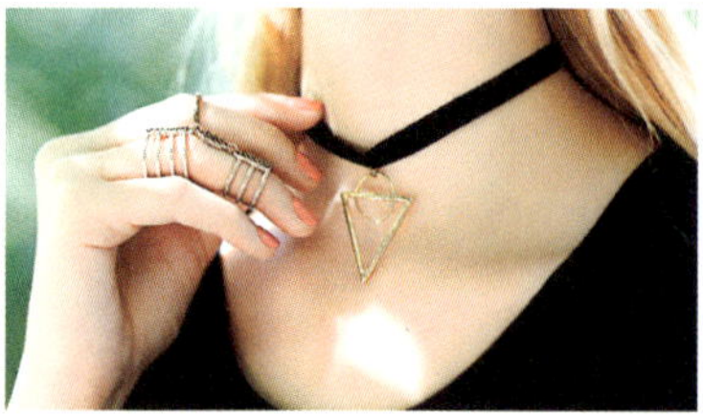

심플하면서도 포인트가 되는 초커 목걸이를 모티브로 만든 네일아트예요. 초커 목걸이를 기본 스타일, 삼각형 모양 스타일, 목걸이 2개를 레이어드한 스타일로 손톱마다 각기 다르게 표현했습니다.

## 재료와 도구

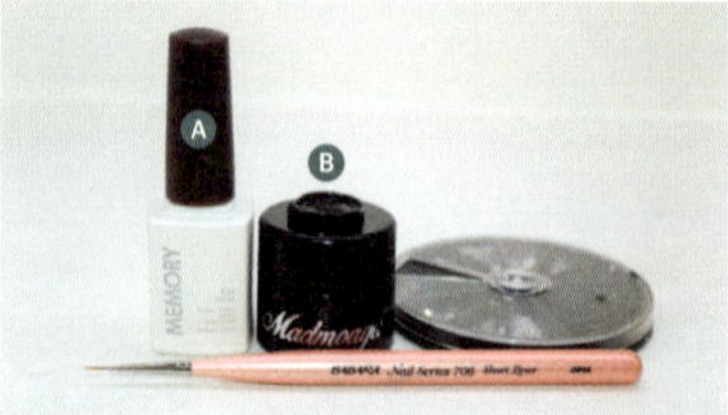


**A** 딸기 우유 같은 핑크 - 메모리 젤 N007
**B** 블랙 - 블루밍스윗 마드모아젤 블랙
세필 붓, 반 진주 스톤, 스와로브스키 크리스털

### 디자인하는 법

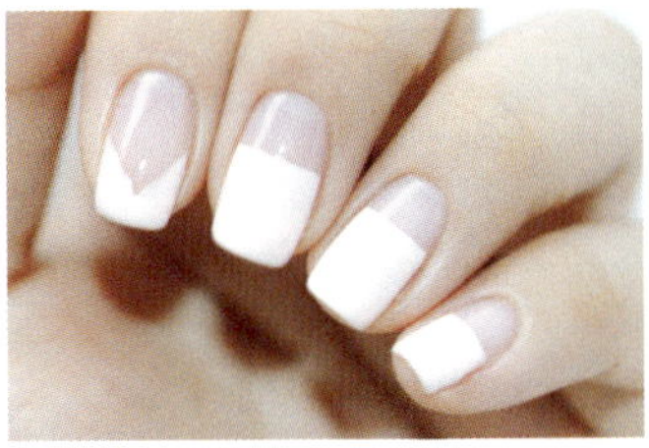

1_ 연한 핑크 컬러를 사용해 검지에는 삼각 프렌치, 나머지 손톱에는 일자 딥 프렌치를 합니다.

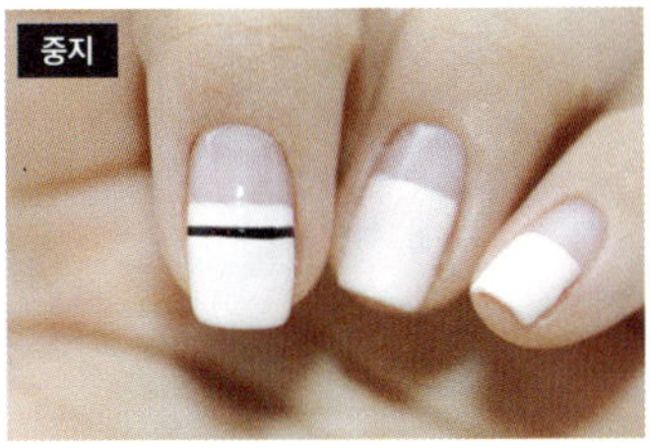
중지

2_ 블랙 젤 컬러로 일자 라인을 그립니다. 초커 목걸이를 상상하며 약간 도톰하게 그려요.

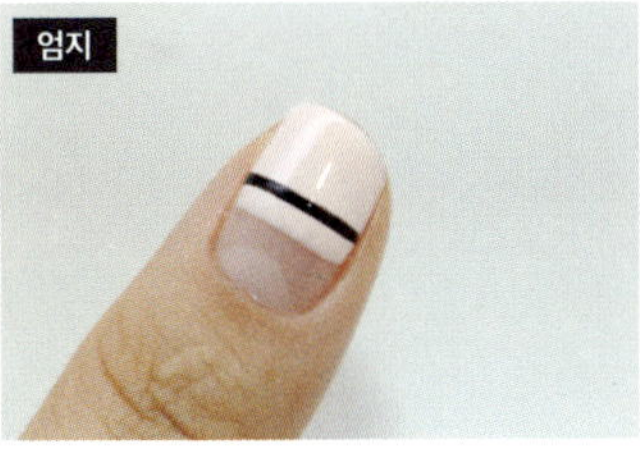


3_ 엄지에도 일자 라인을 그립니다.

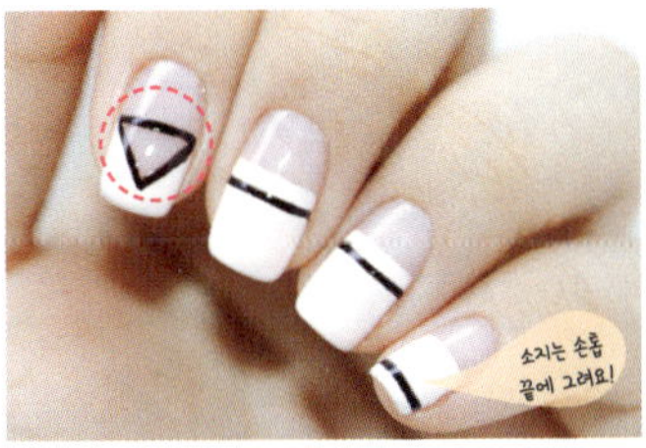
소지는 손톱
끝에 그려요!

4_ 검지에는 삼각형을 그립니다.

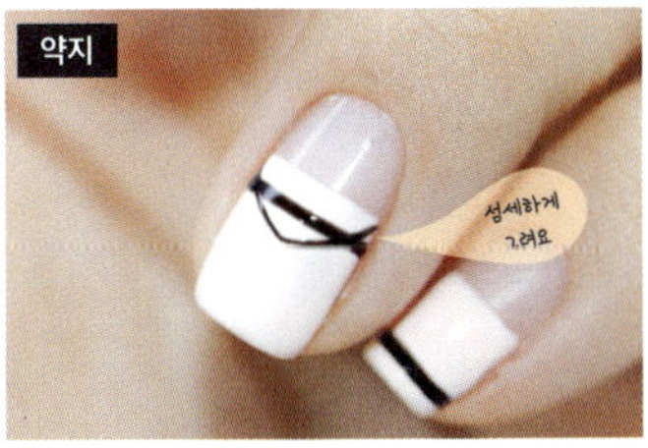
약지
섬세하게
그려요

5_ 약지에는 얇은 목걸이를 하나 더 레이어드한 모습을 표현해요. 먼저 얇은 선을 그려줍니다.

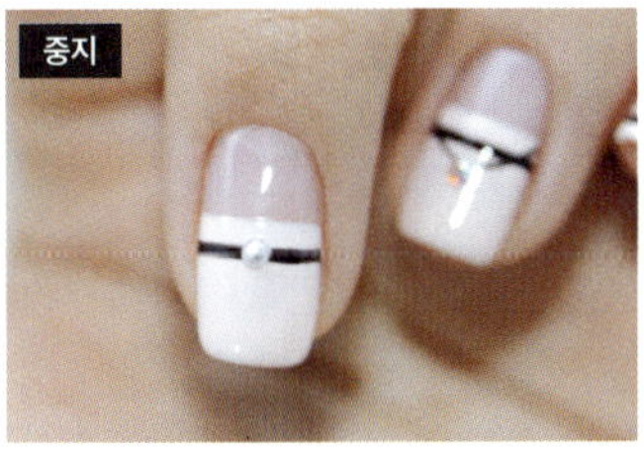
중지

6_ 중지 중앙에 탑젤을 바르고 진주 스톤을 올려 진주가 달린 초커 목걸이를 표현해요.

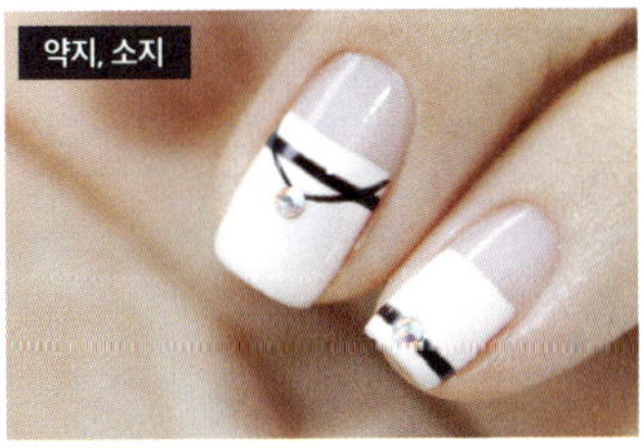
약지, 소지

7_ 탑젤을 바르고 스와로브스키 크리스털을 올립니다.

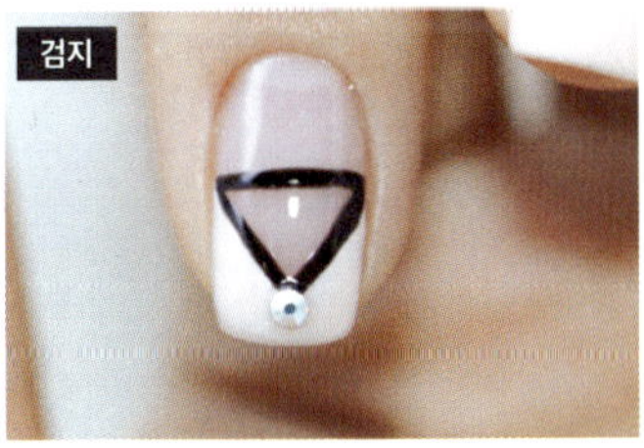
검지

8_ 검지의 삼각형 끝부분에도 탑젤을 바르고 스와로브스키 크리스털을 올립니다.

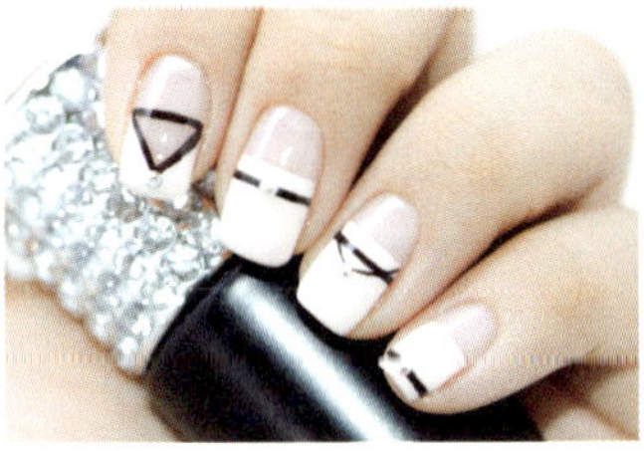

9_ 탑젤을 발라 완성합니다.

유진샹의 TIP

**얇은 라인을 잘 그리는 법** _얇은 라인을 잘 그리려면 반복 연습이 가장 중요해요. 좋은 세필 붓을 하나 구입한 후 그리기를 반복해보세요. 저는 바바라 세필 붓 306, 706호를 사용하고 있어요. 또 점성이 높은 젤 네일을 사용하면 그리기가 더 쉽답니다.

# 고급스러운 브로치

*Shiny brooch*

난이도 ★★

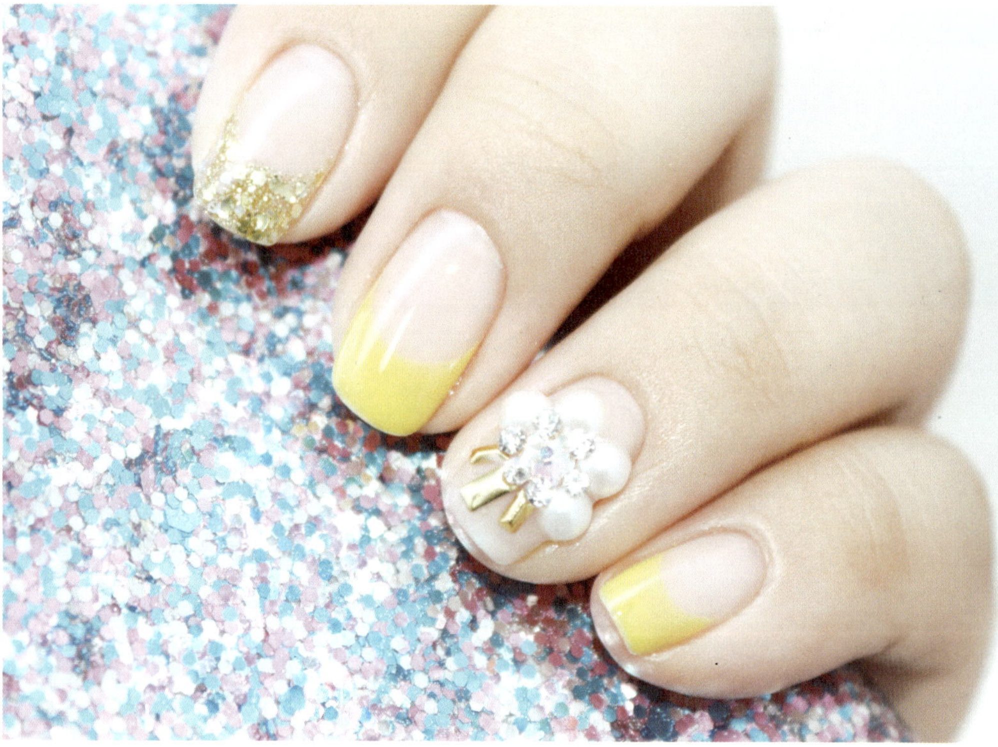

## 모티브

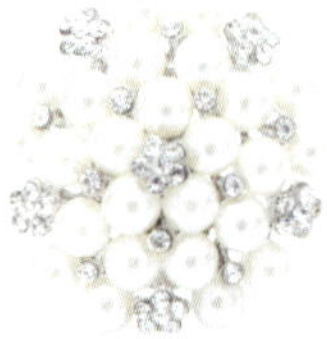

우아한 브로치를 모티브로 만든 네일아트예요. 다양한 스톤을 이어 붙여 반짝이는 브로치를 만들었어요. 전체적으로 화사한 분위기를 내기 위해 다른 손톱은 옐로, 골드 컬러로 꾸몄어요.

## 재료와 도구

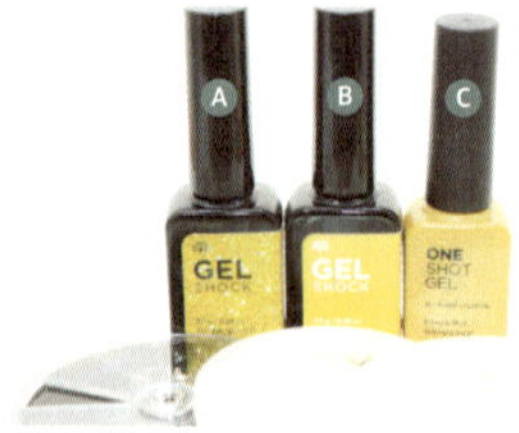


**A** 골드 글리터 - 더페이스샵 젤 쇼크 골드글리터
**B** 옐로 - 더페이스샵 젤 쇼크 리치옐로우
**C** 펄 골드 - 더페이스샵 원샷 젤 샤인골드
각종 스톤과 스터드

## 디자인하는 법

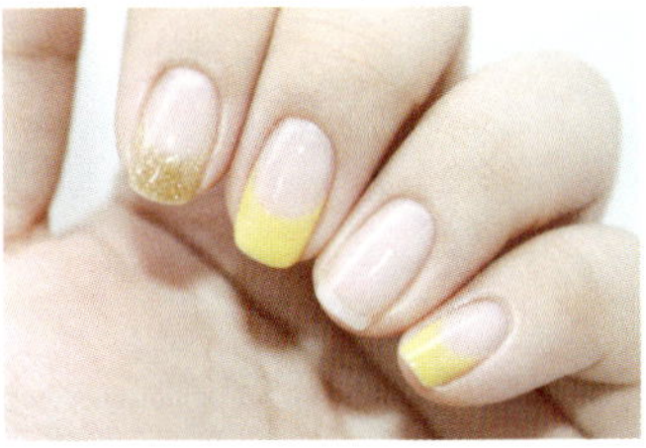

**1**_ 검지는 펄 골드 컬러, 중지와 소지는 옐로 컬러로 프렌치를 합니다.

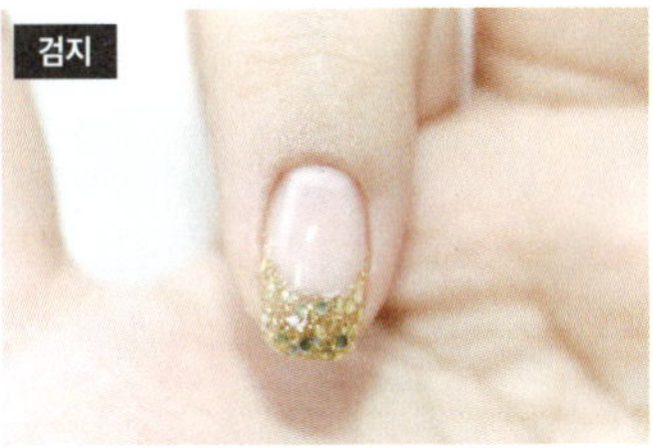


**2**_ 입자가 큰 골드 글리터 컬러를 덧발라 화려하게 표현해요.

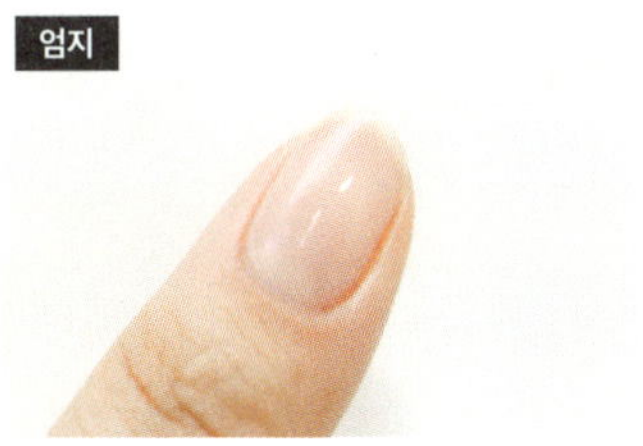


**3**_ 엄지에 클리어젤(혹은 탑젤)을 1번 발라요. 스톤을 올려야 하므로 큐어링은 하지 않습니다.

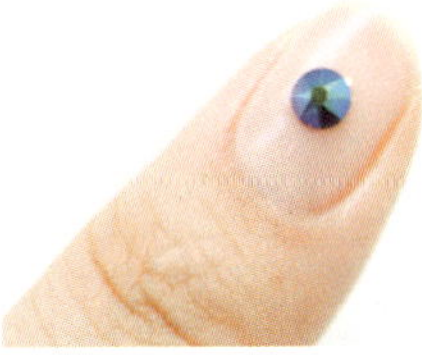

**4**_ 제법 큰 스톤을 중앙에 올립니다.

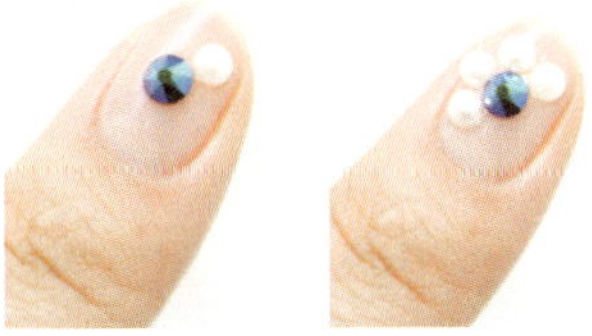

**5**_ 진주 스톤 4개를 주변에 둘러줍니다.

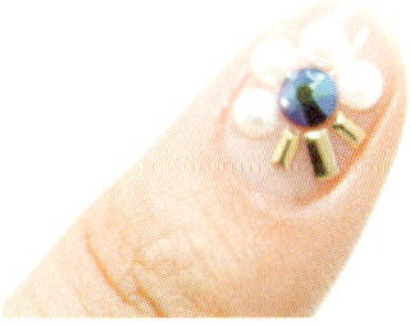

**6**_ 직사각형 모양의 스터드 3개를 빈 곳에 올려요.

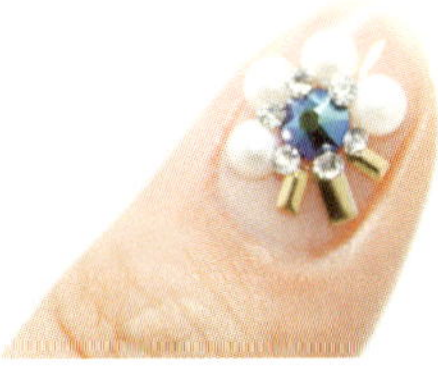

**7**_ 스톤 사이사이에 반짝이는 스와로브스키 크리스털을 올려요. 여기까지 한 뒤 30초간 큐어링합니다.

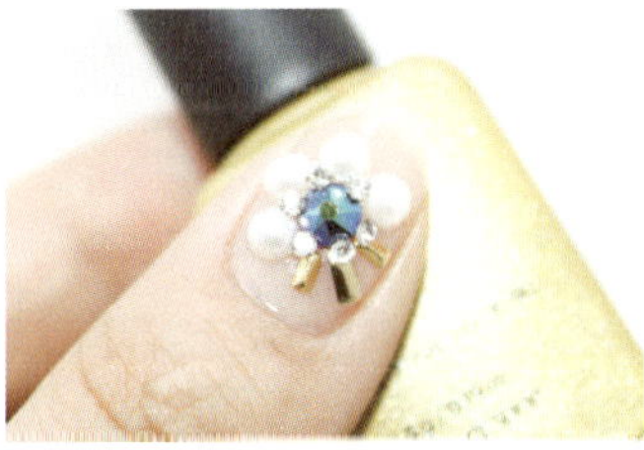

**8**_ 얇은 브러시에 클리어젤을 묻힌 후 스톤 사이사이를 메워요. 스톤 위를 젤로 덮으면 보석의 반짝임이 덜해지니 꼭 스톤 '사이'를 젤로 메우세요.

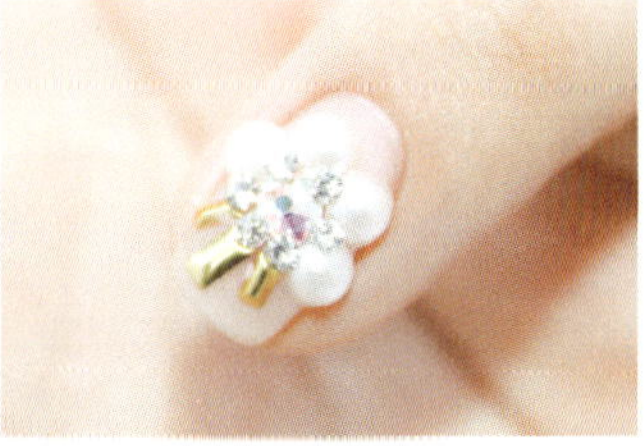

**9**_ 약지도 앞과 같은 방법으로 브로치를 만들고 클리어젤로 스톤 사이를 메워줍니다.

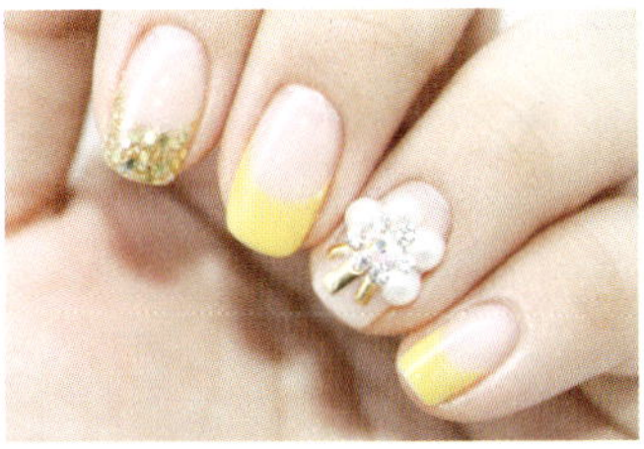

**10**_ 탑젤을 발라 완성합니다.

유진샹의 TIP

**블링블링 스톤을 붙여 손톱 위의 브로치 만들기** _스톤이 올라간 네일은 특별한 스킬 없이도 시간과 노력만 들인다면 초보자도 충분히 할 수 있는 디자인이랍니다. 단 브로치 네일처럼 많은 스톤을 올릴 때는 젤로 스톤 사이사이를 메워야 오래 유지할 수 있다는 점만큼은 꼭 기억해두세요!

# 컬러풀한 웨이브

*Colorful wave*

난이도 ★★

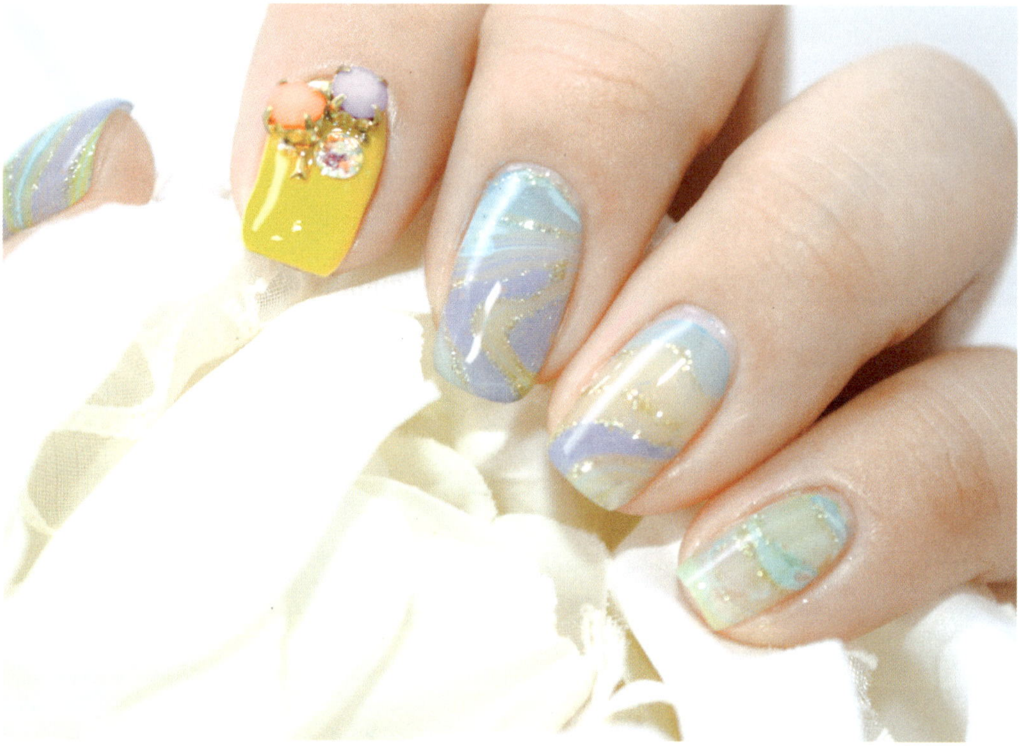

## 모티브

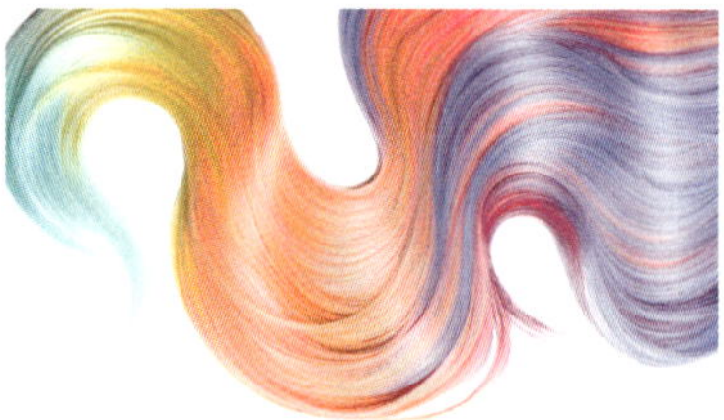

색색의 웨이브 무늬를 모티브로 만든 네일아트예요. 자연스러운 웨이브를 표현하기 위해 손으로 그리는 대신 워터 마블 기법을 사용했어요. 신비로운 분위기를 자아내는 디자인이랍니다.

## 재료와 도구

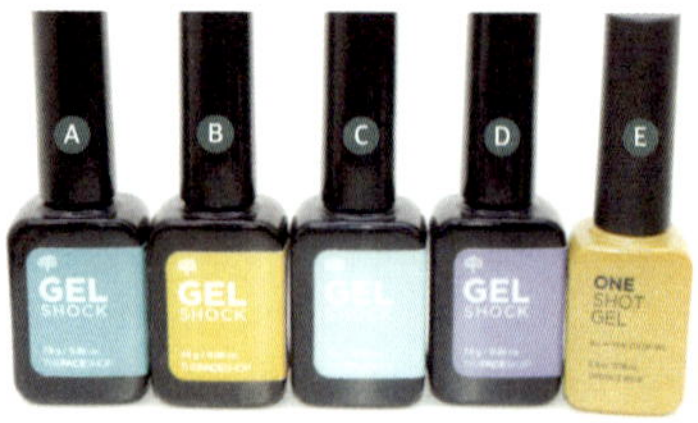


**A** 블루 그린 - 더페이스샵 젤 쇼크 티파니그린
**B** 옐로 - 더페이스샵 젤 쇼크 리치옐로우
**C** 민트 - 더페이스샵 젤 쇼크 민트그린
**D** 퍼플 - 더페이스샵 젤 쇼크 밀키네이비
**E** 펄 골드 - 더페이스샵 원샷 젤 샤인골드
각종 스톤, 우드 스틱, 종이컵 혹은 빈 플라스틱 용기

## 디자인하는 법

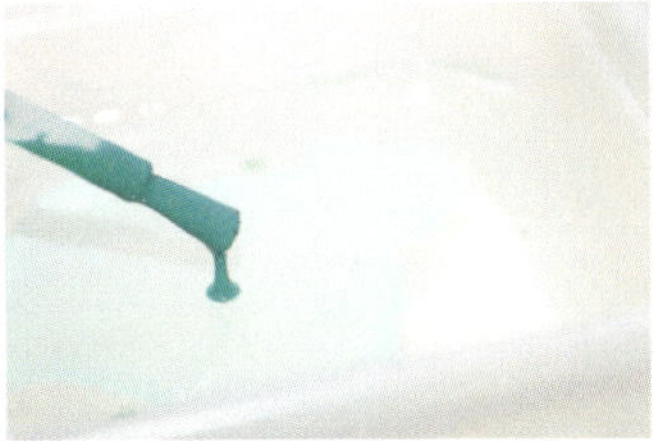

**1**_ 종이컵 또는 플라스틱 용기에 물을 담은 후 민트 컬러를 한 방울 떨어뜨려요.

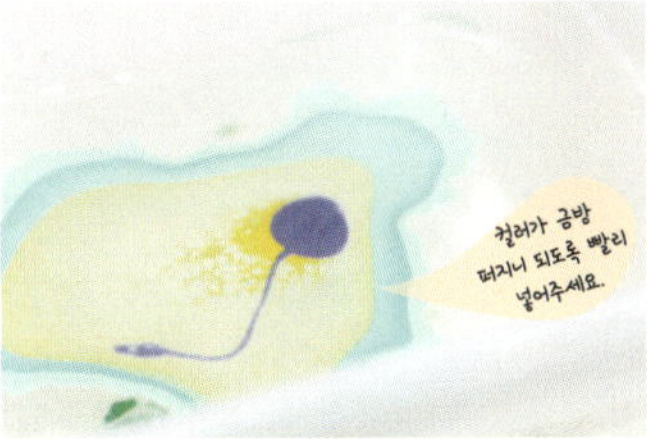


**2**_ 민트, 블루 그린, 옐로, 퍼플 컬러를 순서대로 한 방울씩 넣어요.

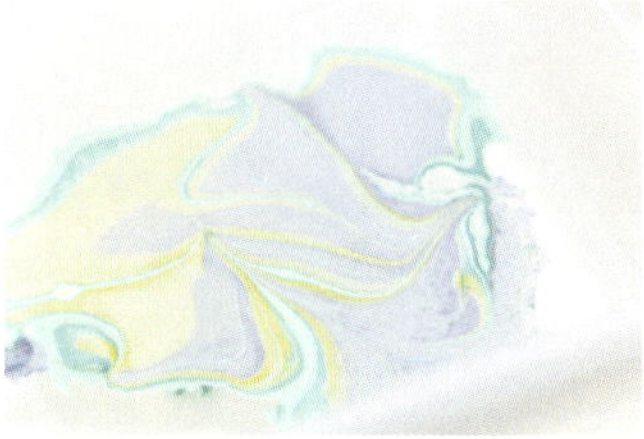

**3**_ 우드 스틱이나 뾰족한 도구로 저어 마블 무늬를 만듭니다. (**TIP** 일반 네일 폴리시와 달리 젤 네일은 물 위에서 절대 굳지 않아요.)

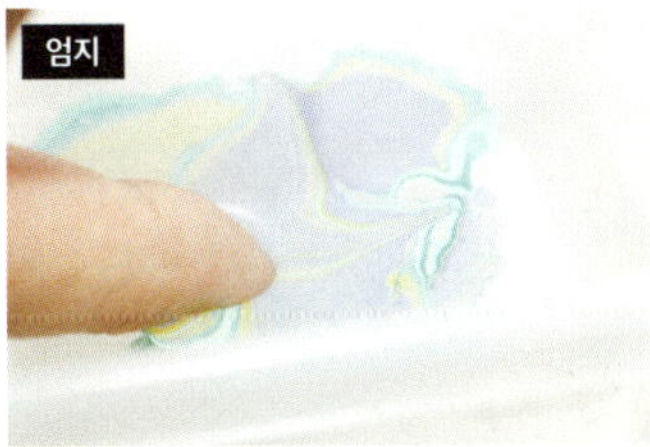


**4**_ 엄지손가락을 물에 담급니다.

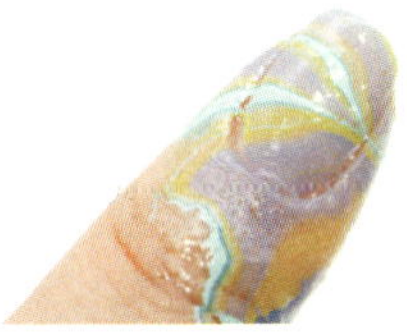

**5**_ 손가락을 다시 물에서 빼냅니다.

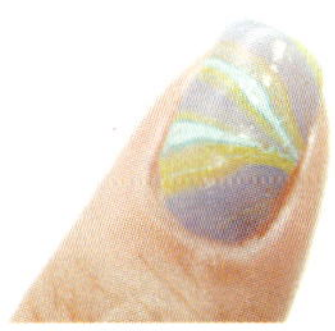

**6**_ 손톱 주위를 깔끔히 닦은 다음 30초간 큐어링합니다. (**TIP** 젤 네일로 하는 워터마블이기 때문에 위의 순서를 꼭 지켜주세요.)

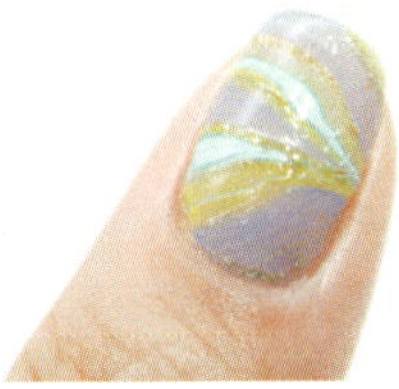

**7**_ 펄 골드 컬러로 마블 간 경계선에 얇은 라인을 그립니다. 중지, 약지, 소지도 이와 똑같이 작업합니다.

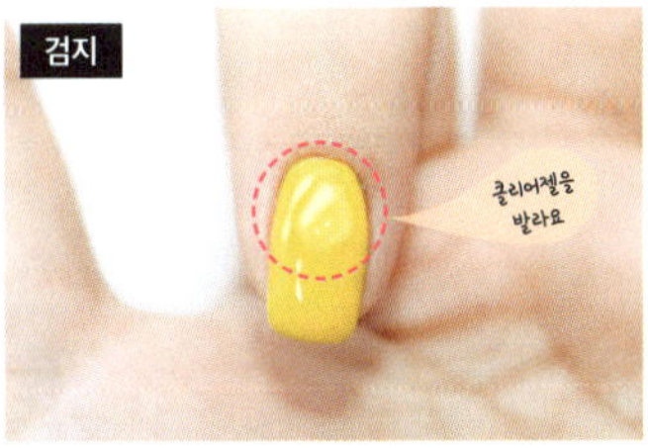


**8**_ 검지에 옐로 컬러를 바른 뒤 클리어젤을 바릅니다.

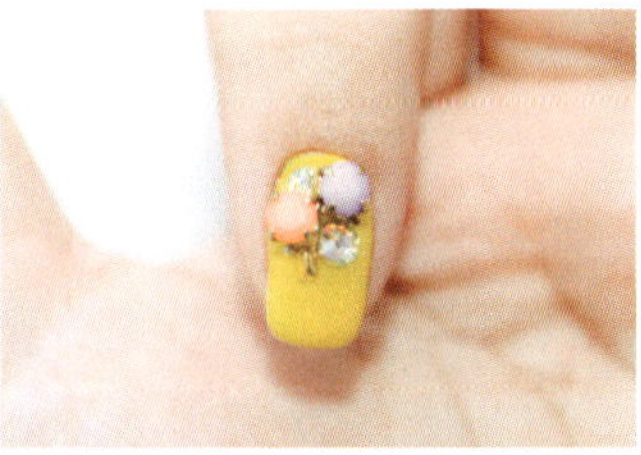

**9**_ 각종 스톤을 올리고 30초간 큐어링합니다.

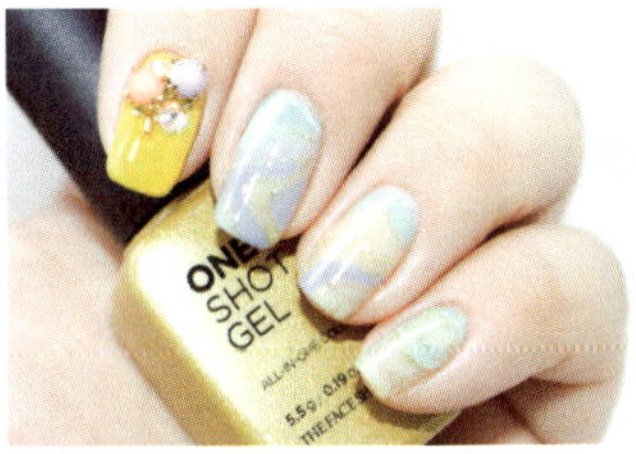

**10**_ 탑젤을 발라 완성합니다.

유진샹의 TIP

**워터 마블 네일 도전하기** _좀 더 선명한 색감의 워터 마블 네일을 원한다면 화이트 컬러를 손톱에 1번 바르고 진행하세요. 투명한 느낌을 내고 싶을 때는 베이스 젤만 바르고 진행하면 됩니다. 일반 네일 폴리시로 워터 마블을 하다가 컬러가 금방 굳어서 실패한 적이 있다면 꼭 젤 네일로 한번 도전해보세요!

## 셀프 네일이 처음인 사람을 위한 Q&A

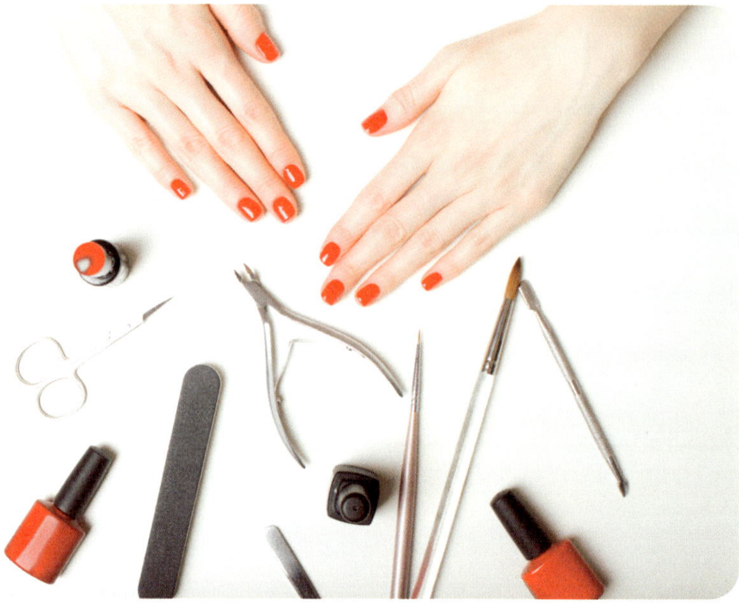

### 네일 케어를 했는데도 다음날 손톱 주위에 하얗게 거스러미가 일어나요!

니퍼를 제대로 쓰지 못했기 때문입니다. 니퍼로 큐티클을 다듬을 때는 반드시 뒤로 빼듯 잘라야 합니다. 니퍼로 큐티클을 잡아 뜯듯 제거하면 바로 다음날 거스러미가 일어날 수밖에 없어요. 또 니퍼 날이 무뎌지진 않았는지도 확인해보세요.

### 네일 컬러 제품은 어떻게 보관하나요?

직사광선을 피해 20~25℃의 실온에 보관하는 편이 가장 좋아요. 해가 강하게 들어오는 곳에 보관하면 컬러가 변해서 사용할 수 없는 상태가 되기도 합니다. 반대로 온도가 지나치게 낮은 곳에 보관하면 금새 굳기도 해요.

### 네일 폴리시의 컬러 층이 분리됐어요!

제품을 사용하지 않고 오랫동안 한 자리에 둘 경우 층 분리 현상이 일어납니다. 그럴 때는 시중에 파는 네일 구슬을 구입해 2개 정도 넣고 흔들어주세요. 평소에 주기적으로 제품을 3~5회 정도 흔들어주는 것이 좋아요.

### 손톱에 광을 내고 싶어요!

도톰한 스펀지 파일로도 손톱에 네일 컬러를 바른 것처럼 광을 낼 수 있답니다. '100그릿 → 280그릿 → 1000그릿 → 4000그릿' 순서로 거친 파일부터 부드러운 파일까지 사용해 샌딩해주세요. 자세한 내용은 156p를 참고합니다. 그러면 컬러 없이도 예쁜 광을 얻을 수 있답니다.

### 젤 네일을 오래 유지하는 방법이 알고 싶어요.

젤 네일을 오래 유지하기 위해서는 프리퍼레이션, 즉 젤 네일을 하기 전의 준비 과정이 제일 중요해요. 42p를 참고해서 프리퍼레이션 과정을 꼼꼼하게 합니다. 젤 컬러를 바를 때는 큐티클 라인 바깥으로 젤이 넘치지 않도록 주의하고, 손톱 끝부분인 프리 에지에는 젤을 살짝 발라주세요. 그러면 젤 네일이 더 오래 유지된답니다.

### 젤 네일 제품인 클리어젤과 탑젤의 차이는 무엇인가요? 둘은 구분해서 써야 하나요?

탑젤은 일반 네일의 '탑코트'와 같아요. 젤 네일을 마무리하고 표면에 광택을 내는 용도로 사용합니다. 클리어젤은 탑젤보다 점성이 더 높은 제품이에요. 주로 젤 네일에 두께를 더할 때, 입자가 큰 글리터 네일을 섞어 바를 때, 스톤을 올릴 때, 올린 스톤이 떨어지지 않도록 주변에 덧발라줄 때 쓰입니다. 그래서 탑젤과 클리어젤은 용도를 구분해서 쓰는 것이 좋아요.

### 젤 램프 구입 요령을 알려주세요. 미니 램프도 있긴 한데… 어떤 제품을 구입해야 할까요?

젤 램프도 종류가 정말 다양해요. 본인의 램프 사용 용도에 따라 결정하는 것이 좋습니다. 램프 구가 많을수록 손톱 구석구석까지 큐어링이 잘 되지만 구입 가격은 높은 편입니다. 셀프 네일 용도로는 3구 또는 5구 파워 램프를 추천합니다. 3구 램프는 가격이 저렴한 편이지만 다섯 손가락을 다 넣었을 때 엄지손톱까지는 큐어링이 잘 되지 않아요. 5구 램프는 가격이 조금 더 높고 각도가 살짝 다른 엄지까지 잘 큐어링된답니다. UV/LED 겸용 램프를 구입하는 것이 좋아요.

### 젤 네일과 일반 네일 컬러, 같이 써도 되나요?

집에 일반 네일은 많지만 젤 네일은 많지 않죠? 이럴 때를 위해 젤 네일과 일반 네일 컬러를 같이 쓸 수 있는 방법이 있답니다.

1. 일반 네일을 얇게 바른다(절대 두껍게 바르지 않는다).
2. 네일을 충분히 말린다.
3. 탑젤을 바르고 1분간 큐어링한다. 반드시 네일을 충분히 말린 후에 탑젤을 바른다.

이렇게 작업하면 일반 네일로도 젤 네일 효과를 낼 수 있습니다. 만약 일반 네일을 두껍게 발랐거나 충분히 말리지 않았을 경우 탑젤을 바르고 큐어링했을 때 표면이 우글거리는 현상이 나타나요. 지울 때는 젤 네일 속오프 과정과 똑같이 하면 됩니다.

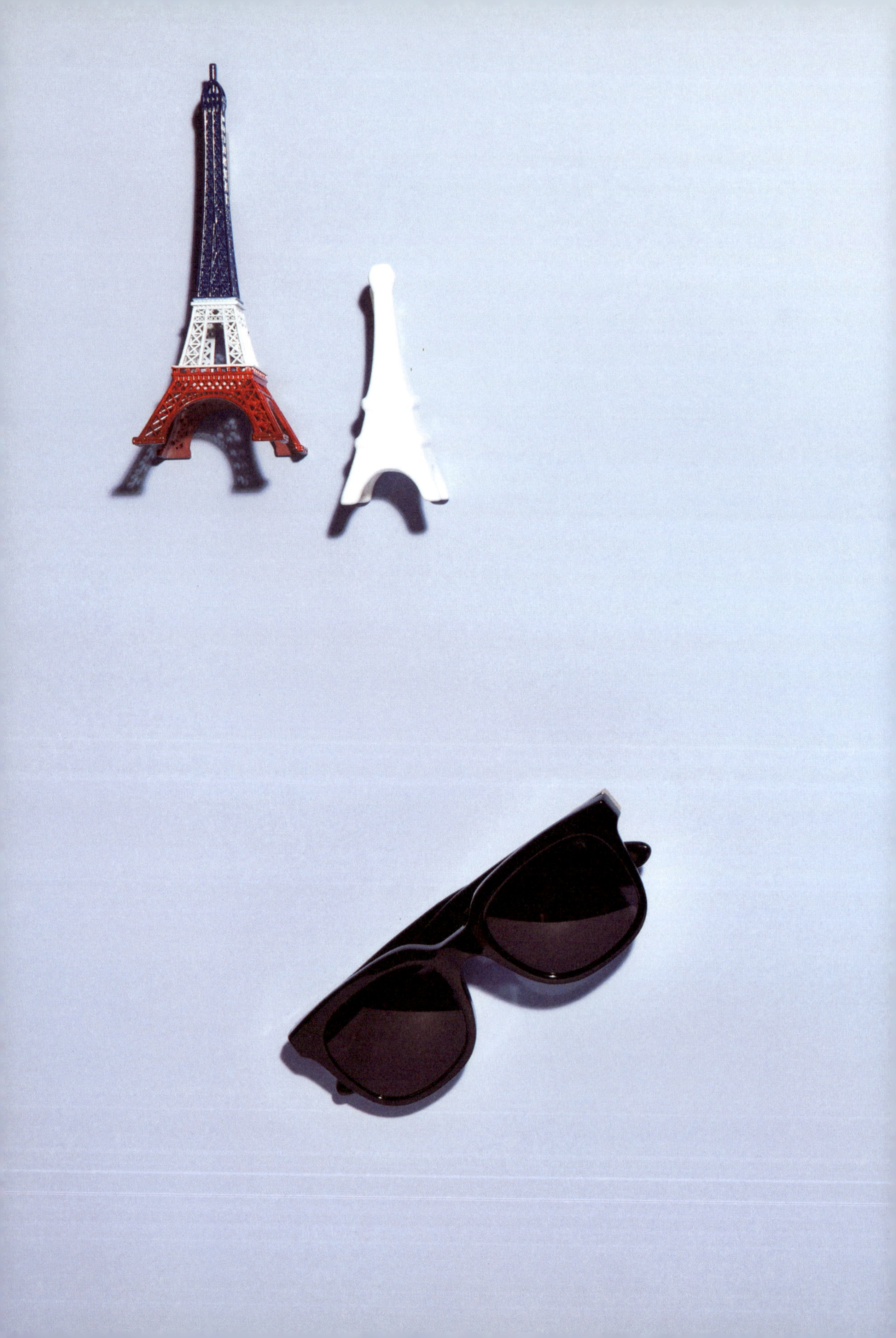

## 2장

# 여행 모티브 네일

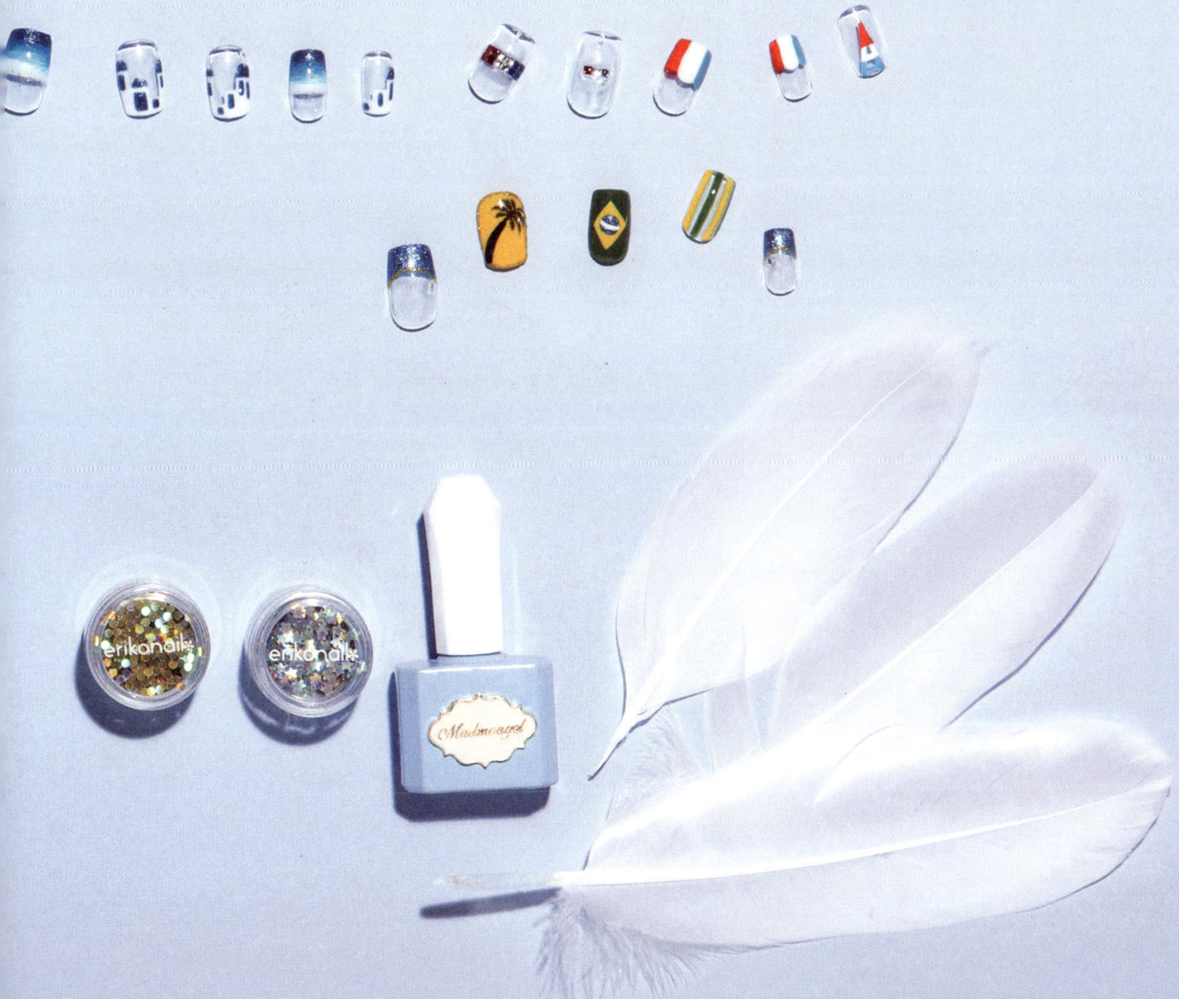

# 파리의 낮

*Paris-daytime*

난이도 ★★★

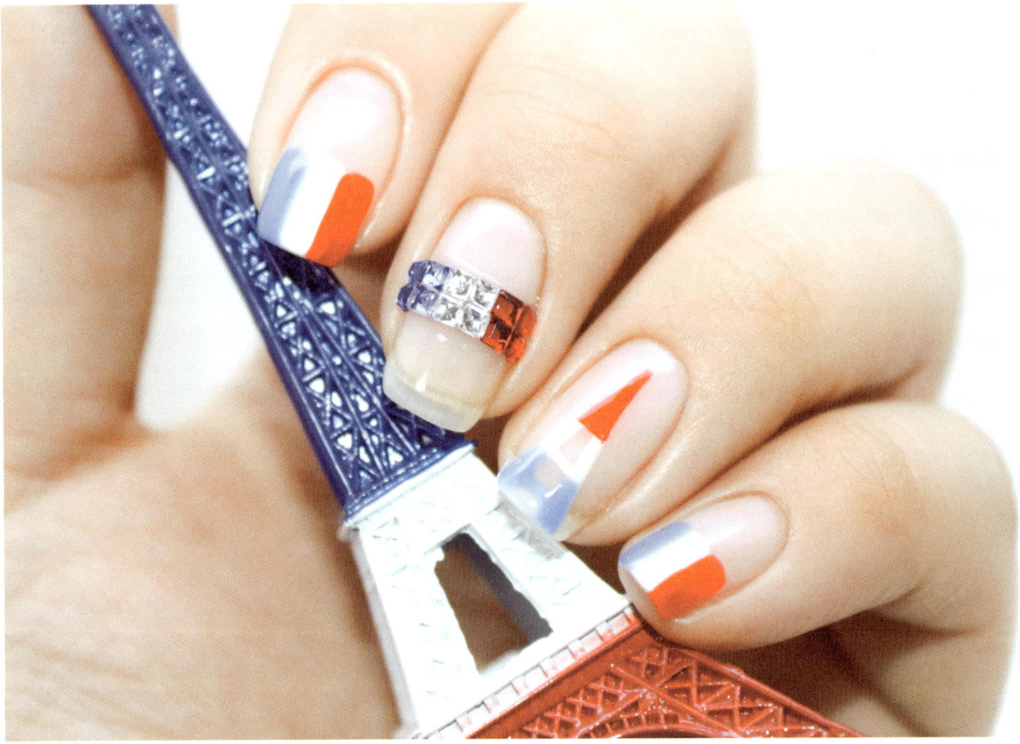

## 모티브

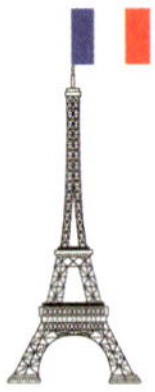

에펠탑을 모티브로 만든 프렌치 테마의 네일아트예요. 컬러는 화이트, 블루, 레드를 사용했고 프랑스 국기도 그렸어요. 깔끔한 컬러와 투명한 글래스 스톤이 만나 세련된 디자인이 되었답니다.

## 재료와 도구

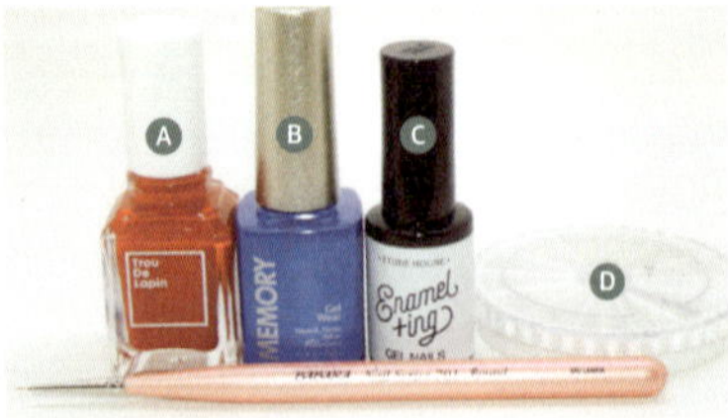


**A** 레드 - 토드라팡 GALA DALI
**B** 블루 - 메모리 젤 230
**C** 화이트 - 에뛰드 하우스 에나멜팅 젤 네일즈 마쉬멜로우
**D** 실버, 블루, 레드 사각 글래스 스톤
세필 붓

## 디자인하는 법

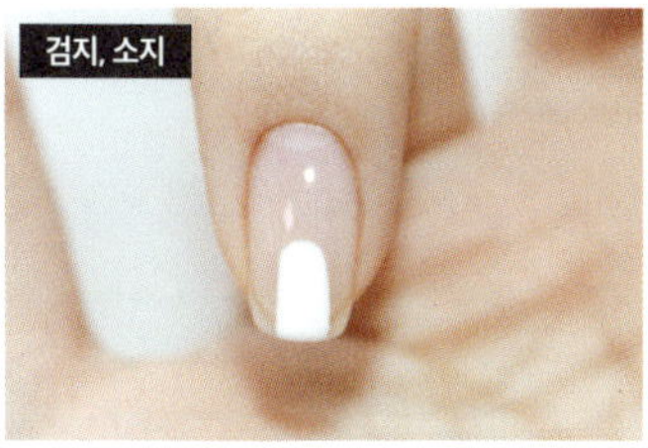


1_ 손톱 중앙에 화이트 컬러를 일자로 그어 줍니다.

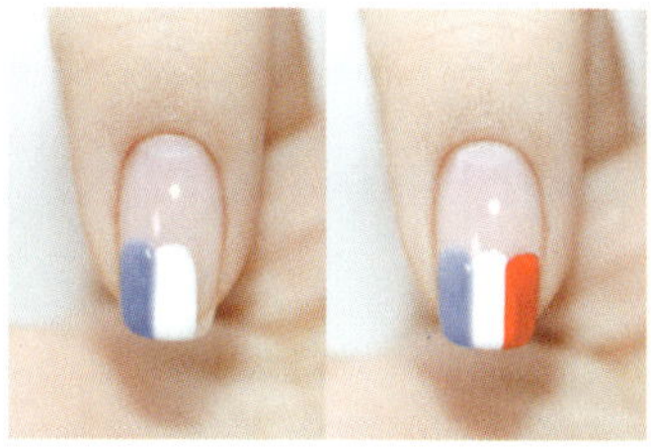

2_ 블루와 레드 컬러를 **1**의 양쪽에 같은 방법으로 도톰하게 그립니다.

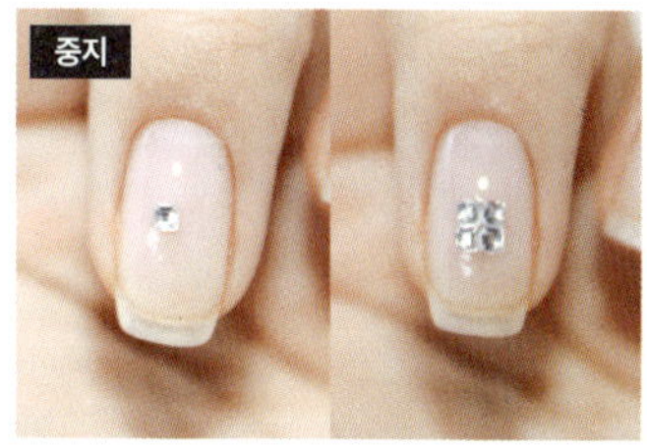


3_ 탑젤을 바르고 실버 사각 스톤 4개를 중지에 올려 큰 네모 모양을 만듭니다.

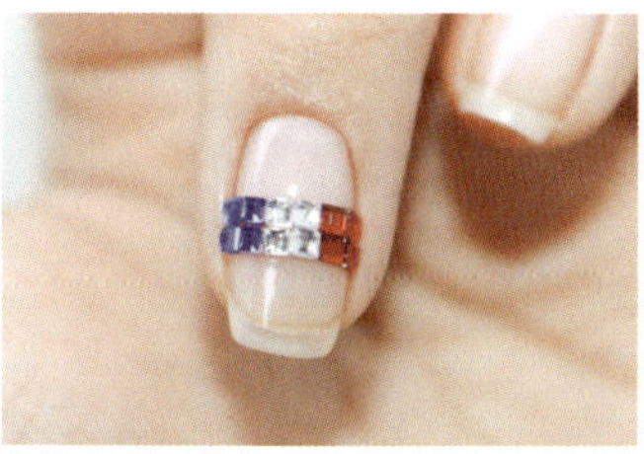

4_ 블루, 레드 스톤도 **3**의 양쪽에 같은 방법으로 올려 프랑스 국기 색과 같은 띠를 만듭니다. 취향에 따라 베이지 컬러를 먼저 바른 후 스톤을 올려도 좋습니다.

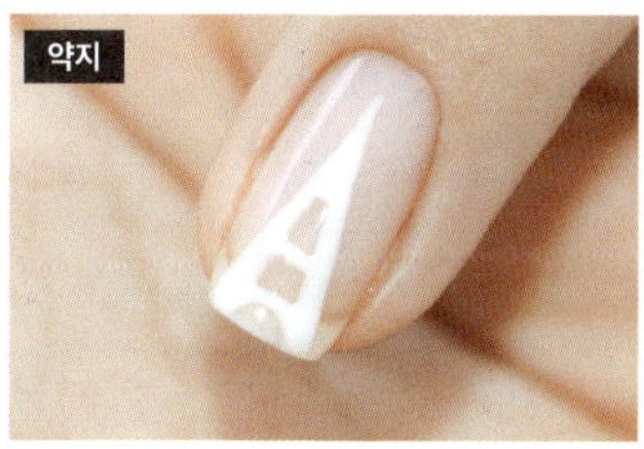


5_ 약지에 세필 붓으로 하얀 에펠탑 베이스를 그립니다.

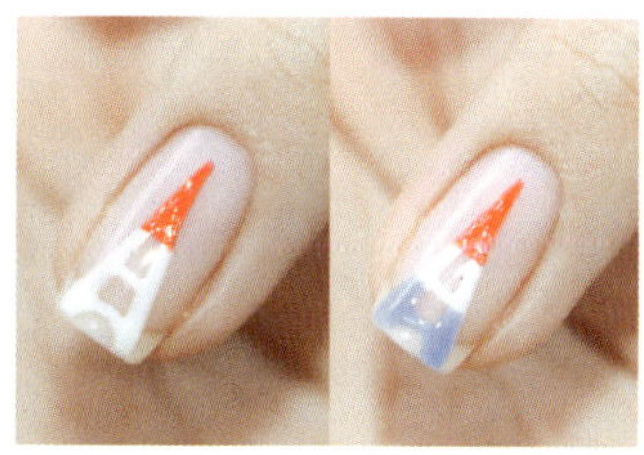

6_ 에펠탑에 블루, 레드 컬러를 위아래 구역을 나누어 바릅니다.

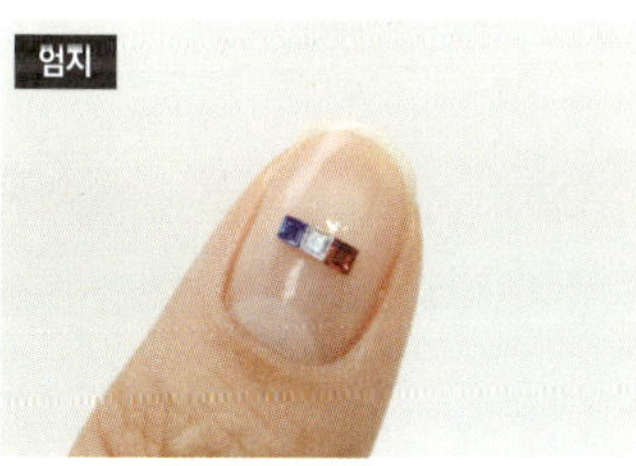


7_ 탑젤을 바르고 블루, 실버, 레드 사각 스톤을 하나씩 올려 심플하게 연출합니다.

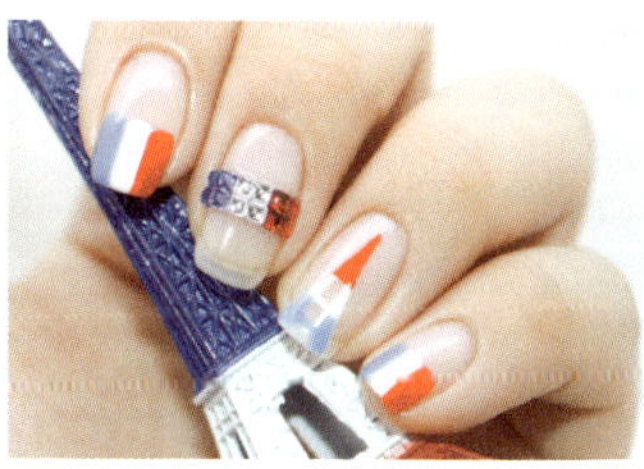

8_ 탑젤을 발라 완성합니다.

**유진샹의 POINT**

심플한 엄지 네일. 화려하지 않아도 좋아요
심플하지만 효과는 두 배예요!

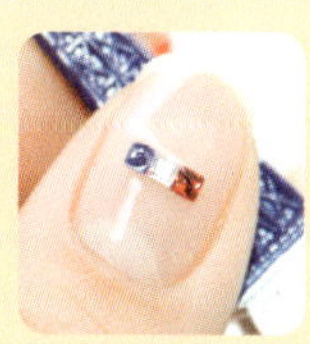

# 파리의 밤

*Paris-nights*

난이도 ★★★

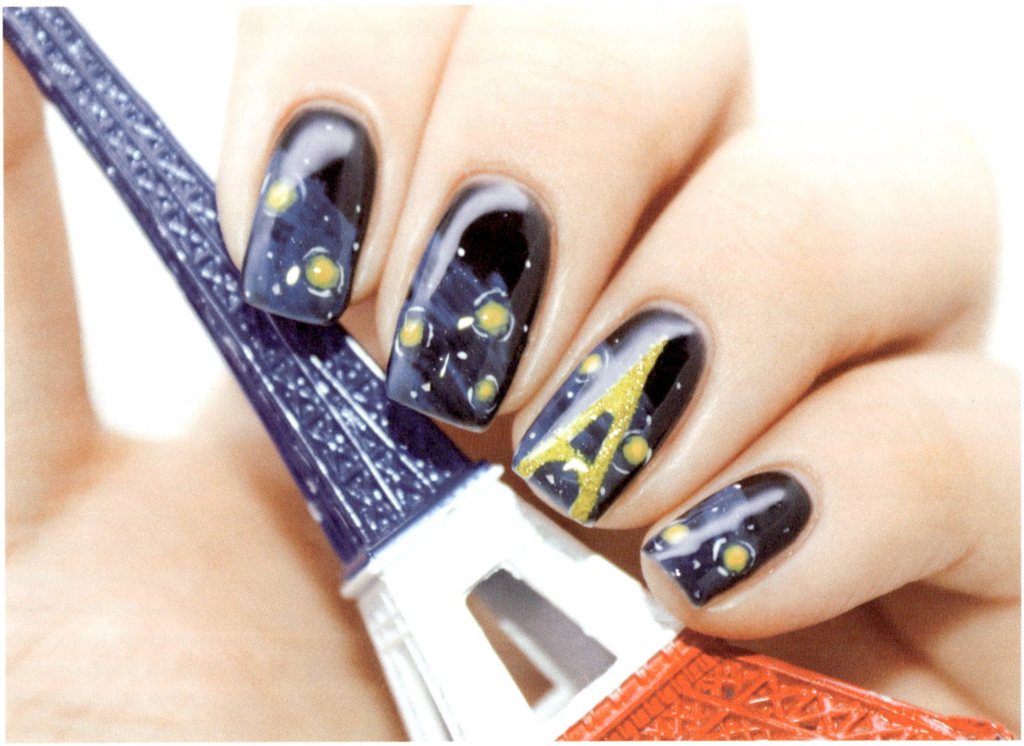

### 모티브

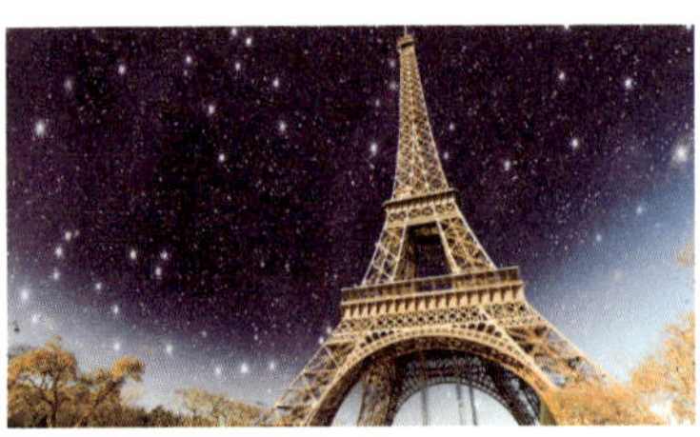

파리의 아름다운 밤하늘을 모티브로 만든 네일아트예요. 반짝이는 별과 에펠탑을 그림 속 풍경처럼 표현해보려고 했습니다. 참고로 《탐나는 네일아트》 1권에 수록된 '고흐의 별이 빛나는 밤' 아트의 쉬운 버전이에요.

### 재료와 도구

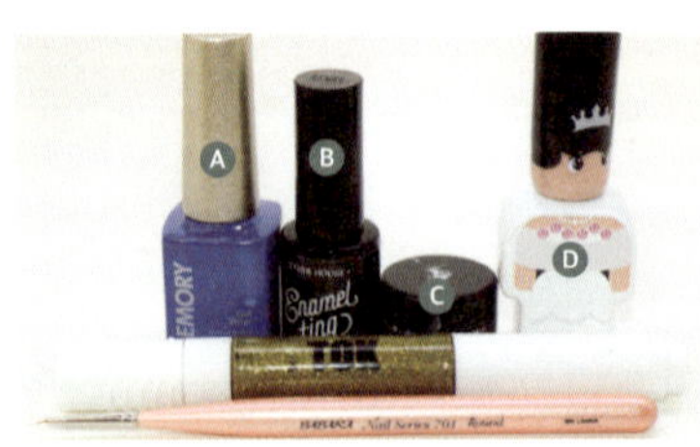


**A** 블루 - 메모리 젤 230
**B** 블랙 - 에뛰드 하우스 에나멜팅 젤 네일즈 크리스탈 루부탱
**C** 화이트 - 메모리 팟젤 화이트
**D** 옐로 - 뷰닉스 젤 폴리쉬 1222
TOK 골드 글리터 아트펜, 세필 붓

## 디자인하는 법

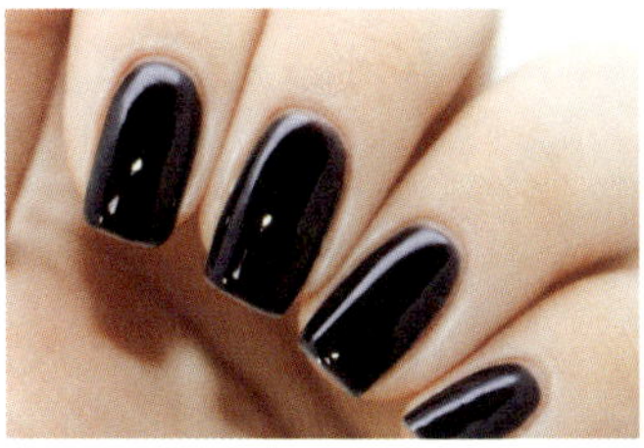

**1**_ 모든 손톱에 블랙 컬러를 전체적으로 바릅니다.

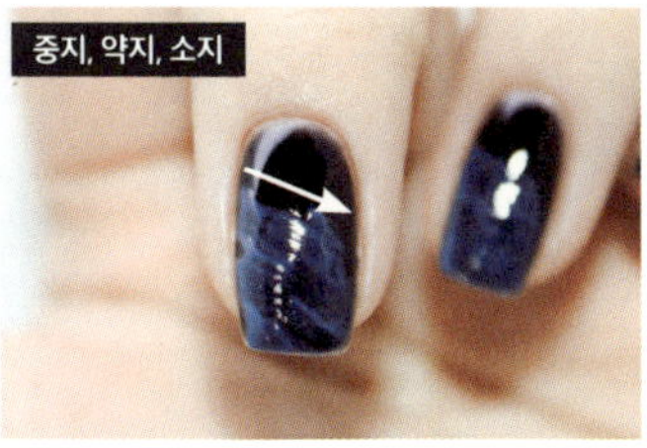


**2**_ 블루 컬러를 사선 방향으로 덧칠한 후 브러시 자국이 없어지지 않도록 바로 30초간 큐어링합니다.

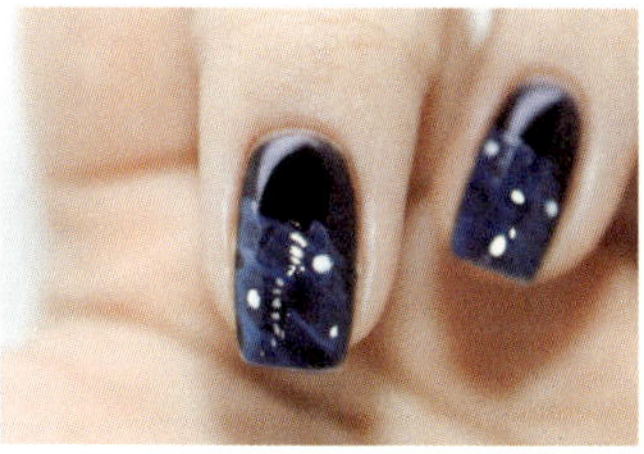

**3**_ 화이트 컬러로 작은 도트를 2~3개 정도 찍어줍니다. 크기는 일정하지 않아도 좋아요. (**TIP** 약지에는 에펠탑을 그려야 하므로 도트를 가장자리에 그려요.)

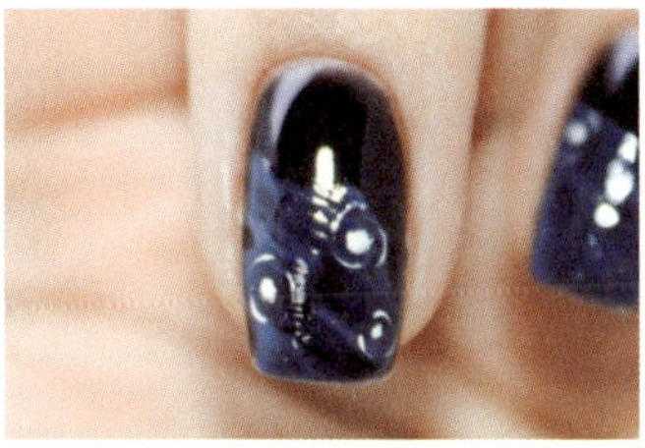

**4**_ 도트 주위에 화이트 컬러의 얇은 선을 그려요.

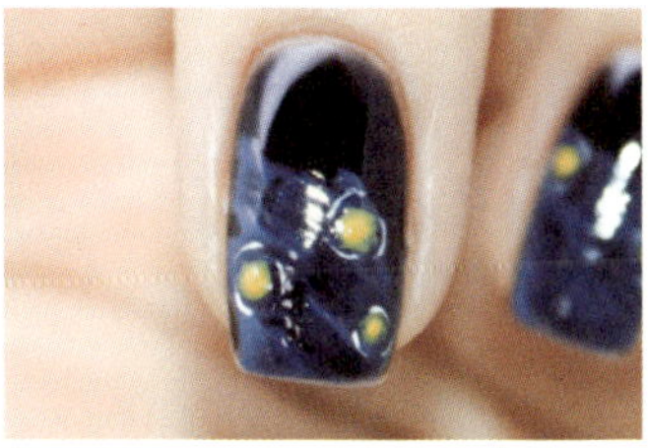

**5**_ 도트를 옐로 컬러로 덧바릅니다.

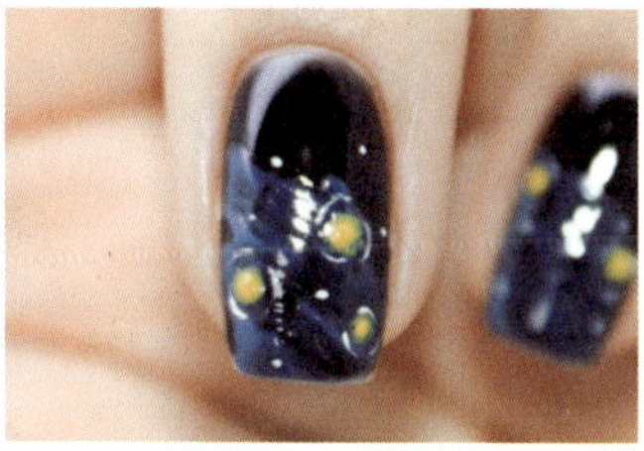

**6**_ 아주 작은 화이트 컬러의 도트를 군데군데 만들어줍니다.

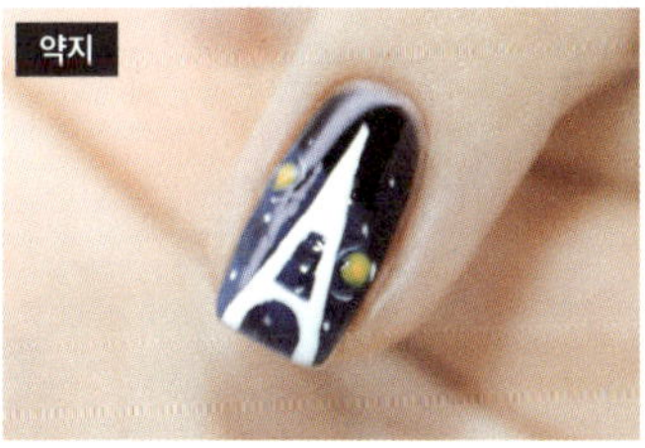


**7**_ 약지에 화이트 컬러로 에펠탑을 그려요.

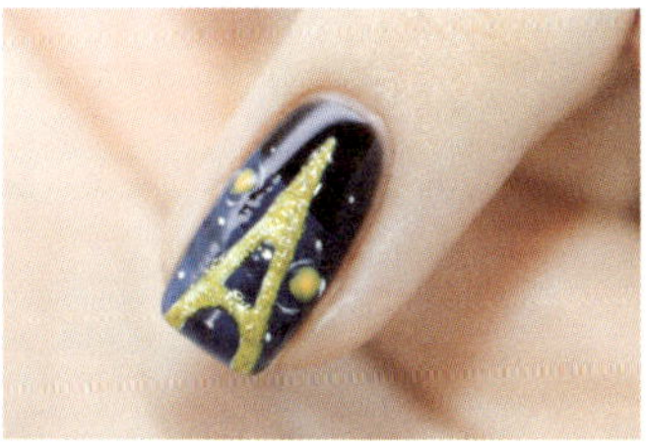

**8**_ 골드 글리터 아트펜으로 에펠탑을 다시 한 번 덧발라 화려하게 만들어줍니다.

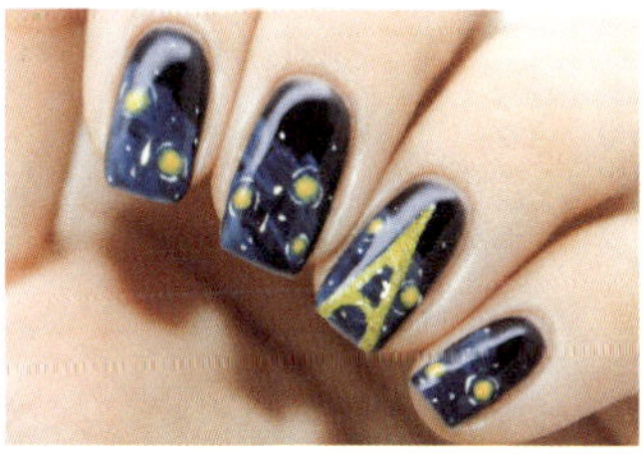

**9**_ 탑젤을 발라 완성합니다.

# 에메랄드빛 보라카이

*Boracay emerald beach*

난이도 ★

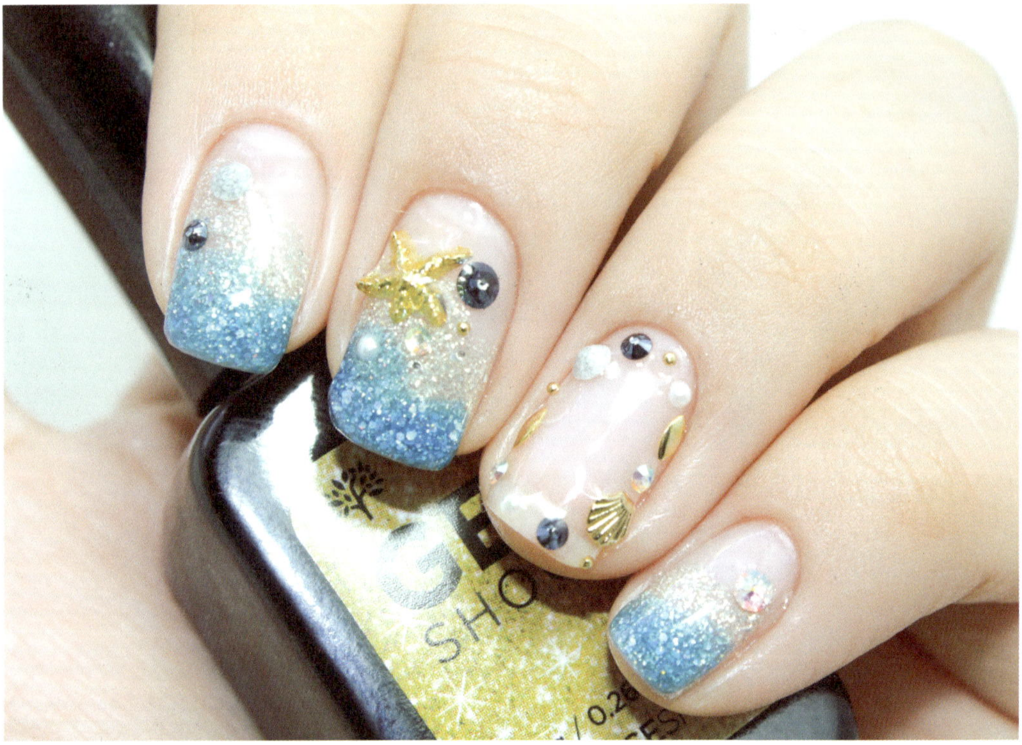

## 모티브

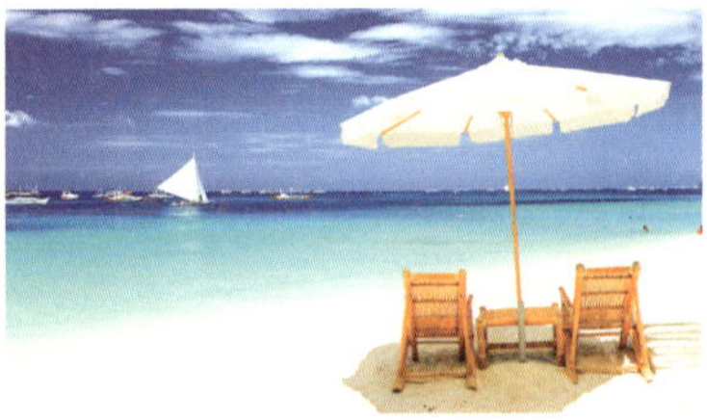

보라카이의 푸른 바다를 모티브로 만든 네일아트 예요. 파도가 모래사장까지 밀려온 풍경을 손톱에 남겨보고자 했답니다. 바다를 생생히 표현하기 위해 불가사리, 조개 모양의 스톤이 필요해요.

## 재료와 도구

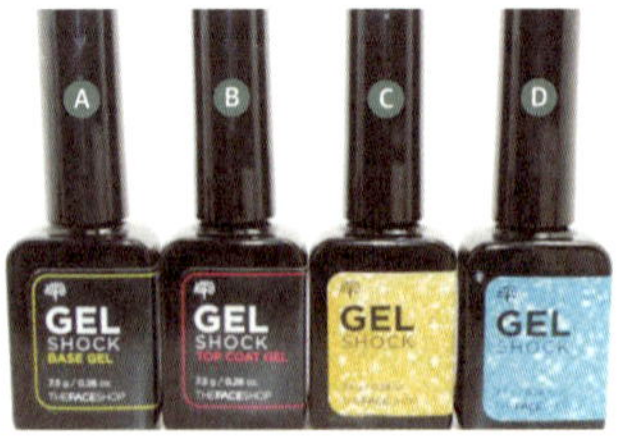


**A** 베이스젤 - 더페이스샵 젤 쇼크 베이스젤
**B** 탑젤 - 더페이스샵 젤 쇼크 탑젤
**C** 화이트톤의 펄 골드 - 더페이스샵 젤 쇼크 다이아부케
**D** 펄 블루 - 더페이스샵 젤 쇼크 아쿠아프리즘
불가사리, 진주 모양의 스톤 및 파츠

## 디자인하는 법

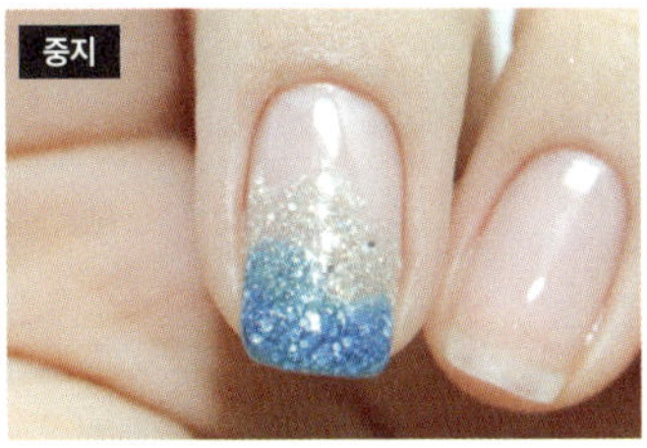


**1_** 펄 골드 컬러로 손톱 약 2/3지점까지 물결 모양의 프렌치를 한 다음 펄 블루 컬러로 손톱 끝에도 물결 프렌치를 합니다.

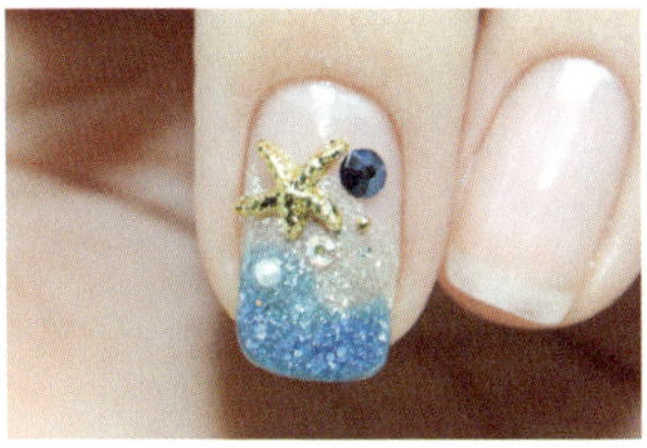

**2_** 여름 분위기가 물씬 풍기는 불가사리, 진주 등의 스톤을 올려줍니다. 스톤을 올릴 위치에 탑젤을 살짝 바른 후 핀셋으로 스톤을 올리고 5초간 큐어링합니다.

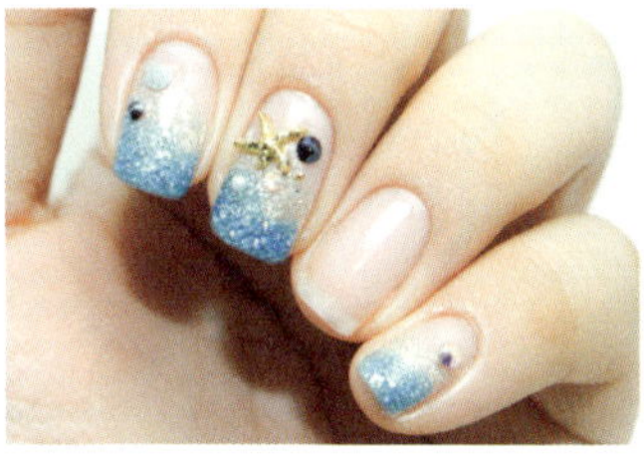

**3_** 약지를 제외한 나머지 손톱에도 바다 느낌이 나도록 네일아트를 합니다.

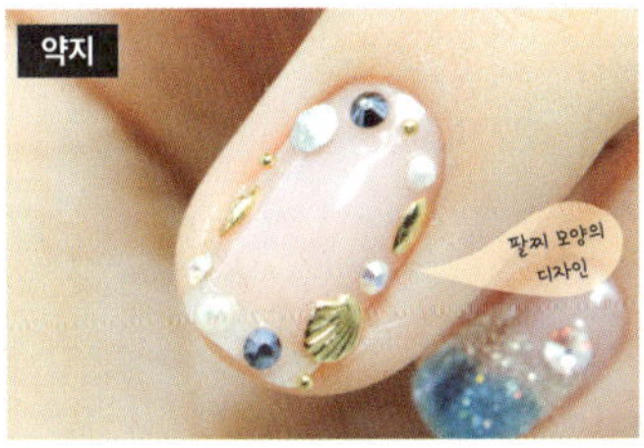


**5_** 약지는 손톱 테두리를 따라 여러 가지 스톤을 올려 팔찌 모양을 만듭니다.

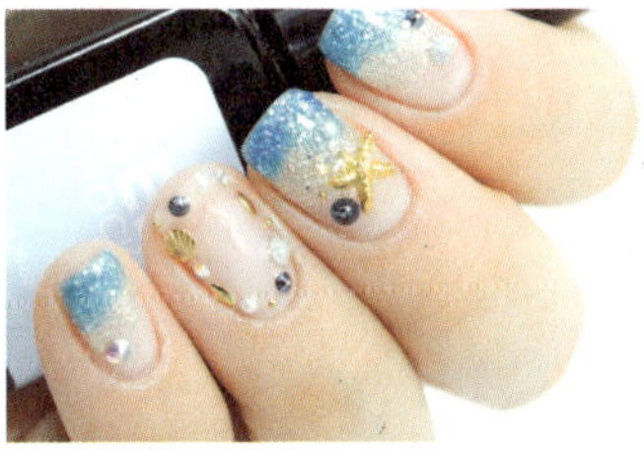

**6_** 스톤을 단단히 고정하기 위해 클리어젤을 한 번 덧바르고 1분간 큐어링합니다. 마지막으로 탑젤을 발라 완성합니다.

**유진샹의 POINT**

펄의 반짝임이 예술인 네일아트예요.
맑은 여름날의 바다가 연상되는 디자인이랍니다.

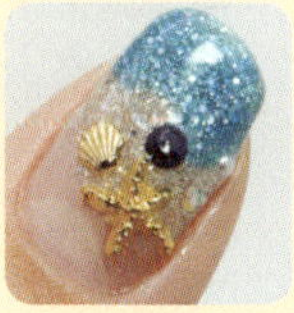

# 블루&화이트 산토리니

*Blue & white Santorini*

난이도 ★★★★

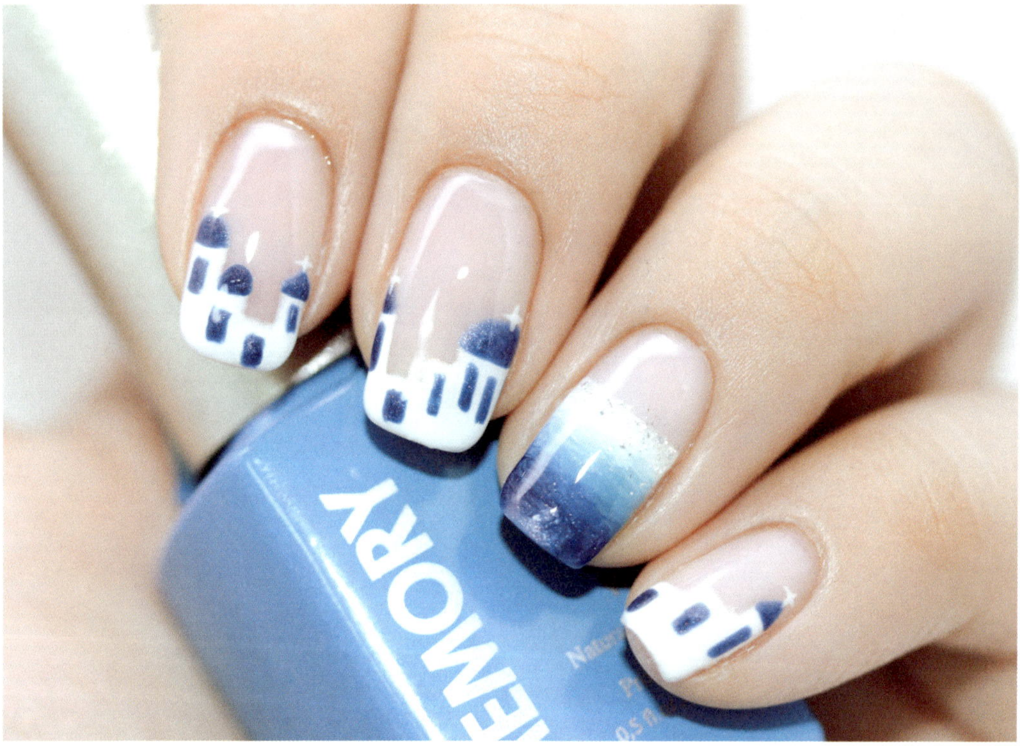


### 모티브

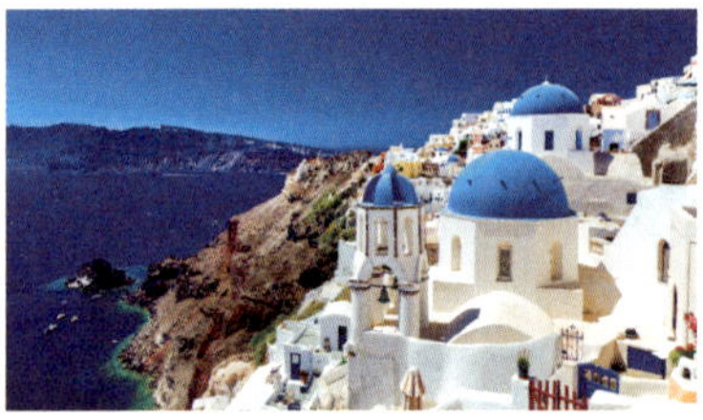

그리스 산토리니의 바다와 하얀 건물을 모티브로 만든 네일아트예요. 화이트와 블루 계열 컬러만 사용했어요. 이렇게 큰 범위의 주제도 한 가지 디자인 포인트만 정하면 누구나 쉽게 할 수 있어요.

### 재료와 도구

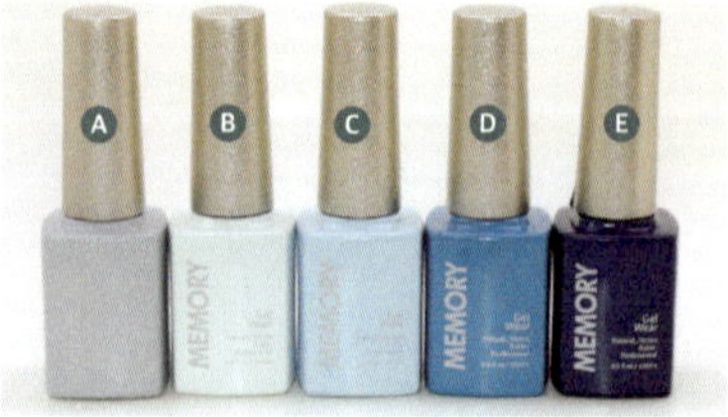


**A** 펄 실버 - 메모리 젤 G13
**B** 진주 펄 화이트 - 메모리 젤 232
**C** 진주 펄 스카이블루 - 메모리 젤 223
**D** 펄 블루 - 메모리 젤 226
**E** 짙은 펄 블루 - 메모리 젤 227
세필 붓

## 디자인하는 법

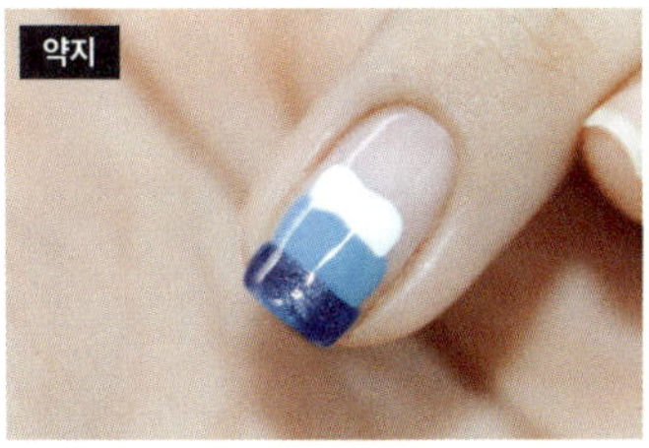


**1**_ 펄 블루, 진주 펄 스카이블루, 진주 펄 화이트 컬러를 순서대로 바릅니다. (**TIP** 컬러를 섞어야 하므로 이때 큐어링은 하지 않아요!)

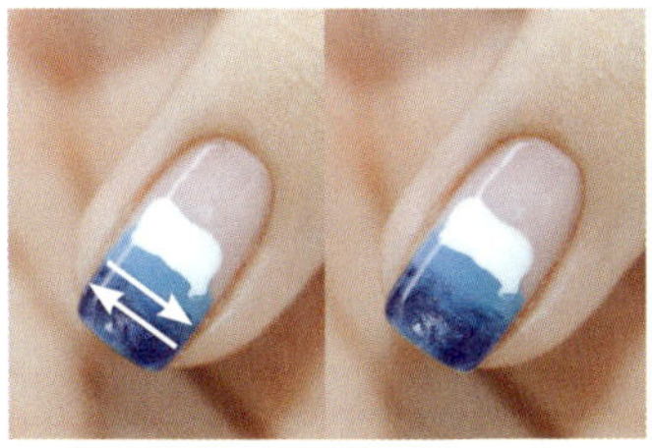

**2**_ 서로 다른 컬러가 만나는 지점을 브러시를 이용해서 가로 방향으로 살살 문질러 자연스럽게 섞이도록 해줍니다. 가로 방향으로 움직여야 마블링이 예쁘게 나와요.

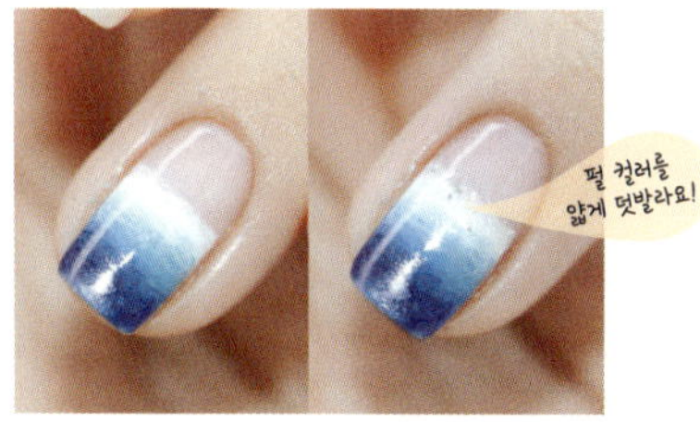


**3**_ 같은 방법으로 스카이블루와 화이트 컬러 경계도 가로 방향으로 문질러 마블링합니다. 여기까지 한 후 30초간 큐어링해요.

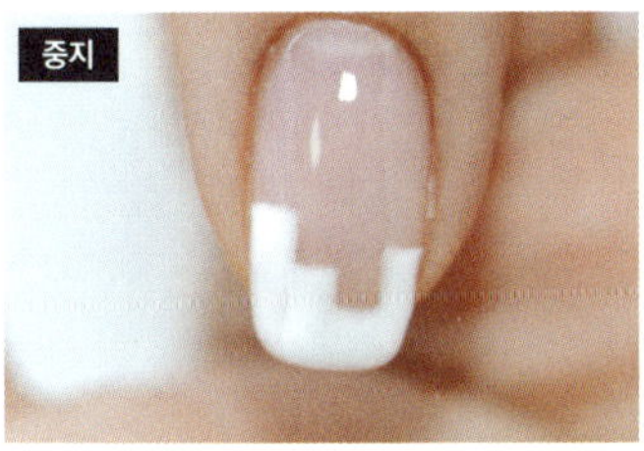


**4**_ 세필 붓으로 화이트 컬러의 산토리니풍 건물을 그립니다.

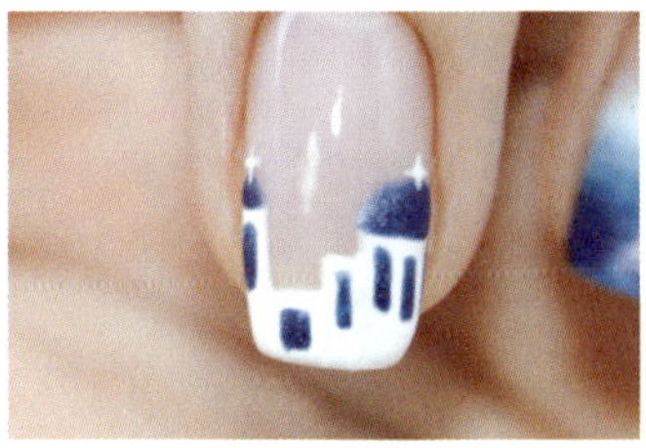

**5**_ 짙은 펄 블루로 창문과 지붕을 그리고 화이트로 십자가도 그립니다.

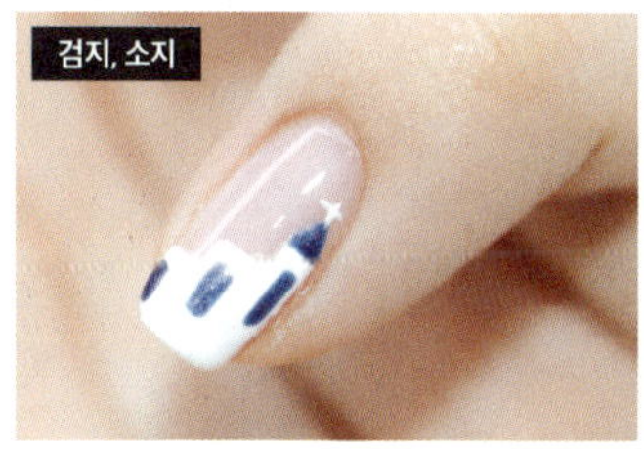


**6**_ 검지, 소지도 같은 방법으로 그리되 디자인을 살짝 바꾸어 작업합니다.

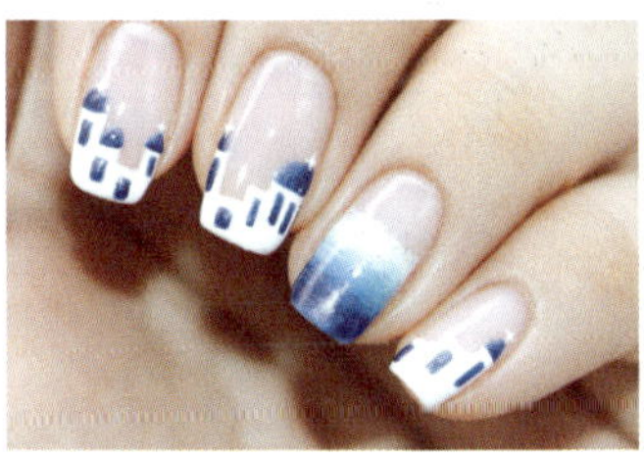

**7**_ 탑젤을 발라 완성합니다.

# 정열의 브라질

*Passionate Brazil*

난이도 ★★★★★

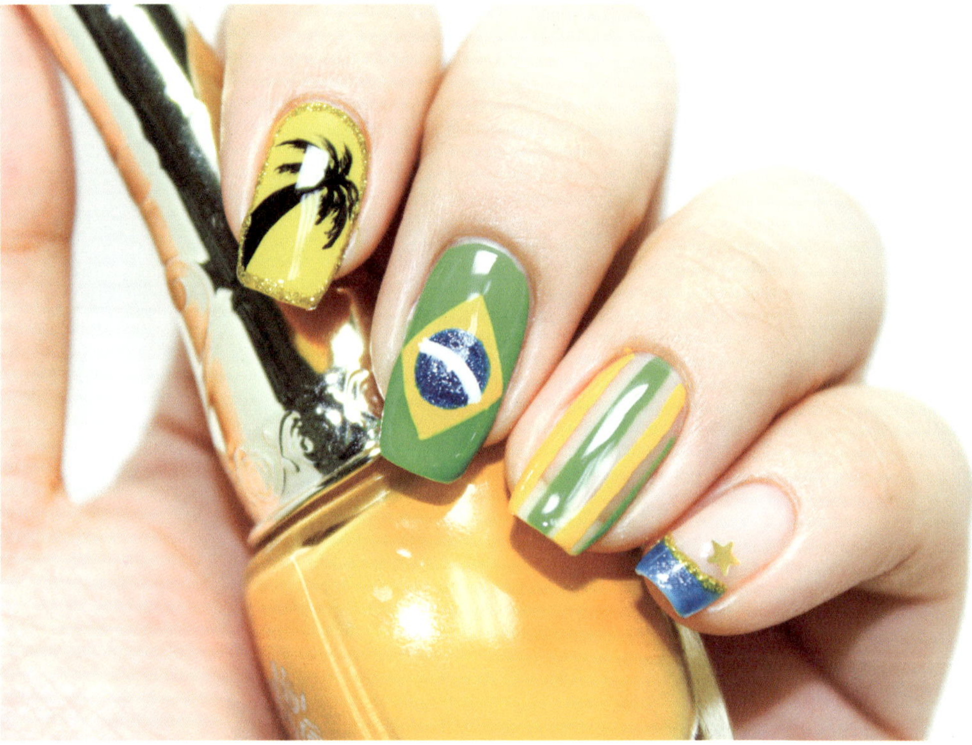

## 모티브

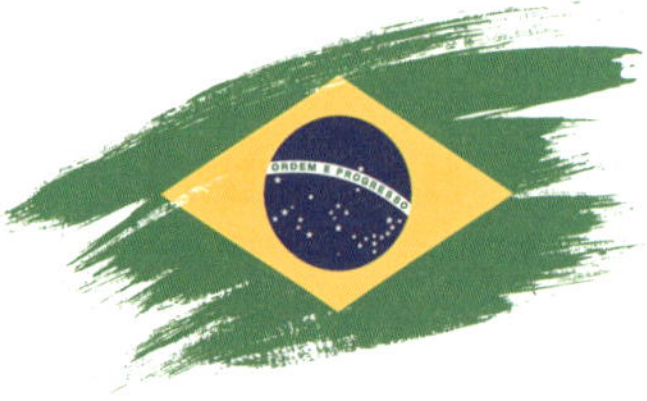


화사하고 정열적인 느낌의 브라질을 모티브로 만든 네일아트예요. 국기, 야자수, 스트라이프 패턴으로 포인트를 주었습니다. 원색을 사용해 한층 더 강렬한 디자인이에요.

## 재료와 도구

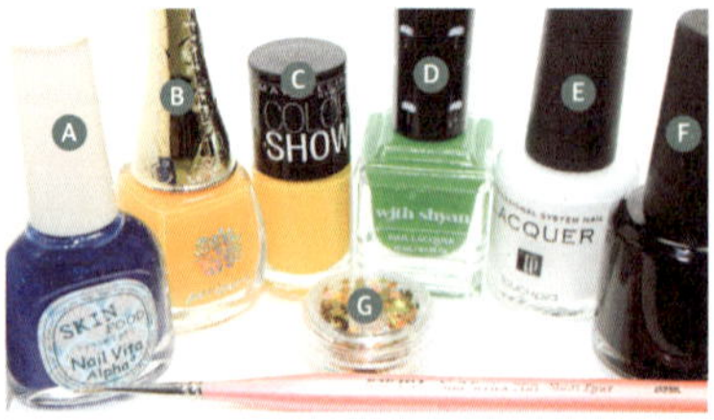


**A** 짙은 펄 블루 - 스킨푸드 네일비타 알파 딥블루
**B** 페인트 질감의 옐로 - 페리페라 망고캔디
**C** 젤리 질감의 옐로 - 메이블린 뉴욕 컬러쇼 스윗선샤인
**D** 그린 - 위드 샨 초록비
**E** 페인트 질감의 화이트 - 터치피아 화이트
**F** 페인트 질감의 블랙 - 터치피아 블랙
**G** 별 모양 글리터
세필 붓(706), 골드 글리터

## 디자인하는 법

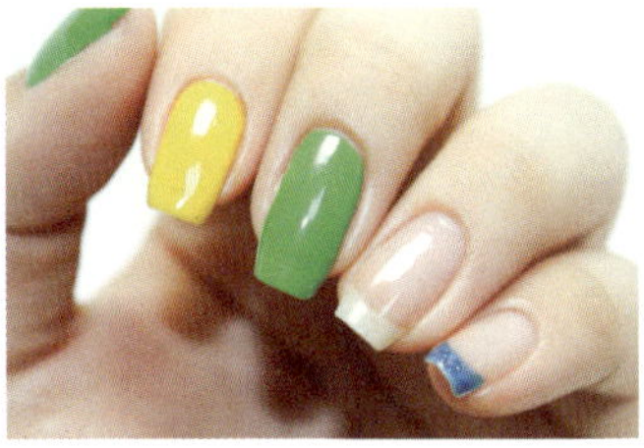

**1**_ 검지에 옐로 컬러를, 엄지와 중지에 그린 컬러를 바릅니다. 소지에는 펄 블루로 프렌치를 합니다.

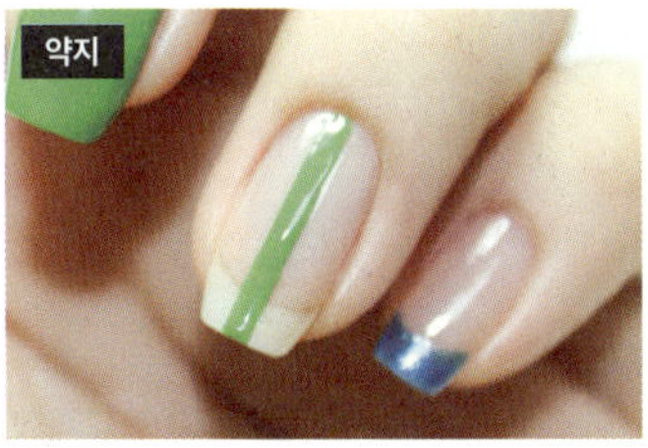


**2**_ 약지는 세필 붓으로 그린 컬러를 일자로 그어줍니다.

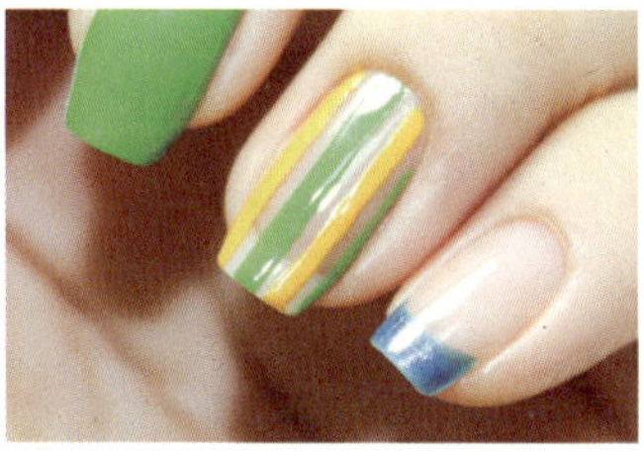

**3**_ **2**의 양쪽으로 옐로 컬러를 일자로 긋고 그린 컬러 라인도 한 번 더 그려요. 그린 & 옐로 스트라이프 패턴을 완성해줍니다.

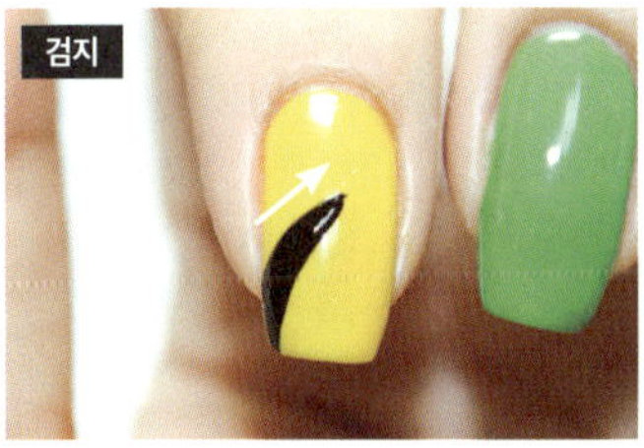


**4**_ 야자수를 그려줄 거예요. 세필 붓으로 오른쪽으로 향하는 도톰한 블랙 컬러의 라인을 그리고 끝은 뾰족하게 마무리합니다.

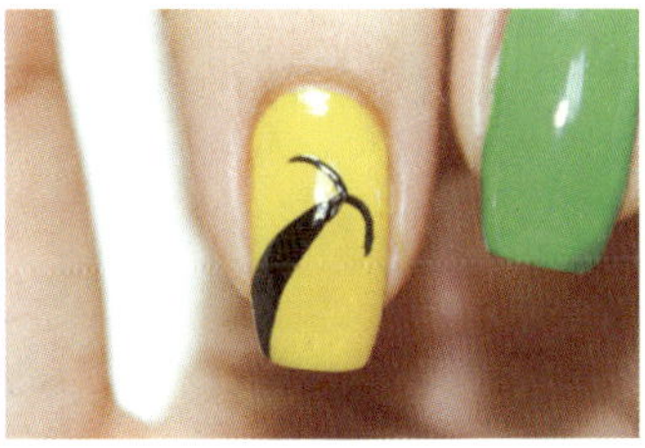

**5**_ 얇게 늘어진 모양의 숫자 3을 그립니다.

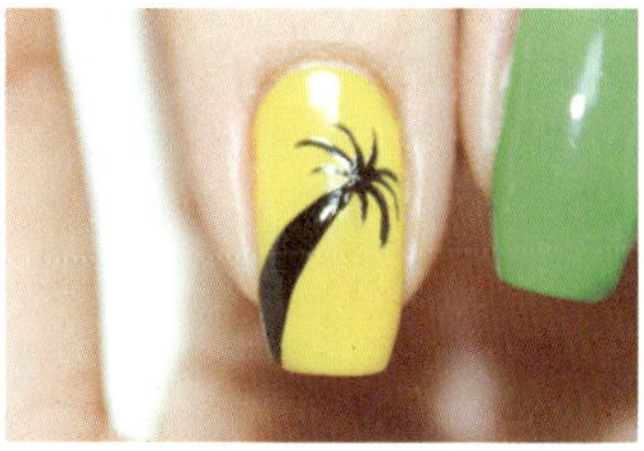

**6**_ 얇은 줄기를 그립니다. (**TIP** 다음 단계 작업 시 네일이 서로 뭉치지 않게 하기 위해 줄기를 그린 후 충분히 건조시켜주세요.)

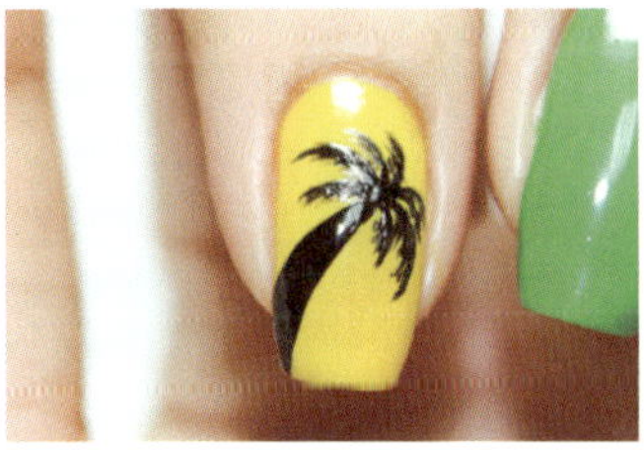

**7**_ 중심 줄기가 제법 마르면 세필 붓에 블랙 컬러를 조금만 묻혀 얇은 줄기를 그립니다.

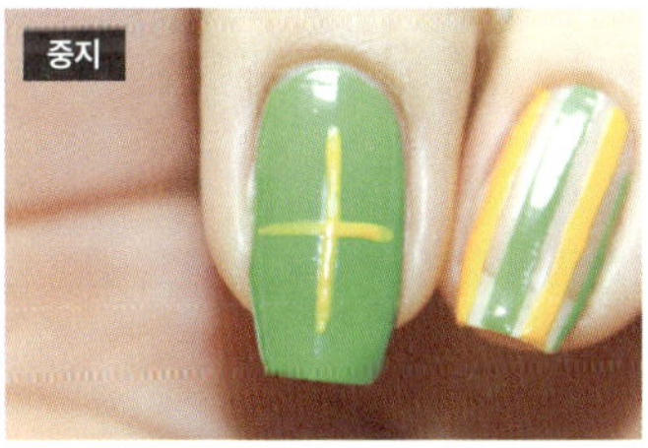


**8**_ 세필 붓으로 중지 중앙에 옐로 컬러의 십자를 그립니다.

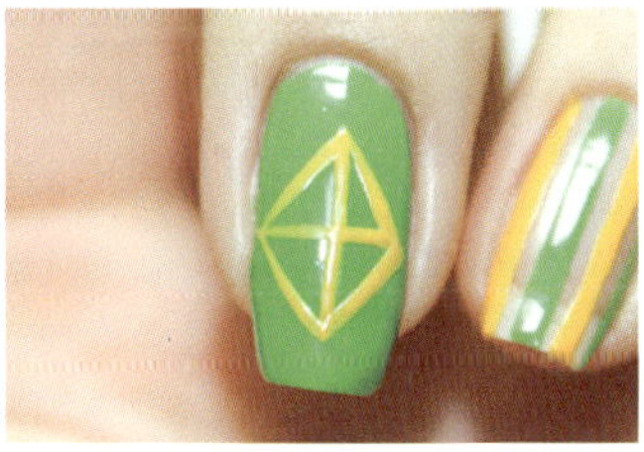

**9**_ 십자를 중심으로 마름모를 그립니다.

Next page ▸

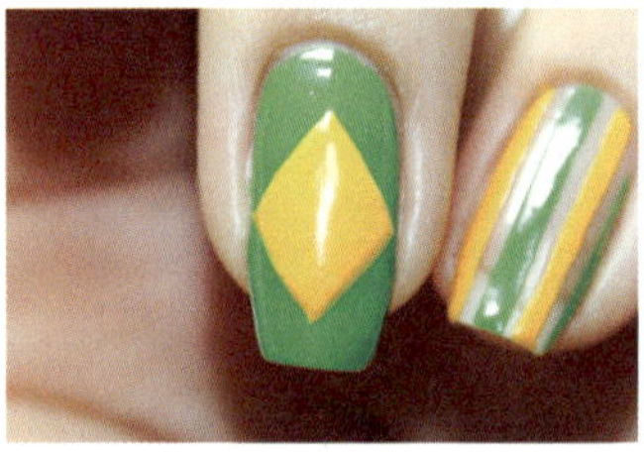

**10**_ 안쪽을 옐로 컬러로 꼼꼼히 채워줍니다.(**TIP** 십자로 중심을 잡지 않으면 마름모를 예쁘게 그리기 어려워요. 과정 8을 꼭 작업하고 칠해주세요.)

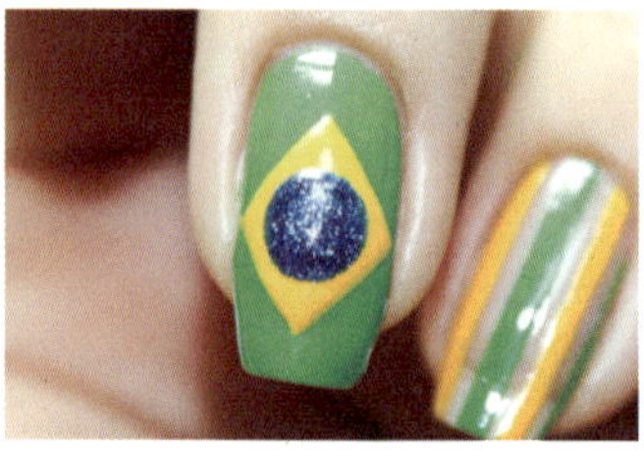

**11**_ 네일이 마르면 펄 블루 컬러로 둥근 원을 그립니다.

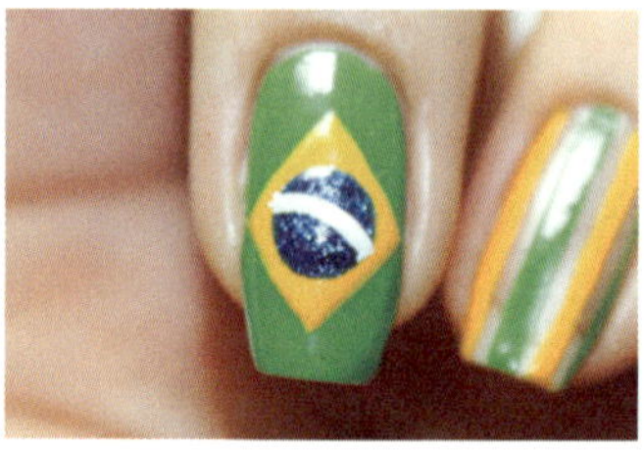

**12**_ 화이트 컬러로 띠를 그립니다.

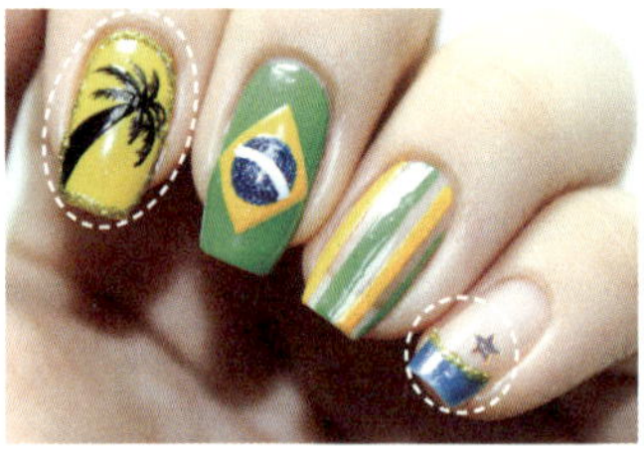

**13**_ 검지의 야자수에 골드 글리터로 손톱 가장자리에 테두리를 둘러주세요. 소지에도 골드 글리터로 프렌치 라인을 그리고 별 글리터를 올려줍니다.

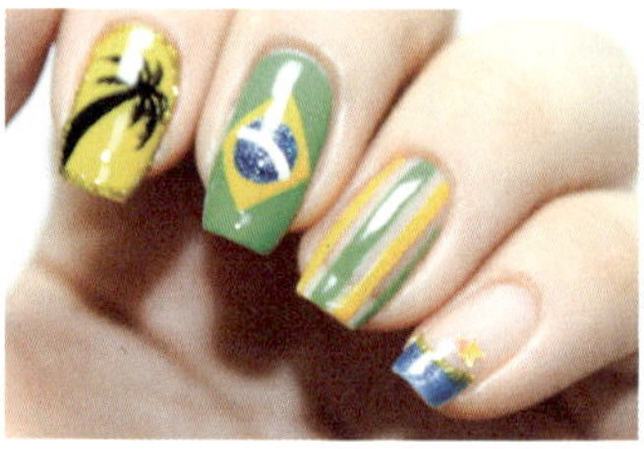

**14**_ 탑코트를 발라 완성합니다.

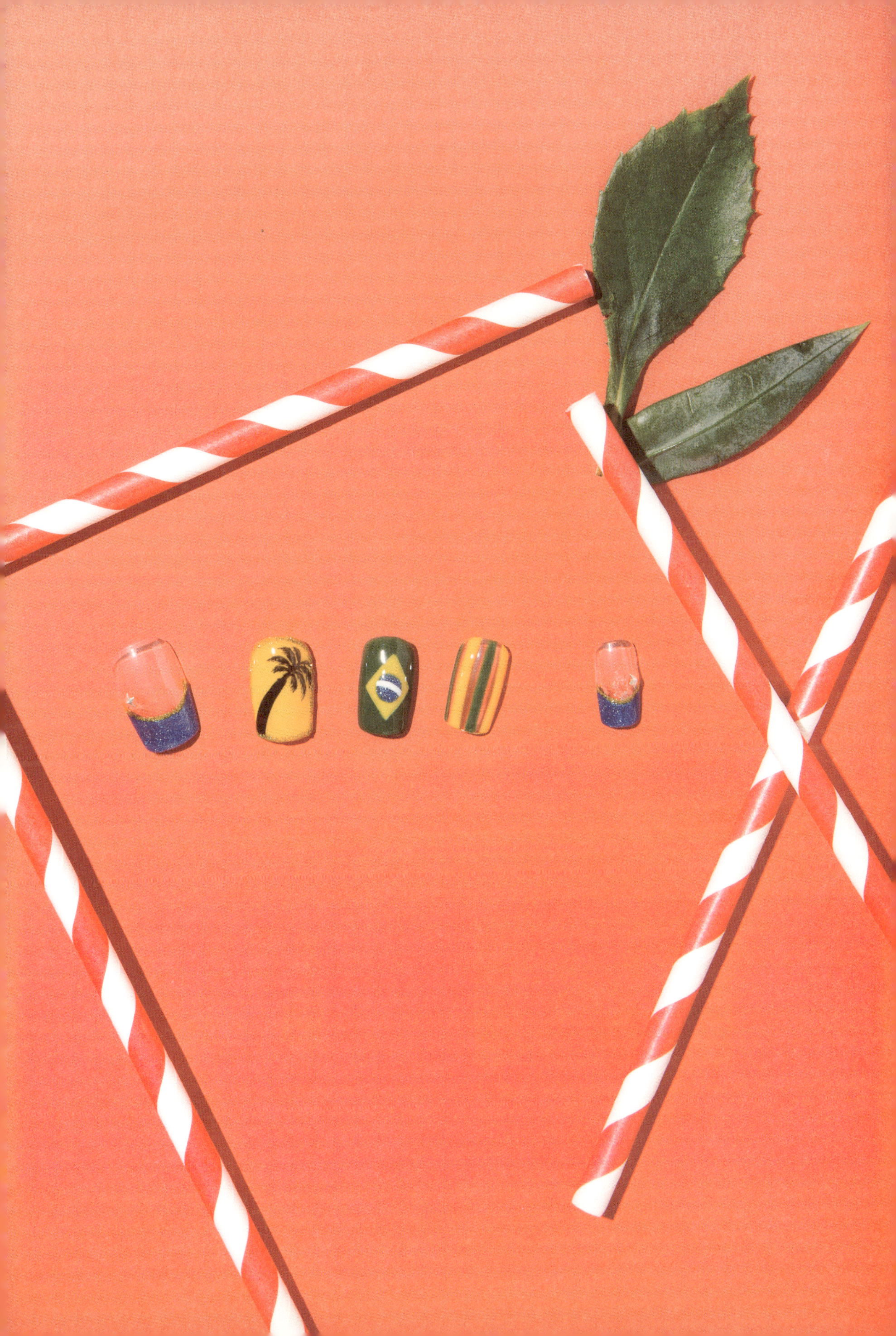

# 우리나라 태극기

*The national flag of Korea*

난이도 ★★★★

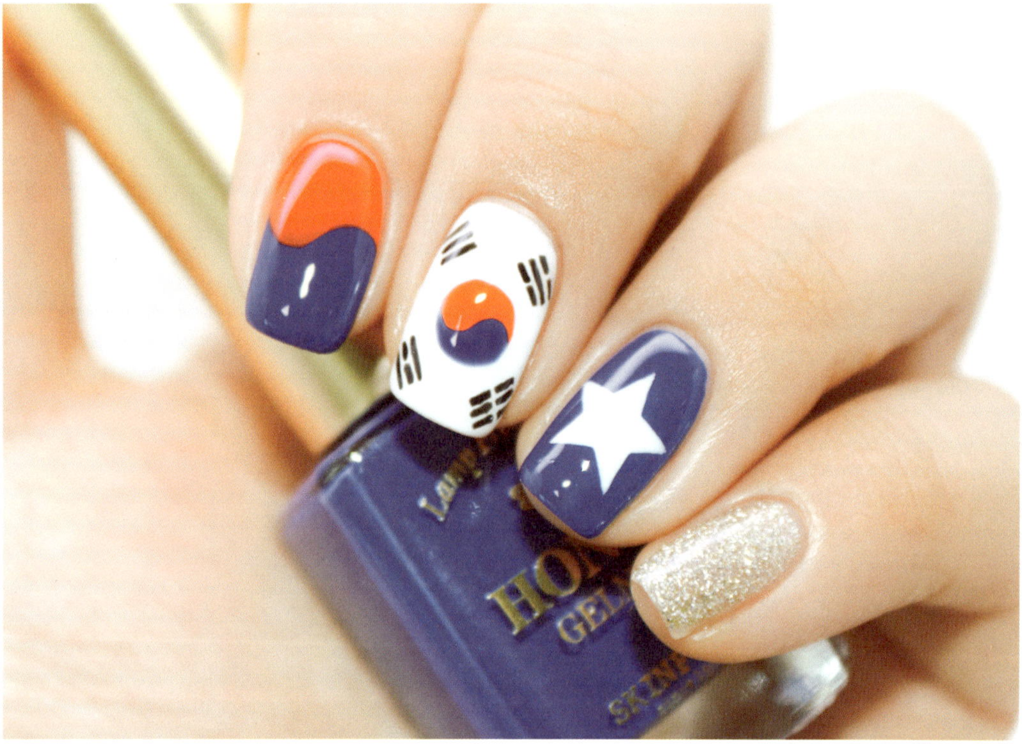

## 모티브

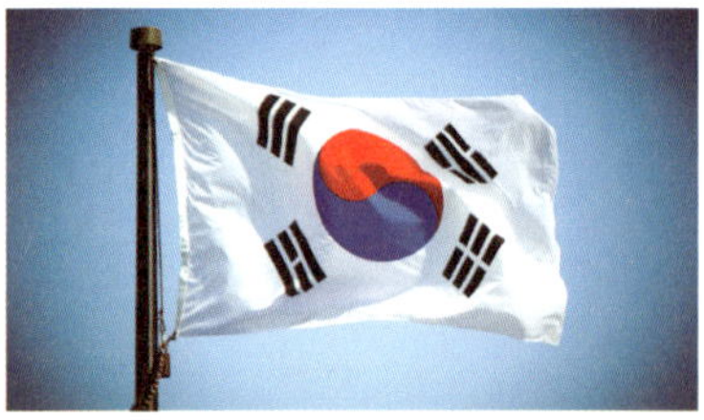

우리나라의 태극기를 모티브로 만든 네일아트예요. 중지에 태극기를 그리고 블루, 레드, 화이트 컬러를 써서 강렬하고 생동감 넘치게 디자인해보았어요.

## 재료와 도구

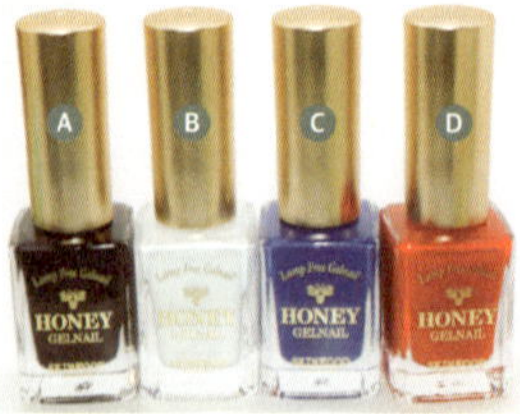


**A** 블랙 - 스킨푸드 허니 젤 네일 블랙밀크티
**B** 화이트 - 스킨푸드 허니 젤 네일 순우유화이트
**C** 블루 - 스킨푸드 허니 젤 네일 사이다역전
**D** 레드 - 스킨푸드 허니 젤 네일 취럽코리아
펄 실버 컬러 네일, 세필 붓

## 디자인하는 법

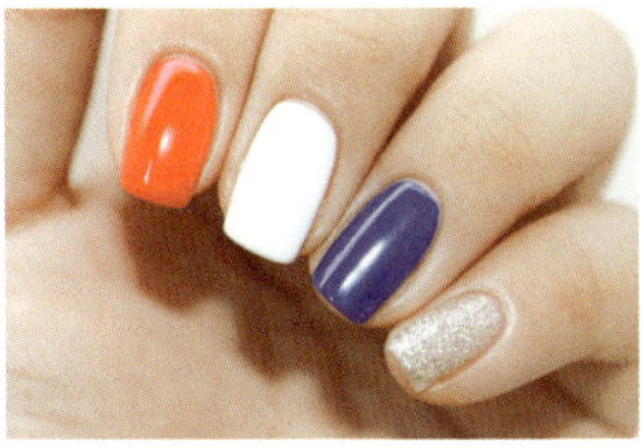

1_ 레드, 화이트, 블루, 펄 실버 컬러를 전체적으로 바릅니다.

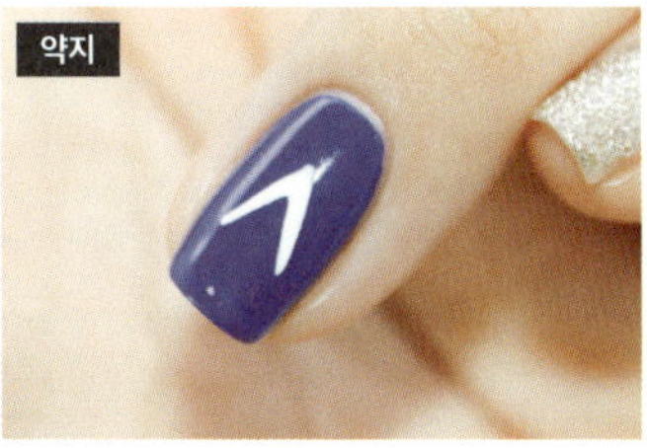


2_ 별을 그려줄 거예요. 화이트 컬러로 ㅅ자를 그립니다.

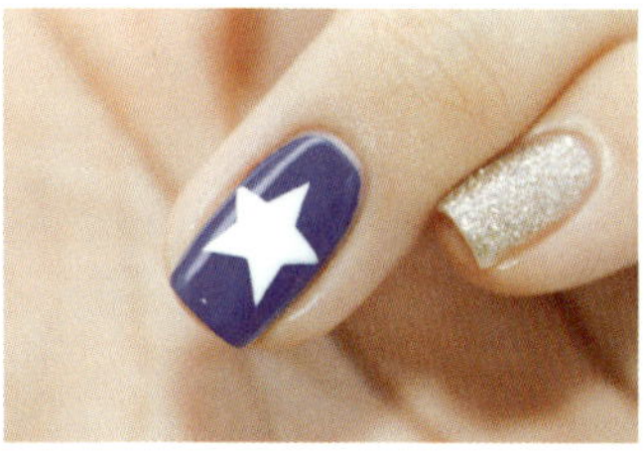

3_ 균형에 맞춰 예쁜 별을 그립니다. 끝은 뾰족하게 마무리해요.

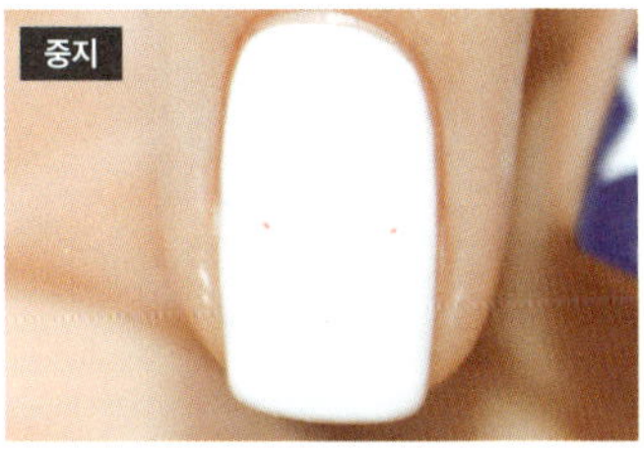


4_ 레드 컬러로 도트 2개를 찍어 중심을 잡아줍니다.

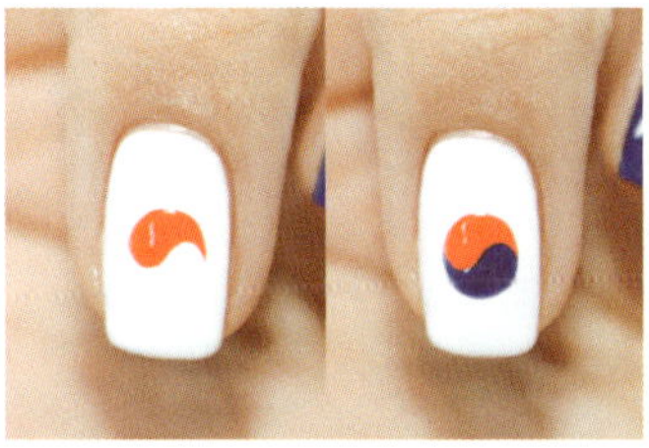

5_ 태극기의 문양을 칠해요. 최대한 동그란 원이 나오도록 그려주세요.

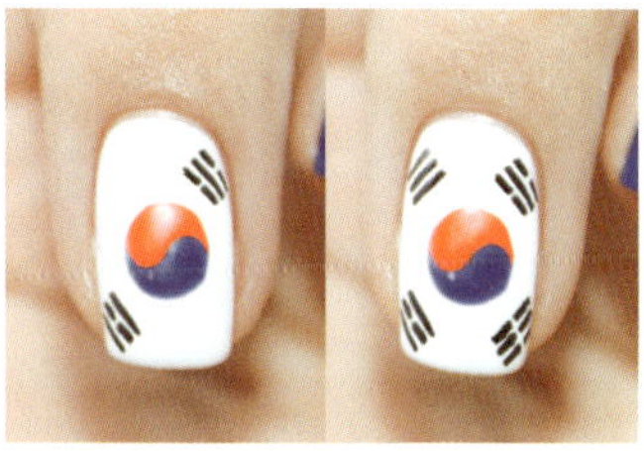

6_ 블랙 컬러로 태극기의 건, 감, 곤, 리를 그립니다. 세필 붓에 컬러를 조금만 묻혀 디테일하게 표현해요.

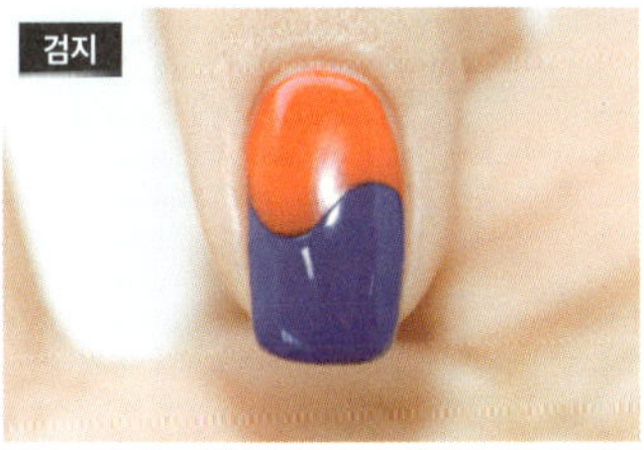


7_ 레드 컬러를 전체적으로 바르고 아랫부분은 블루 컬러로 태극 마크를 표현합니다.

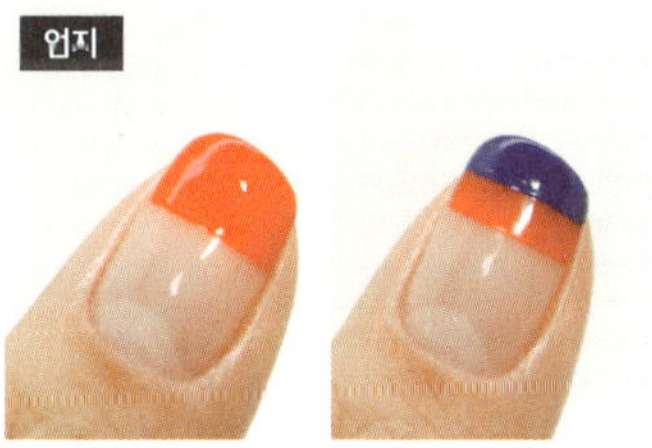


8_ 엄지는 레드, 블루 컬러로 이중 프렌치를 해요.

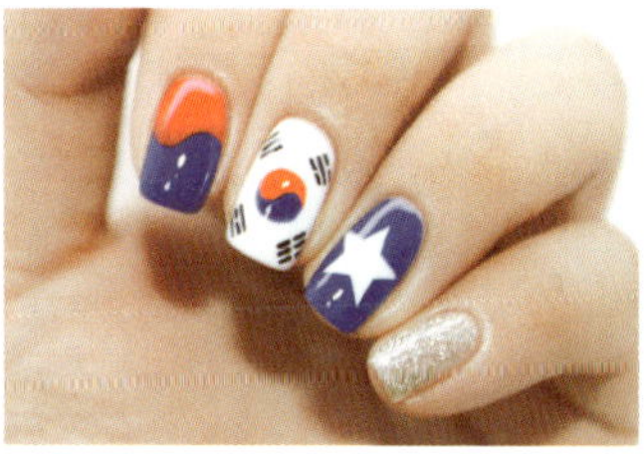

9_ 탑젤을 발라 완성합니다.

유진샹의 TIP

**별 그리는 노하우** _과정 2에서 ㅅ자를 그릴 때 선의 각도가 너무 벌어지지 않게 주의해서 그려요. 처음엔 살짝 좁게 그려서 차츰 별 모양의 균형을 맞춰가는 게 중요해요.

# 하와이안 플라워

*Hawaiian flower*

난이도 ★★

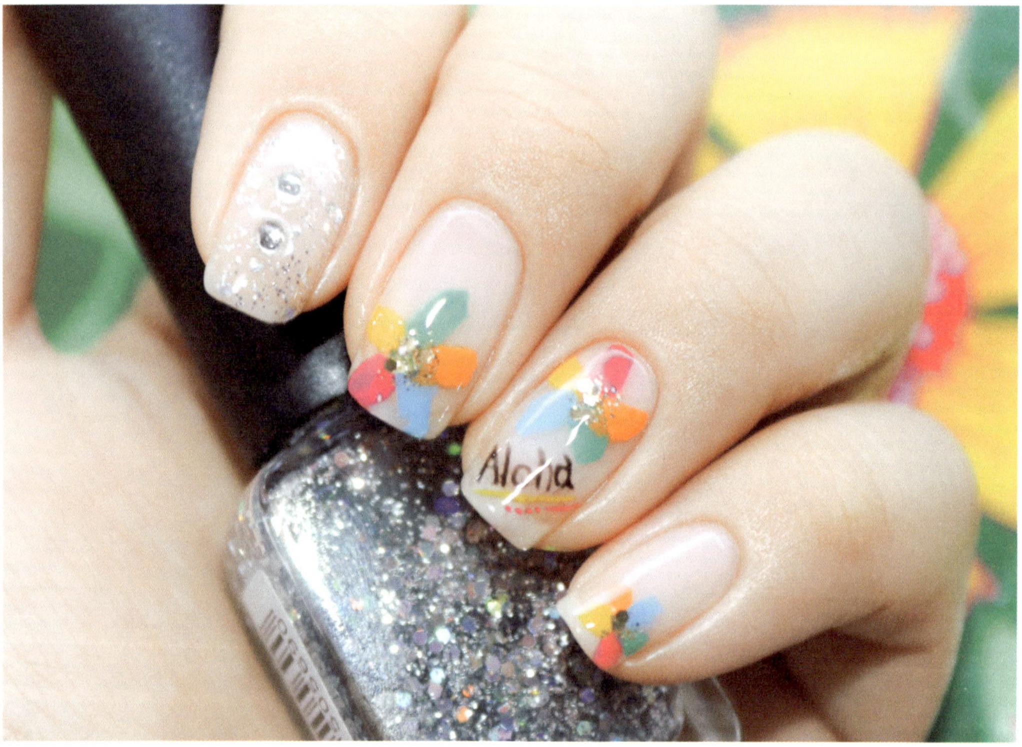


## 모티브

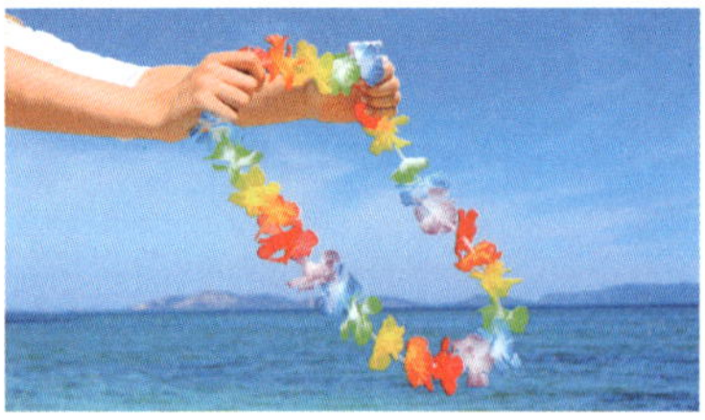

열대 지방의 컬러풀한 꽃을 모티브로 만든 네일아트예요. 하와이의 꽃목걸이를 상상하며 만들었답니다. 다양한 색으로 꽃을 만들고 화려한 글리터로 포인트를 주었어요.

## 재료와 도구

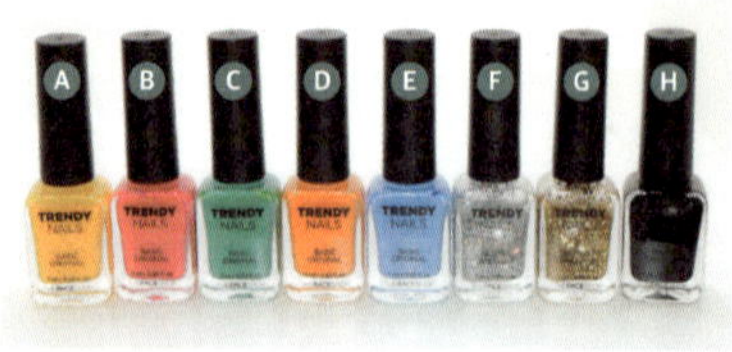


**A** 옐로 - 더페이스샵 트렌디 네일즈 필피핀산 망고
**B** 핫핑크 - 더페이스샵 트렌디 네일즈 두번째 비밀
**C** 그린 - 더페이스샵 트렌디 네일즈 츄츄그린
**D** 오렌지 - 더페이스샵 트렌디 네일즈 오렌지 페인팅
**E** 스카이블루 - 더페이스샵 트렌디 네일즈 플립플랍
**F** 실버 글리터 - 더페이스샵 트렌디 네일즈 스파클링 러브
**G** 골드 글리터 - 더페이스샵 트렌디 네일즈 비즈골드
**H** 블랙 - 더페이스샵 트렌디 네일즈 올블랙
큐빅 스톤, 세필 붓

## 디자인하는 법

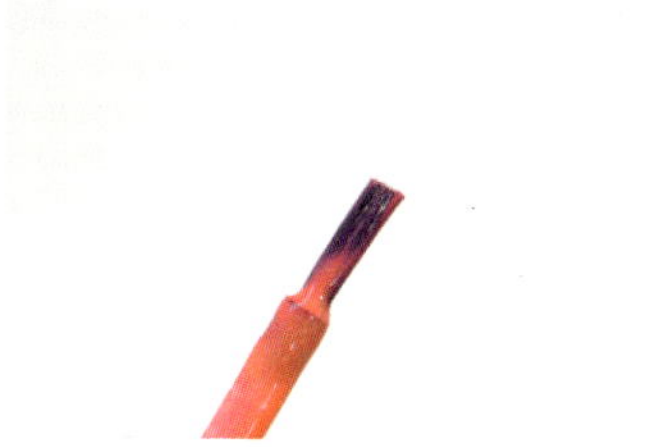

**1**_ 내장 브러시로 먼저 플라워를 만들어요. 브러시 끝에만 컬러가 살짝 묻어 있게 양을 조절합니다.

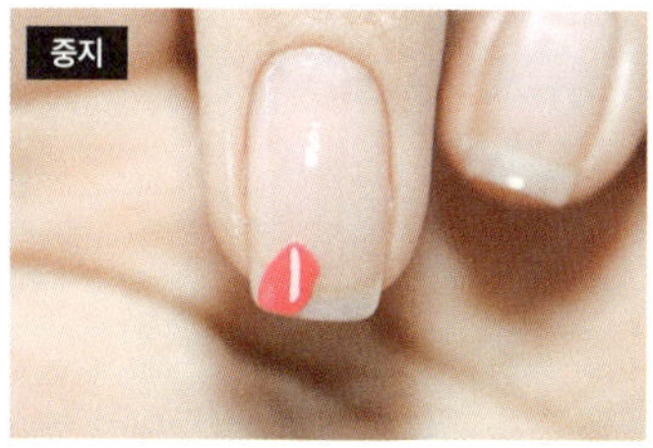


**2**_ 핫핑크 컬러를 손톱 끝에 톡 찍어요.

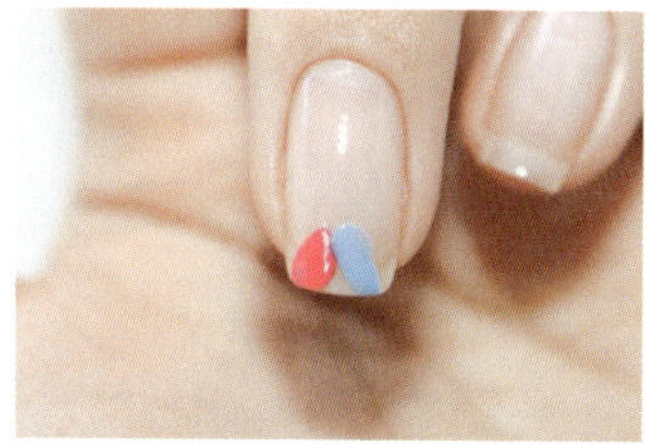

**3**_ 같은 방법으로 블루 컬러도 찍어요.

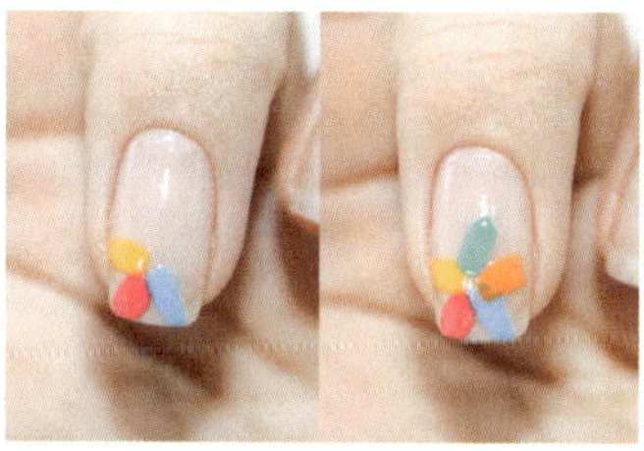

**4**_ 옐로, 오렌지, 그린 컬러도 한 번씩 찍으면 하와이안 플라워가 완성돼요. 살짝 비뚤게 그려야 더 멋스러워요.

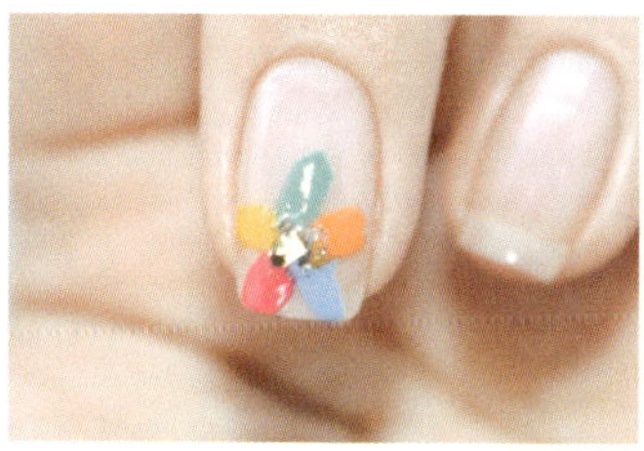

**5**_ 골드 글리터 컬러를 중앙에 얹어줍니다.

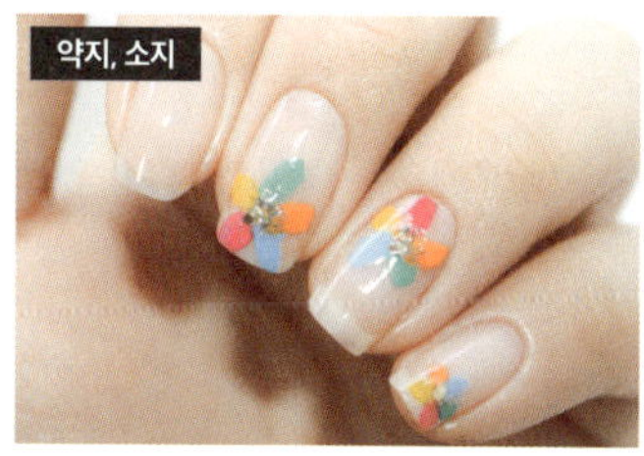


**6**_ 앞과 같은 방법으로 다른 손톱에도 플라워를 만들어요.

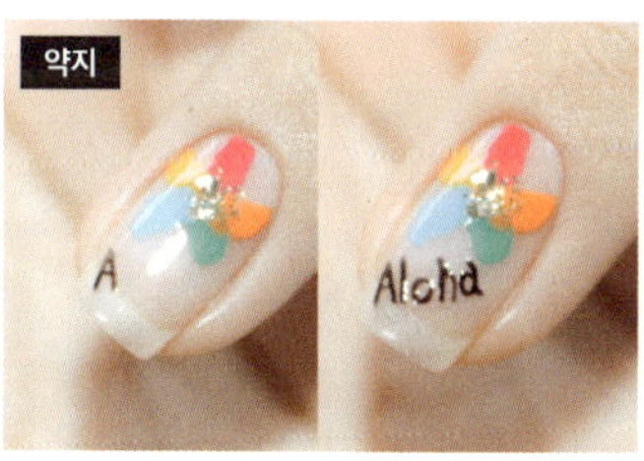


**7**_ 세필 붓에 블랙 컬러를 조금만 묻히고 'Aloha'를 써줍니다. (**TIP** 알파벳 쓰기가 어렵다면 약지를 중지와 똑같이 디자인해요. 혹은 레터링 스티커를 붙여도 좋아요.)

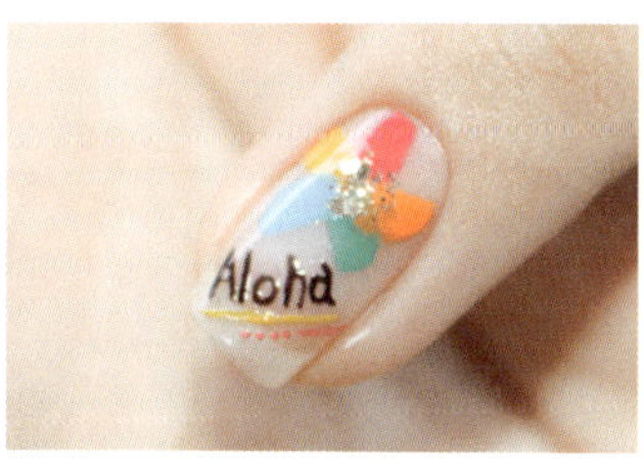

**8**_ 영문 아래에 옐로, 핫핑크 컬러의 라인을 그려요.

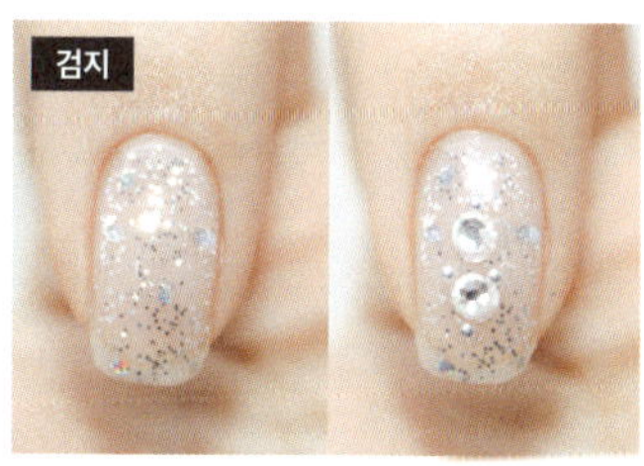


**9**_ 실버 글리터 컬러를 전체적으로 바르고 큐빅 스톤을 올려요.

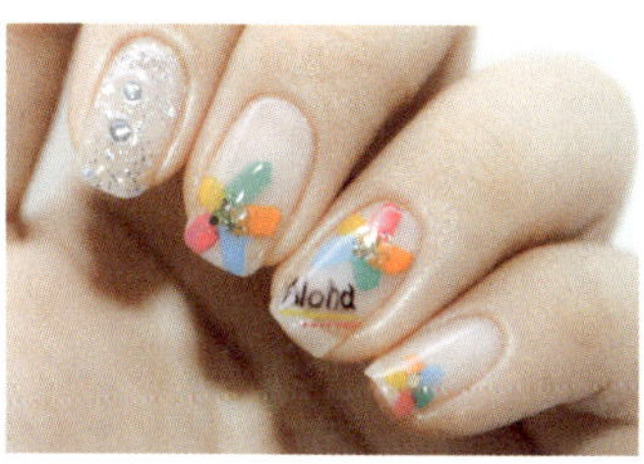

**10**_ 탑코트를 두 번 덧발라 완성합니다.

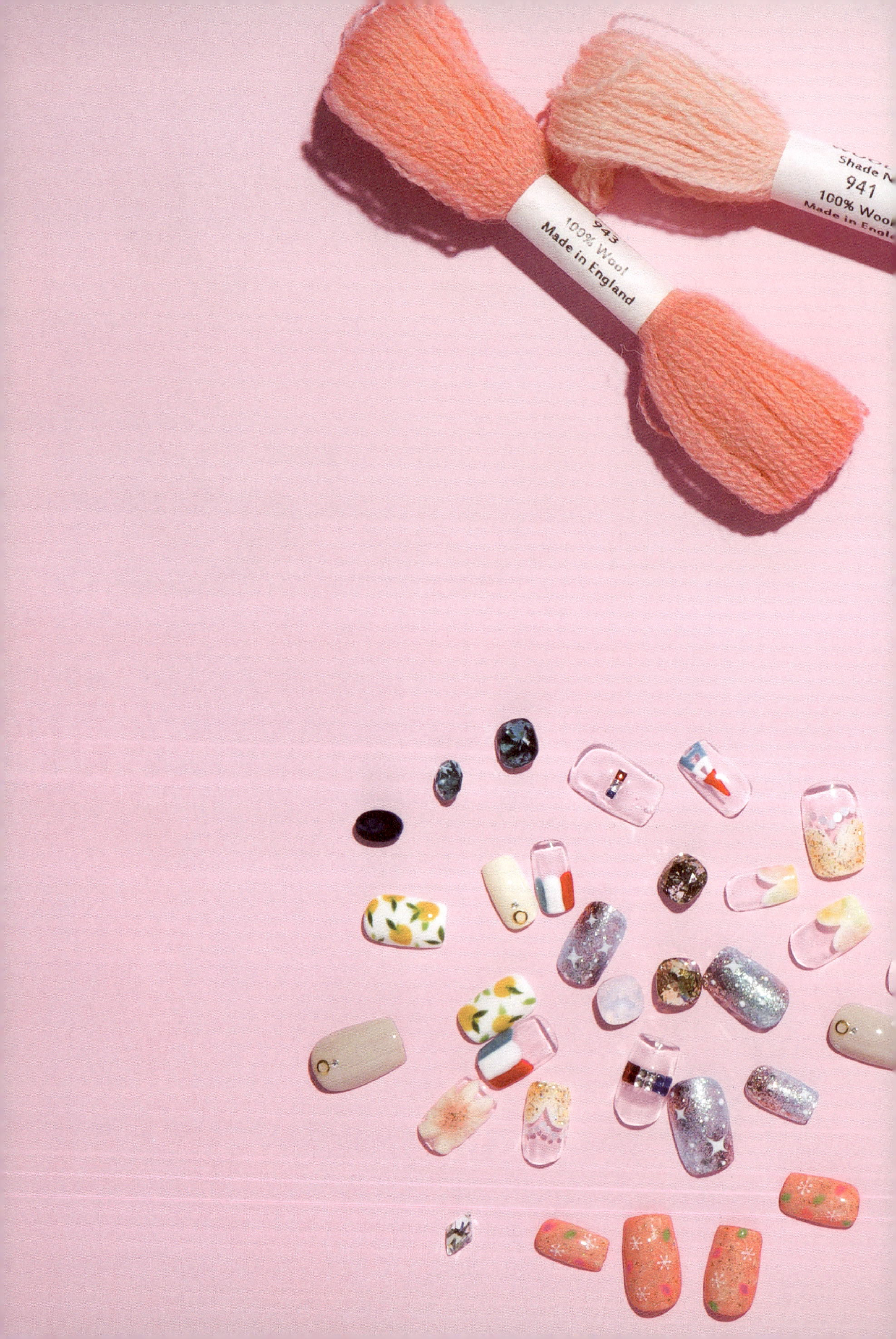
943
100% Wool
Made in England
941

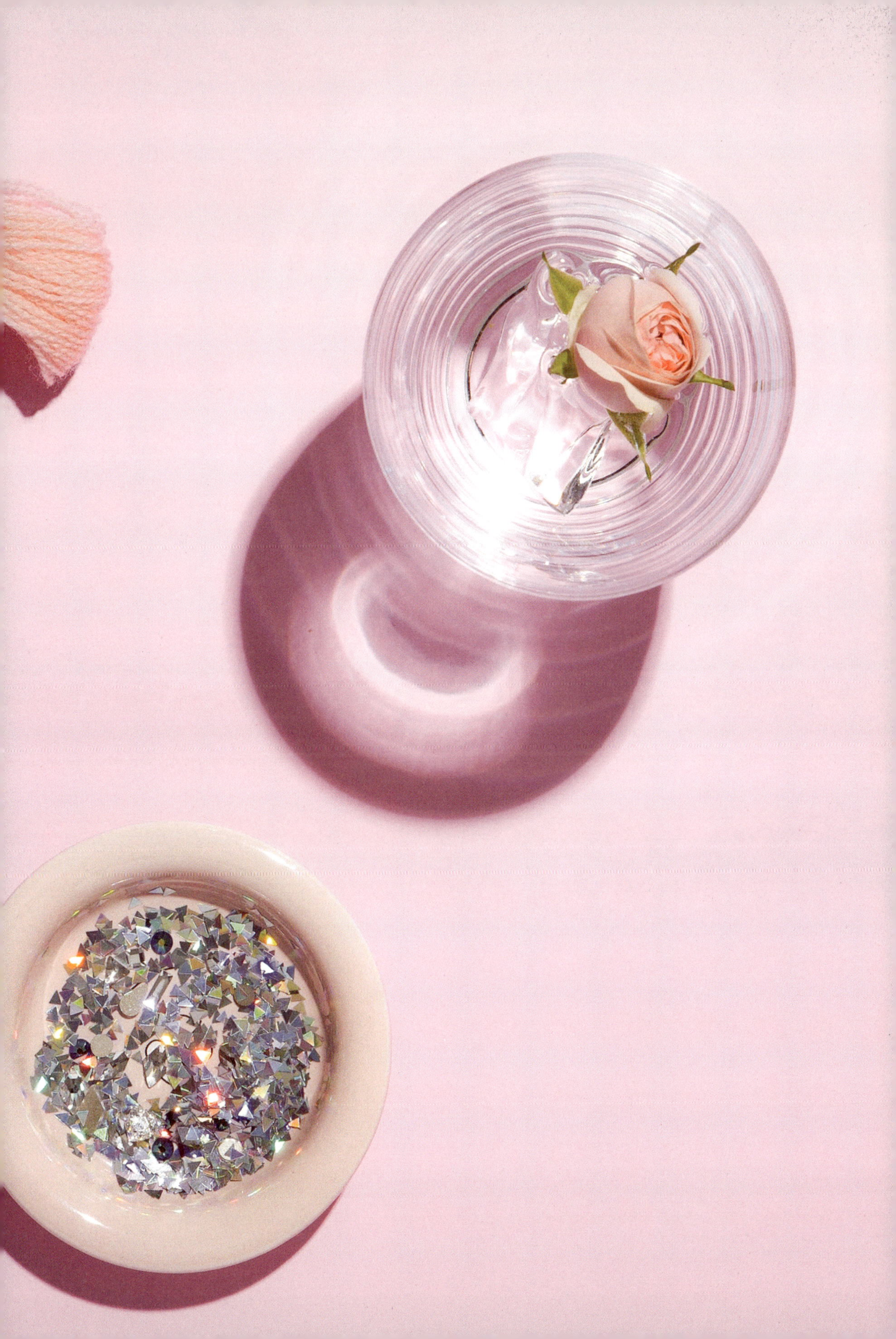

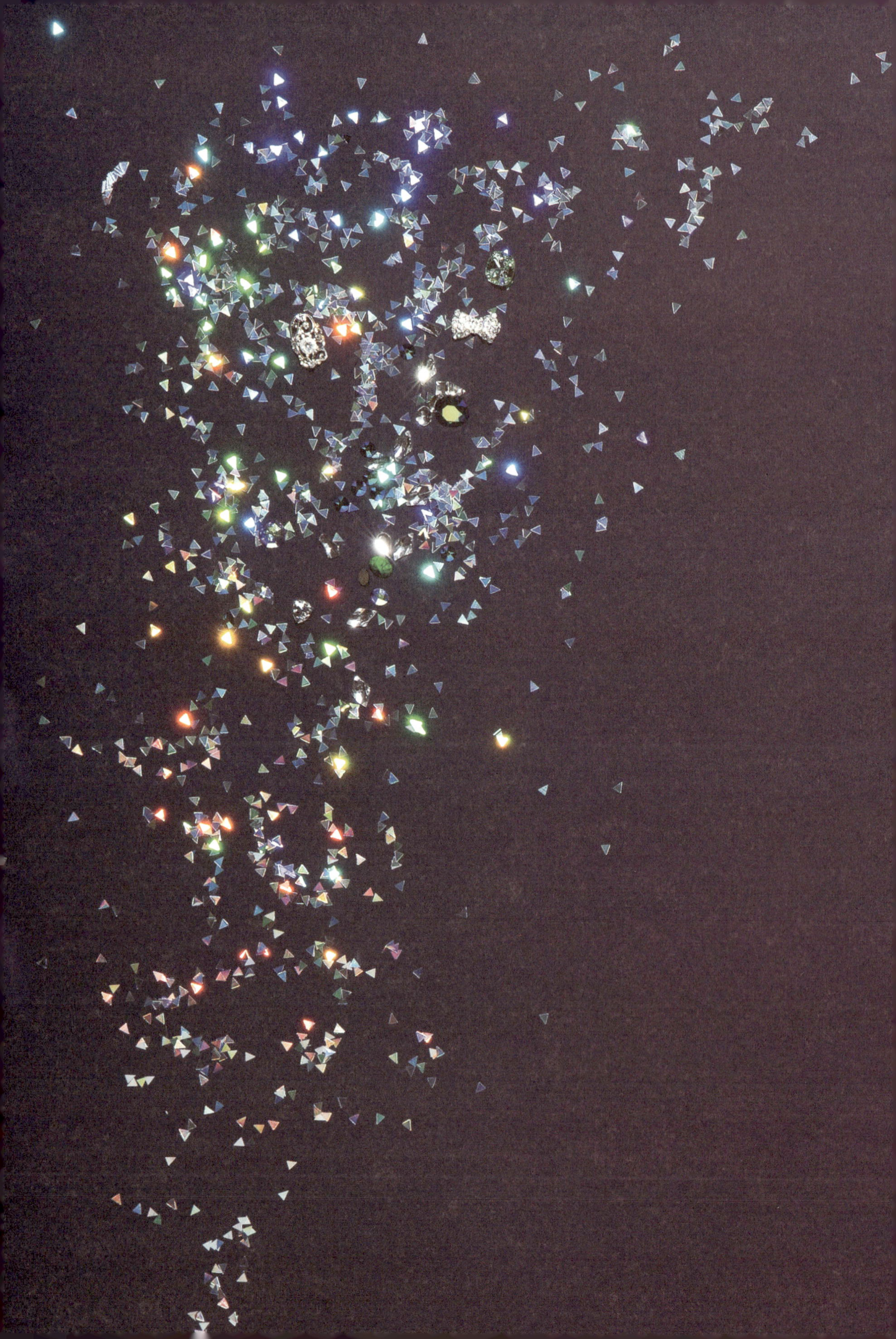

3장

# 우주·자연 모티브 네일

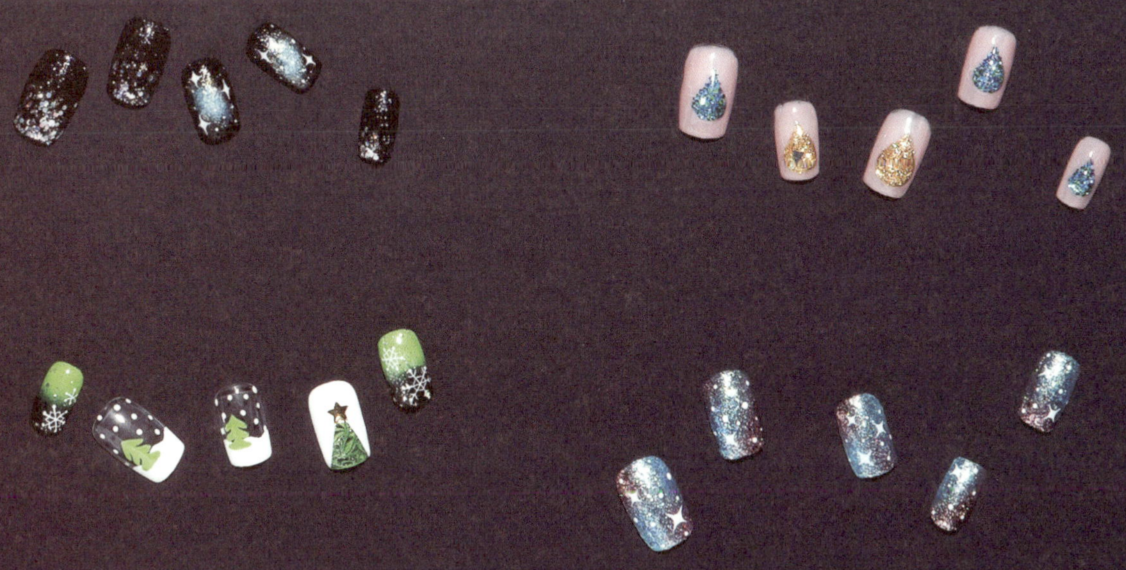

# 팬톤 그리너리 윈터

*Pantone color, greenery*

난이도 ★★★☆

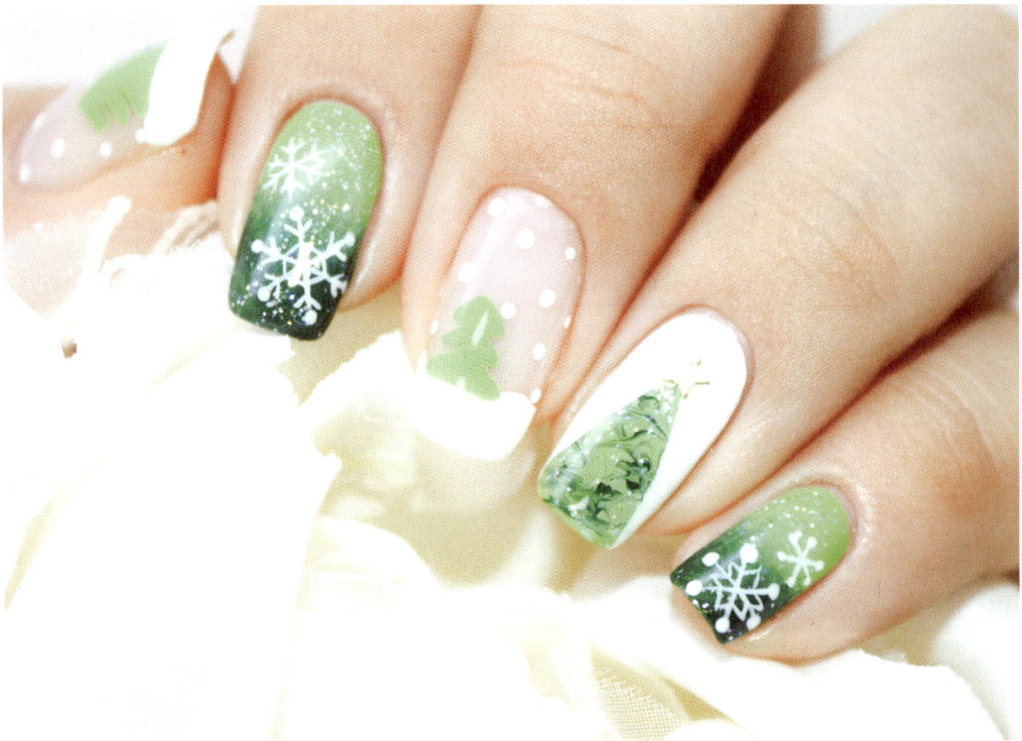

## 모티브

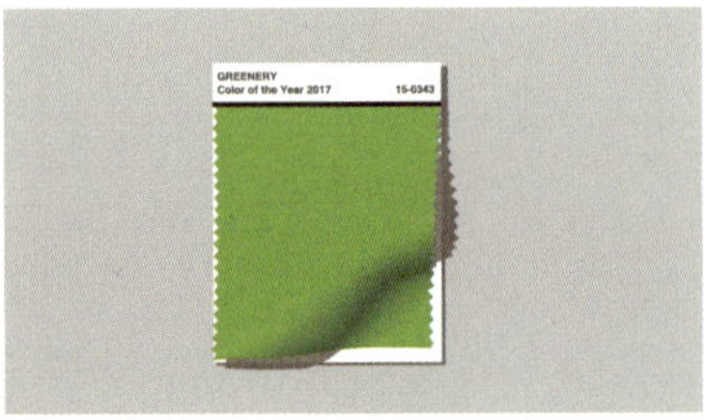


2017 팬톤 지정 컬러인 그리너리를 쓴 네일아트예요. 그리너리 컬러를 보니 포근한 느낌의 겨울이 떠올라 크리스마스 테마로 디자인해 보았어요. 그리너리와 짙은 그린이 섞인 트리가 포인트랍니다.

## 재료와 도구

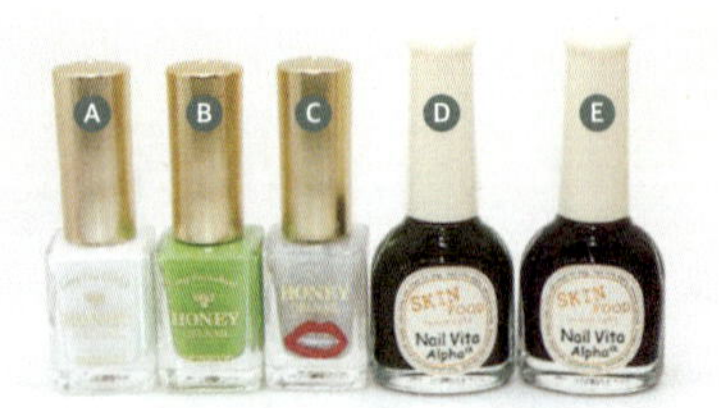


**A** 화이트 - 스킨푸드 허니 젤 네일 순우유화이트
**B** 옐로 그린 - 스킨푸드 허니 젤 네일 이번엔승리각
**C** 펄 실버 - 스킨푸드 허니 젤 네일 스윗파티테이블
**D** 펄 골드의 그린 - 스킨푸드 네일비타 모닝햇살허브티
**E** 짙은 그린 - 스킨푸드 네일비타 향긋초저녁바질향
투명한 펄 컬러 네일, 별 모양 골드 스터드, 도트 스틱, 세필 붓, 스펀지

## 디자인하는 법

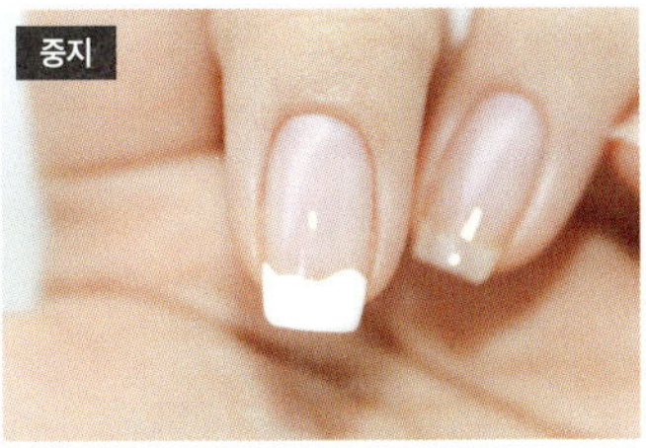


**1**_ 흰 눈이 쌓인 모습으로 프렌치해요. 브러시를 자유롭게 움직여 프렌치를 합니다.

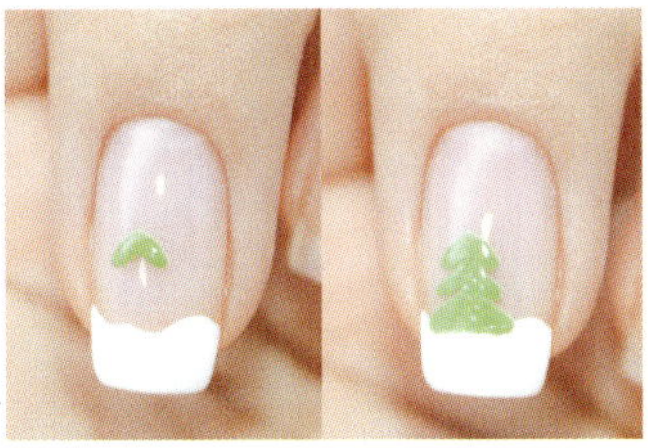

**2**_ 그리너리 컬러의 옐로 그린으로 ㅅ 모양 2개와 삼각형 1개를 이어서 나무를 그려요.

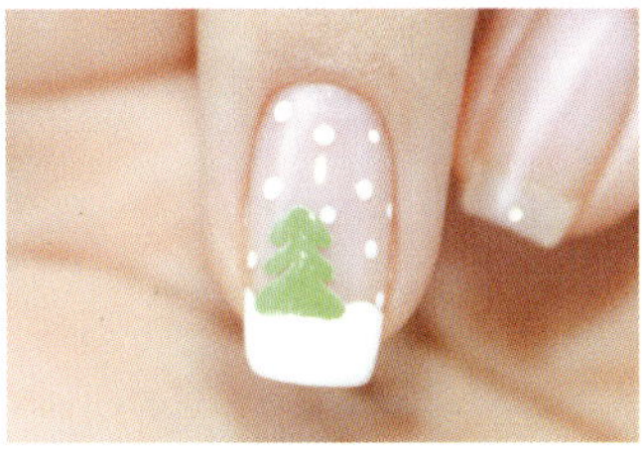

**3**_ 도트 스틱으로 바탕에 흰 도트를 찍어 눈 내리는 모습을 표현합니다.

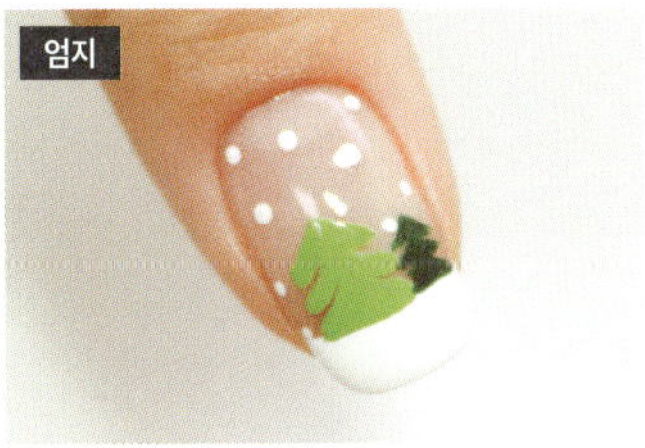


**4**_ 엄지는 중지와 같은 디자인에 짙은 그린 컬러의 나무를 하나 더 그립니다.

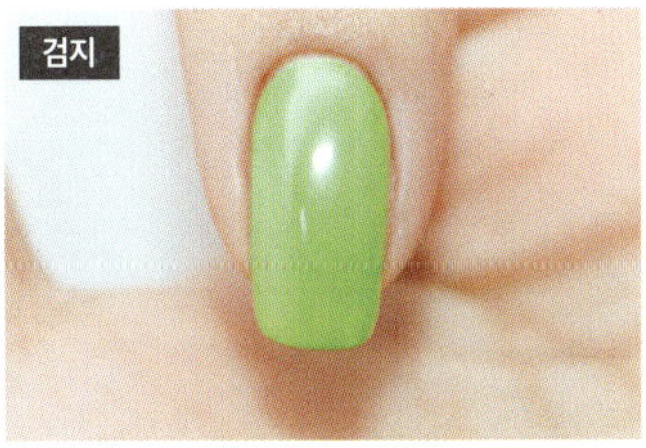


**5**_ 검지는 옐로 그린 컬러를 먼저 얇게 1번 발라줍니다. (**TIP** 그러데이션이 잘 나오게 하기 위한 작업이므로 꼭 가볍게 1번만 칠해요. 큐티클 라인 정리도 잊지 마세요.)

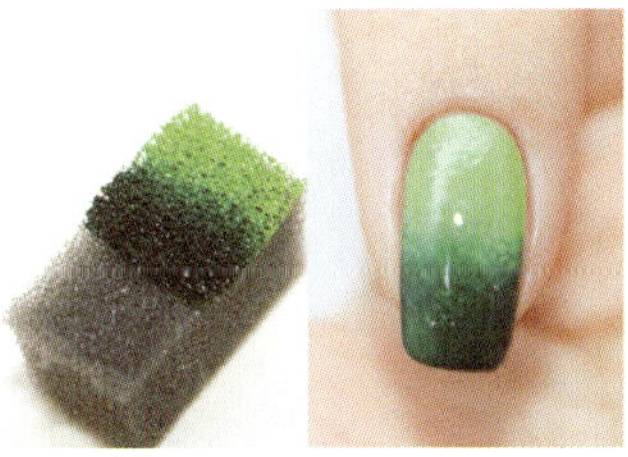

**6**_ 스펀지에 옐로 그린, 펄 골드가 섞인 그린 컬러를 차례로 발라줍니다. 그대로 손톱에 찍어 두들겨줍니다.

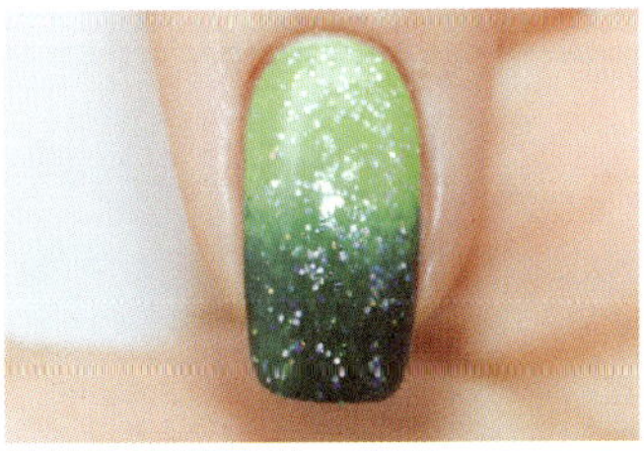

**7**_ 투명한 펄 컬러를 1번 덧발라 그러데이션 경계를 자연스럽게 만들어요.

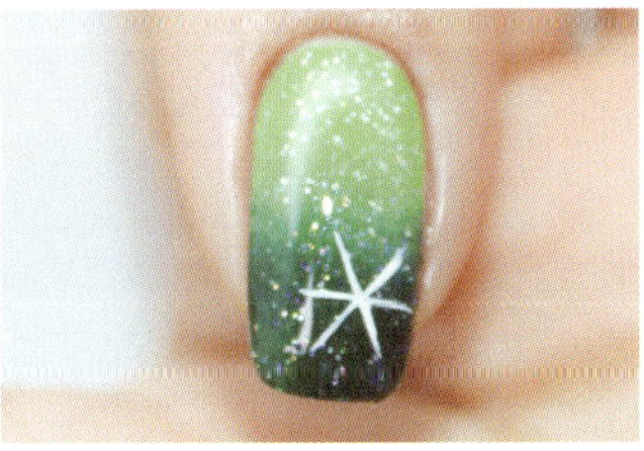

**8**_ 펄이 마르면 세필 붓으로 하얀 별을 그립니다.

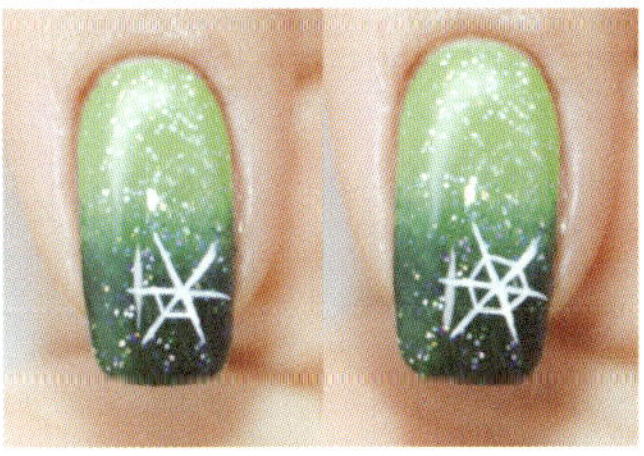

**9**_ 세필 붓으로 각 선을 직선으로 연결해 눈 결정 모양을 만들어요.

Next page ▸

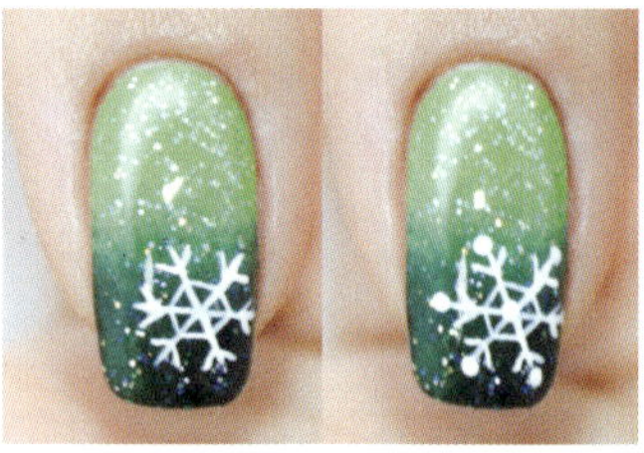

**10**_ 선 끝마다 작은 v 모양의 가지를 하나씩 그리고 작은 도트를 찍어 눈 결정 모양을 완성해요.

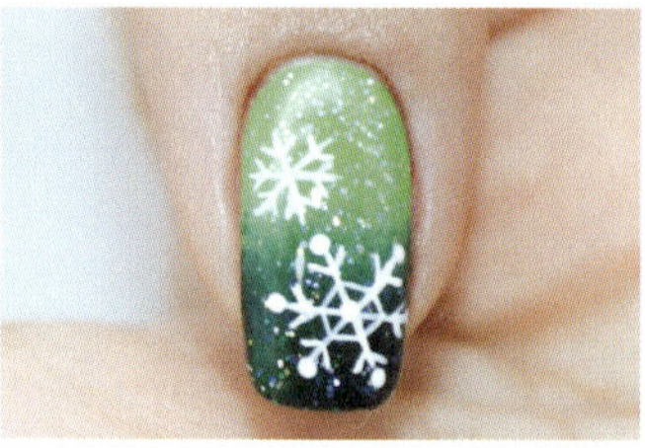

**11**_ 작은 눈 결정을 앞과 똑같이 하나 더 만들었어요.

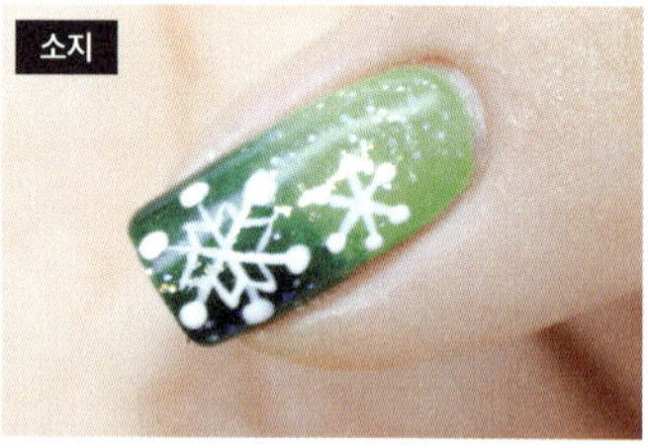


**12**_ 검지와 같은 디자인으로 한 번 더 작업해줍니다.

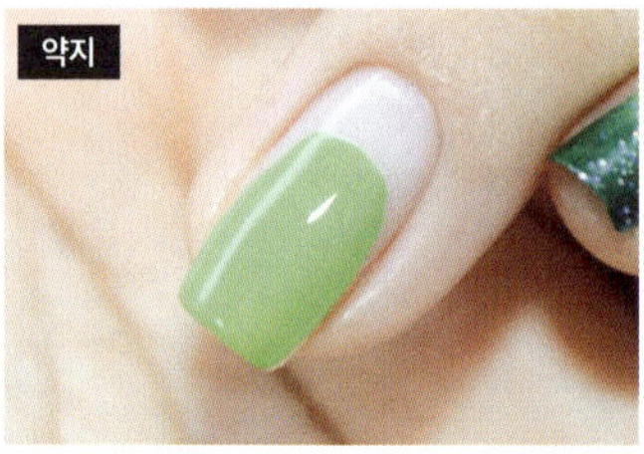


**13**_ 이번엔 트리를 그릴 거예요. 옐로 그린 컬러를 사진과 같이 바릅니다.

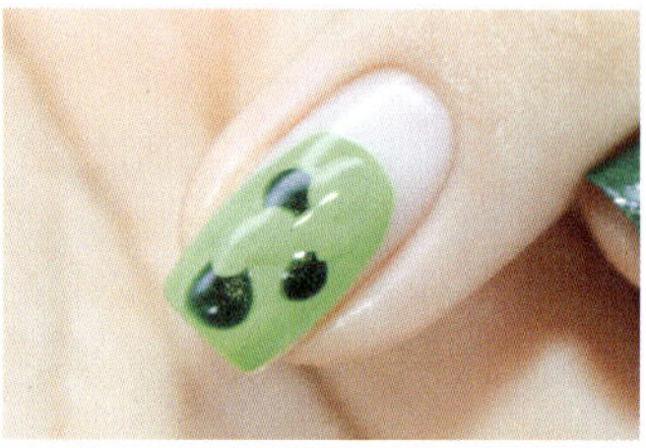

**14**_ 옐로 그린과 짙은 그린 컬러를 각각 3방울씩 네일 위에 떨어트립니다.(**TIP** 각 컬러는 번갈아가며 떨어트려 주세요!)

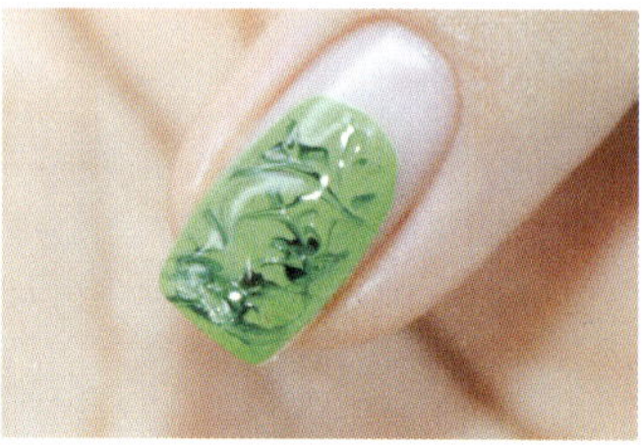

**15**_ 세필 붓이나 우드 스틱으로 컬러를 섞어요. (**TIP** 일반 폴리시는 금방 굳으므로 마르기 전에 최대한 빨리 섞어 마블 무늬를 만들어요.)

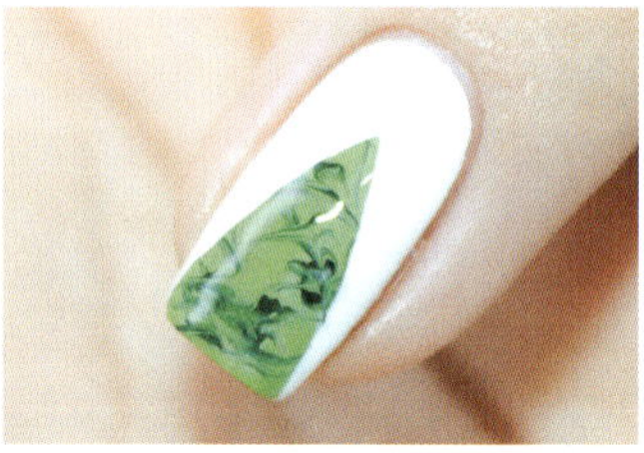

**16**_ 화이트 컬러를 칠해 삼각형의 트리 모양을 잡아줍니다.

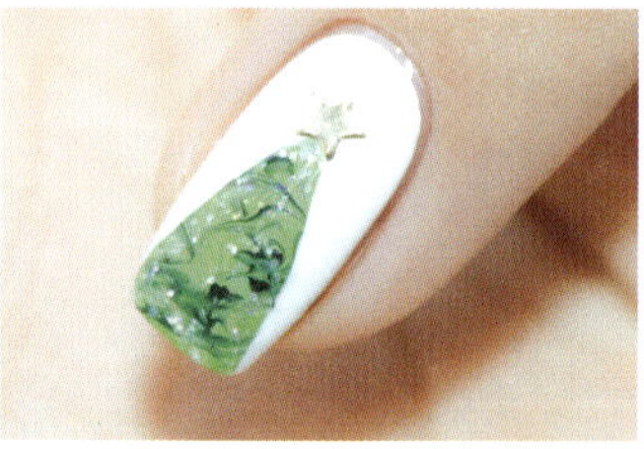

**17**_ 펄 컬러를 트리에 바르고 별 모양의 스터드를 꼭대기에 붙여 마무리합니다.

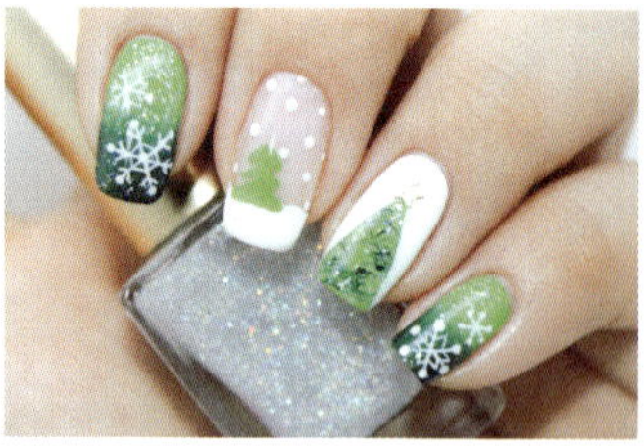

**18**_ 탑코트를 발라 완성합니다.

**유진샹의 TIP**

글리터 컬러 위에 그림을 그릴 때는 탑젤이나 탑코트를 한 번 바른 후 그려요. 울퉁불퉁한 표면을 매끄럽게 만들어주기 때문에 그림을 그리기가 쉬워져요.

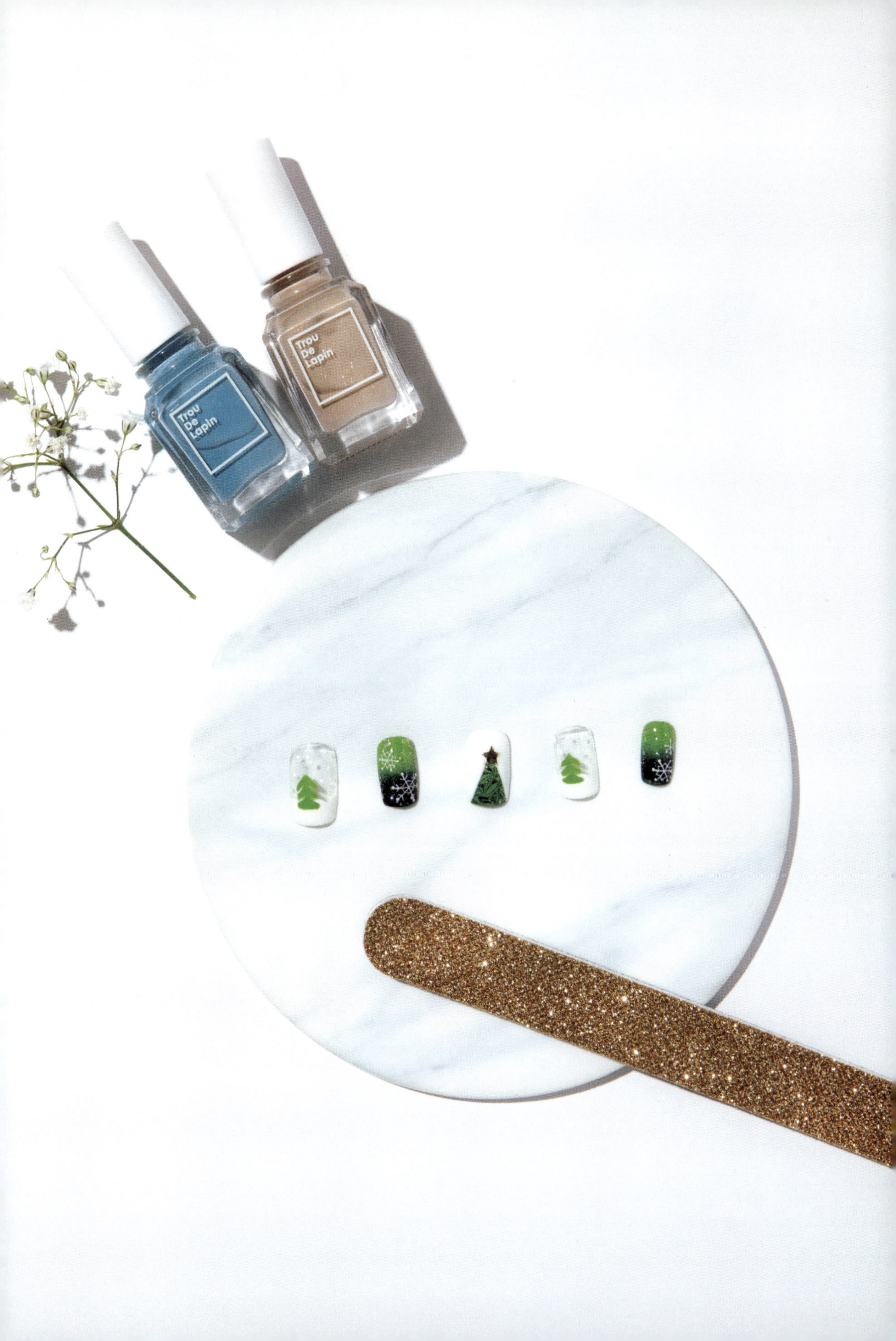
Trou
De
Lapin
Trou
De
Lapin

# 알록달록 나뭇잎

*Colorful leaf*

난이도 ★★★

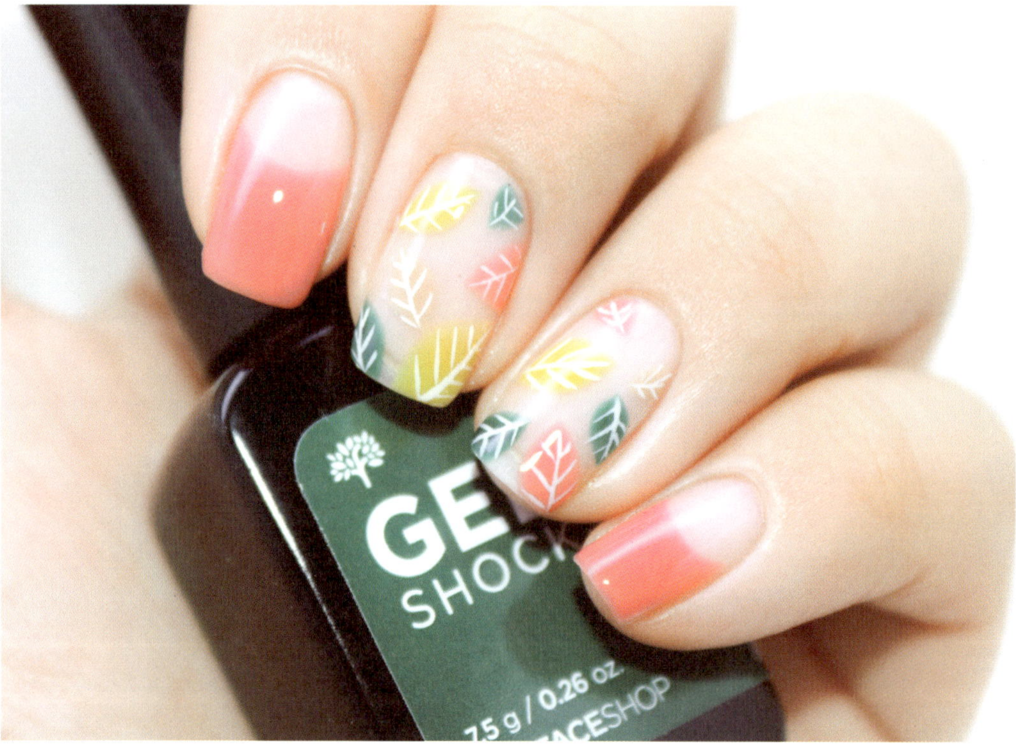


### 모티브

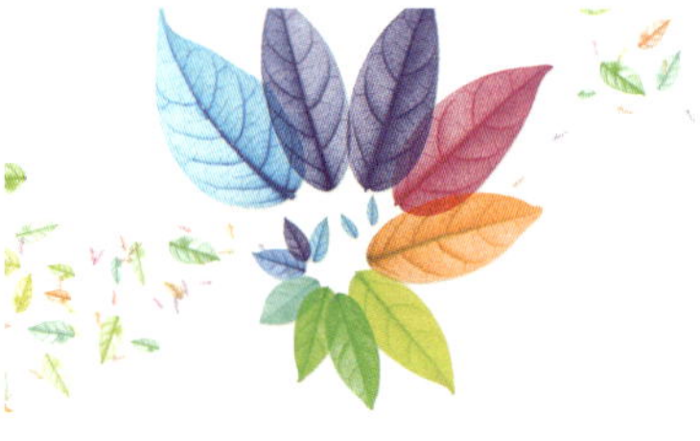

나뭇잎을 모티브로 만든 네일아트예요. 평소 많이 보는 초록 나뭇잎 대신 다양한 컬러의 나뭇잎을 만들어보았어요. 작은 나뭇잎을 여러 장 그려야 하므로 손톱이 상대적으로 큰 중지와 약지에 작업해요.

### 재료와 도구

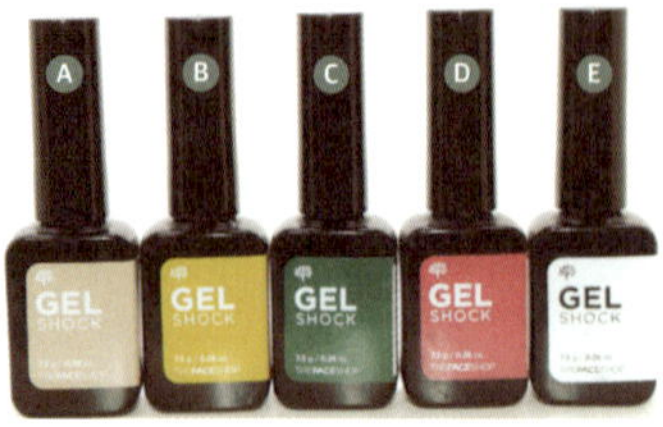


**A** 베이지 - 더페이스샵 젤 쇼크 밀크티브라운
**B** 올리브 그린 - 더페이스샵 젤 쇼크 올리브그린
**C** 그린 - 더페이스샵 젤 쇼크 다크그린
**D** 핑크 - 더페이스샵 젤 쇼크 마르살라
**E** 화이트 - 더페이스샵 젤 쇼크 스노우화이트
세필 붓

## 디자인하는 법

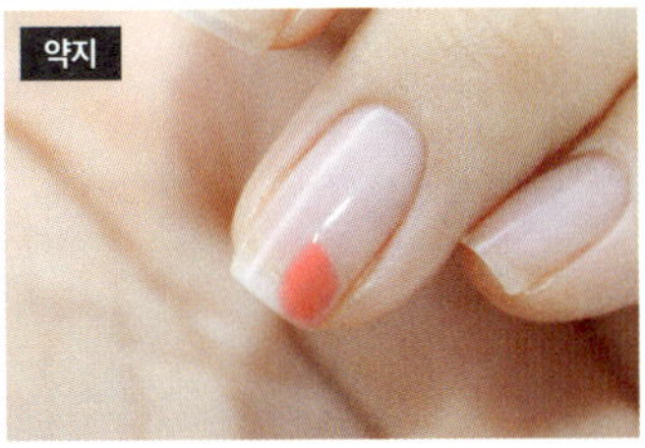


**1**_ 세필 붓을 이용해 핑크 컬러의 나뭇잎을 하나 그려요.

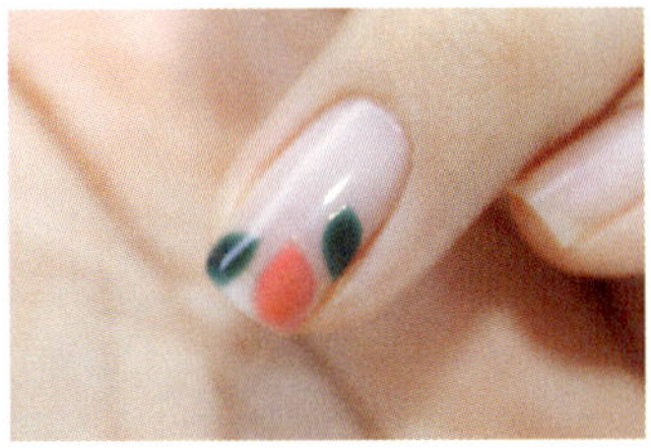

**2**_ 그린 컬러로 작은 나뭇잎 2개를 **1**의 나뭇잎 옆에 그립니다.

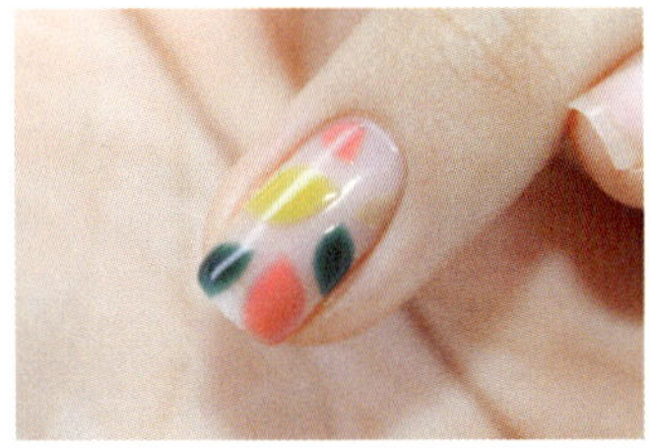

**3**_ 올리브 그린, 베이지 컬러로 서로 겹치지 않는 나뭇잎 여러 장을 그립니다.

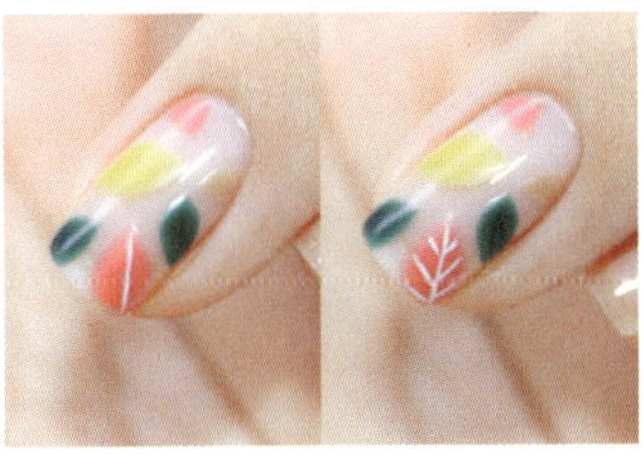

**4**_ 세필 붓으로 화이트 컬러의 나뭇잎 줄기를 그립니다.

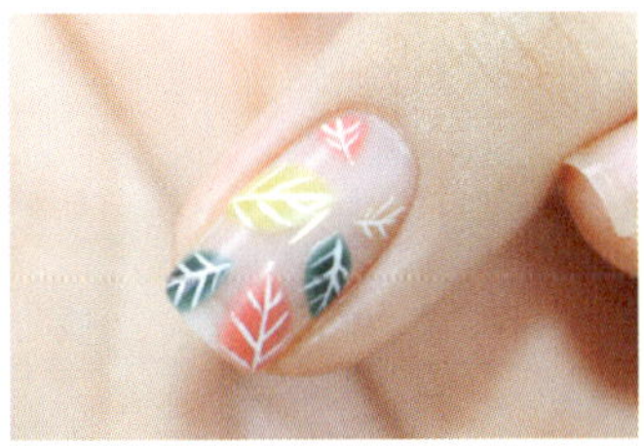

**5**_ 모든 나뭇잎에 사진과 같이 줄기를 그립니다.

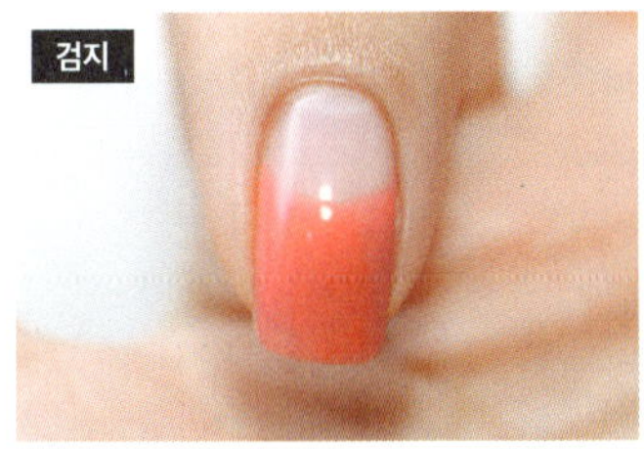


**6**_ 검지는 핑크 컬러로 딥 프렌치를 합니다.

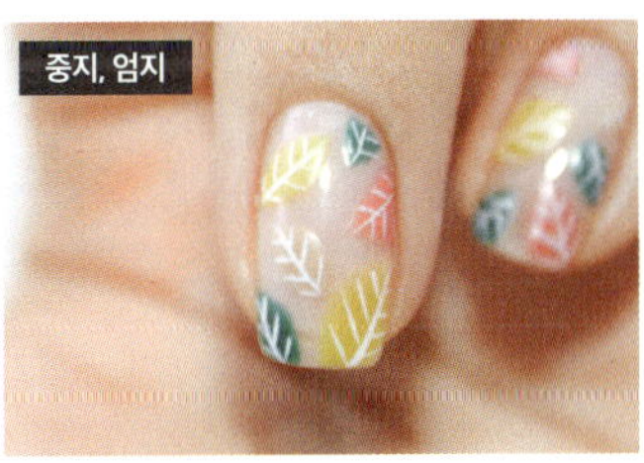


**7**_ 중지와 엄지에도 약지와 똑같은 나뭇잎 디자인을 합니다.

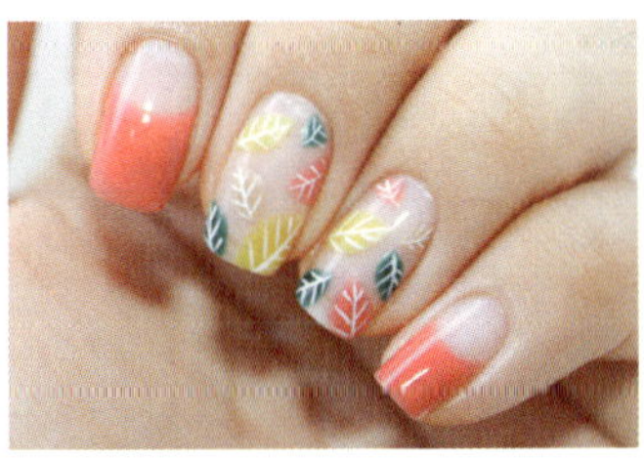

**8**_ 탑젤을 발라 완성합니다.

**유진샹의 POINT**

은은한 느낌을 주고 싶다면 마무리로 매트 탑코트를 발라 보세요. 매트한 질감으로 더욱 세련돼 보여요.

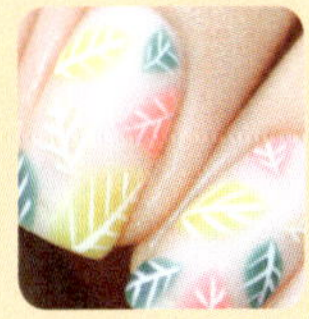

# 반짝반짝 빗방울

*Sparkling raindrops*

난이도 ★★

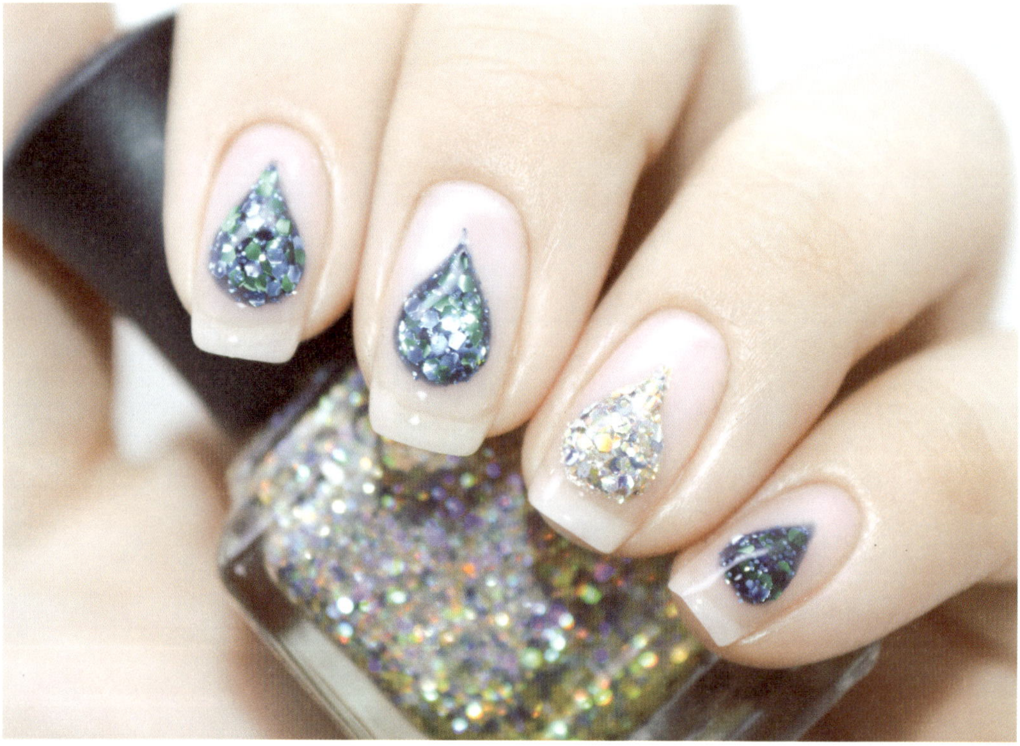

## 모티브

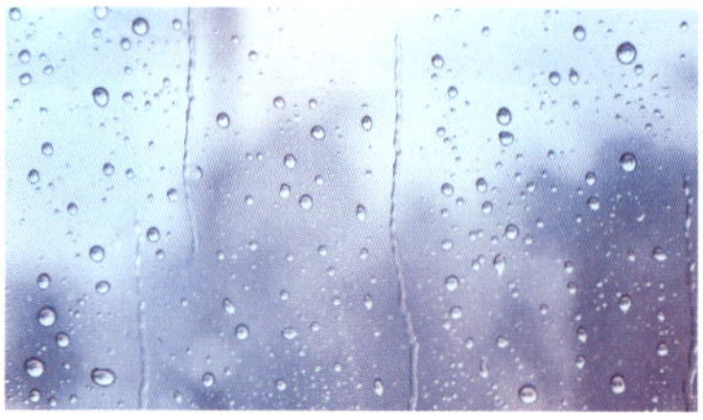

비 오는 날 빗방울을 보고 아이디어를 얻어 만든 네일아트예요. 빗방울 특유의 모양을 살리고 싶어 컬러 제품으로 색을 더한 다음 탑젤로 볼록하게 입체감을 살렸어요.

## 재료와 도구

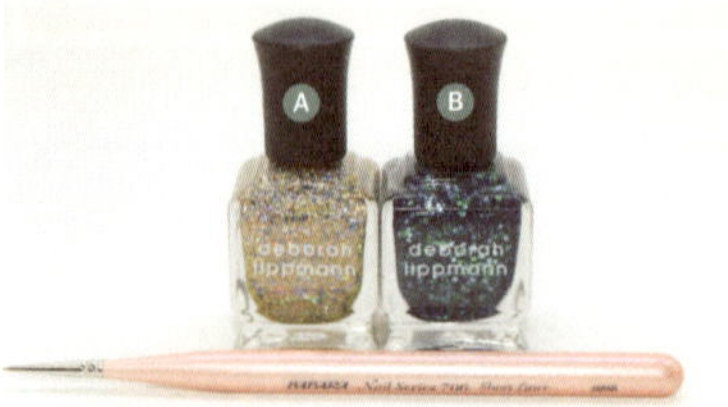


**A** 골드 글리터 - 데보라립만 글리터 앤드 비 게이
**B** 블루 글리터 - 데보라립만 어크로스 더 유니버스
펄 골드 컬러 네일, 세필 붓

## 디자인하는 법

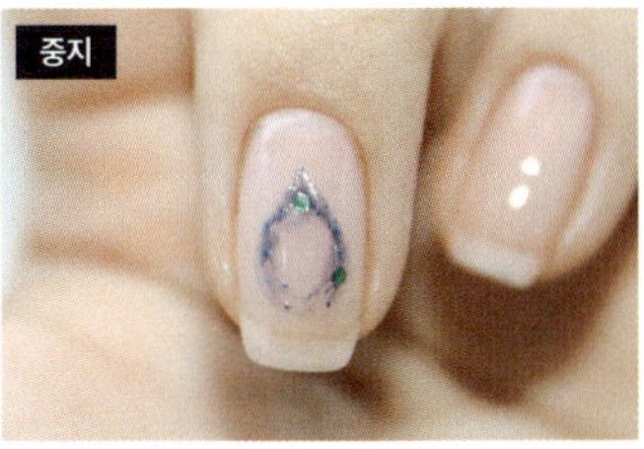


**1**_ 블루 글리터 컬러로 물방울 모양을 그리고 안을 채워줍니다.

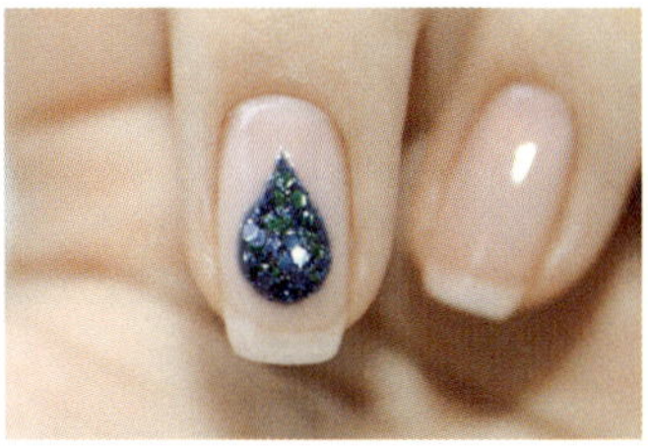

**2**_ 안쪽까지 꼼꼼하고 빽빽하게 컬러를 채워줍니다. 이때 글리터 입자가 큰 제품을 써야 더욱 예쁘답니다.

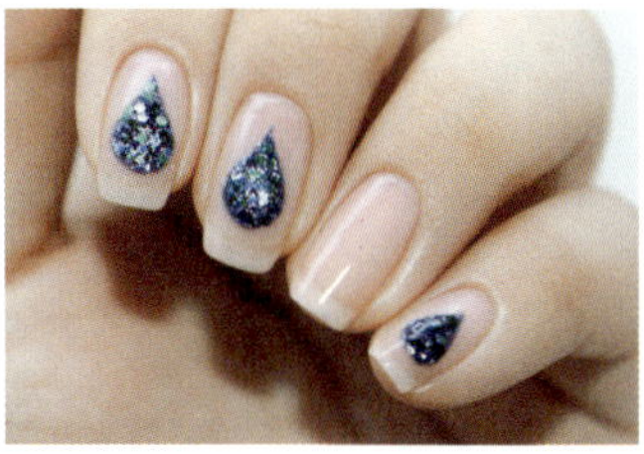

**3**_ 약지를 제외한 나머지 손톱에 블루 글리터 네일을 완성한 모습.

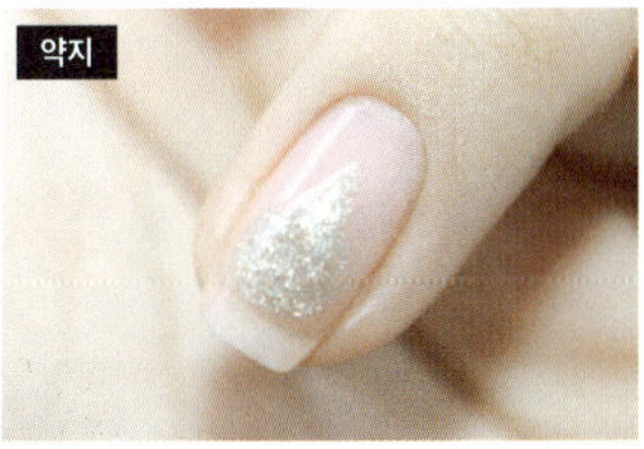


**4**_ 약지는 펄 골드 컬러로 기본 물방울 모양을 잡아줍니다.

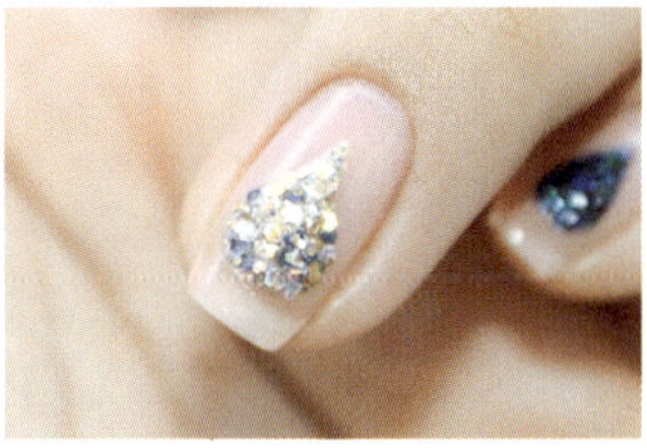

**5**_ 입자가 큰 골드 글리터를 덧바릅니다. 그 위에 탑젤을 올려 볼록하게 만들어줍니다.

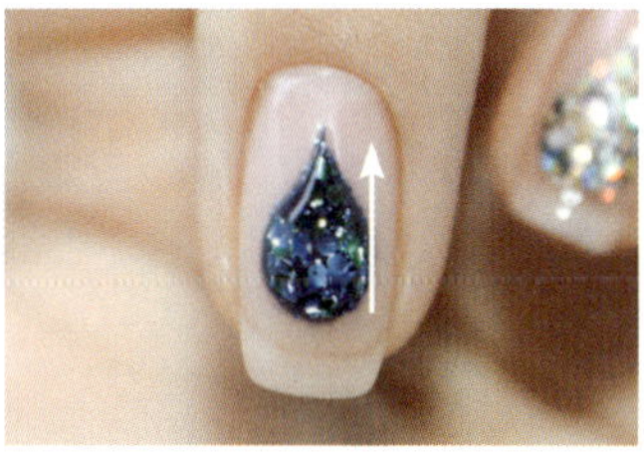

**6**_ 나머지 물방울 부분에도 탑젤을 떨어뜨리고 위쪽으로 끌어올려 끝부분은 날렵하게 마무리해요.

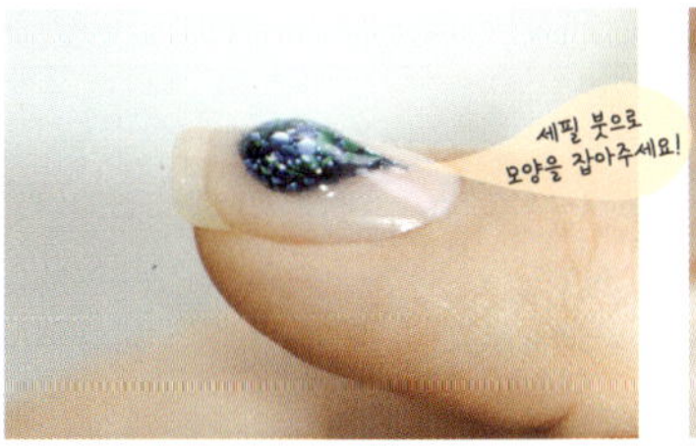


**7**_ 탑젤을 2번 정도 바르면 입체감 있는 물방울이 나옵니다. (**TIP** 클리어젤이나 탑젤, 모두 사용 가능하지만 점성이 높은 젤을 써야 작업이 쉽습니다.)

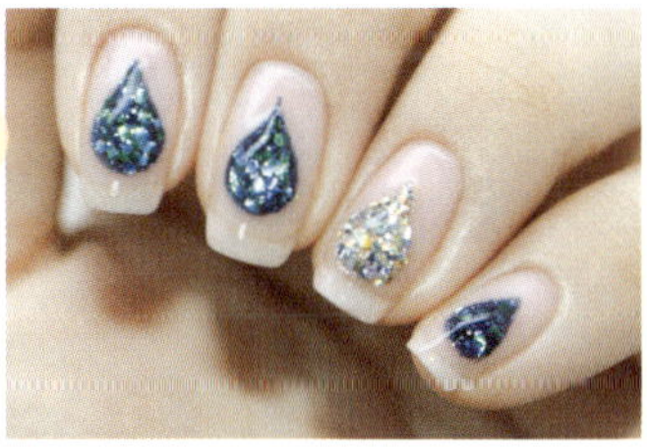

**8**_ 탑젤을 얇게 발라 완성합니다.

# 봄에는 벚꽃놀이

*Cherry blossom in Spring*

난이도 ★★★

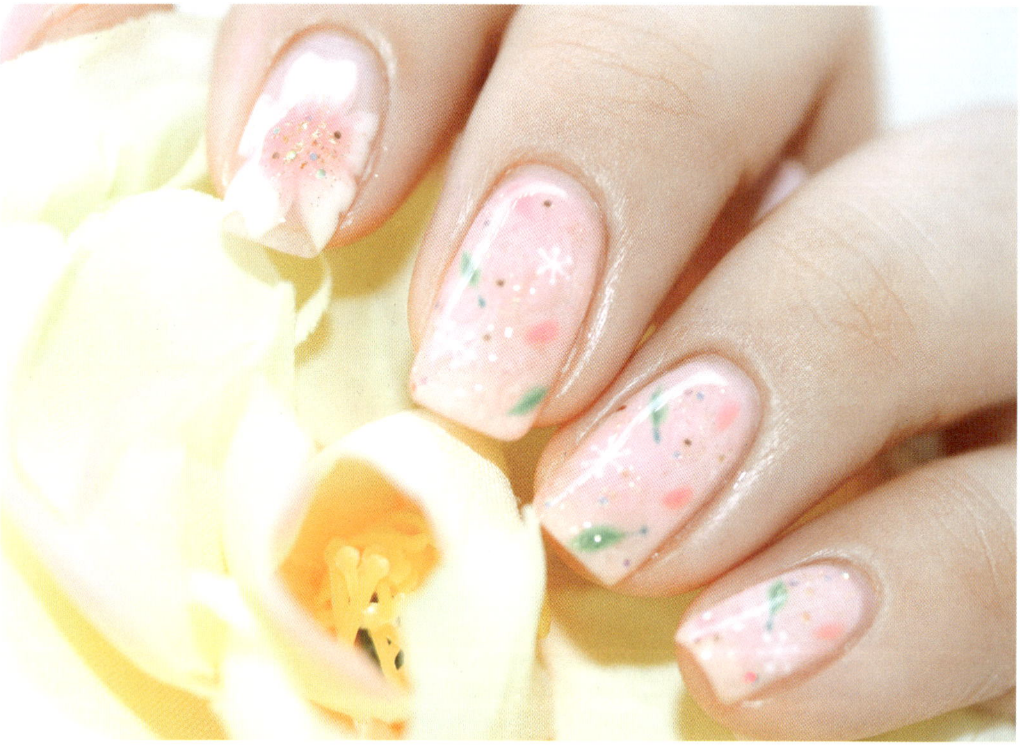

## 모티브

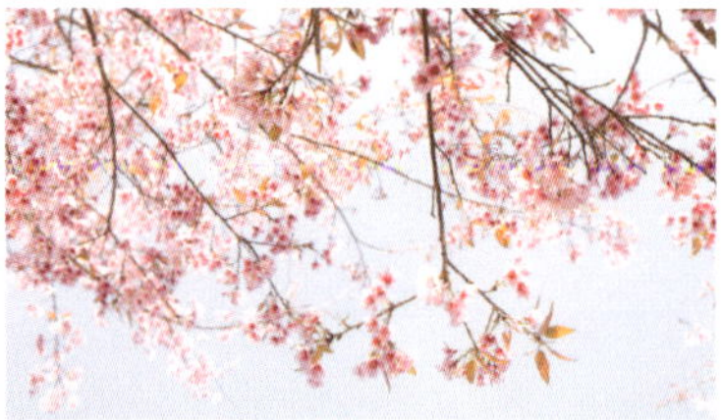

봄에 가득 핀 벚꽃을 모티브로 만든 네일아트예요. 검지에는 벚꽃 한 송이를 크게 그렸고 나머지 손톱에는 흩날리는 분홍빛의 꽃을 표현한 여성스러운 디자인이에요.

## 재료와 도구

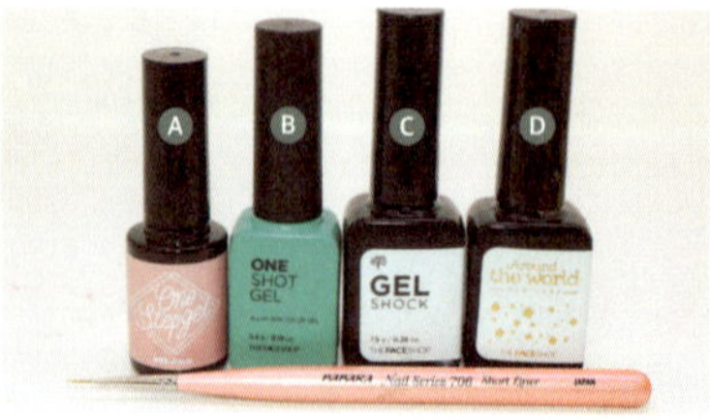


**A** 연한 핑크 - 위드 샨 원 스텝젤 체리요거트
**B** 맑은 그린 - 더페이스샵 원샷 젤 포인트그린
**C** 화이트 - 더페이스샵 젤 쇼크 스노우 화이트
**D** 펄 골드 - 더페이스샵 홀리데이 컬렉션 뉴이어 파이어워크
금박, 세필 붓

## 디자인하는 법

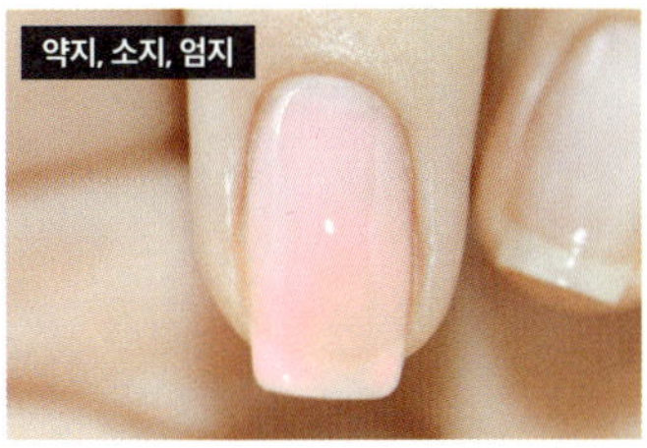


**1**_ 탑젤과 연한 핑크 컬러를 섞어 전체적으로 바릅니다.

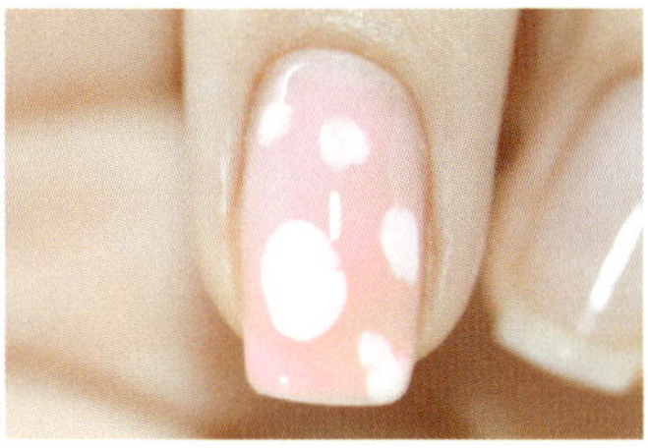

**2**_ **1**을 큐어링하지 않은 상태에서 화이트 컬러를 톡톡 떨어트려요.

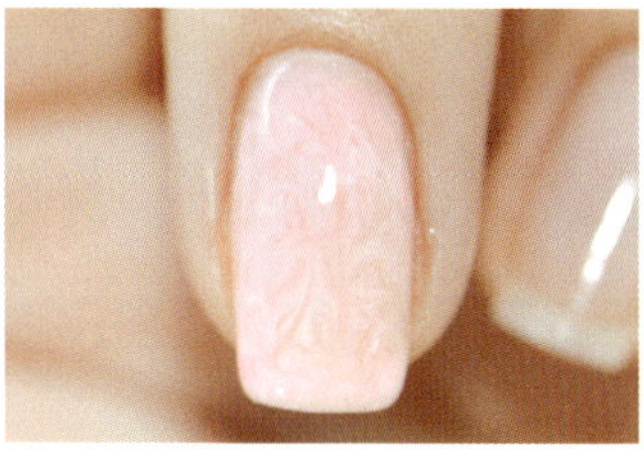

**3**_ 브러시로 8자를 여러 번 그려서 마블 무늬를 만들어요. 너무 많이 섞지 않고 무늬를 어느 정도 남겨두어야 예뻐요.

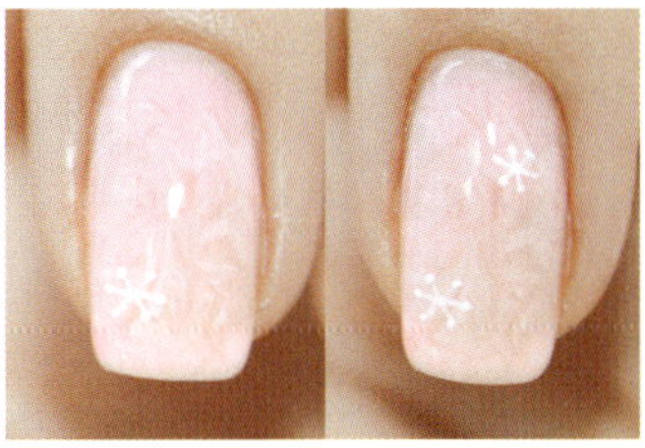

**4**_ 별 모양을 그리고 선 끝에 작은 도트를 찍어줍니다.

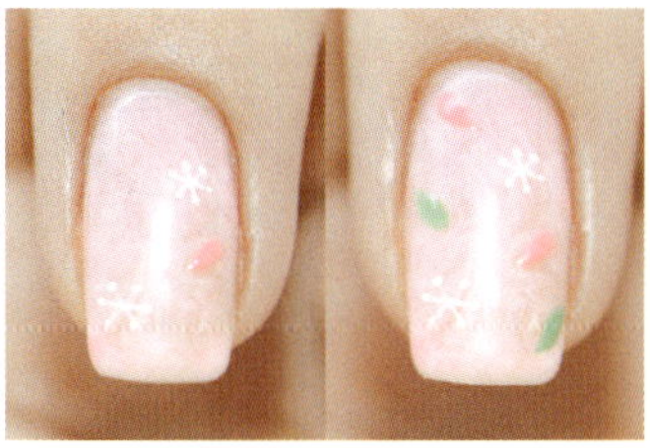

**5**_ 흩날리는 벚꽃잎과 나뭇잎을 그려요.

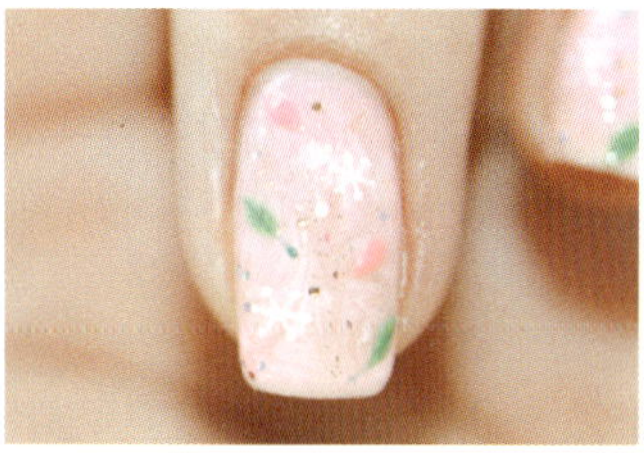

**6**_ 펄 골드 컬러를 빈 공간에 바릅니다.

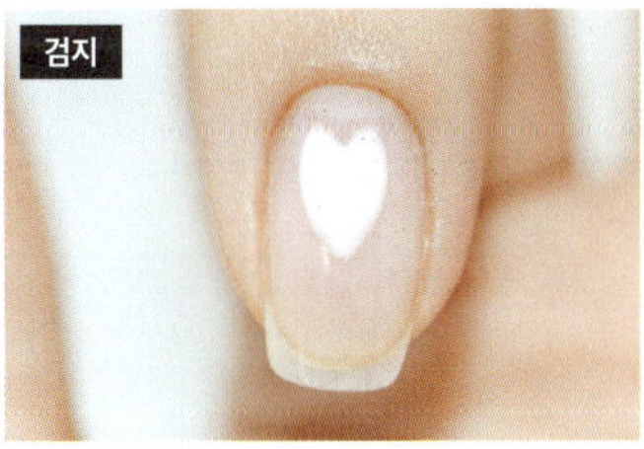


**7**_ 화이트 컬러로 큼직한 벚꽃잎 1개를 그립니다.

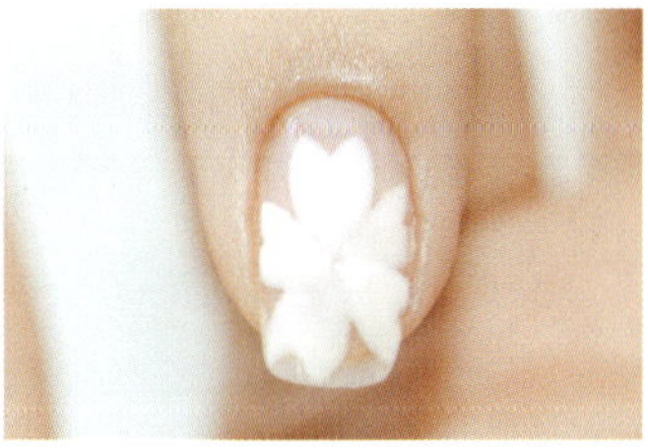

**8**_ 같은 방법으로 4개의 잎을 더 그려요. 각 잎을 완성할 때마다 큐어링해서 모양이 흐트러지지 않도록 해주세요.

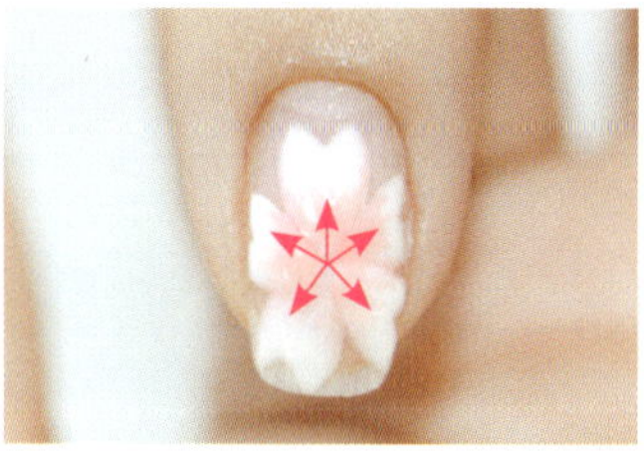

**9**_ 핑크 컬러로 꽃잎 중앙에서 바깥으로 향하는 선을 여러 번 그어 음영을 줍니다.

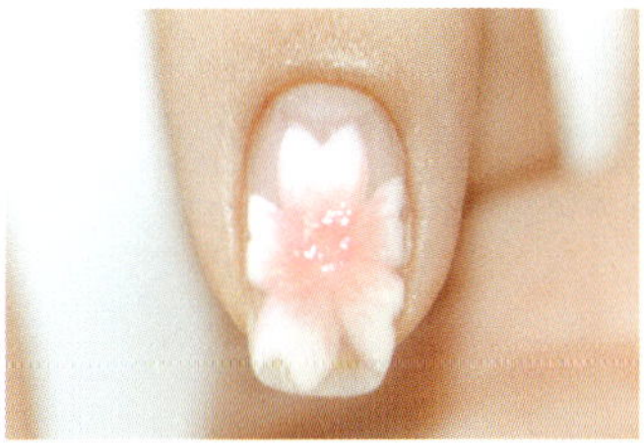

**10**_ 중앙에 핑크 컬러를 1번 더 발라 그러데이션을 자연스럽게 만듭니다.

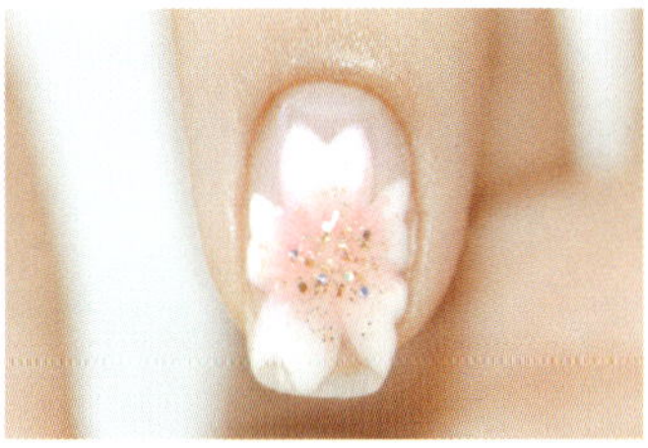

**11**_ 준비한 금박도 잘게 뜯어 중앙에 올린 후 펄 컬러로 덧바릅니다.

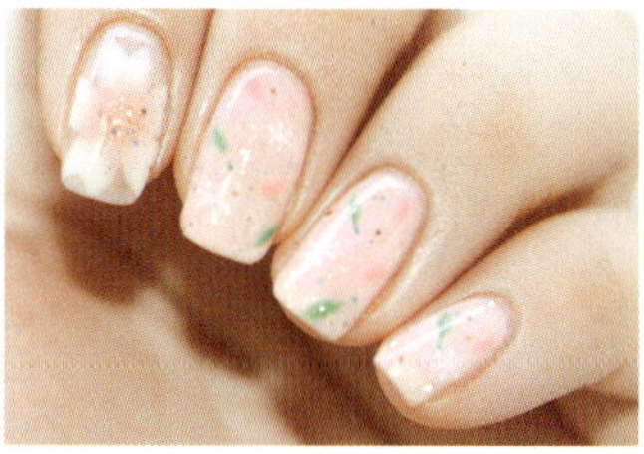

**12**_ 엄지는 중지와 같은 디자인으로 진행해요. 끝으로 탑젤을 발라 완성합니다.

# 가을에는 단풍놀이

*Autumn leaves*

난이도 ★★

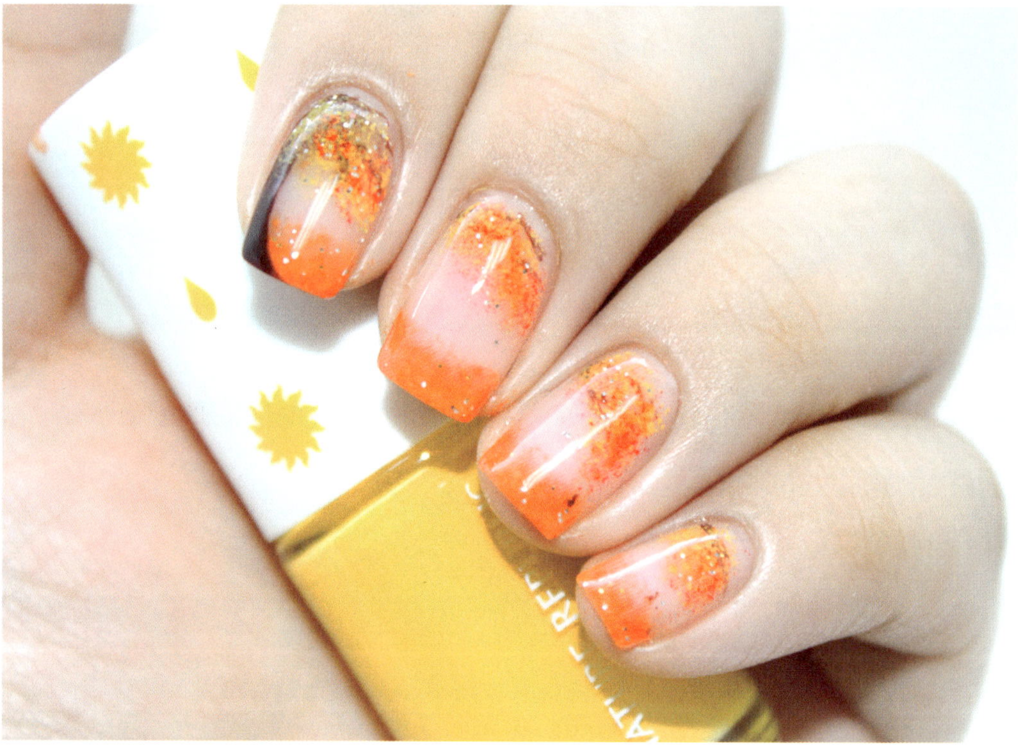

## 모티브

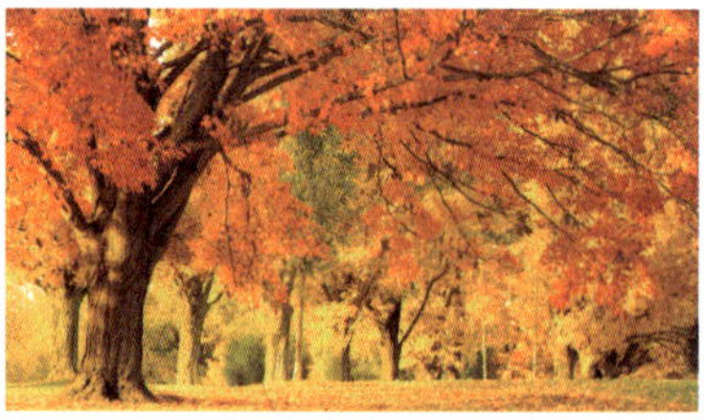

단풍나무를 모티브로 만든 네일아트예요. 큰 단풍 나무를 검지부터 소지 손톱까지 이어서 그렸어요. 마치 수채화 같은 느낌이 나요. 간단히 스펀지로만 톡톡 찍어 완성할 수 있는 디자인이랍니다.

## 재료와 도구

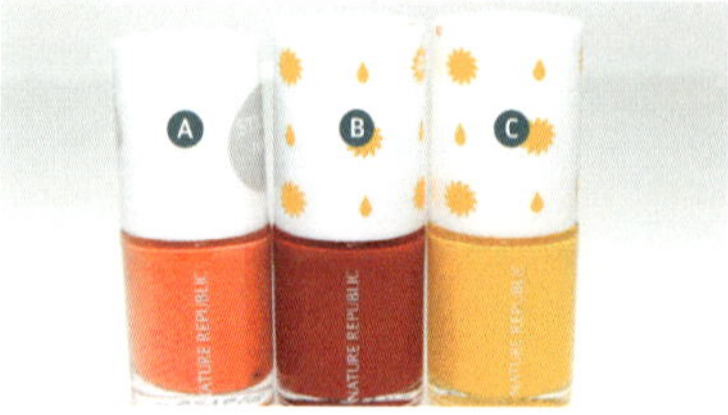


**A** 오렌지 계열의 피치 - 네이처 리퍼블릭 스티커 네일 피치 오렌지
**B** 레드 - 네이처 리퍼블릭 써니 젤 네일 라즈베리커런트
**C** 옐로 - 네이처 리퍼블릭 써니 젤 네일 써니옐로우
브라운 컬러 네일, 투명한 펄 컬러 네일, 세필 붓, 스펀지

## 디자인하는 법

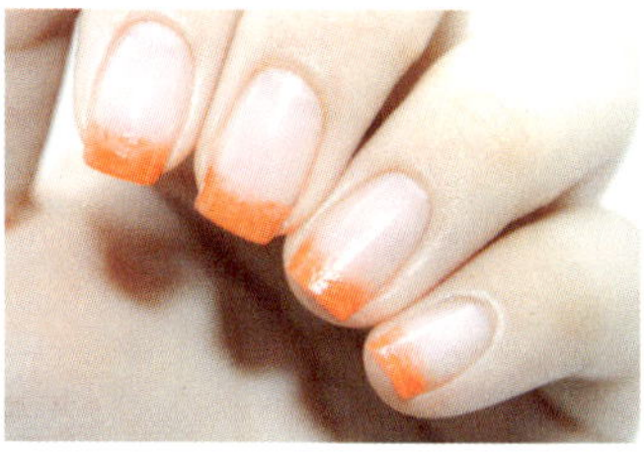

**1**_ 낙엽이 떨어진 풍경을 표현해요. 스펀지에 피치 컬러를 바른 후 손톱 끝부분에 톡톡 찍어줍니다.

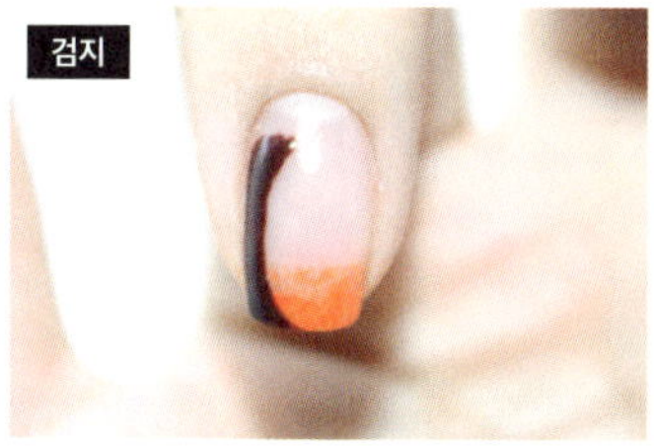


**2**_ 세필 붓으로 브라운 컬러의 나무를 그려요.

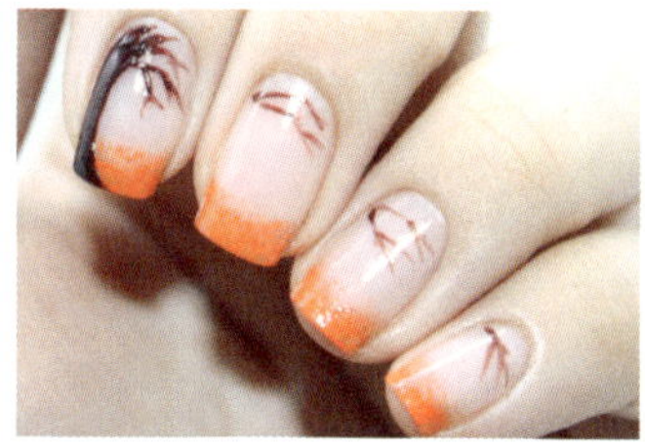

**3**_ 잔가지를 손톱에 전체적으로 그립니다.

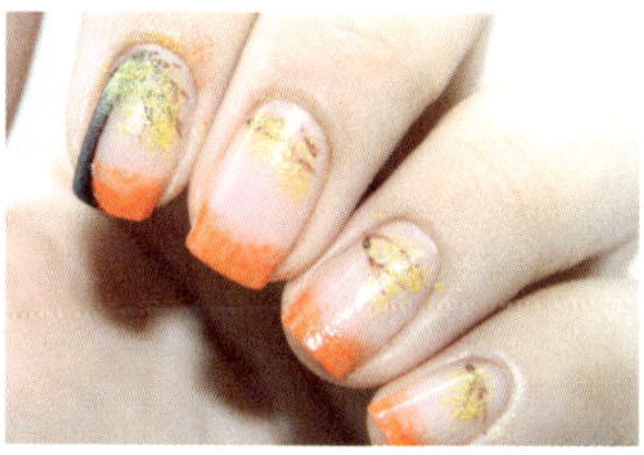

**4**_ 스펀지에 옐로 컬러를 바른 후 잔가지 부분에 자연스럽게 톡톡 찍어줍니다. (**TIP** 스펀지에 폴리시를 아주 조금만 발라요. 찍었을 때 스펀지의 질감을 살리는 것이 포인트!)

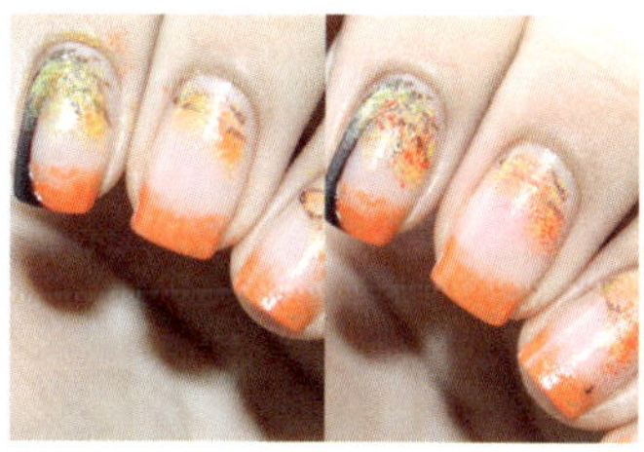

**5**_ 오렌지와 레드 컬러도 **4**와 같은 방법으로 진행해 단풍을 표현합니다. (**TIP** 손톱 주위에 묻은 폴리시는 물티슈나 면봉을 이용해 리무버로 지워요.)

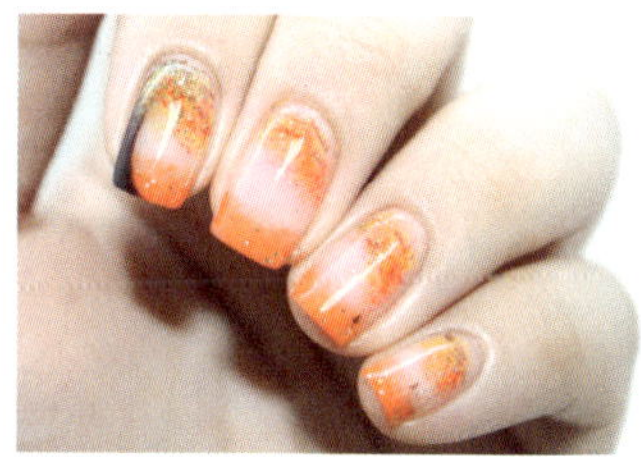

**6**_ 아랫부분에 잔잔한 펄 컬러를 발라 반짝이는 효과를 더해요. 끝으로 탑코트를 발라 완성합니다.

**유진샹의 TIP**

모든 손톱을 하나의 도화지처럼 사용해요. 그러면 풍경화 같은 네일아트가 완성된답니다.

# 살랑살랑 봄의 꽃

*A spring flower*

난이도 ★★★

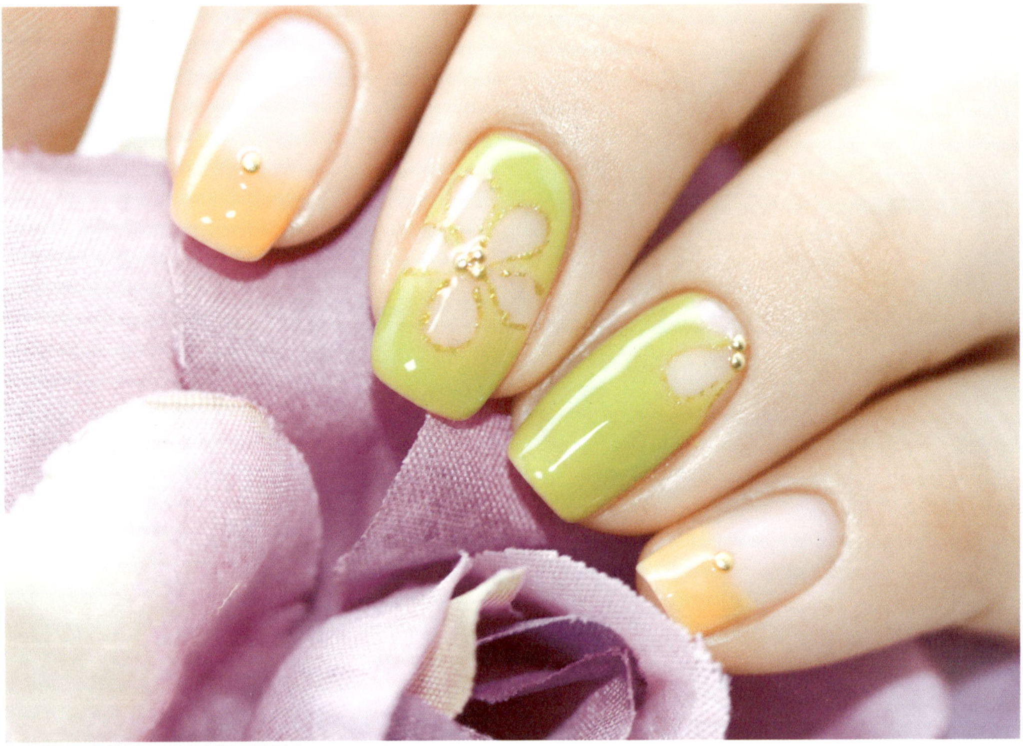

## 모티브

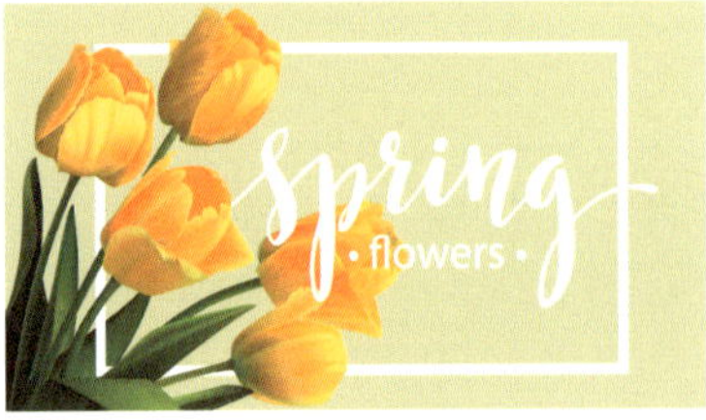


산뜻한 봄꽃을 모티브로 만든 네일아트예요. 꽃 대신 바탕에 컬러를 칠해 꽃은 투명하게 표현한 것이 특징이에요. 봄부터 여름까지 하기 좋은 디자인이랍니다.

## 재료와 도구

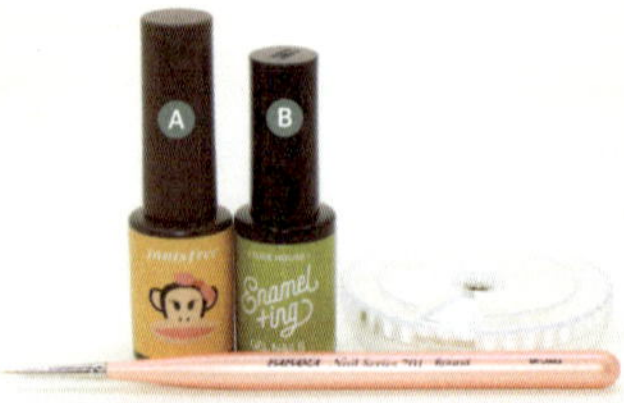


**A** 오렌지 - 이니스프리 달콤한 바나나 간식

**B** 옐로 그린 - 에뛰드 하우스 젤 네일 완두콩 세알

펄 골드 컬러 네일, 원형 골드 스터드, 세필 붓(701)

## 디자인하는 법

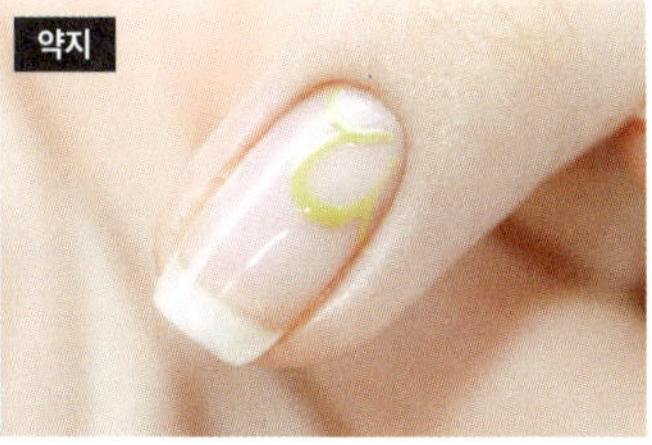


**1_** 세필 붓으로 옐로 그린 컬러의 꽃잎 3장을 그려요. 속은 채우지 않는 디자인이므로 라인이 두꺼워도 괜찮아요.

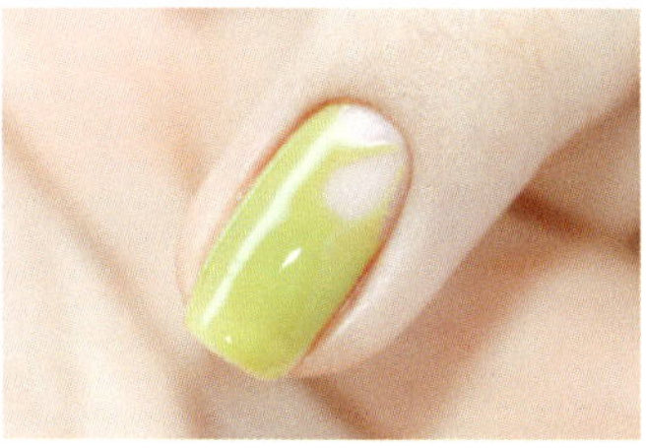

**2_** 꽃잎 바깥을 컬러로 채워줍니다. 여기까지 작업을 마친 뒤 30초간 큐어링해요.

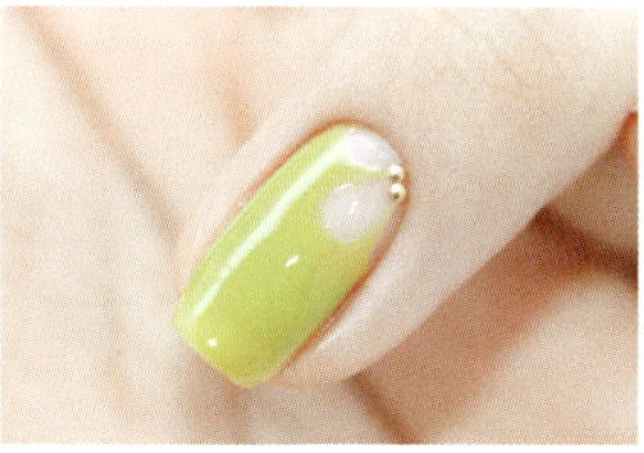

**3_** 꽃 중앙에 골드 스터드 2개를 올립니다.

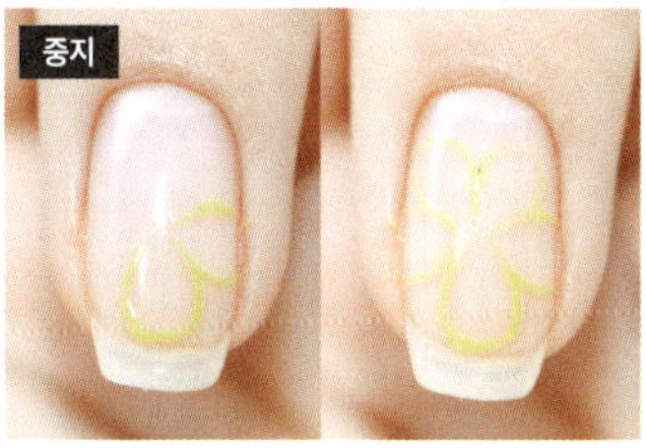


**4_ 1**과 같은 방법으로 큰 꽃을 그립니다.

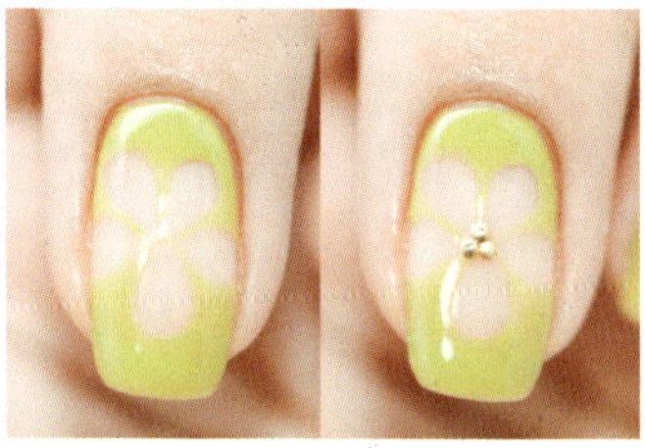

**5_** 꽃잎 바깥을 컬러로 채우고 중앙에 골드 스터드 3개를 올립니다.

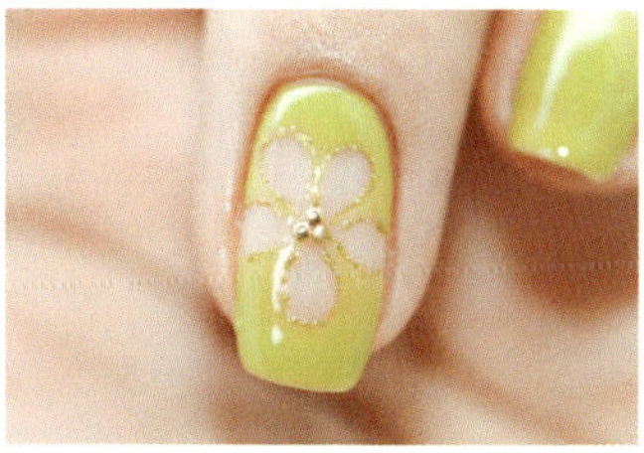

**6_** 꽃잎 테두리는 펄 골드 컬러로 그려 보다 선명하게 표현합니다.

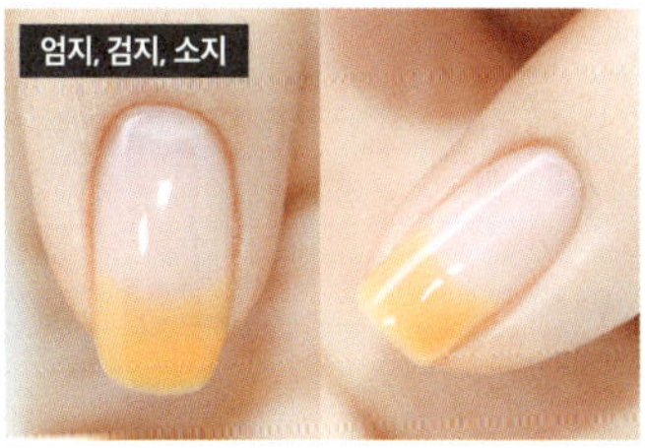


**7_** 나머지 손톱은 오렌지 컬러로 프렌치합니다.

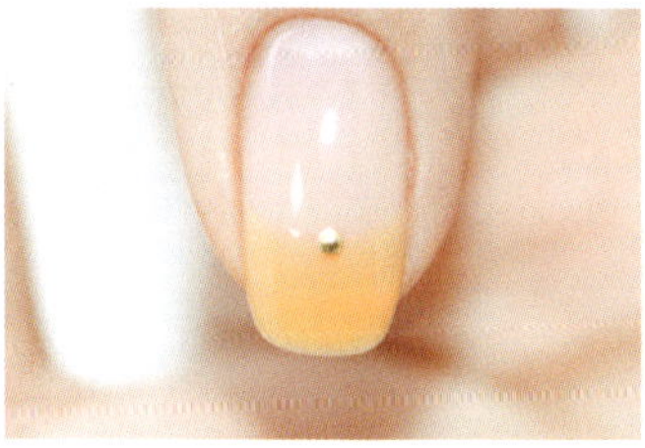

**8_** 프렌치 중심에 원형 스터드를 올립니다.

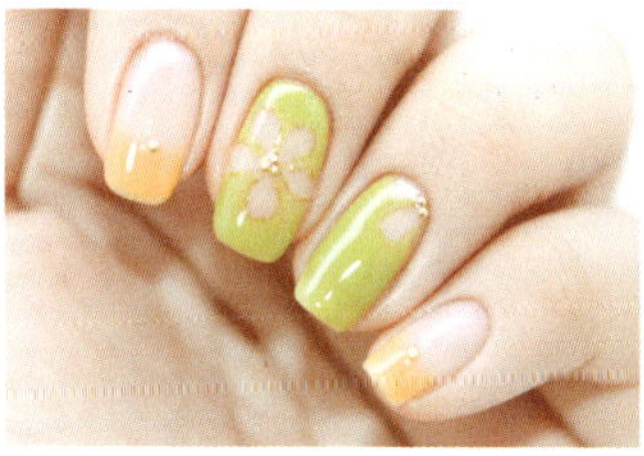

**9_** 탑젤을 발라 완성합니다.

유진샹의 TIP

**스터드 잘 붙이는 방법** _젤 네일을 할 때 스터드를 붙일 자리에 탑젤을 살짝 바른 뒤 스터드를 올리고 5초간 큐어링합니다. 그러면 스터드가 단단히 고정돼요. 일반 네일을 할 경우에는 스터드를 붙일 자리에 탑코트를 살짝 바르고 스터드를 올려 그대로 고정시켜요.

# 블랙 갤럭시

*Dark galaxy*

난이도 ★★★

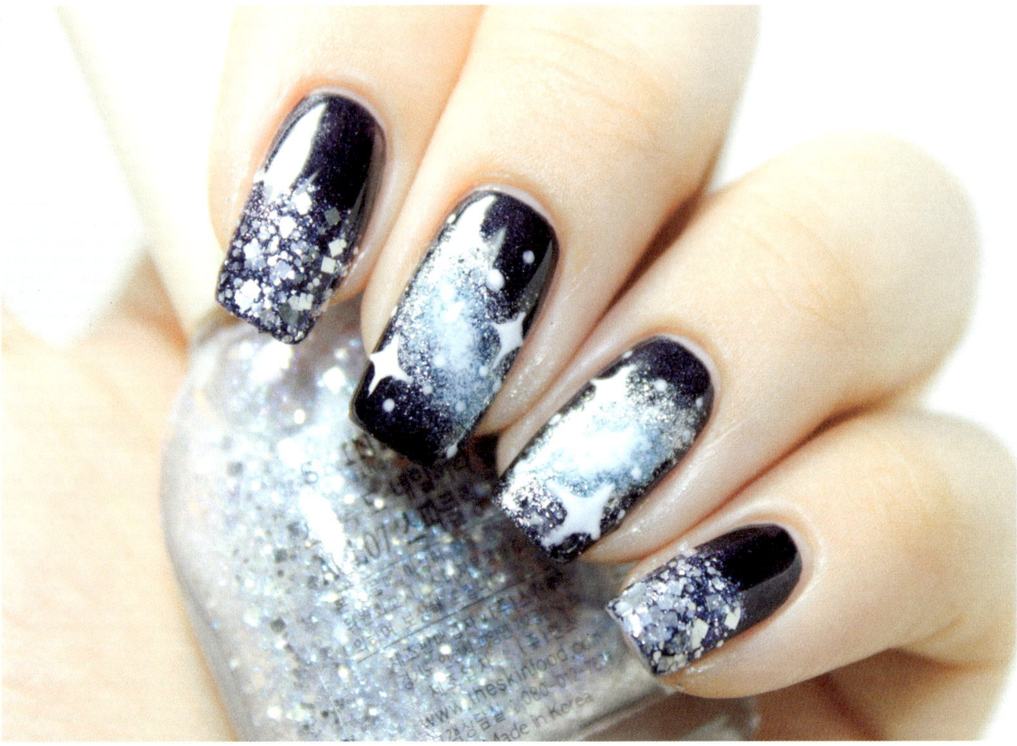

## 모티브

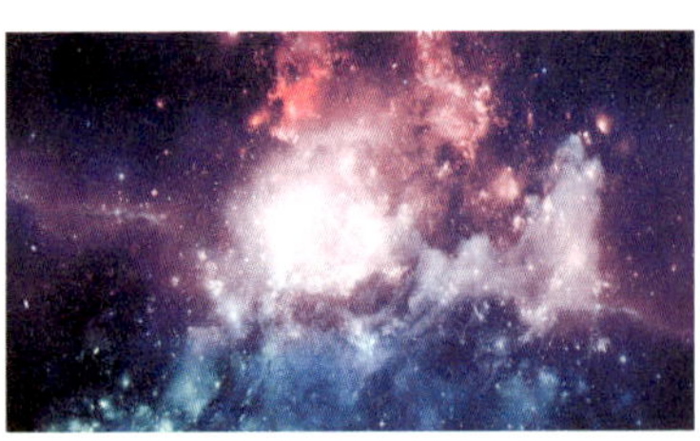

신비로운 우주를 모티브로 만든 네일아트예요. 은하수를 표현하고자 했어요. 어두운 배경을 그린 후 밝게 빛나는 은하수를 표현하기 위해 펄 실버와 화이트 컬러를 사용했어요.

## 재료와 도구

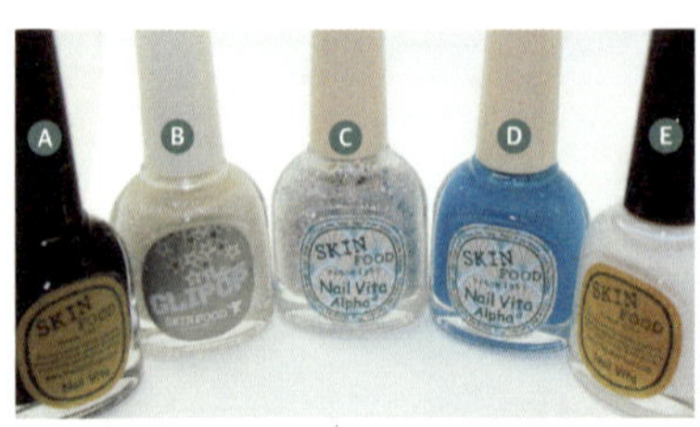


**A** 펄 블랙 - 스킨푸드 네일 비타 펄 블랙
**B** 펄 실버 - 스킨푸드 패디큐어 글리팝 팝다이아몬드
**C** 실버 글리터 - 스킨푸드 네일 비타 알파 스파클링 웨이브
**D** 블루 - 스킨푸드 네일 비타 알파 토르말린
**E** 화이트 - 스킨푸드 네일 비타 밀키밀키
도트 스틱, 세필 붓, 스펀지

## 디자인하는 법

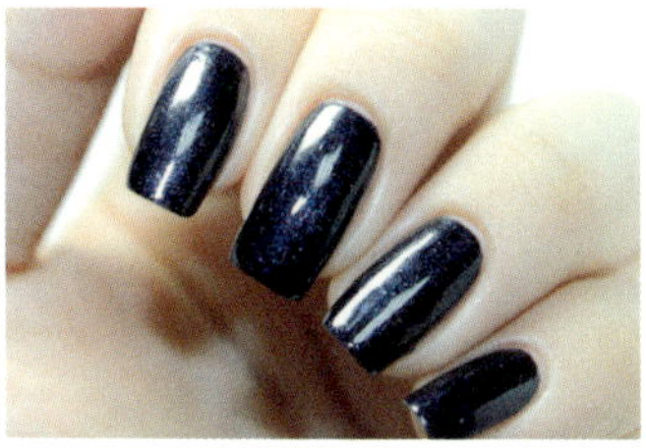

1_ 펄 블랙 컬러를 전체적으로 바릅니다.

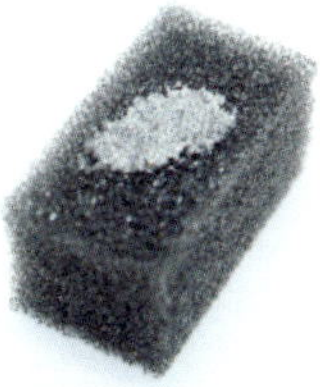

2_ 스펀지에 펄 실버 컬러를 타원 모양으로 발라요.

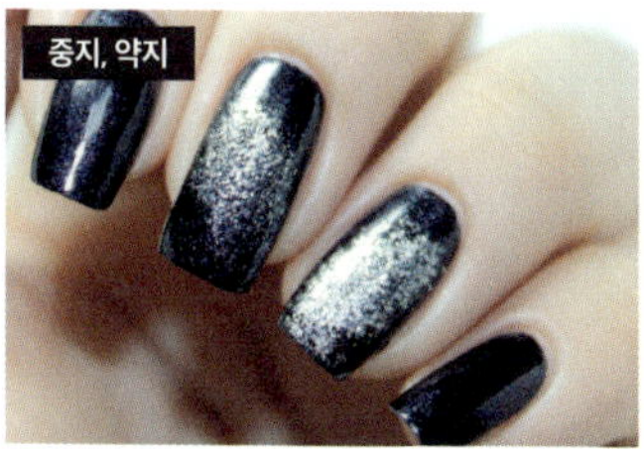


3_ 중지와 약지에 서로 반대 방향으로 찍어 두들겨줍니다.

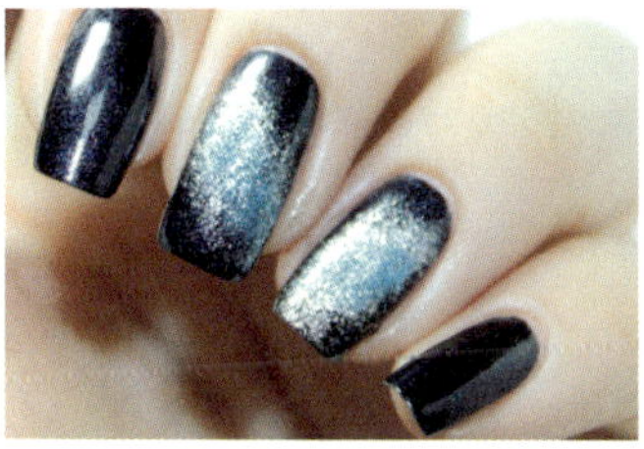

4_ 안쪽에 블루 컬러를 좀 더 작은 타원 모양으로 콕콕 찍어요.

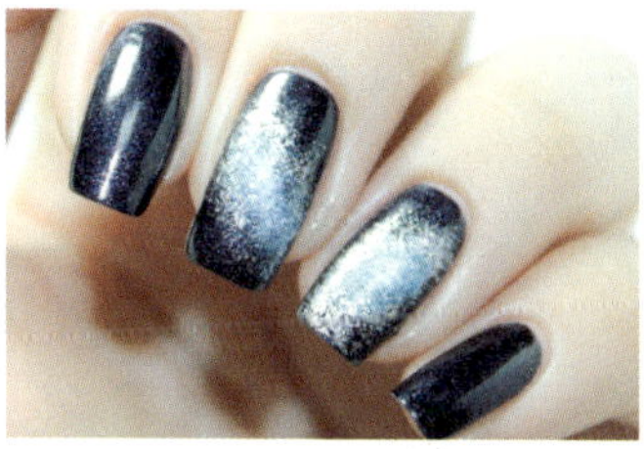

5_ 깊이 있는 우주를 표현하기 위해 중앙에 화이트 컬러도 살짝 찍어줍니다.

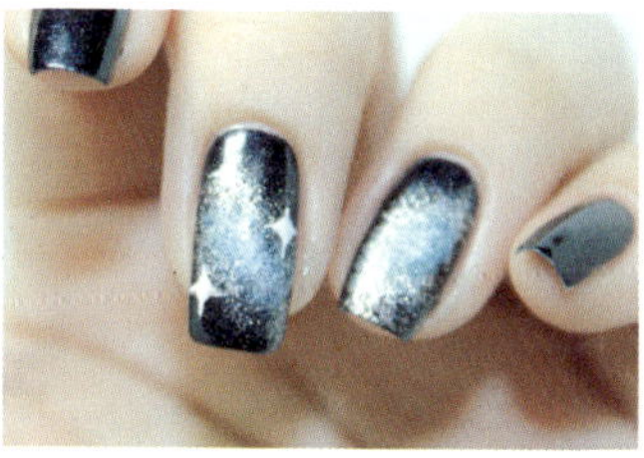

6_ 세필 붓으로 타원 주위에 반짝이 무늬를 3개 정도 그려요.

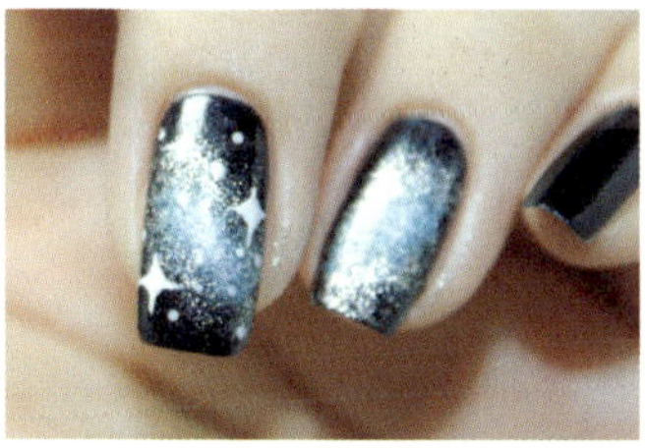

7_ 도트 스틱으로 크고 작은 도트를 찍어요.

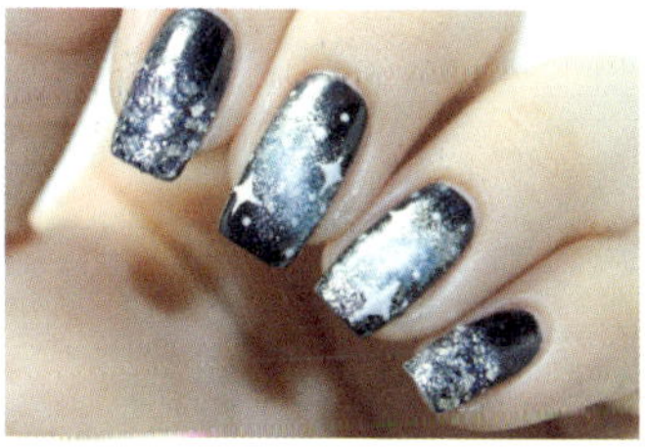

8_ 펄 실버 컬러를 네일 끝부분에만 살짝 바릅니다.

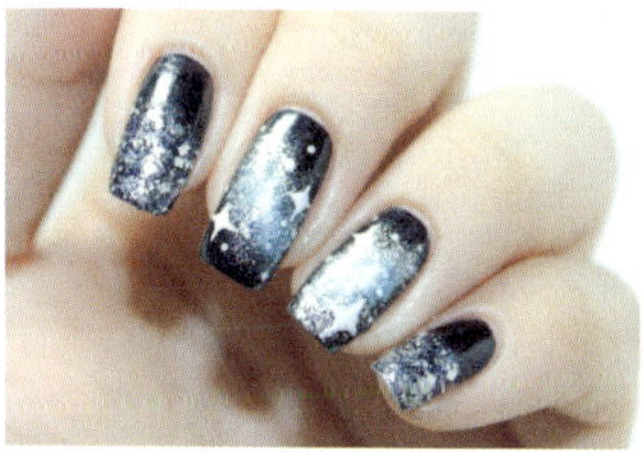

9_ 탑코트를 발라 완성합니다.

# 핑크 갤럭시

*Pink galaxy*

난이도 ★★★

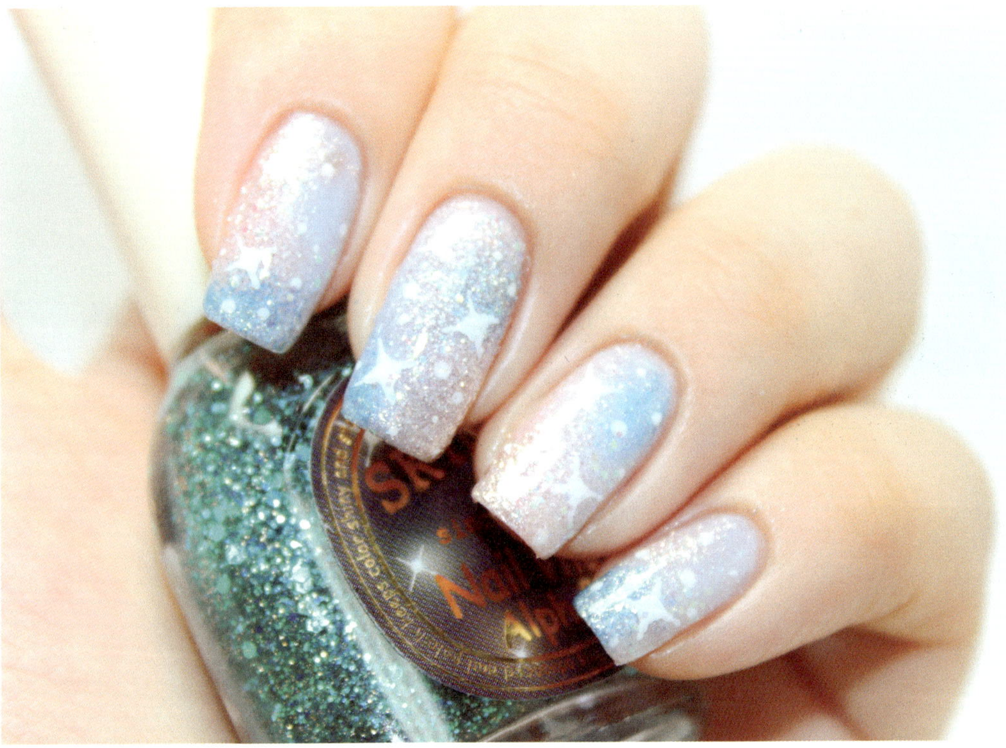

## 모티브

우주라고 해서 무조건 블랙으로 표현하라는 법은 없죠. 핑크와 스카이블루 컬러로 만든 갤럭시 네일 아트예요. 서로 다른 두 컬러가 섞이는 모습을 표현하는 것이 포인트예요.

## 재료와 도구

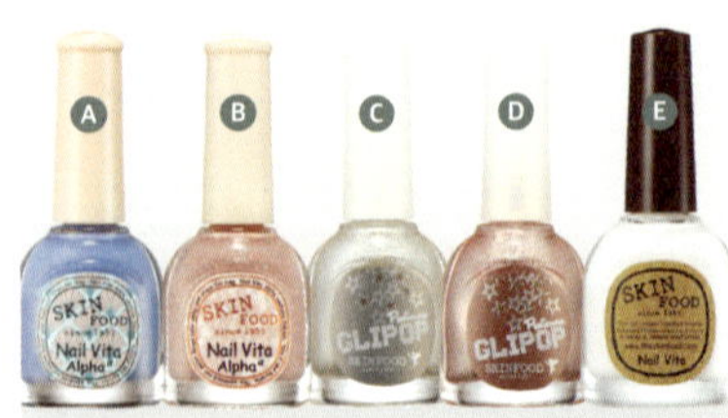


**A** 블루 - 스킨푸드 네일 비타 알파 크리스탈오션
**B** 핑크 - 스킨푸드 네일 비타 알파 슈가스트로베리
**C** 펄 실버 - 스킨푸드 패디큐어 글리팝 팝다이아몬드
**D** 펄 핑크 - 스킨푸드 패디큐어 글리팝 팝루비
**E** 화이트 - 스킨푸드 네일 비타 밀키밀키
도트 스틱, 스펀지

## 디자인하는 법

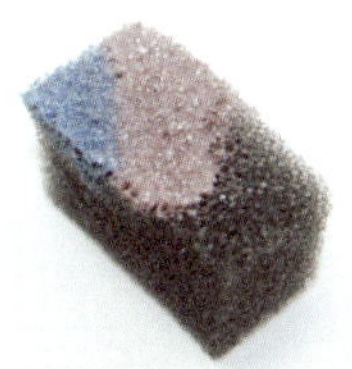

**1**_ 스펀지에 블루, 핑크 컬러를 차례로 바릅니다.

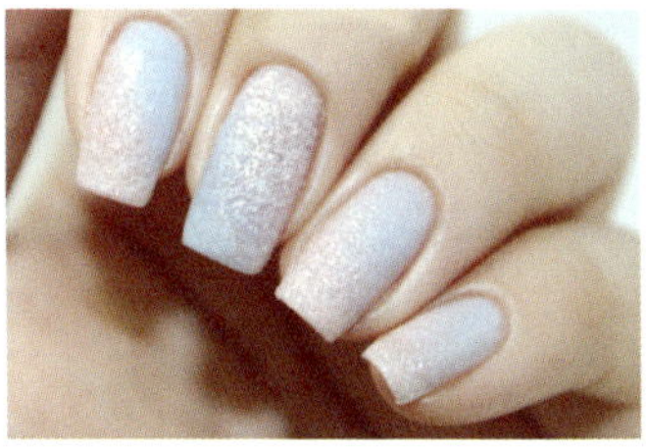

**2**_ 그대로 손톱에 찍어 두들겨줍니다. 2번 정도 두드려주세요.

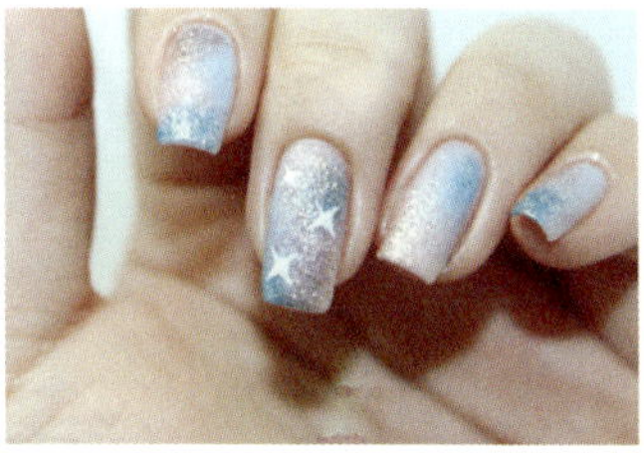

**3**_ 반짝이 무늬를 3개 정도 그리고 크고 작은 도트도 찍어줍니다.

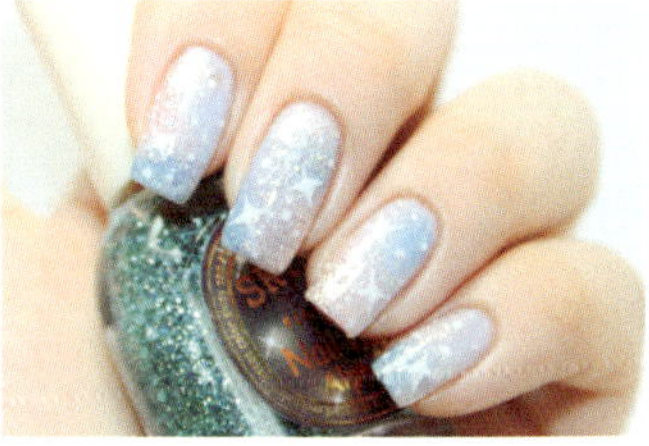

**4**_ 탑코트를 발라 완성합니다.

# 손톱 세로줄 원인과 해결 방법

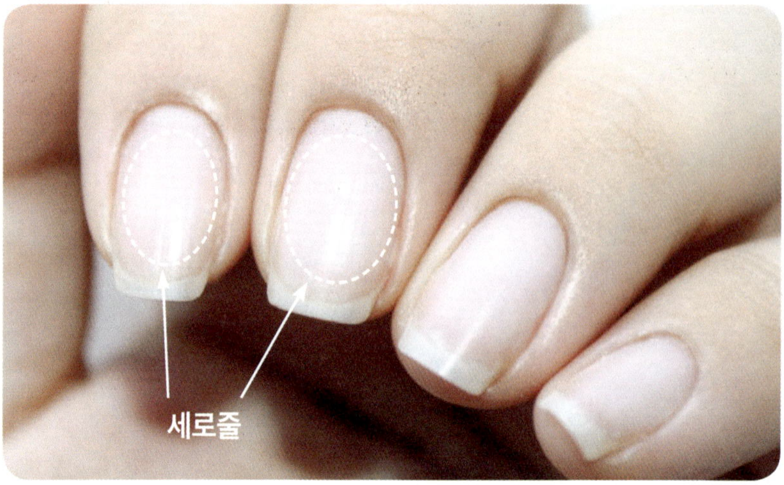


혹시 손톱에 세로줄이 있지 않은지 한번 확인해보세요. 저도 손톱을 빛에 비춰 보면 얇은 세로줄이 보이는데요. 세로줄은 왜 생기는 것이며, 그 해결 방법은 무엇인지 알려드릴게요.

## 세로줄의 원인

**1. 건조 & 노화**

가장 중요한 세로줄의 원인입니다. 손톱이 노화가 되면서 세로줄이 생겨요. 게다가 건조하면 줄은 더 선명해집니다.

**2. 영양 부족**

영양이 부족해도 세로줄이 생겨요. 손톱은 케라틴으로 구성되어 있어 체내 영양소가 균형 있게 맞춰지지 않으면 세로줄이 나타날 수 있어요. 특히 과하게 굶는 다이어트를 하는 분은 손톱에 세로줄이 깊게 생겨 있을 가능성이 커요.

**3. 스트레스**

스트레스나 충분한 수면이 이뤄지지 못한 경우에도 세로줄이 발생합니다. 스트레스는 손톱에도 영향을 미친답니다.

## 유진샹이 알려주는 세로줄 5분 만에 해결하기

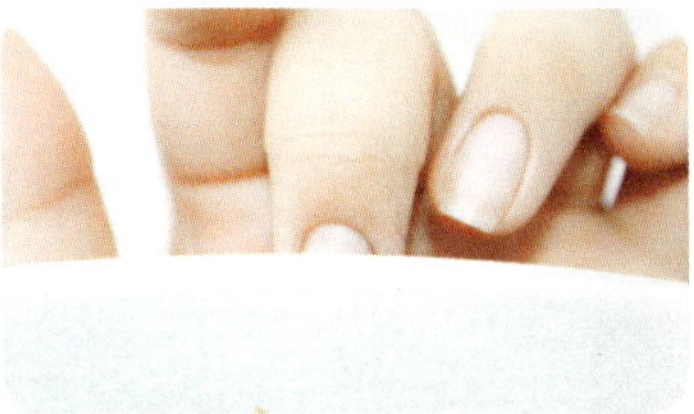

1_ 울퉁불퉁한 손톱 표면은 부드러운 스무스 파일로 살짝 다듬어요. 너무 세게 할 경우 손톱이 얇아질 수 있으니 주의하세요.

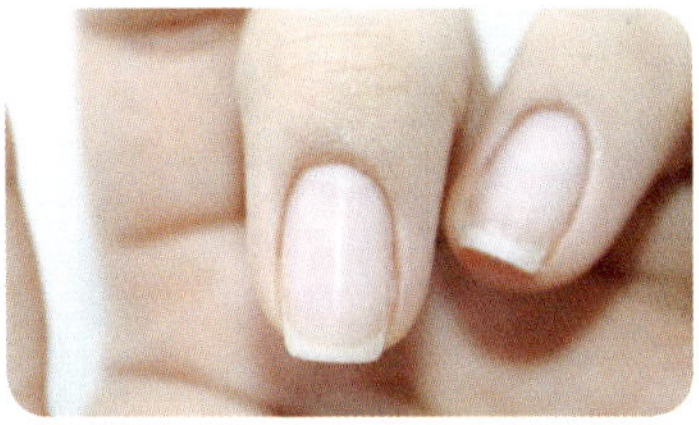

2_ 표면이 매끈해진 모습이에요.

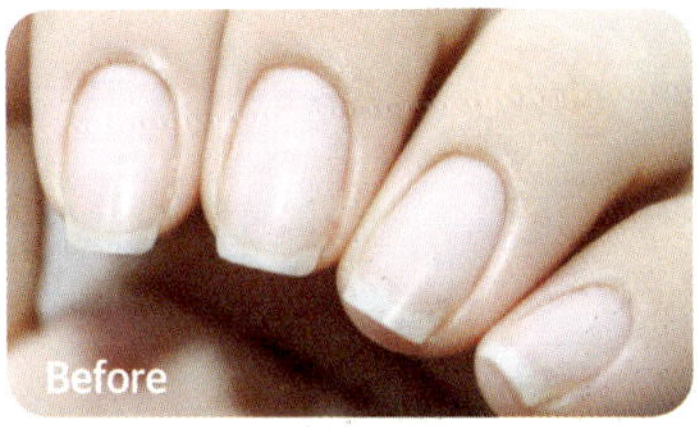


3_ 표면을 다듬기 전의 모습이에요. 전후 상태를 비교해보세요.

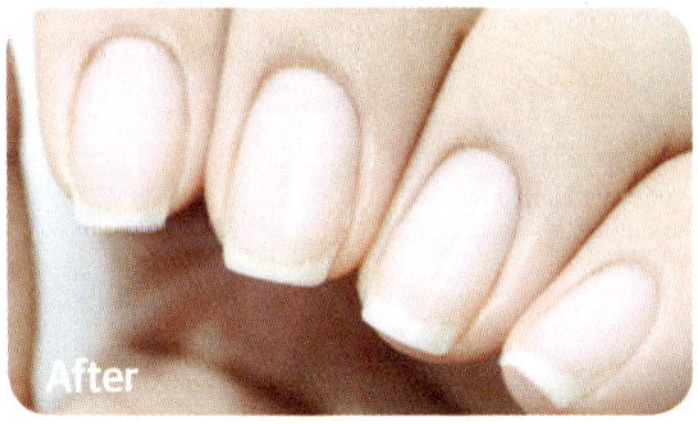


4_ 손톱이 매끈해졌어요! 이 상태에 컬러를 바르면 아주 매끈하게 잘 발려요.

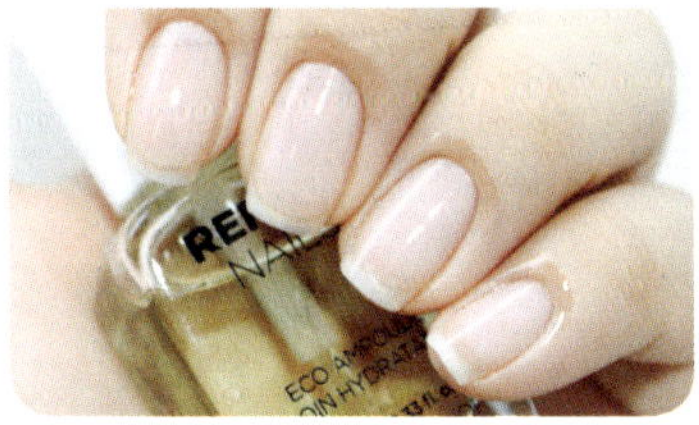

5_ 손톱 표면에 베이스나 영양제를 바르고 큐티클 라인에 오일을 발라 마무리해요.

"세로줄은 5분 처치 방법으로 해결할 수도 있지만, 사실 근본적인 방법은 문제의 원인을 해결하는 거예요. 충분한 수면, 균형 있는 영양 섭취, 적절한 수분 공급 그리고 스트레스를 해결하면 된답니다. 결국, 몸이 건강해지면 손톱도 자연스럽게 건강해져요."

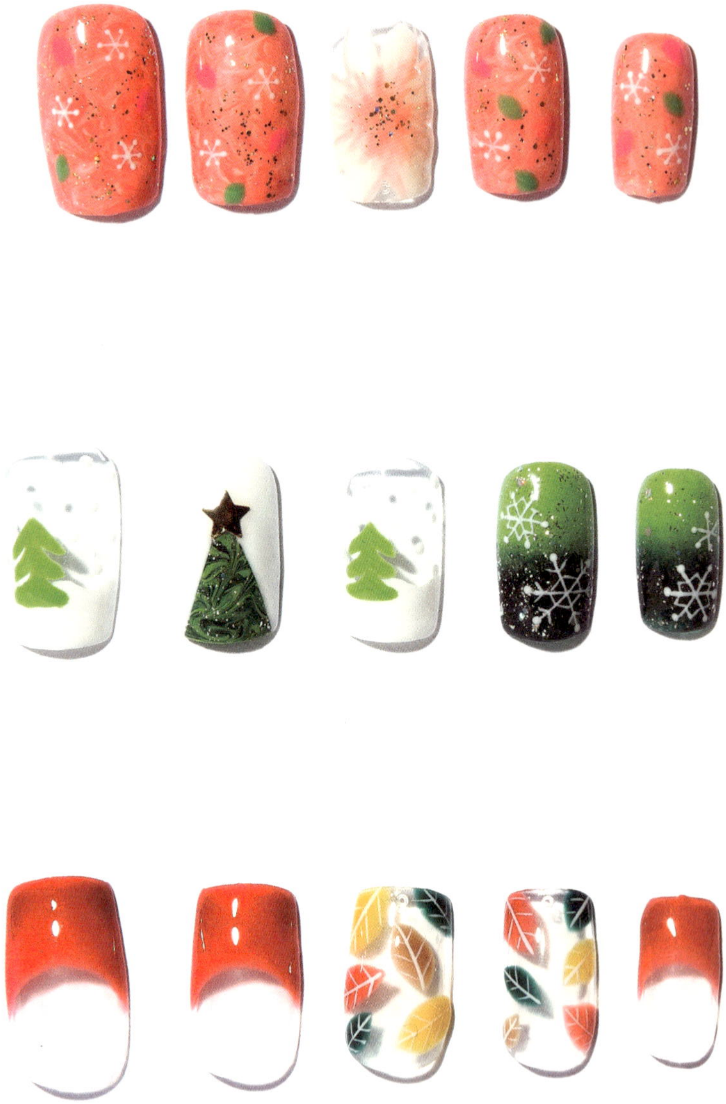

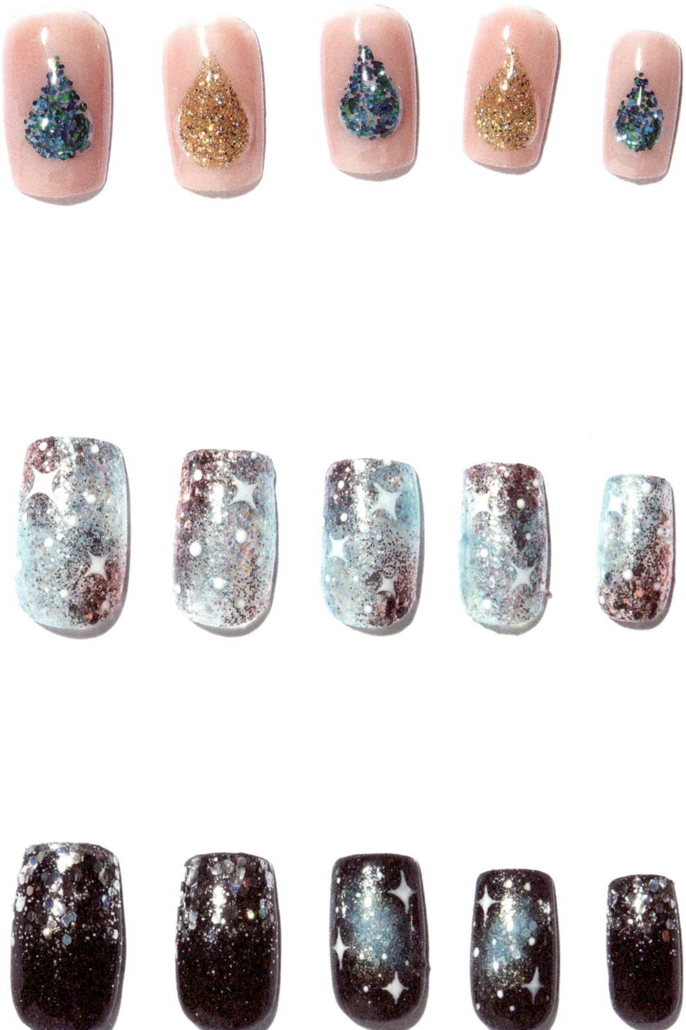

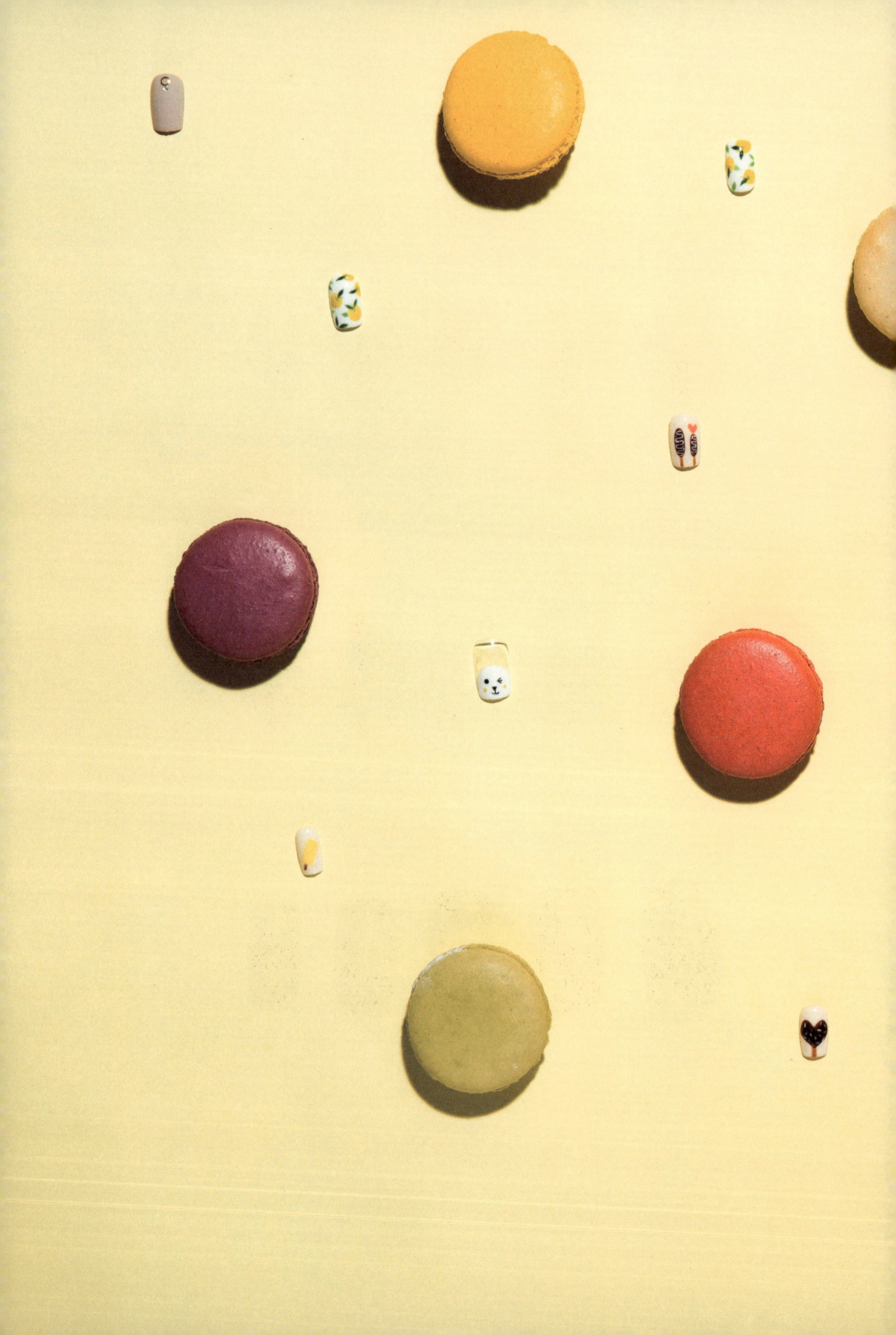

## 4장

# 디저트 모티브 네일

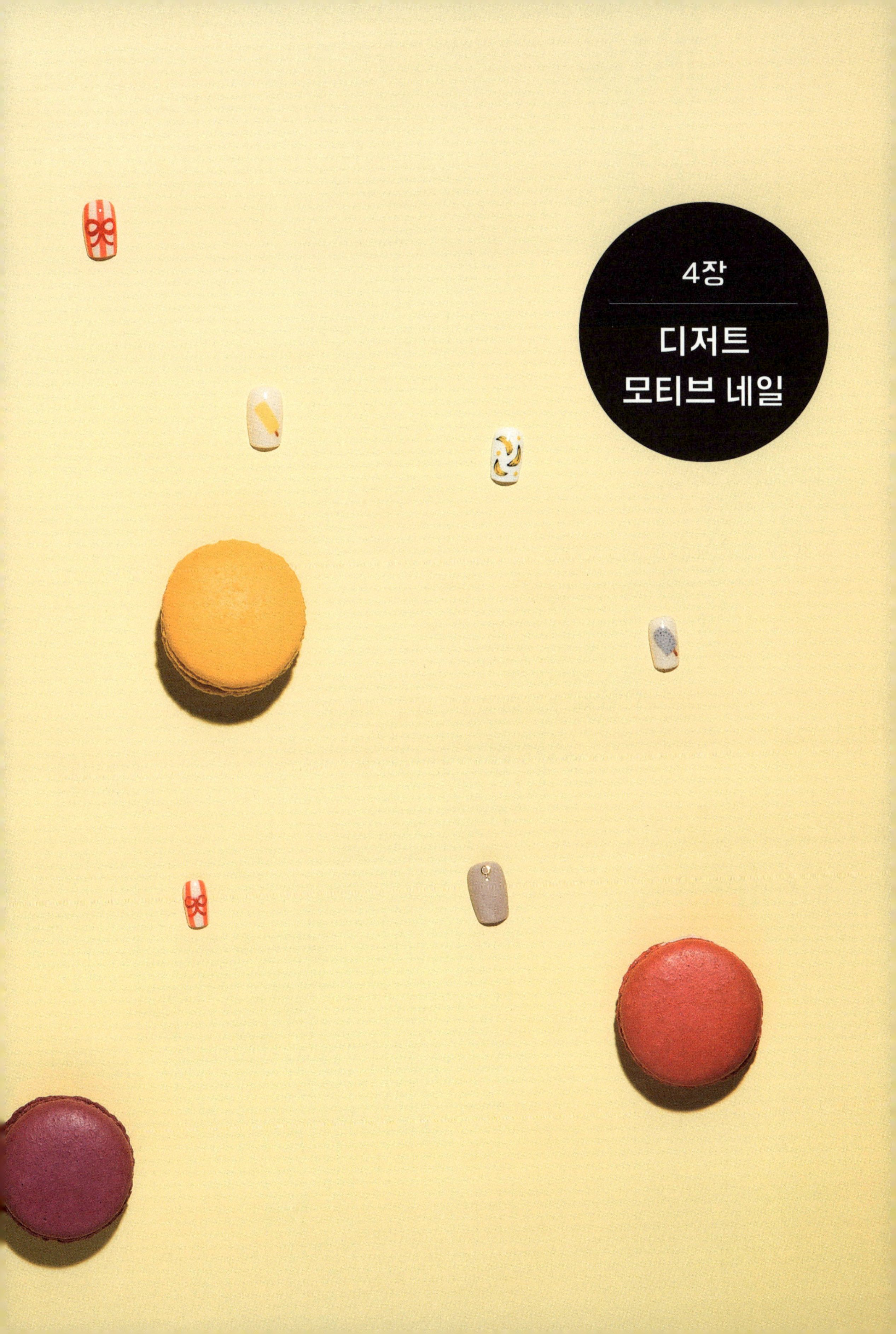

# 올록볼록 엠보싱 초콜릿

*Chocolate*

난이도 ★★

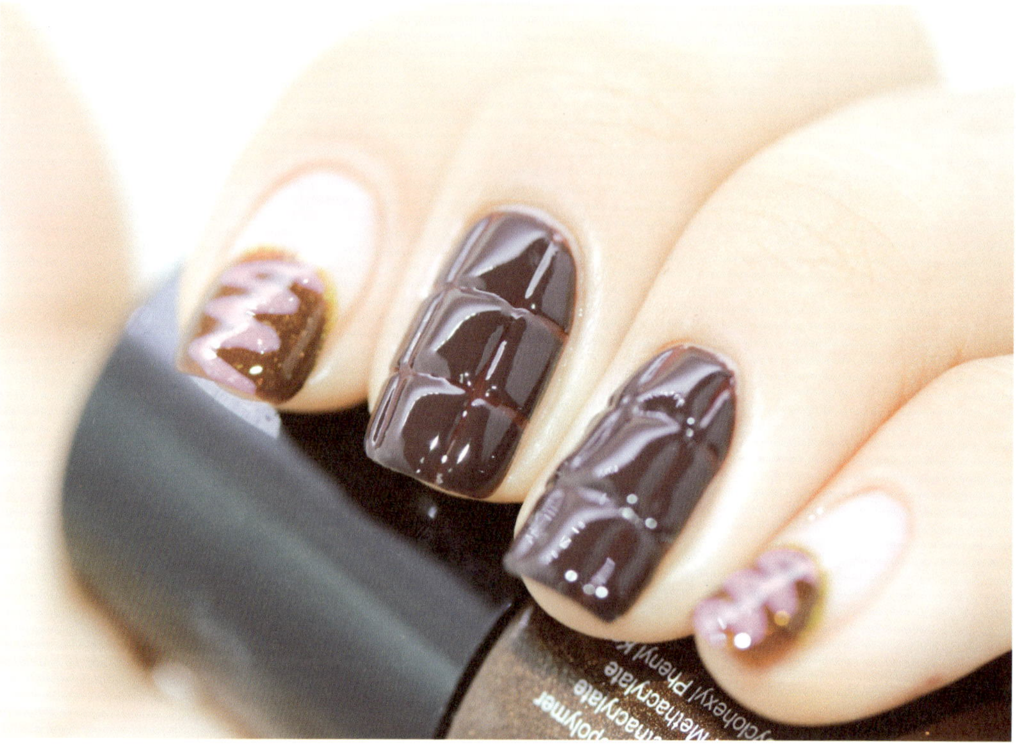

## 모티브

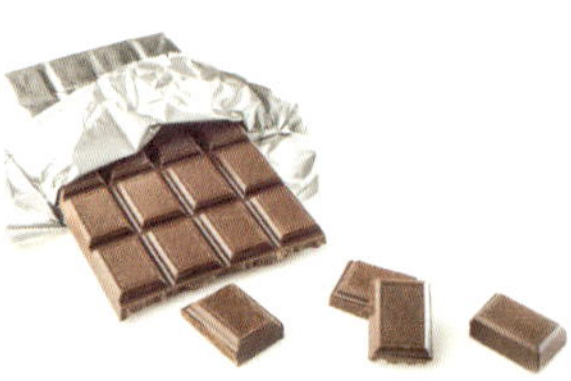

초콜릿을 모티브로 만든 네일아트입니다. 초콜릿 컬러는 기본이고 올록볼록한 엠보싱 부분을 입체적으로 살린 것이 디자인의 포인트예요.

## 재료와 도구

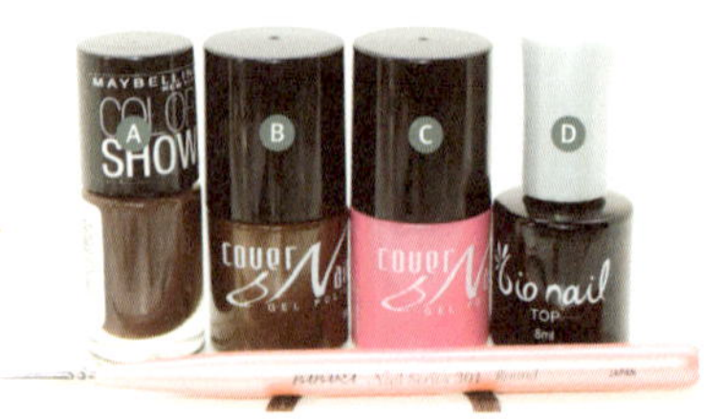


*초콜릿 컬러는 젤 네일과 일반 네일 폴리시 두 종류로 준비해요.

**A** (네일 폴리시) 펄 초콜릿 - 메이블린 뉴욕 컬러쇼 초코씬
**B** (젤 네일) 펄 초콜릿 - 커버 젤 네일 22
**C** 핑크 - 커버 젤 네일 18
**D** 탑젤 - 바이오네일 탑젤
라인 테이프, 세필 붓(301), 골드 글리터 아트 펜

## 디자인하는 법

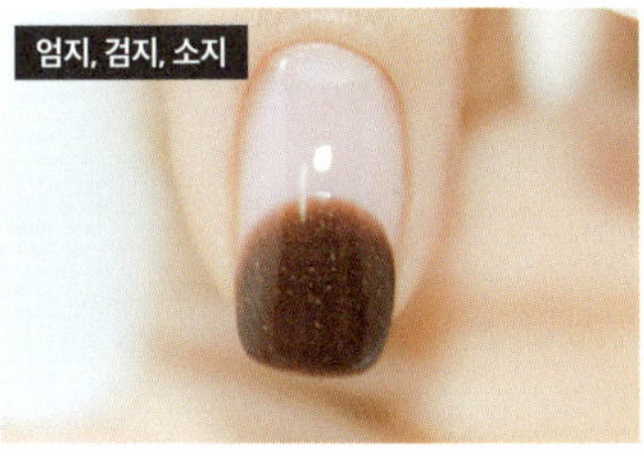


**1**_ 초콜릿 젤 컬러로 둥근 프렌치를 합니다.

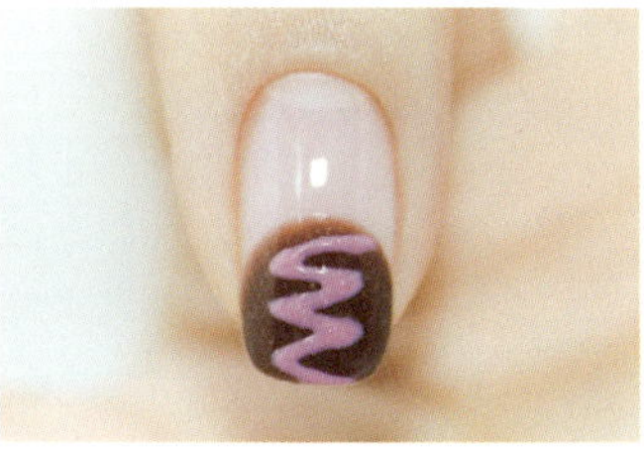

**2**_ 핑크 젤 컬러로 초콜릿 위에 토핑을 더해요.

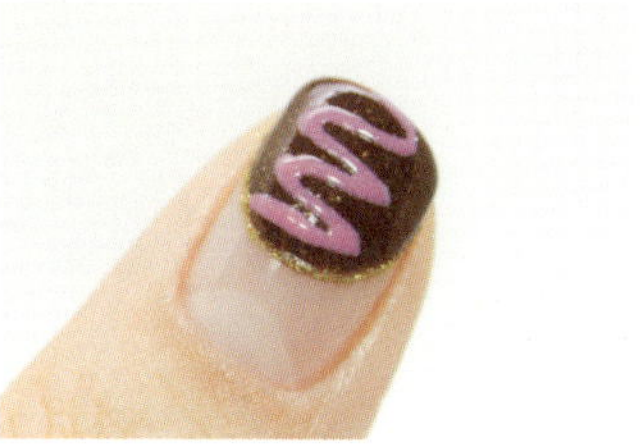

**3**_ 골드 글리터 아트 펜으로 초콜릿에 테두리를 그립니다.

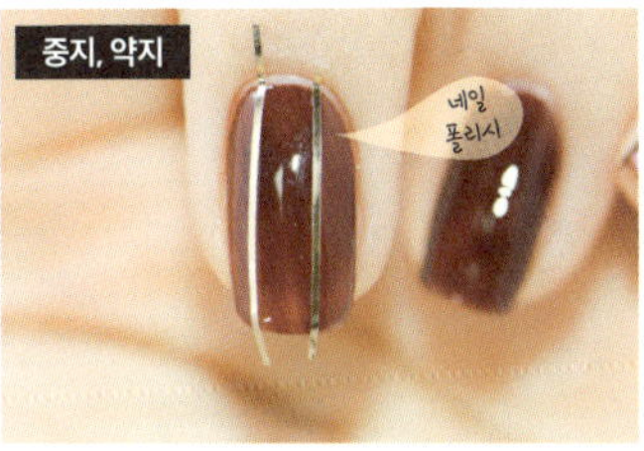


**4**_ 중지와 약지에 초콜릿 컬러를 1번 바르고 충분히 말려줍니다. 말린 후 라인 테이프를 간격에 맞춰 세로로 2줄 붙여요.

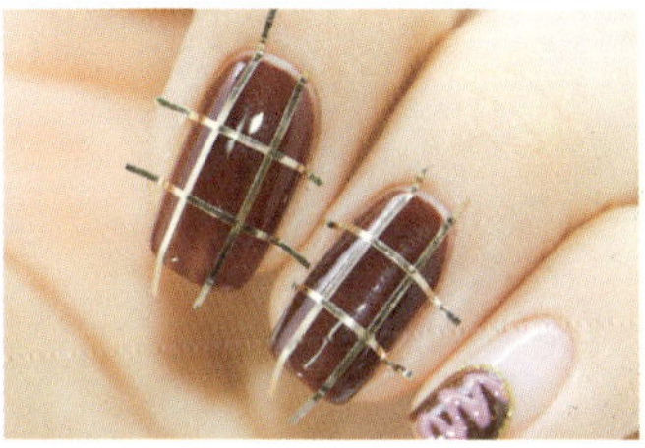

**5**_ 세로와 교차해서 가로 2줄 테이프도 붙이고 약지도 똑같이 작업해요. (**TIP** 라인 테이프가 들뜨지 않도록 끝부분도 꼼꼼히 눌러요.)

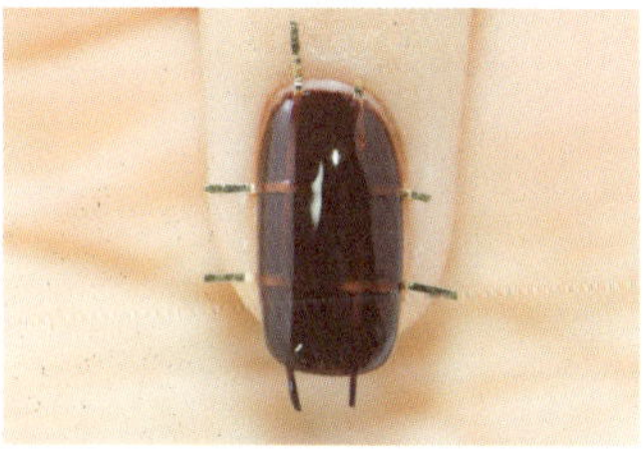

**6**_ 붙인 테이프 위로 초콜릿 컬러를 4~5번 정도 바릅니다. (**TIP** 테이프를 다시 뜯어야 하기 때문에 엠보싱 초콜릿을 표현하는 손톱에는 꼭 젤 네일이 아닌 일반 네일 폴리시를 사용하세요.)

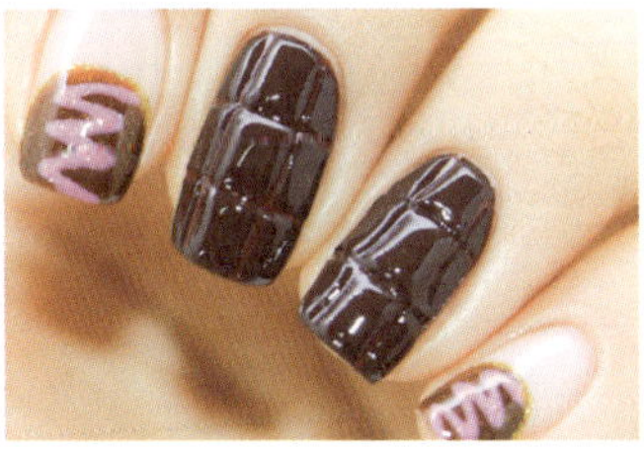

**7**_ 테이프를 하나씩 천천히 뜯으면 엠보싱 모양이 나타나요.

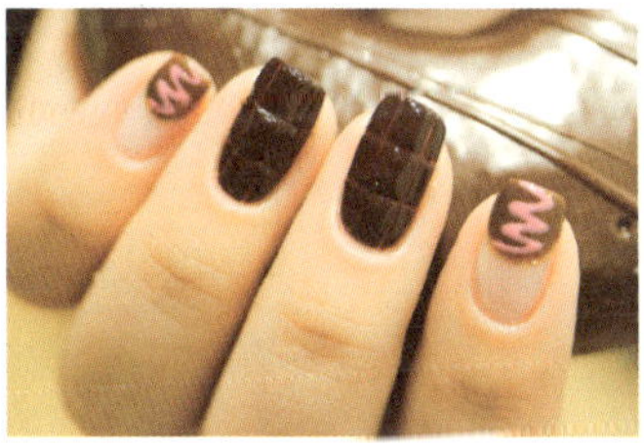

**8**_ 탑젤을 발라 완성합니다.

# 리얼 휘핑크림

*Whipping cream*

난이도 ★★★

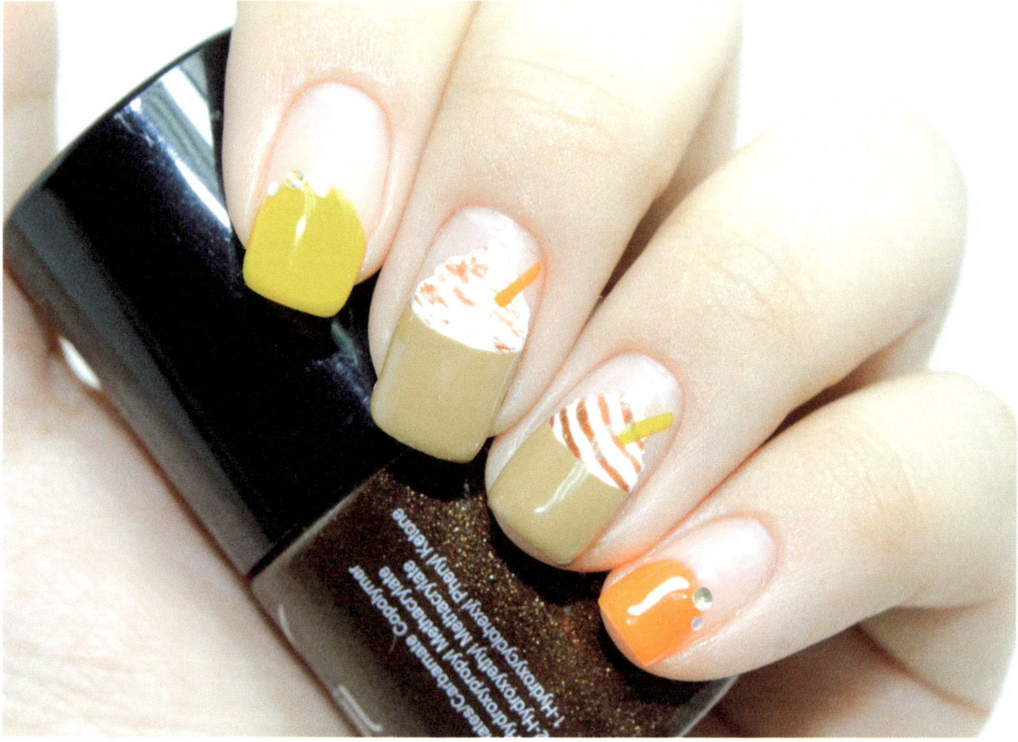

## 모티브

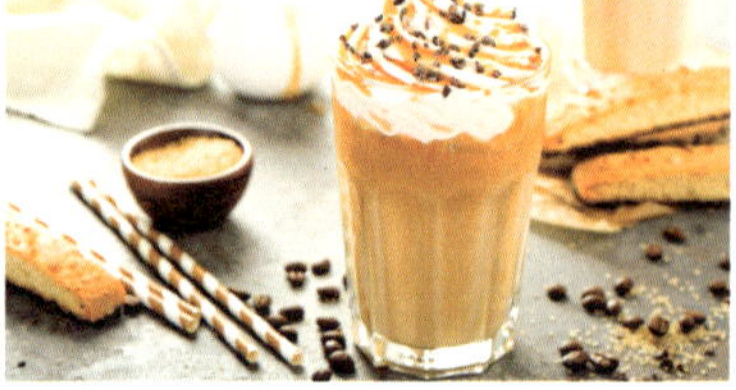

음료 위의 휘핑크림을 모티브로 만든 네일아트예요. 초콜릿 파우더를 뿌린 크림, 시럽을 뿌린 크림 두 가지 다 표현했어요. 카페에서 주문한 음료가 바로 연상되도록 빨대까지 그렸답니다.

## 재료와 도구

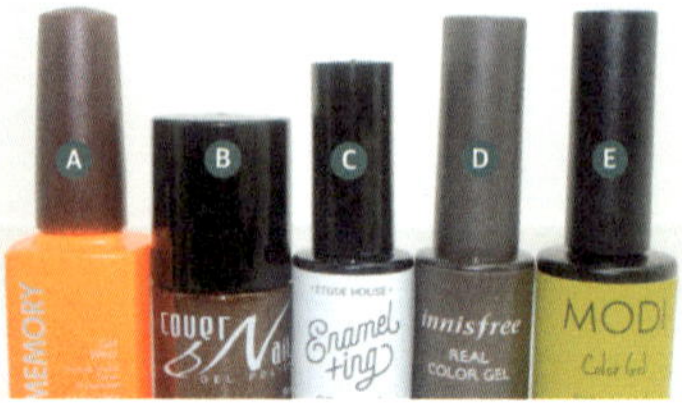


**A** 오렌지 - 메모리 젤 175
**B** 브라운 - 커버 젤 네일 22
**C** 화이트 - 에뛰드 하우스 에나멜팅 젤 네일즈 마쉬멜로우
**D** 다크 브라운 - 이니스프리 리얼 컬러 젤 오솔길낙엽
**E** 옐로 - 모디 컬러 젤 레몬치즈케익
골드 글리터 컬러 네일, 세필 붓

## 디자인하는 법

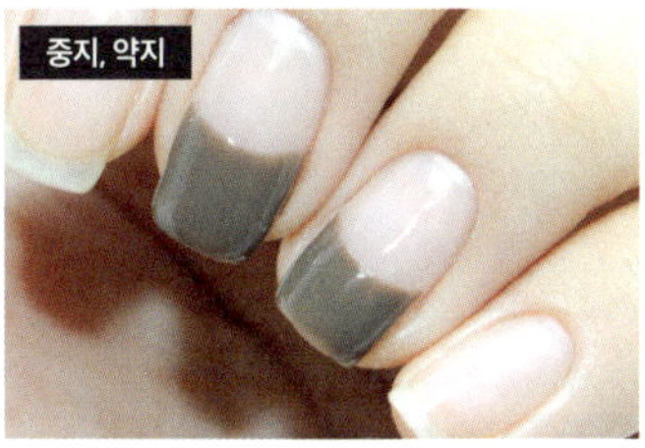


**1**_ 브라운 컬러로 딥 프렌치를 합니다.

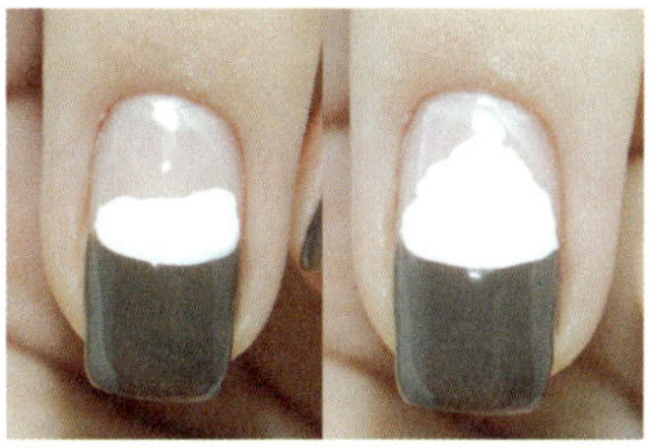

**2**_ 화이트 컬러로 휘핑크림을 그려요. 세필붓이나 도트 스틱을 사용하세요.

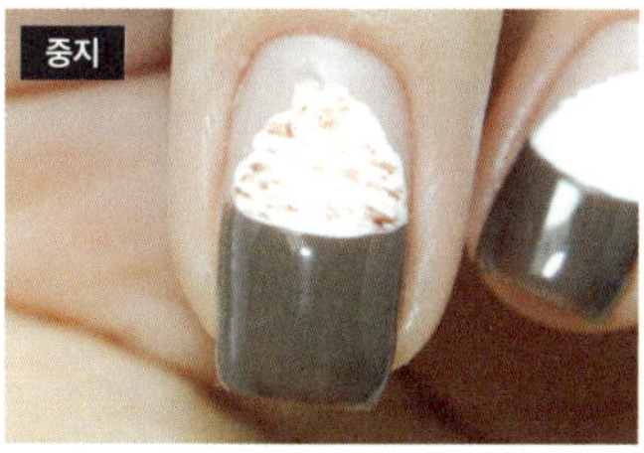


**3**_ 크림에 초콜릿 파우더를 뿌린 모습을 표현하기 위해 다크 브라운 컬러를 살짝 찍어줍니다. (**TIP** 브러시에 컬러를 최소한으로 묻혀 찍는 것이 포인트!)

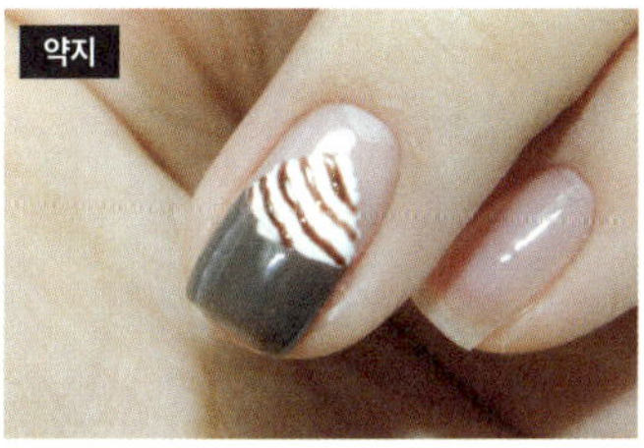


**4**_ 약지는 초콜릿 시럽이 크림 사이로 흘러내리는 모습을 표현해요. 사선으로 그려주면 됩니다.

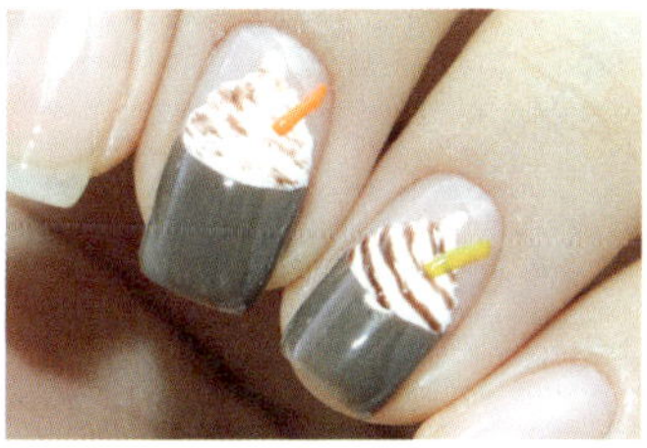

**5**_ 휘핑크림에 오렌지, 옐로 컬러로 빨대를 하나씩 그립니다.

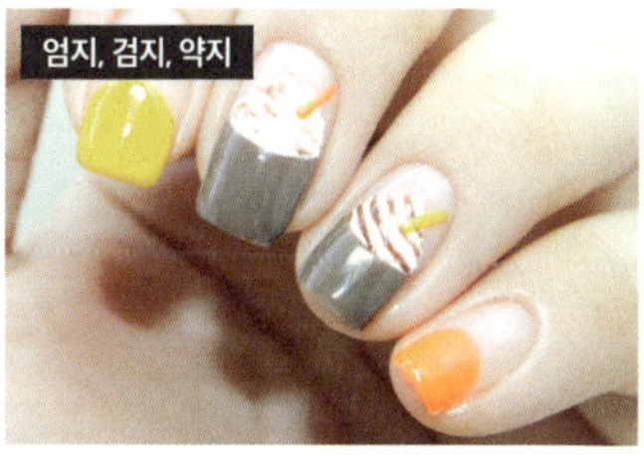


**6**_ 남은 손톱에는 둥근 프렌치를 합니다.

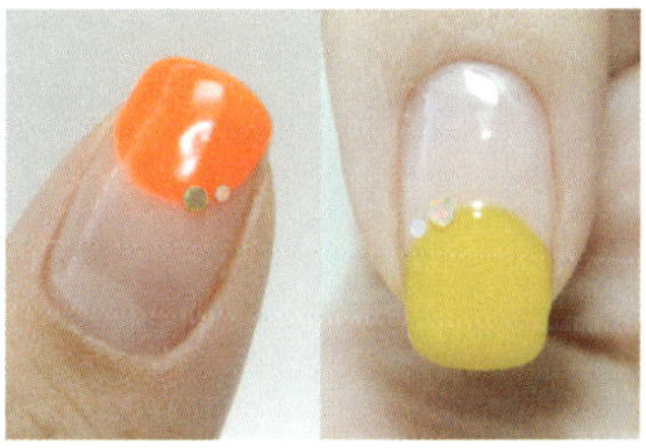

**7**_ 다양한 사이즈의 골드 글리터를 올려요.

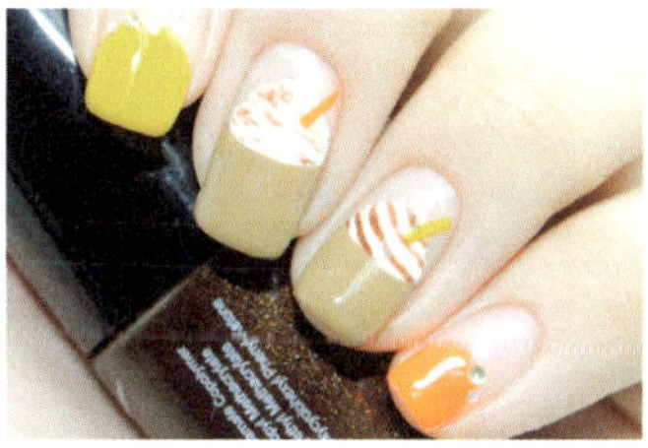

**8**_ 연한색의 커피를 연출하고 싶다면 연한 브라운 컬러로 작업하면 돼요.

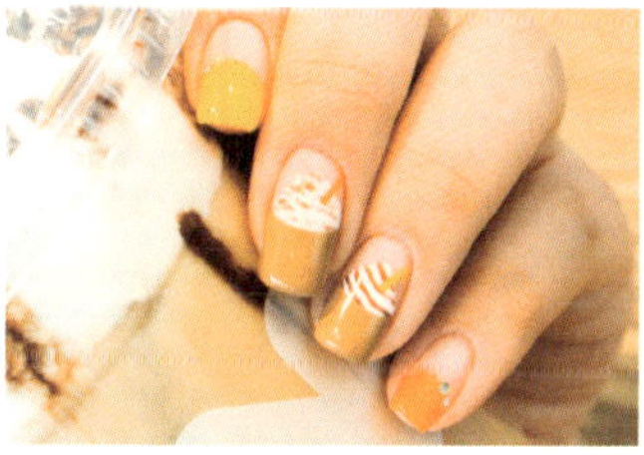

**9**_ 탑젤을 발라 완성합니다.

# 달콤한 초콜릿 도넛

*Chocolate doughnut*

난이도 ★★★

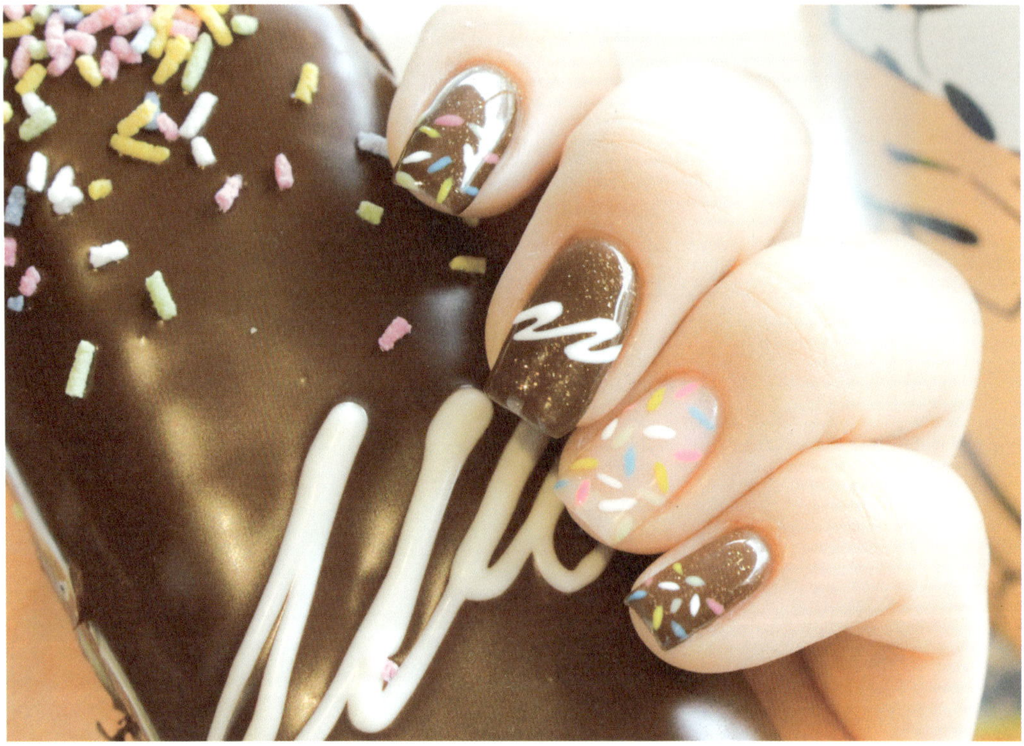

## 모티브

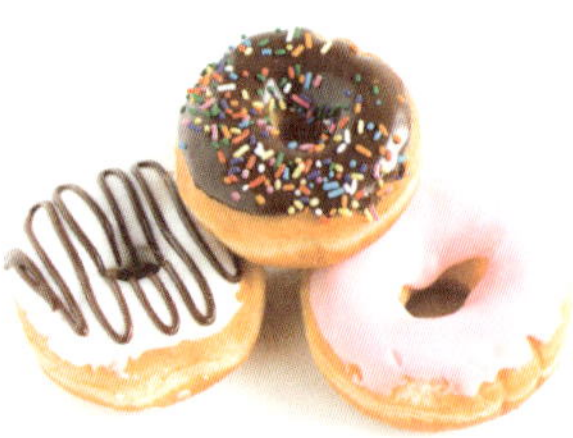

초콜릿 도넛을 모티브로 만든 네일아트예요. 먹음직스러운 초콜릿을 바탕으로 칠하고 알록달록한 토핑 가루를 포인트로 주었어요.

## 재료와 도구

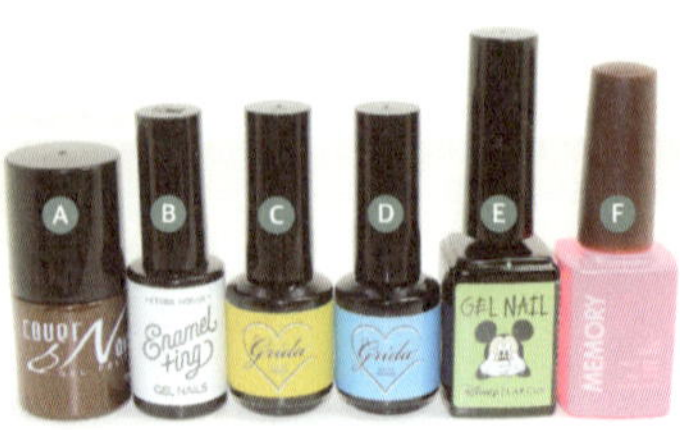


**A** 펄 브라운 - 커버 젤 네일 22
**B** 화이트 - 에뛰드 하우스 에나멜팅 젤 네일즈 마쉬멜로우
**C** 옐로 - 위드 샨 그리다 컬러 젤 썸머 옐로우
**D** 스카이 블루 - 위드 샨 그리다 컬러 젤
**E** 옐로 그린 - 랩코스 젤 네일 민트라떼
**F** 핑크 - 메모리 젤 176
우드 스틱, 세필 붓

## 디자인하는 법

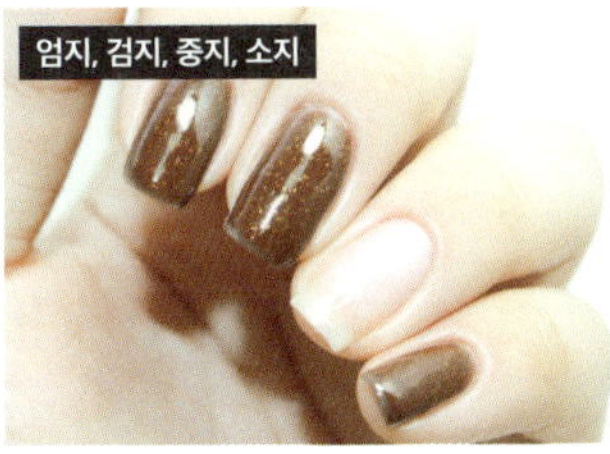


**1**_ 펄 브라운 컬러를 약지를 제외한 나머지 손톱에 칠합니다.

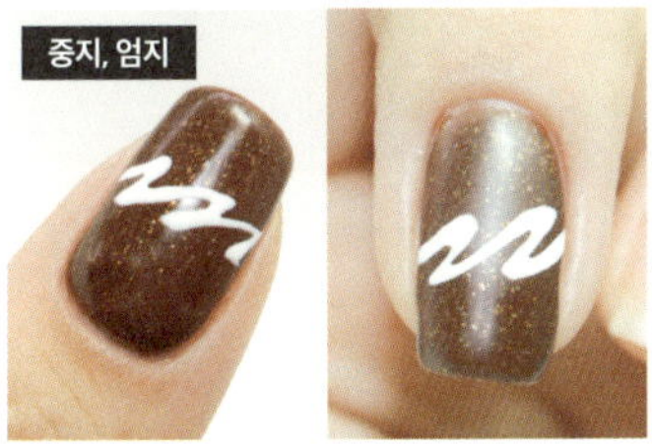


**2**_ 화이트 컬러로 화이트 초콜릿을 뿌린 모습을 그립니다. 세필 붓이나 우드 스틱으로 그려요. (**TIP** 일정한 무늬로 그려야 하는 건 아니니 조금 삐뚤어도 괜찮아요.)

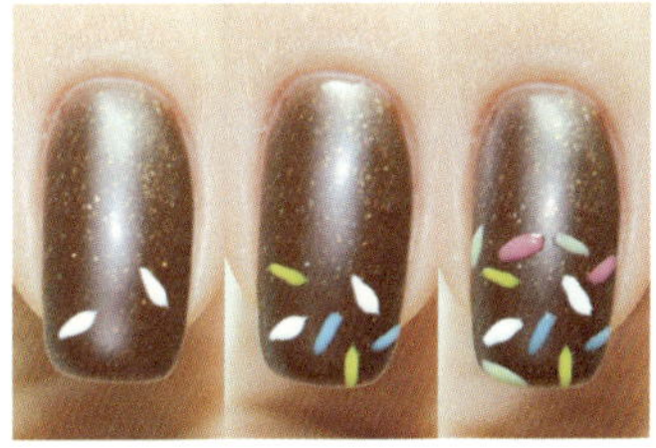

**3**_ 다양한 컬러로 도넛 위 토핑을 그려요. 우드 스틱을 일자로 그으며 그리세요. (**TIP** 일반 네일 폴리시를 사용할 때는 베이스 컬러를 말린 후 작업해요.)

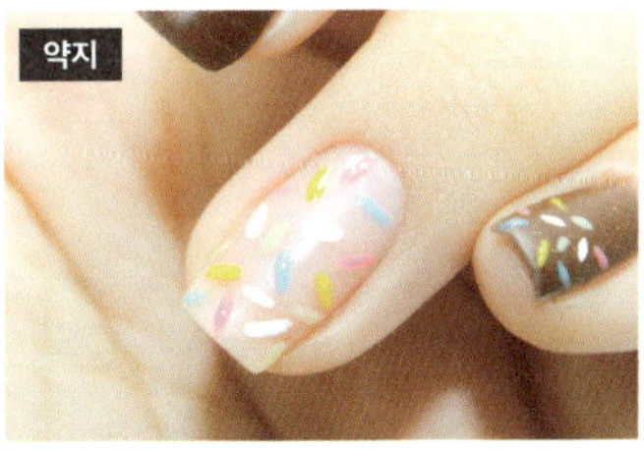


**4**_ 약지에는 투명 베이스만 칠하고 바로 토핑을 그려요.

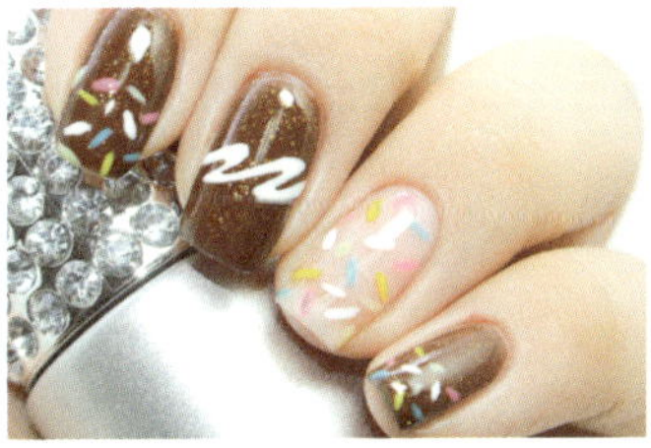

**5**_ 탑젤을 발라 완성합니다.

**유진샹의 POINT**

펄 브라운 위의 자연스러운 화이트 라인이
바로 초콜릿 도넛을 연상시키죠!

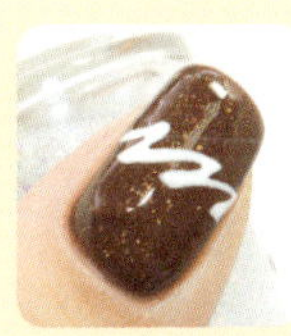

# 여름에는 수박바

*Ice cream bar*

난이도 ★★★

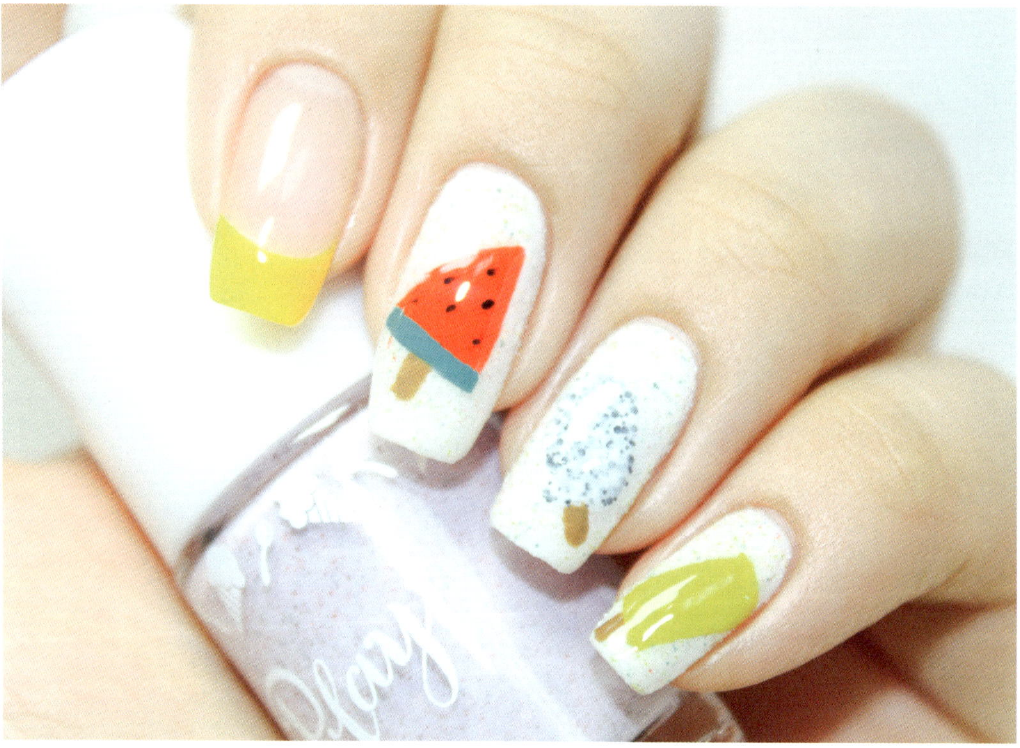



## 모티브

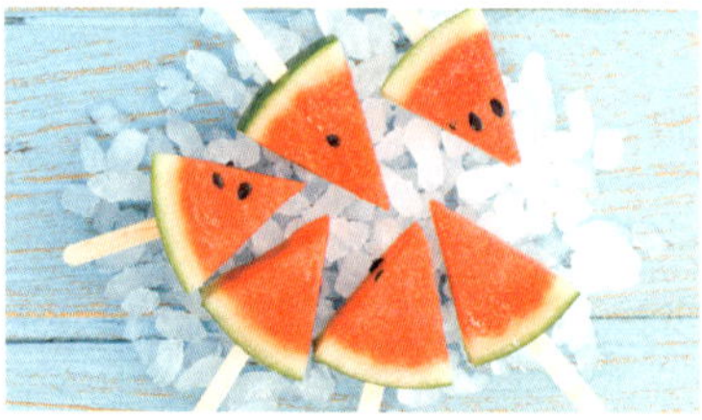

아이스크림을 모티브로 만든 네일아트예요. 수박바를 중지에 그리고 나머지 손톱에는 메로나, 쿠키앤크림을 그려 넣었어요. 바탕은 화이트 컬러로 깔끔하게 해준 뒤 그리는 게 좋아요.

## 재료와 도구

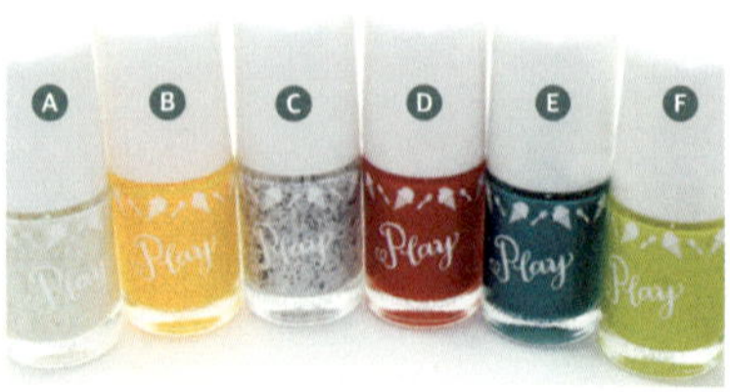



**A** 펄 아이보리 - 에뛰드 하우스 뭐니뭐니해도 바닐라콘
**B** 젤리 질감의 옐로 - 에뛰드 하우스 망고탱고 아이스바
**C** 블랙 글리터가 든 그레이 - 에뛰드 하우스 뿌셔먹는 쿠앤크
**D** 젤리 질감의 레드 - 에뛰드 하우스 씨없는 수박아이스바
**E** 블루 그린 - 에뛰드 하우스 더 맛있는 수박꿀
**F** 옐로 그린 - 에뛰드 하우스 어디서나 메론바
브라운, 블랙 컬러 네일, 세필 붓

## 디자인하는 법

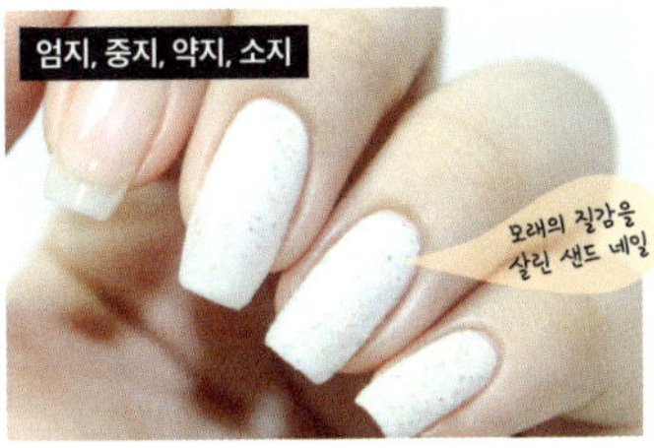


**1**_ 펄 아이보리 컬러로 검지를 제외한 모든 손톱에 칠합니다. 탑코트를 1번 덧발라 그림을 그리기 쉽게 만들어주세요.

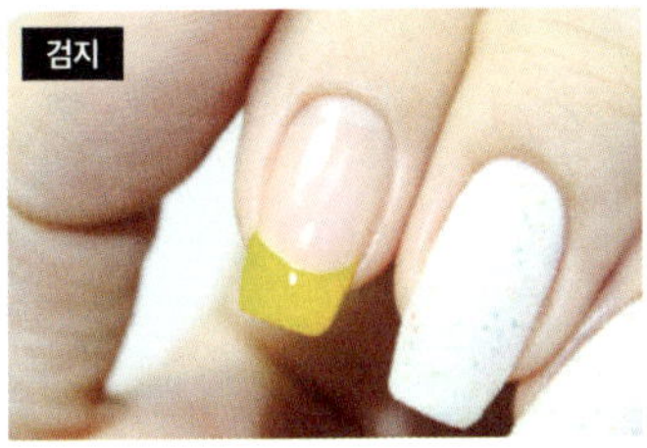


**2**_ 검지는 옐로 컬러로 프렌치를 합니다.

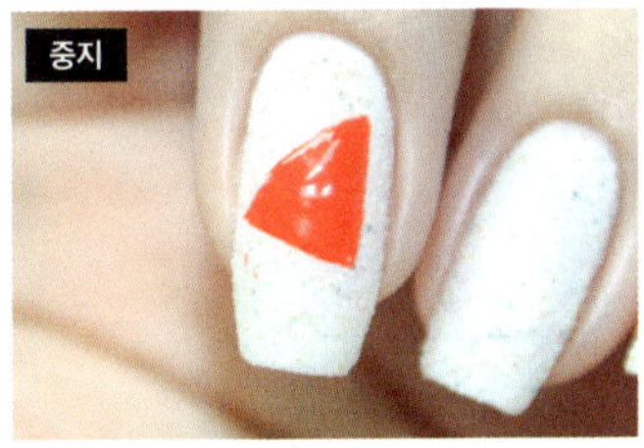


**3**_ 세필 붓으로 레드 컬러의 삼각형을 그려요.

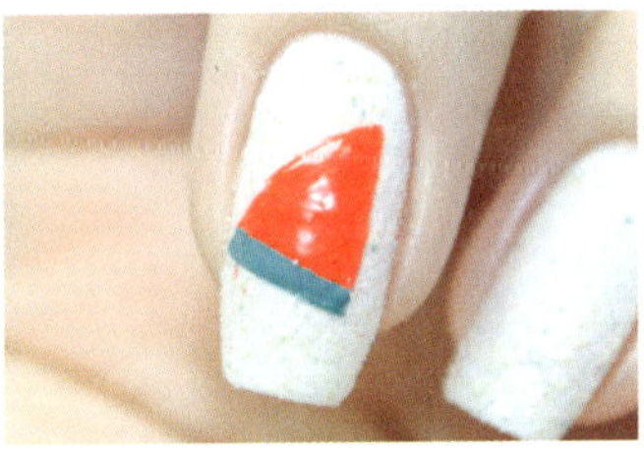

**4**_ 삼각형 바로 아래에 블루 그린 컬러로 얇은 선을 그려요.

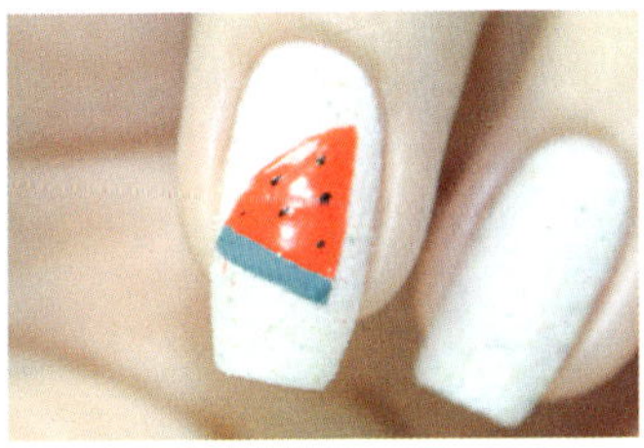

**5**_ 블랙 컬러로 수박씨를 그립니다.

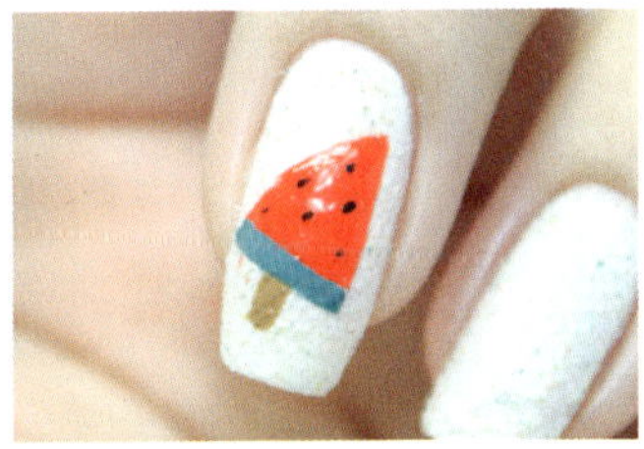

**6**_ 브라운 컬러로 나무 막대를 그립니다.

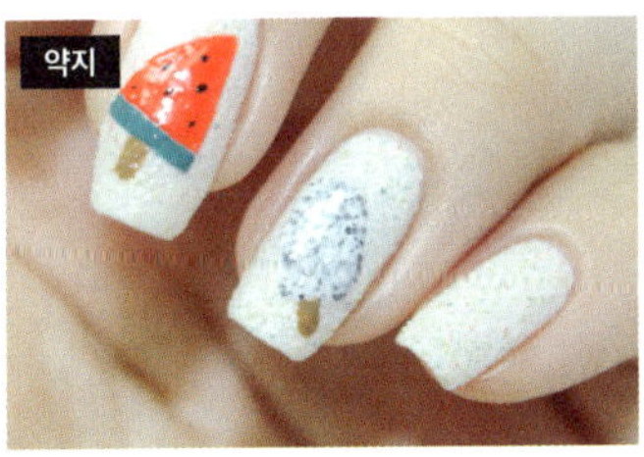


**7**_ 블랙 글리터가 든 그레이 컬러로 아이스크림 모양을 만들고 막대를 그려요. (**TIP** 일명 '쿠키 앤 크림' 컬러의 제품을 준비해요.)

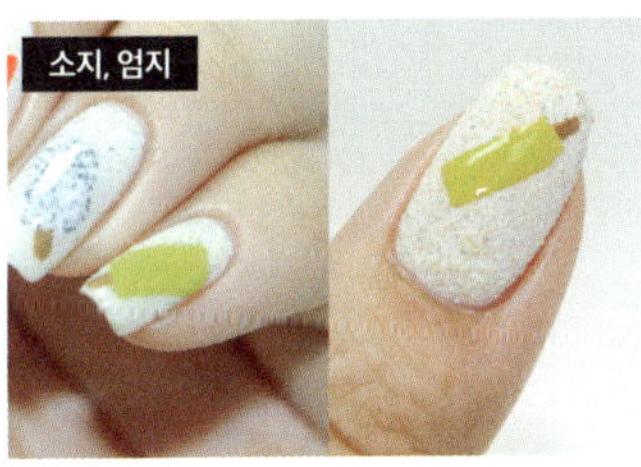


**8**_ 소지와 엄지에 옐로 그린 컬러로 직사각형의 아이스크림을 그립니다.

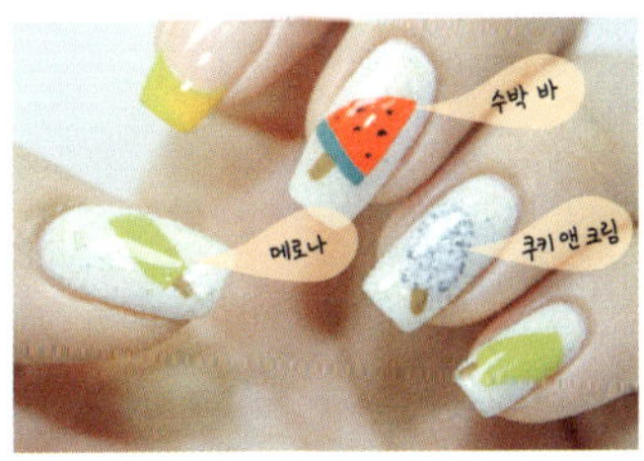


**9**_ 탑코트를 발라 완성합니다.

# 새콤달콤한 귤

*Sweet mandarin*

난이도 ★★☆

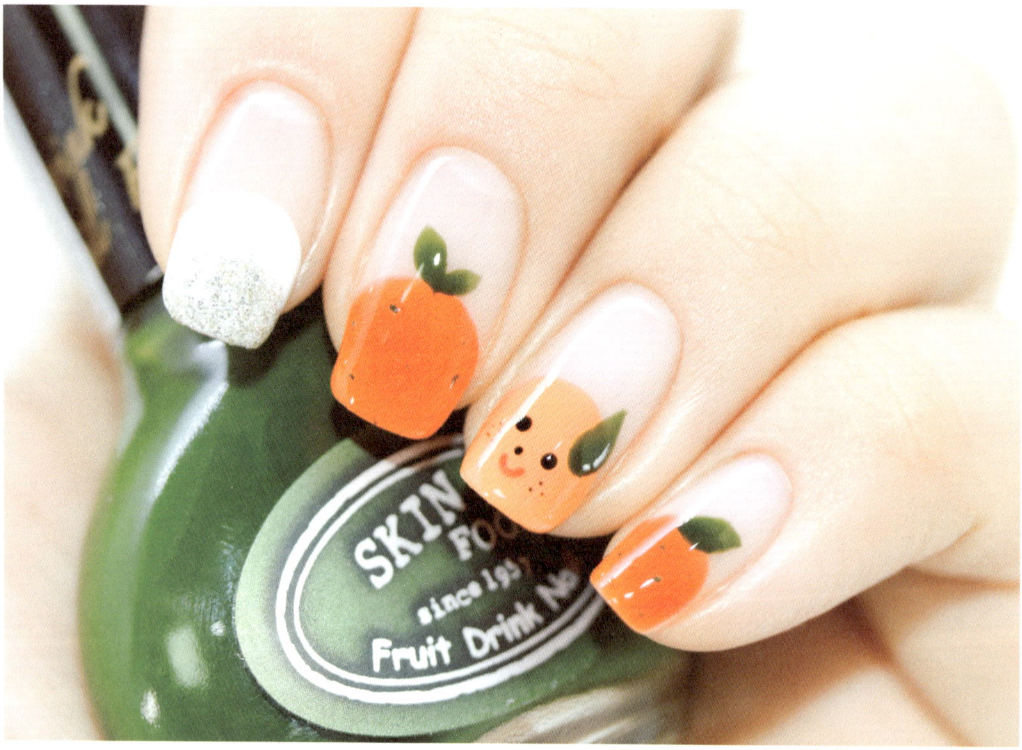


## 모티브

귤을 모티브로 만든 네일아트예요. 오렌지 컬러로 둥근 딥 프렌치를 하면 쉽게 귤 디자인이 완성돼요. 약지 손톱에는 귀여운 표정도 그려 넣어 생동감 있게 마무리했어요.

## 재료와 도구

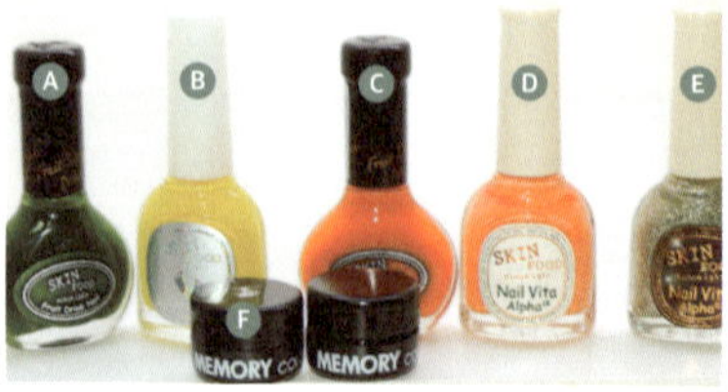


**A** 그린 - 스킨푸드 과일주 네일 올리브주
**B** 옐로 - 스킨푸드 패디큐어 옐로옐로
**C** 오렌지 - 스킨푸드 과일주 네일 오렌지주
**D** 연한 오렌지 - 스킨푸드 네일 비타 알파 비타 오렌지
**E** 펄 실버 - 스킨푸드 네일 비타 알파 실버글리스윗
**F** 블랙, 화이트 - 메모리 팟젤 블랙·화이트
세필 붓

## 디자인하는 법

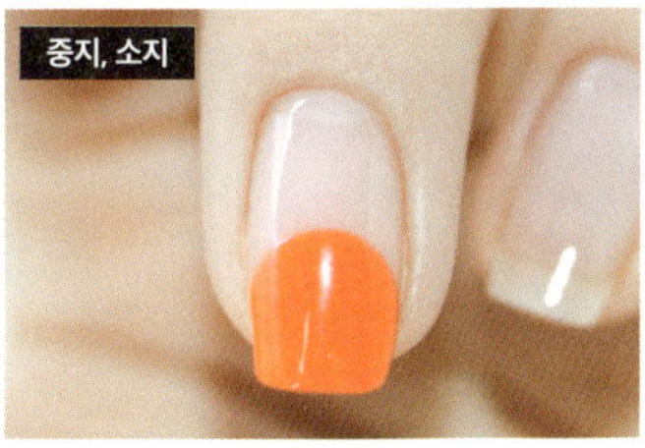


**1**_ 오렌지 컬러로 둥근 프렌치를 합니다.

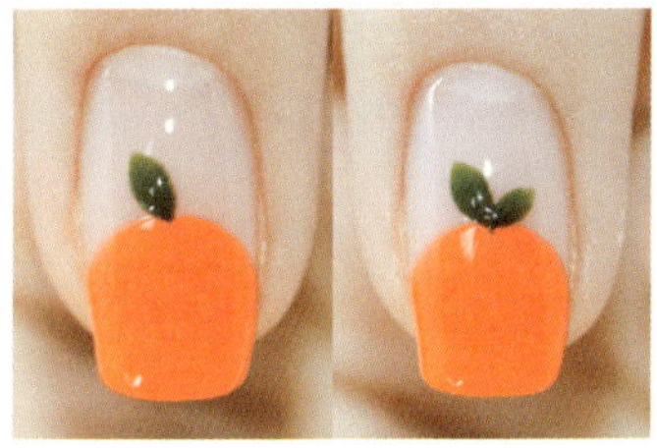

**2**_ 세필 붓으로 잎사귀를 그려요.

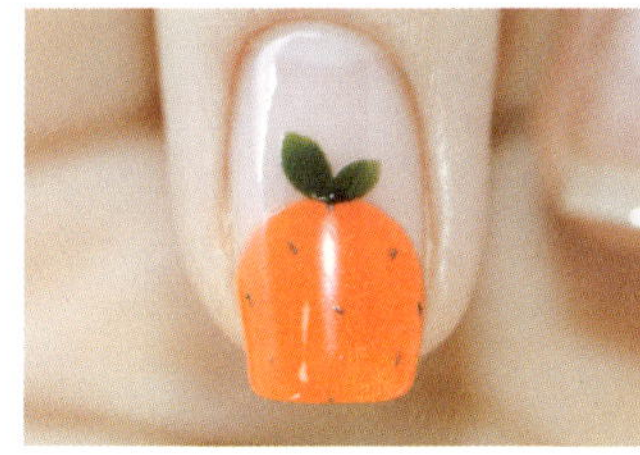

**3**_ 그린 컬러로 작은 도트를 여러 개 찍어 귤을 완성합니다.

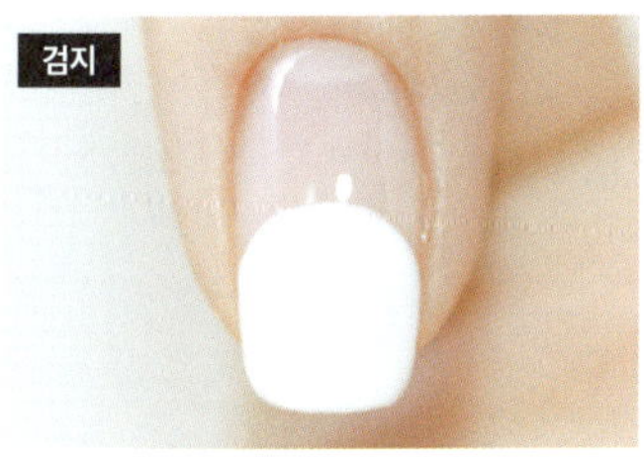


**4**_ 화이트 컬러로 둥근 프렌치를 합니다.

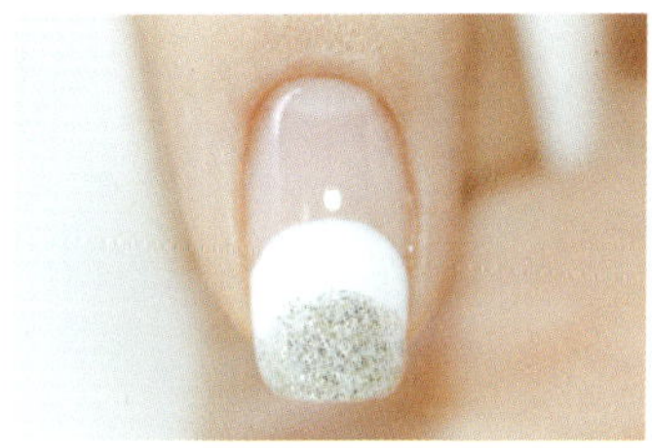

**5**_ 펄 실버 컬러로 이중 프렌치를 합니다.

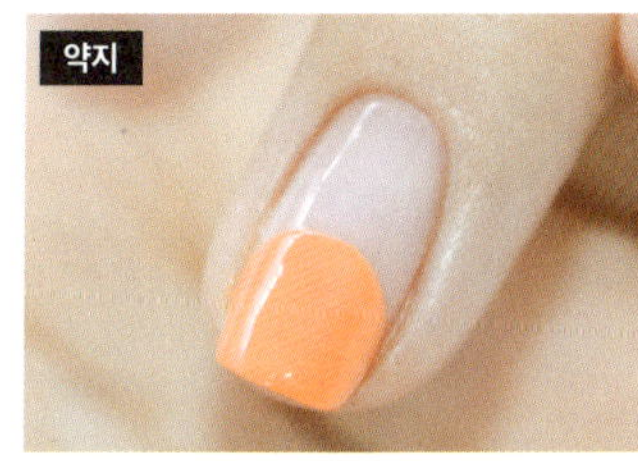


**6**_ 약지는 연한 오렌지 컬러로 둥근 프렌치를 합니다.

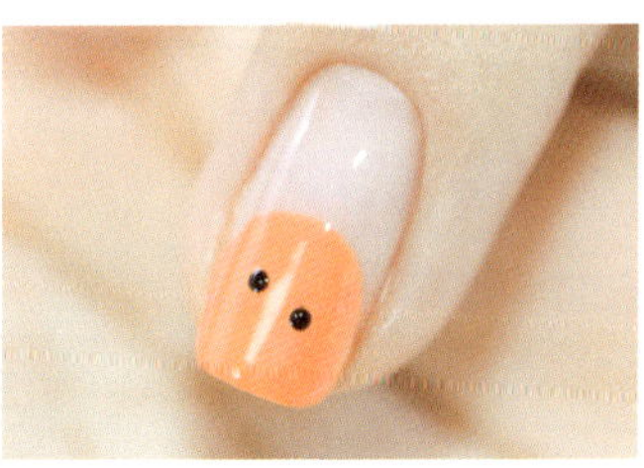

**7**_ 블랙 도트 2개를 비스듬하게 찍어 눈을 만들어요.

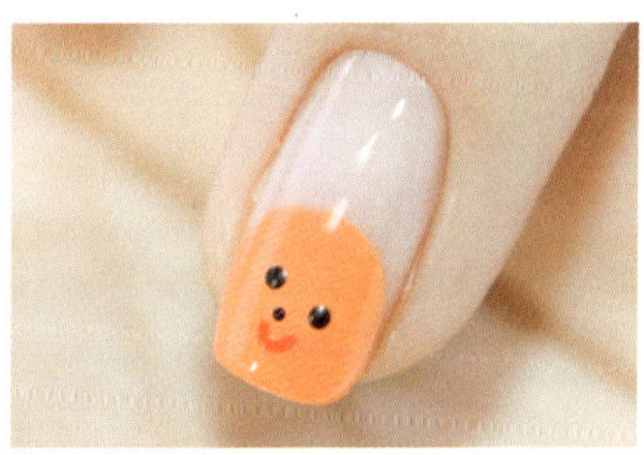

**8**_ 코와 입도 그려줍니다.

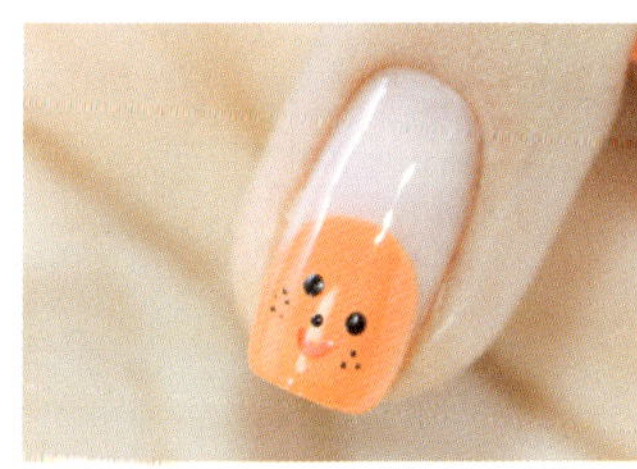

**9**_ 작은 도트를 찍어 주근깨를 표현해 앙증맞은 얼굴을 만들어요.

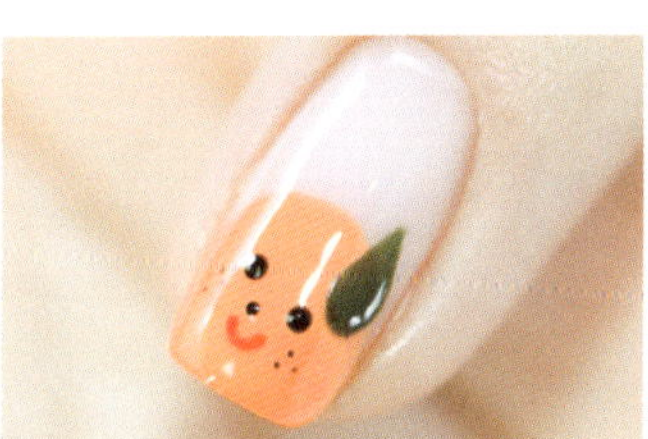

**10**_ 그린 컬러로 큰 땀방울을 그리고 화이트 컬러로 빛이 반사된 것도 표현해요.

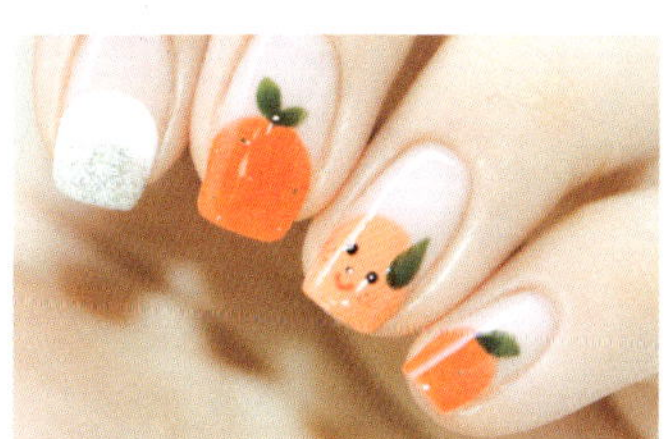

**11**_ 탑코트를 2번 덧발라 완성합니다.

# 러브 메시지와 캔디

*Candy & love message*

난이도 ★★★☆

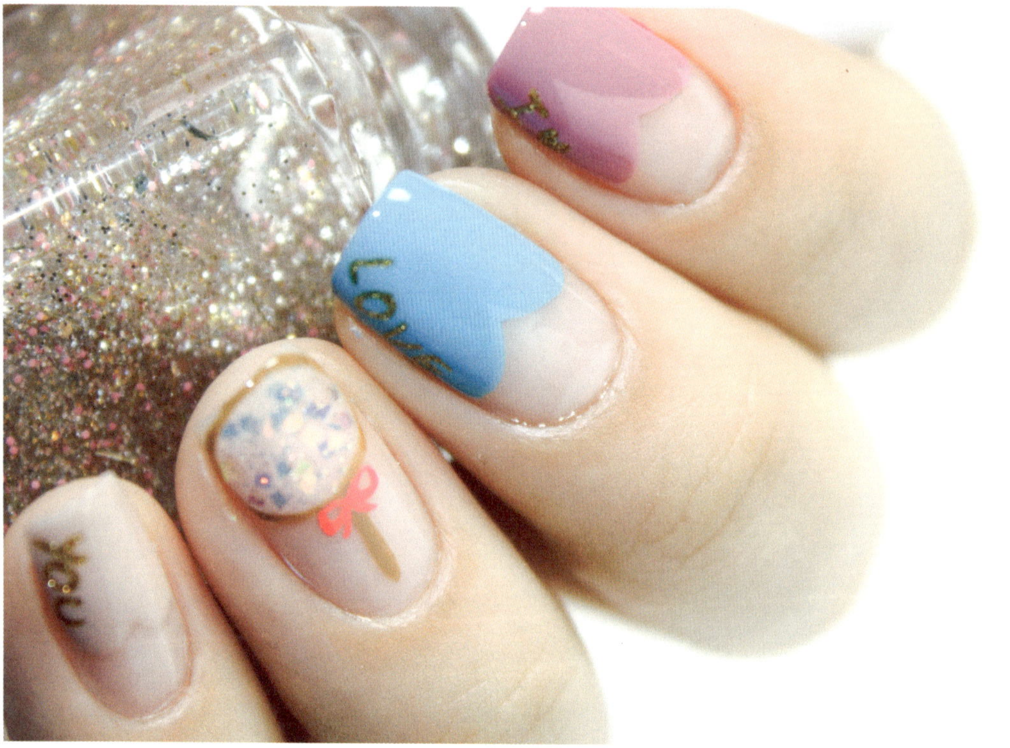

### 모티브

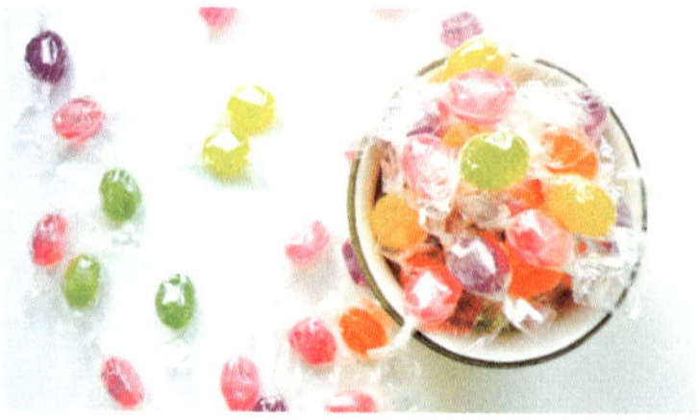

사탕을 모티브로 만든 네일아트예요. 약지 손톱에 투명한 포장지에 쌓인 사탕을 표현했어요. AB펄 제품을 이용하면 반짝이는 포장지에 쌓인 사탕을 쉽게 표현할 수 있답니다.

### 재료와 도구

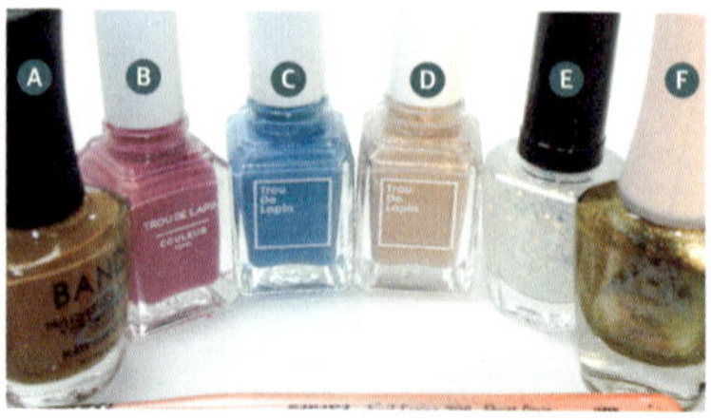


**A** 브라운 - 반디 오트밀 브라운
**B** 라일락 - 토드라팡 아이인더스카이
**C** 스카이 블루 - 토드라팡 멜란지 클라우드
**D** 베이지 - 토드라팡 녹턴
**E** 투명 AB펄 - 더페이스샵 CMX327
**F** 펄 골드 - 라라리즈 네일 크리스탈밀키
핫핑크 컬러 네일, 세필 붓(706)

## 디자인하는 법

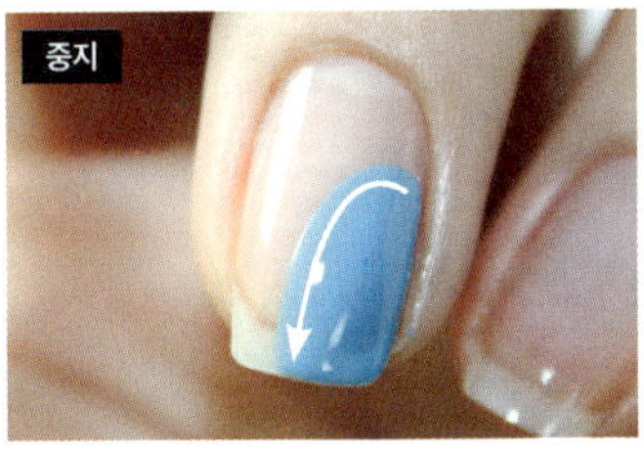


**1_** 브러시로 손톱 옆 1/4 지점부터 가운데 방향으로 둥글게 반원을 그리며 컬러를 발라요. (**TIP** 손톱이 짧다면 1/2 지점부터 그려요.)

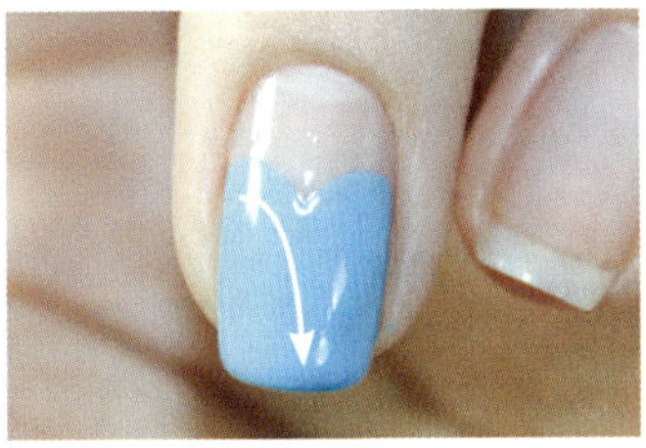

**2_** 반대쪽도 같은 방법으로 그려 하트 모양의 딥 프렌치를 만듭니다.

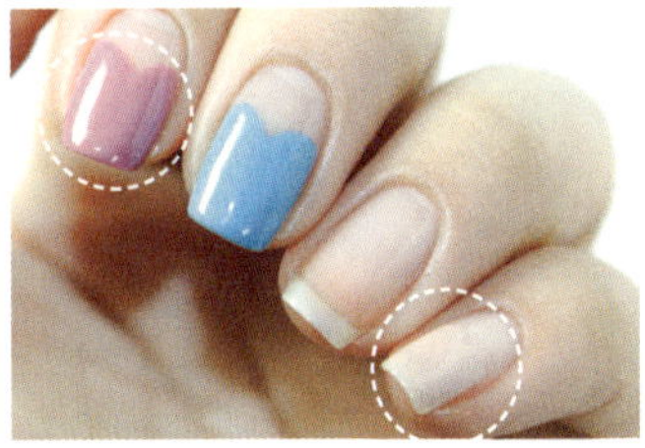

**3_** 검지에는 라일락, 소지에는 베이지 컬러로 같은 하트 모양의 딥 프렌치를 만들어요.

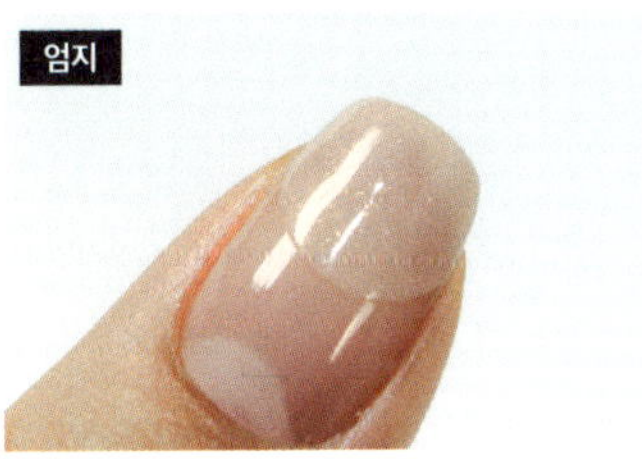


**4_** 브러시로 둥글게 반원을 그려 캔디 베이스를 만들어요.

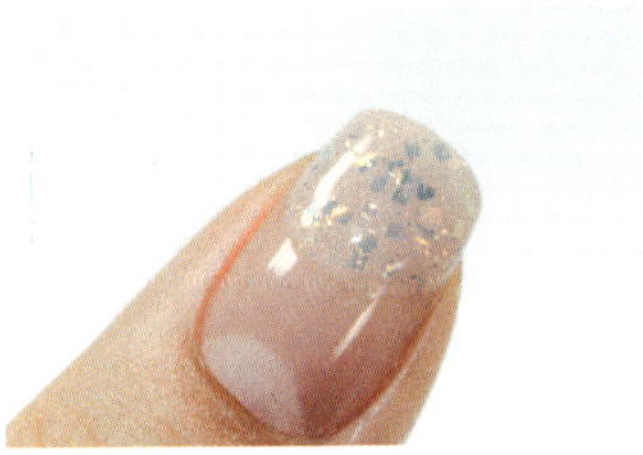

**5_** 투명한 AB펄 컬러를 덧발라요.

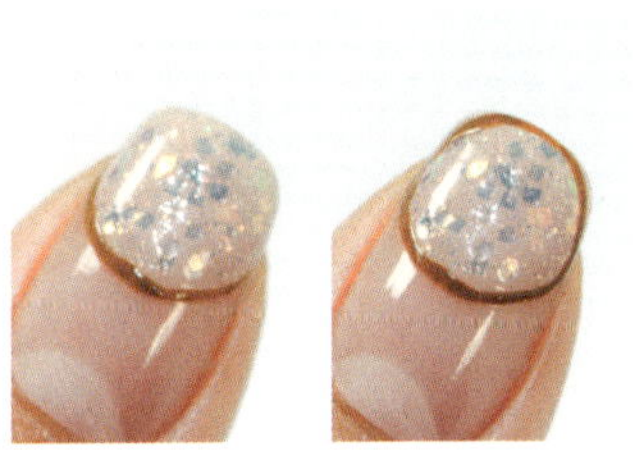

**6_** 세필 붓으로 브라운 컬러의 둥근 테두리를 그려요.

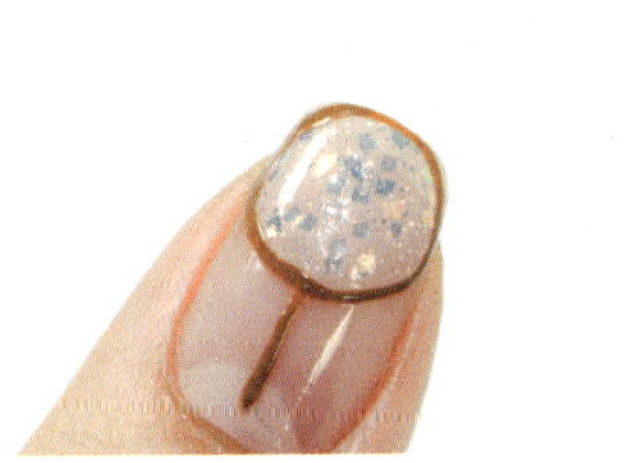

**7_** 붓을 일자로 그어 막대도 표현해줍니다.

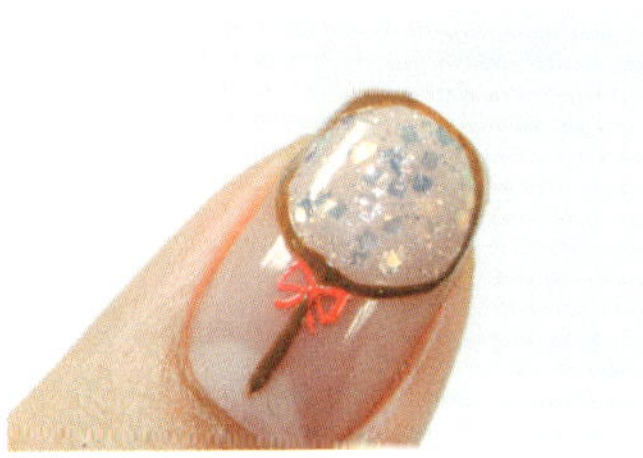

**8_** 귀여운 미니 리본을 그립니다.

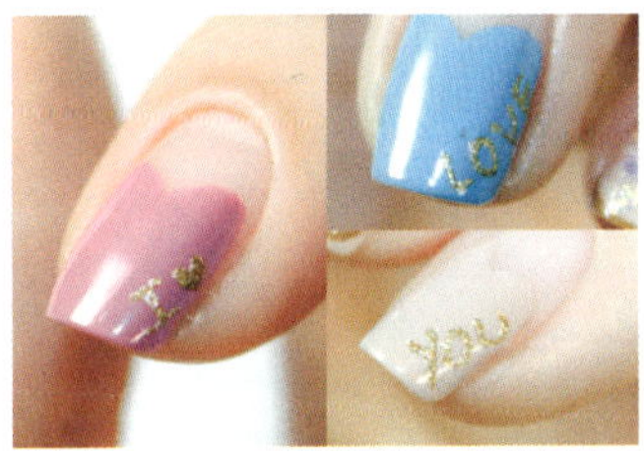

**9_** 펄 골드 컬러로 손톱 사이드에 메시지를 적어요. 사랑하는 사람의 이니셜을 적어도 좋아요.

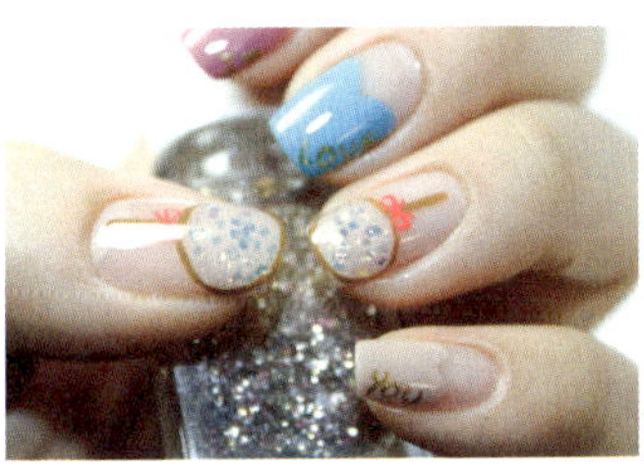

**10_** 탑코트를 발라 완성합니다.

**유진샹의 POINT**

AB펄로 투명하고 반짝이는 포장지 속 캔디를 표현해보았어요. 막대나 리본의 색은 원하는 대로 바꾸어보세요.

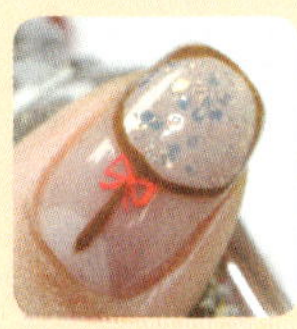

# 11월 11일은 빼빼로데이

*11-11 pepero*

난이도 ★★★★★

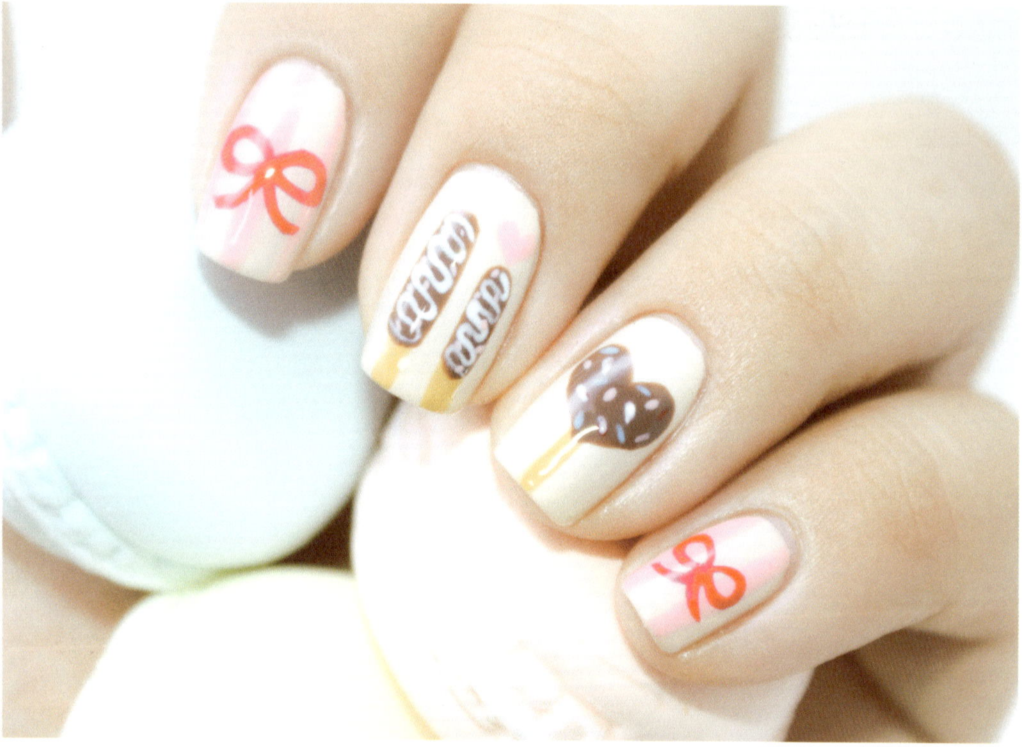

## 모티브

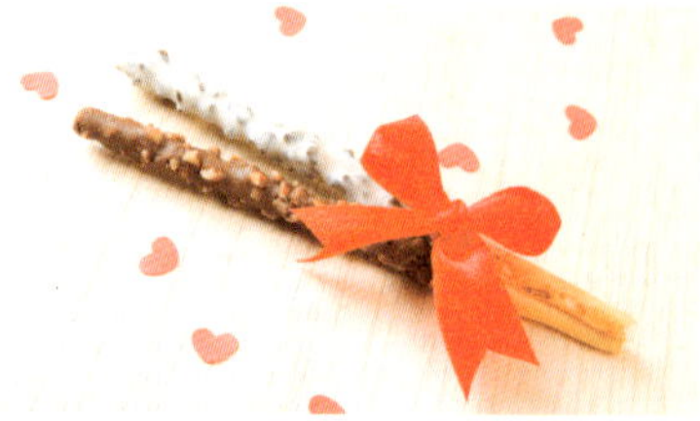

빼빼로를 모티브로 만든 네일아트예요. 빼빼로를 사랑하는 사람에게 선물하듯 손톱에도 예쁜 빼빼로와 선물 포장할 때 쓰는 예쁜 리본을 그려보았어요.

## 재료와 도구

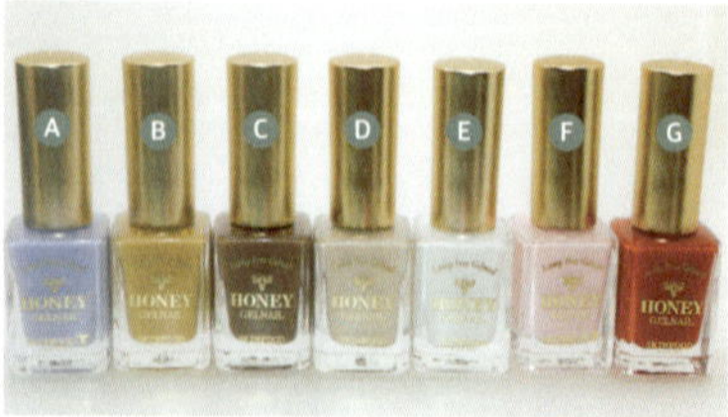


**A** 화이트 블루 - 스킨푸드 허니 젤 네일 제주크루징
**B** 카라멜 - 스킨푸드 허니 젤 네일 토스티드 코코넛라떼
**C** 브라운 - 스킨푸드 허니 젤 네일 초코헤이즐넛라떼
**D** 베이지 - 스킨푸드 허니 젤 네일 버터피칸라떼
**E** 화이트 - 스킨푸드 허니 젤 네일 순우유 화이트
**F** 베이비 핑크 - 스킨푸드 허니 젤 네일 크루징 데이트
**G** 레드 - 스킨푸드 허니 젤 네일 춰럽코리아
세필 붓

## 디자인하는 법

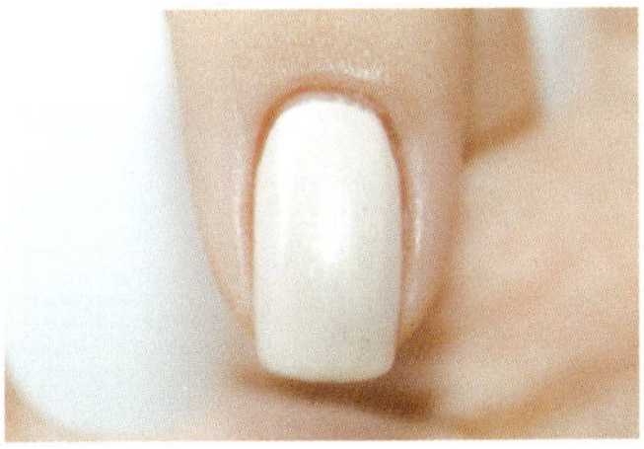

**1**_ 밝은 베이지 컬러를 전체적으로 칠합니다.

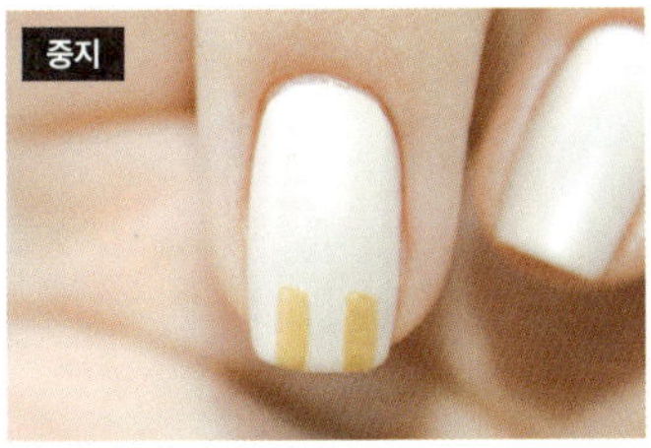


**2**_ 카라멜 컬러로 빼빼로 막대 과자 부분을 그립니다.

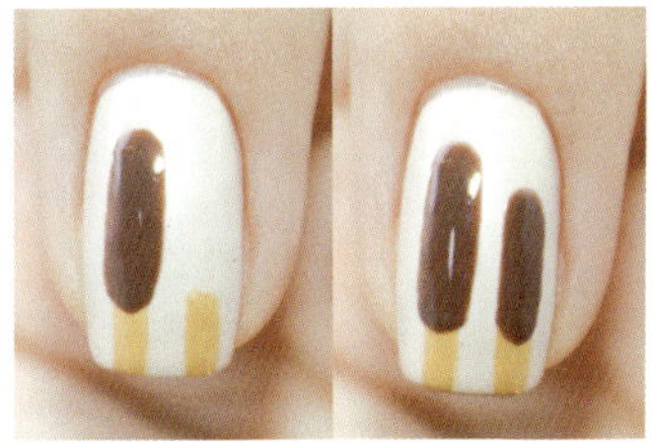

**3**_ 브라운 컬러로 초콜릿 과자 부분을 그려줍니다. 하나는 길게, 하나는 조금 짧게 그립니다.

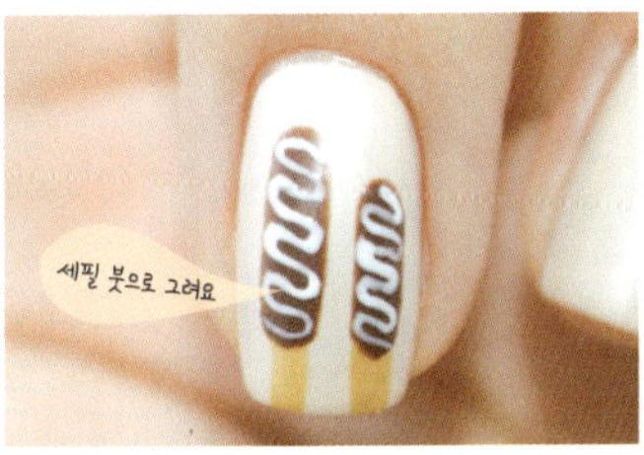


**4**_ 화이트 컬러로 빼빼로를 귀엽게 꾸며줍니다.

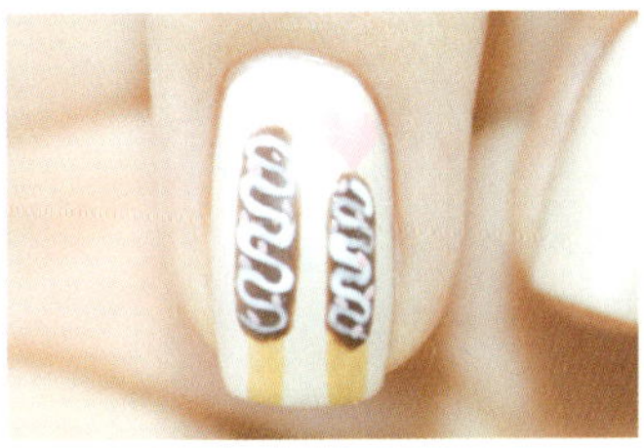

**5**_ 핑크 컬러로 빼빼로 안에 작은 도트를 찍고 작은 빼빼로 위에 하트를 그려줍니다.

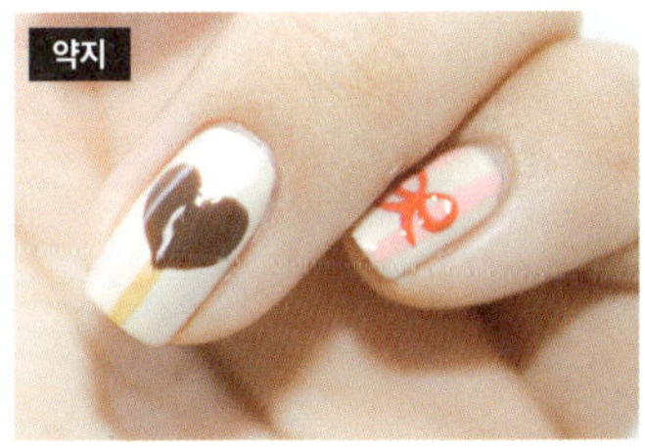


**6**_ 약지는 카라멜 컬러로 막대 과자를 그리고 브라운 컬러로 하트를 크게 그려줍니다.

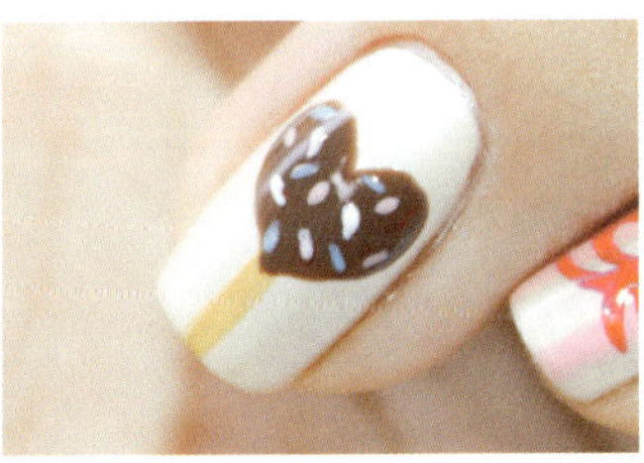

**7**_ 화이트, 핑크, 블루 컬러로 토핑을 그립니다.

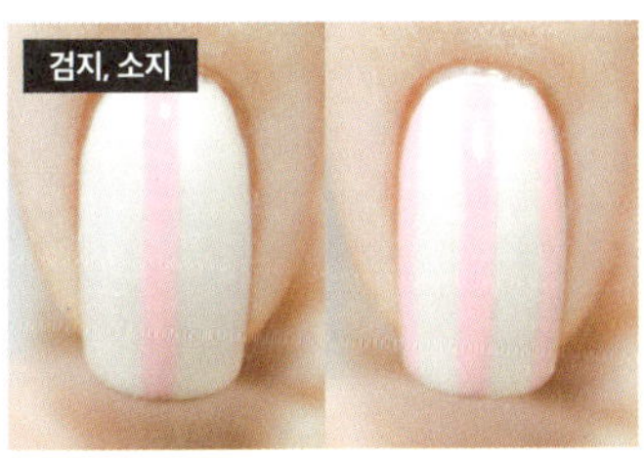


**8**_ 핑크 컬러로 세로 스트라이프를 그려요.

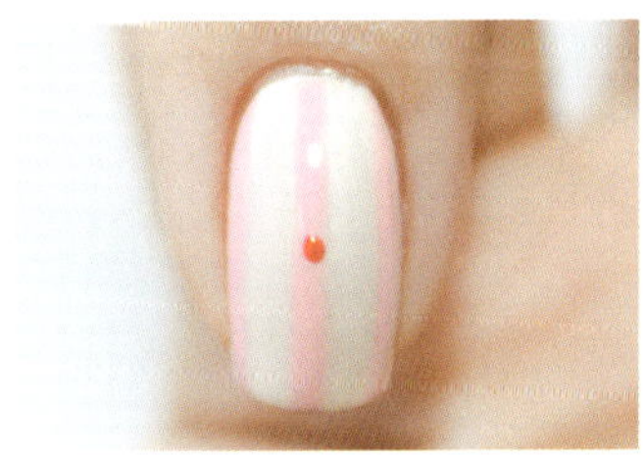

**9**_ 레드 컬러로 중심점을 찍습니다.

Next page ▸

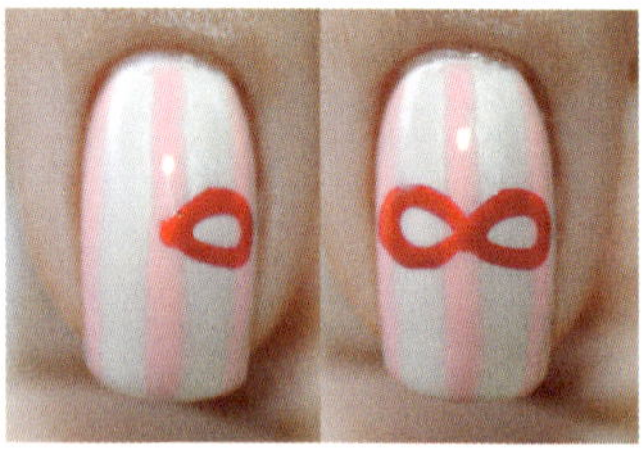

**10**_ 옆으로 누운 8자를 그려줍니다.

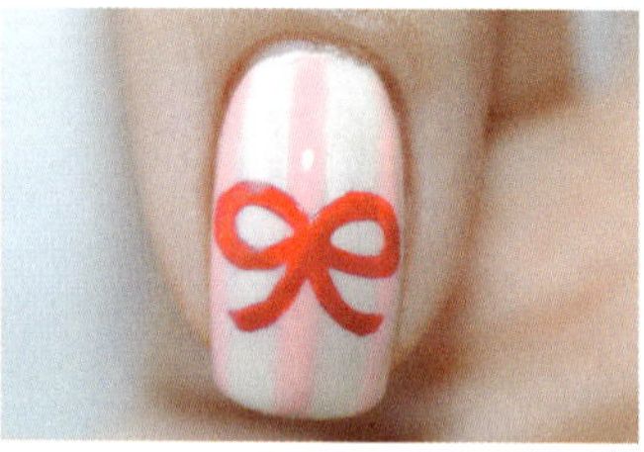

**11**_ 아래 끈을 그려 리본을 완성합니다.

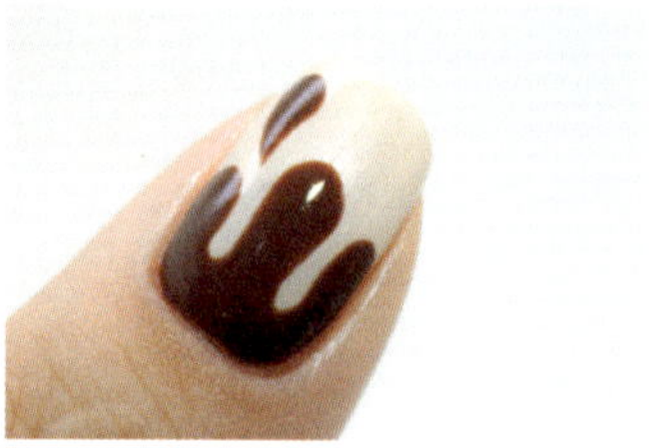

**12**_ 엄지는 초콜릿이 녹아 흐르는 모습을 그려줍니다.

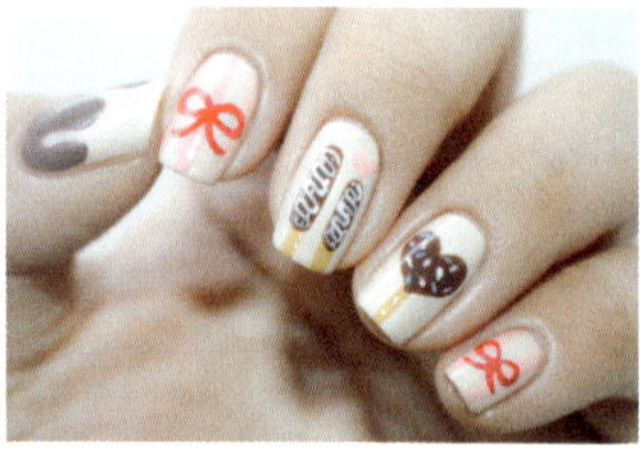

**13**_ 탑코트를 발라 완성합니다.

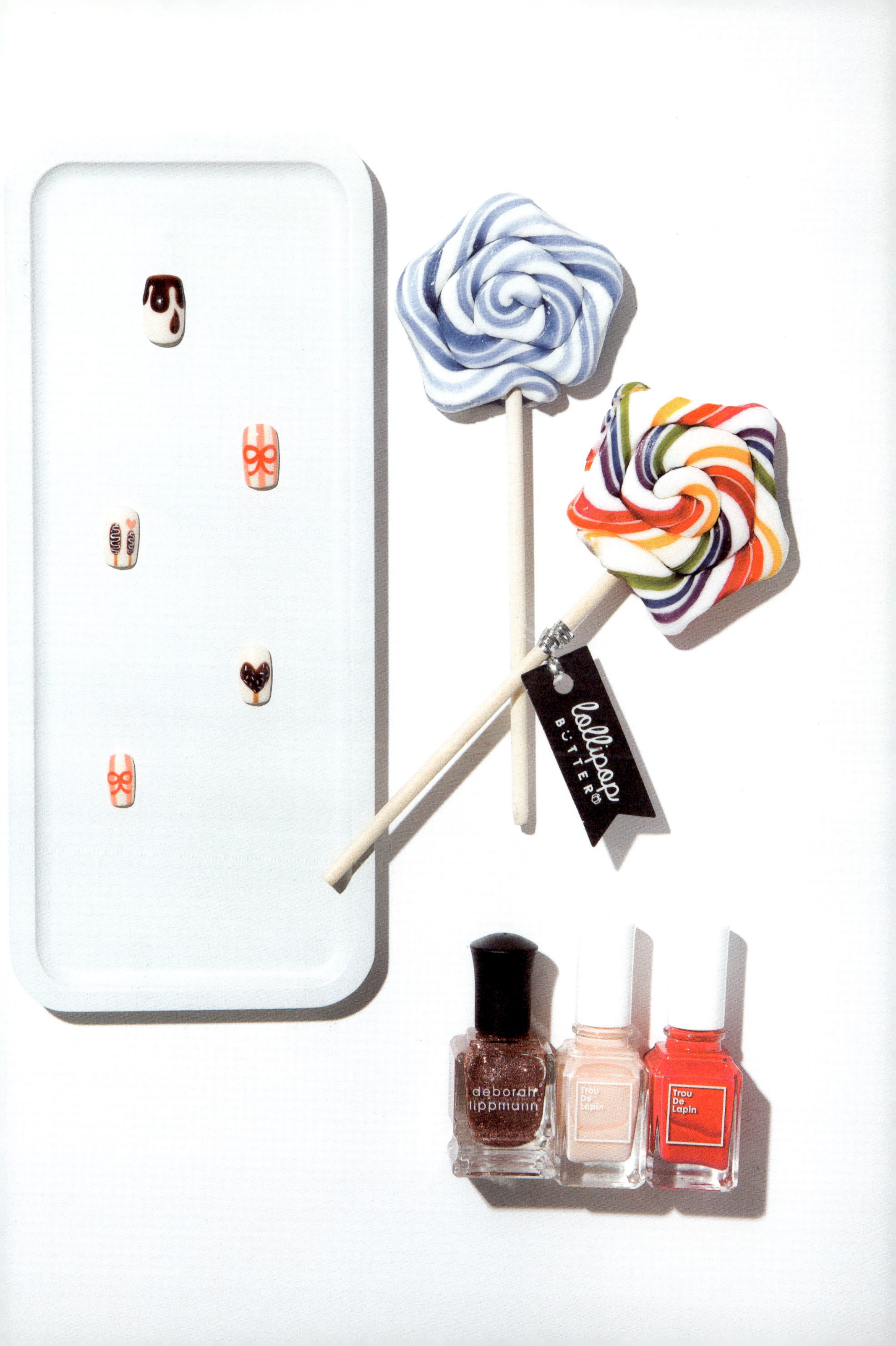

lollipop
BUTTER
deborah lippmann
Trou De Lapin
Trou De Lapin

# 앤디 워홀의 바나나

*Andy warhol's banana*

난이도 ★★☆

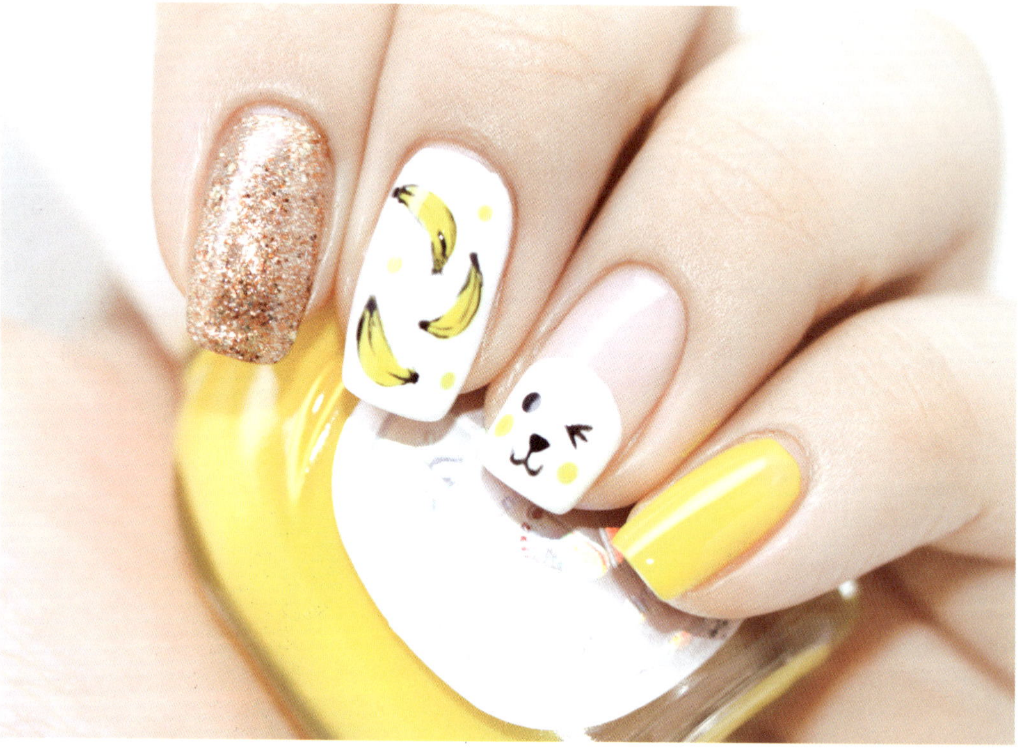

## 모티브

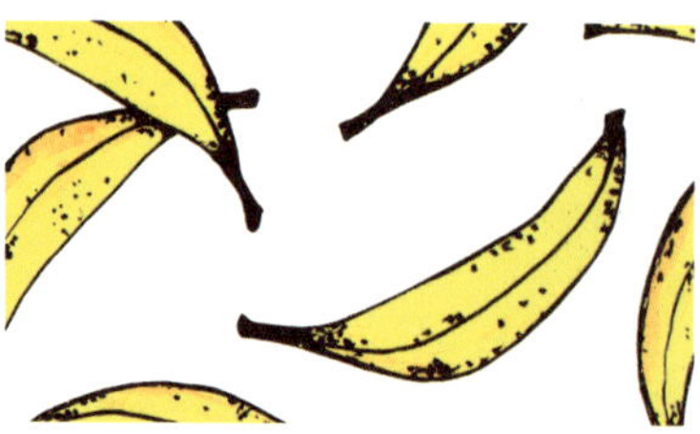

앤디 워홀의 바나나 작품을 모티브로 만든 네일아트예요. 단, 원작의 모던하고 절제된 느낌 대신 발랄하고 상큼한 분위기로 디자인했어요.

## 재료와 도구

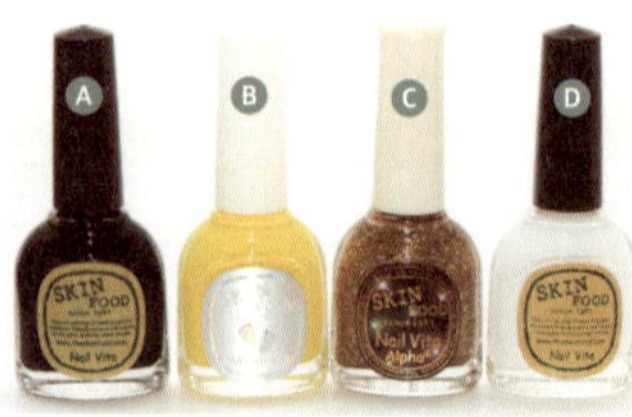


**A** 블랙 - 스킨푸드 네일 비타 블랙
**B** 옐로 - 스킨푸드 패디큐어 비타 레몬미모사
**C** 펄 브론즈 - 스킨푸드 네일 비타 알파 브론즈글리스윗
**D** 화이트 - 스킨푸드 네일 비타 밀키밀키
세필 붓

## 디자인하는 법

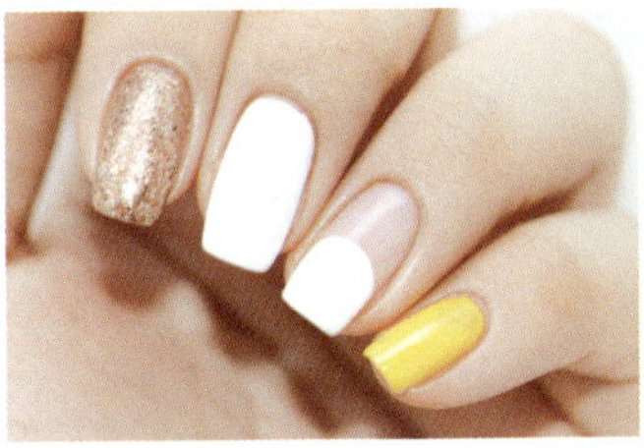

1_ 검지 - 펄 브론즈, 중지 - 화이트, 소지 - 옐로 컬러를 전체적으로 발라요. 엄지와 약지는 화이트 컬러로 둥근 프렌치를 합니다.

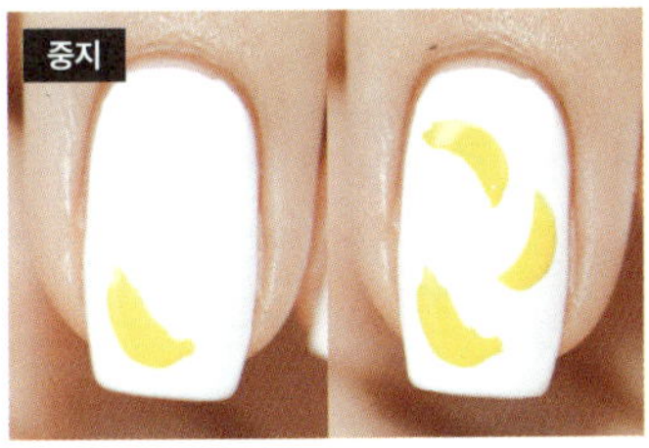


2_ 옐로 컬러로 바나나 베이스를 그려요.

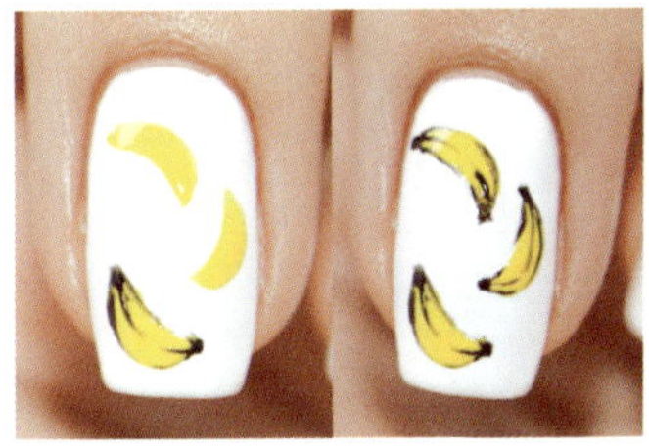

3_ 세필 붓으로 블랙 컬러의 바나나 테두리를 그려줍니다. 팝아트 스타일로 표현하기 위해 붓에 컬러를 아주 조금만 묻혀요. 선이 끊어지듯 표현해야 팝아트 느낌이 납니다.

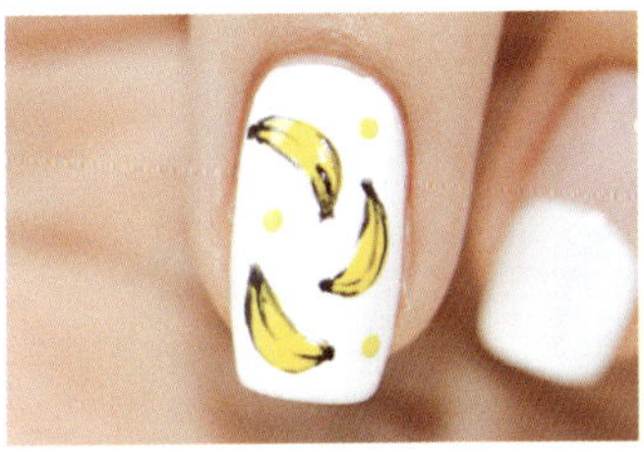

4_ 옐로 컬러의 도트를 3개 찍어요.

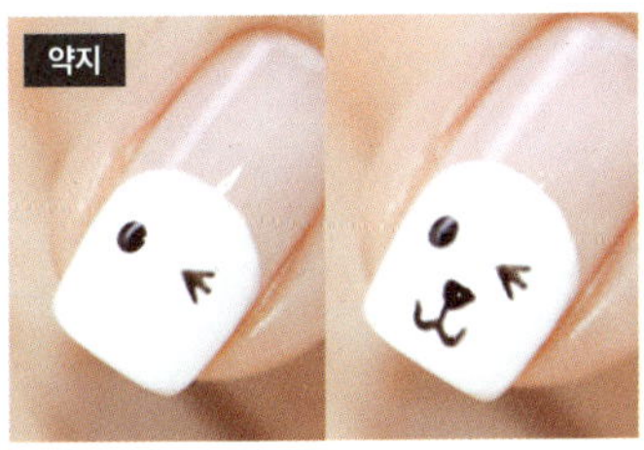


5_ 이번엔 귀여운 캐릭터를 그릴 거예요. 블랙 컬러로 눈, 코, 입을 그려요.

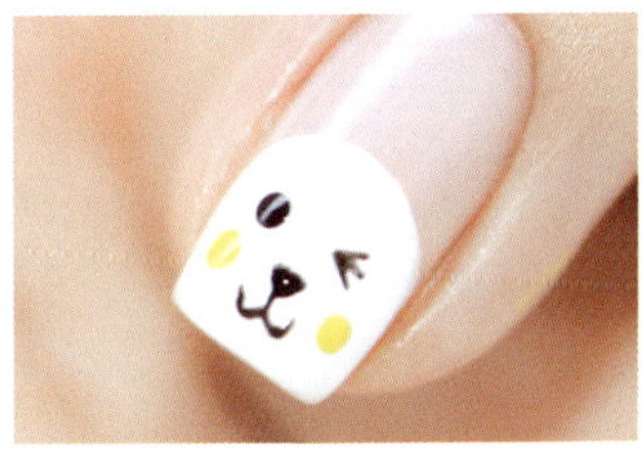

6_ 옐로 컬러의 도트로 더욱 생기 있는 귀여움을 표현해줍니다.

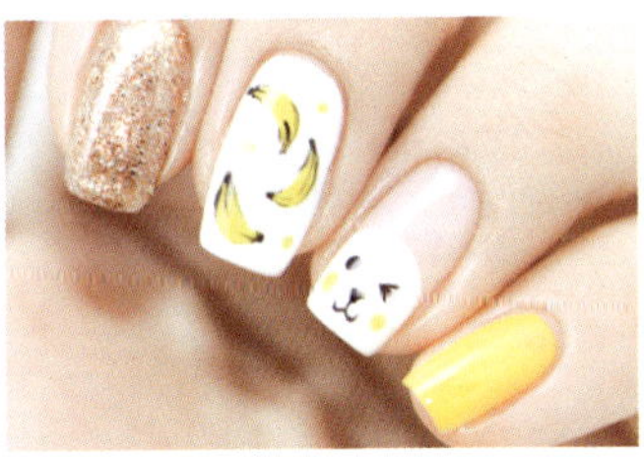

7_ 탑코트를 발라 완성합니다.

**유진샹의 POINT**

바나나에 어울리는 귀여운 표정을 한 캐릭터 네일을 포인트로 더해주세요.

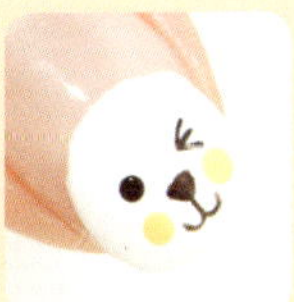

# 비타민 C 가득, 유자

*Vitamin C, citron*

난이도 ★★★

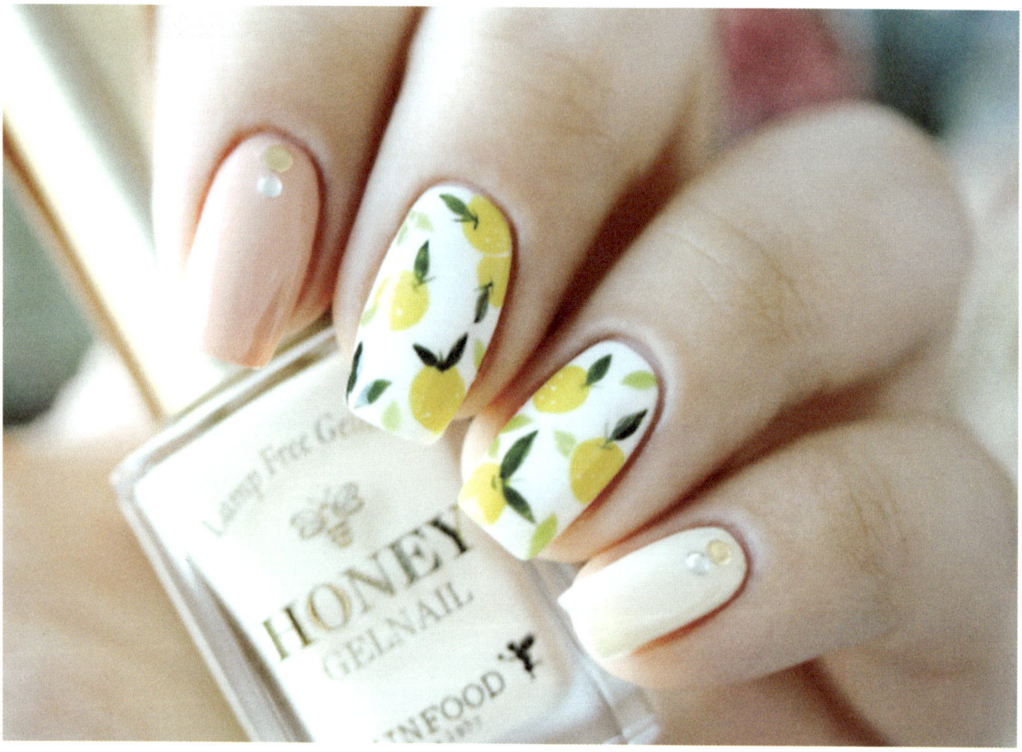


**모티브**

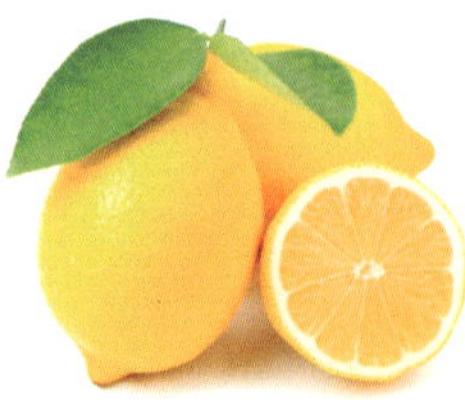

유자를 모티브로 만든 네일아트예요. 새콤달콤한 귤 디자인과 달리 이번엔 작은 유자를 패턴처럼 그렸어요. 나머지 손톱은 차분하고 여성스러운 분위기로 마무리했답니다.

**재료와 도구**

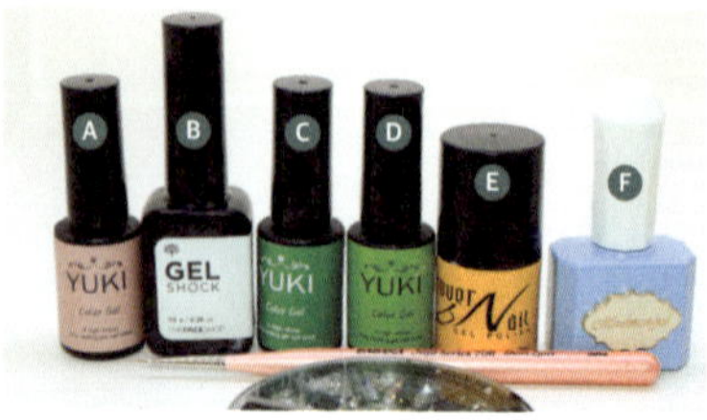


**A** 베이지 - 유키 컬러 젤 페일도그우드
**B** 화이트 - 더페이스샵 젤 쇼크 스노우화이트
**C** 진한 그린 - 유키 컬러 젤 케일
**D** 옐로 그린 - 유키 컬러 젤 그리너리
**E** 옐로 - 커버 젤 네일 37
**F** 진한 옐로 - 블루밍스윗 마드모아젤 포슬링
스톤과 스터드, 세필 붓

## 디자인하는 법

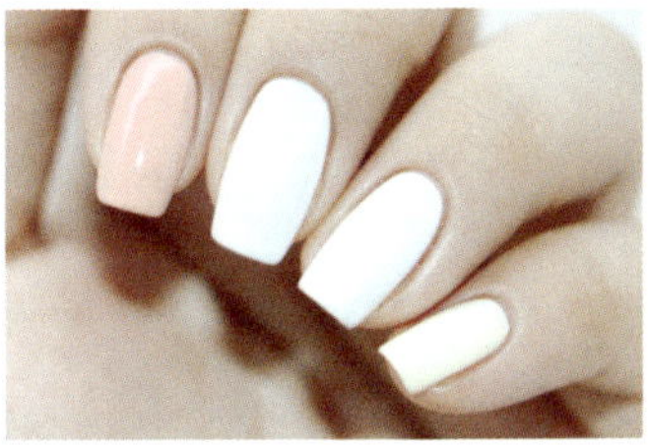

1_ 검지 - 베이지, 중지와 약지 - 화이트, 소지 - 옐로 컬러를 전체적으로 발라요. 2번 정도 덧바릅니다.

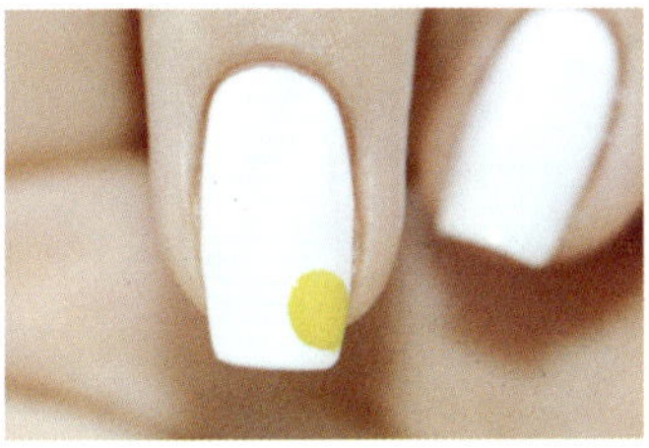

2_ 진한 옐로 컬러로 유자가 될 원을 그려요.

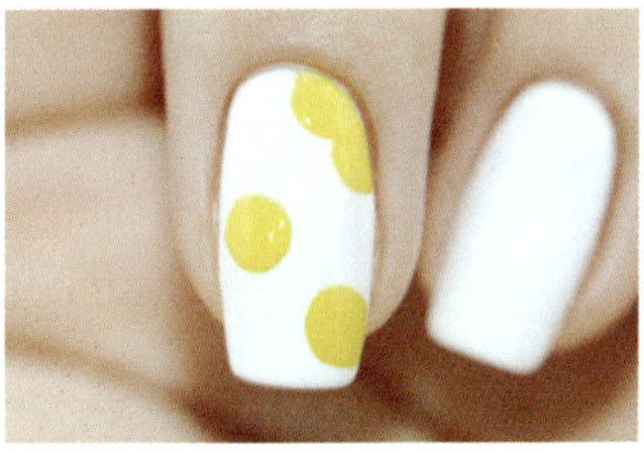

3_ 손톱 중간에 원을 하나 더 그리고 위쪽에도 2개 그려요. 약지도 똑같이 작업합니다.

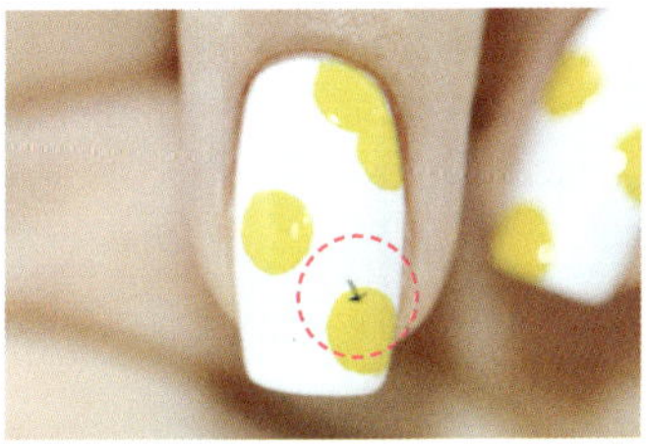

4_ 올리브 컬러로 꼭지를 그려요

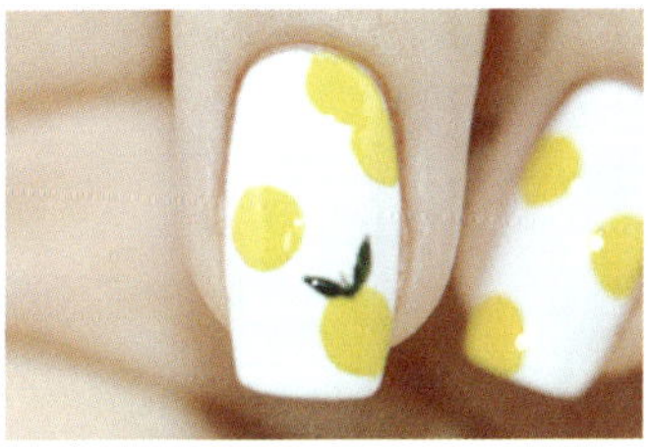

5_ 잎 2개를 그립니다.

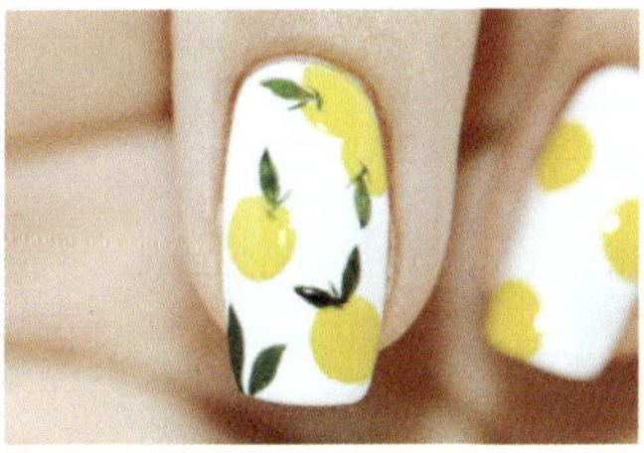

6_ 모든 유자에 잎을 추가해줍니다.

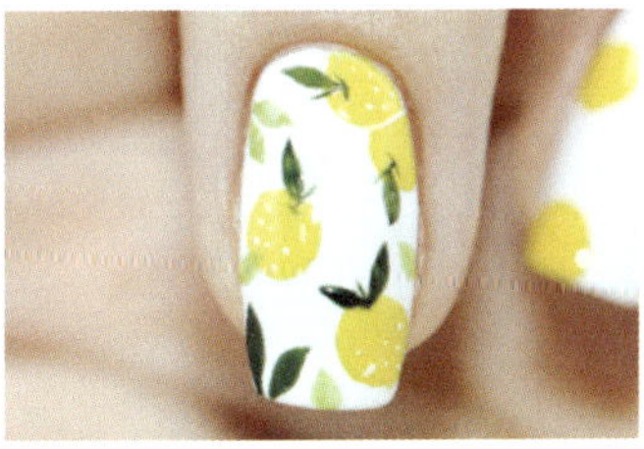

7_ 옐로 그린 컬러로 연한 색의 잎을 그려 색 변화를 줍니다.

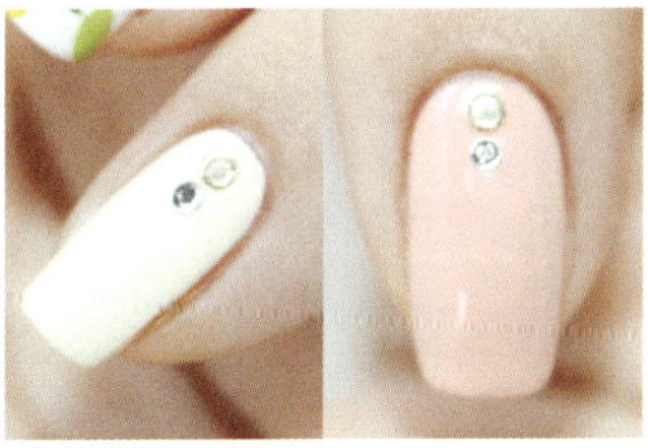

8_ 엄지, 검지, 소지는 스톤과 스터드 스티커 2개를 올려요.

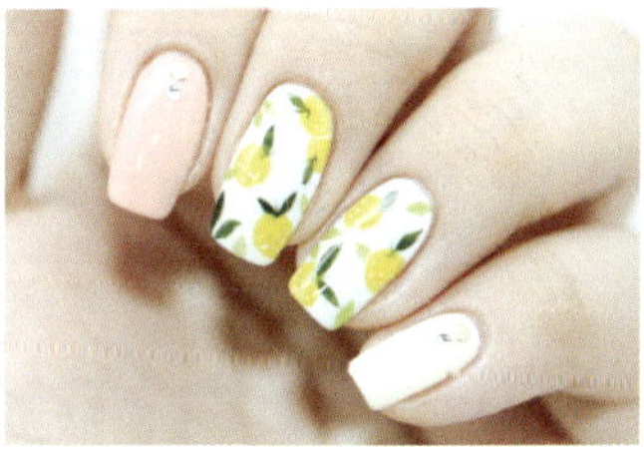

9_ 탑젤을 발라 완성합니다.

# 글리터 네일 쉽게 바르는 방법

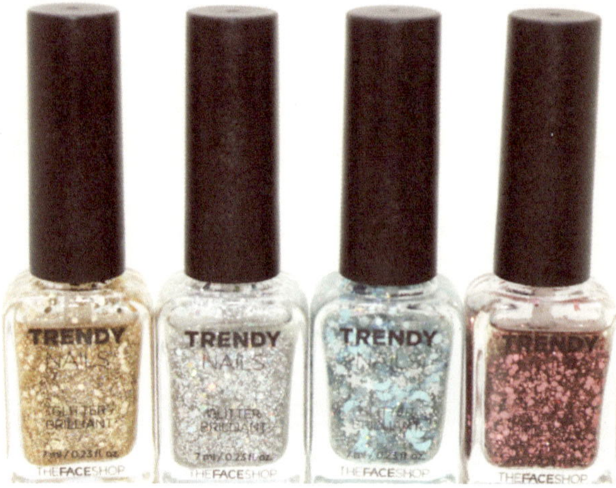


반짝반짝 예쁜 글리터 네일. 입자가 크다보니 생각처럼 잘 발리지 않는 경우가 많은데요. 스펀지를 이용해 글리터를 손톱에 전체적으로 균형 있고 예쁘게 바르는 법을 알려드릴게요.

준비물

글리터 네일, 스펀지

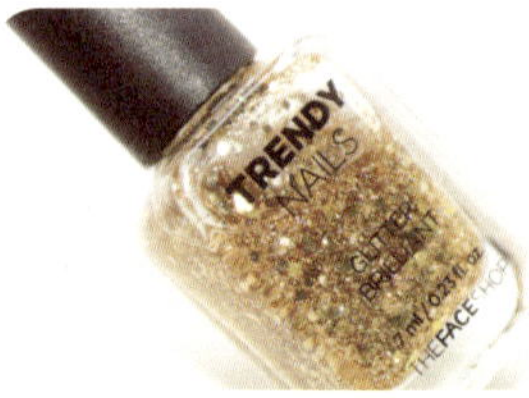


1_ 글리터 네일을 준비합니다.

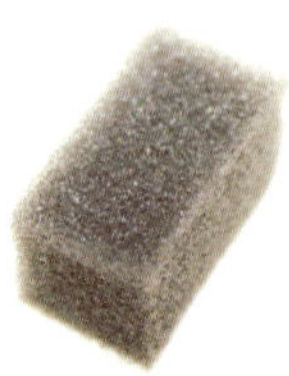

2_ 스펀지는 글리터 네일의 워터 베이스를 빨아들여 글리터 입자만 손톱에 올릴 수 있도록 도와줍니다.

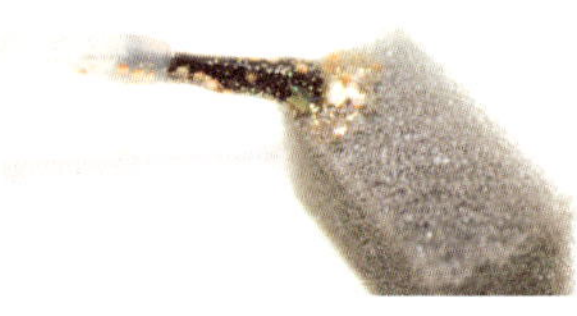

3_ 글리터 컬러를 스펀지 한쪽에 바르고 베이스가 스며들 수 있도록 10초 정도 기다립니다.

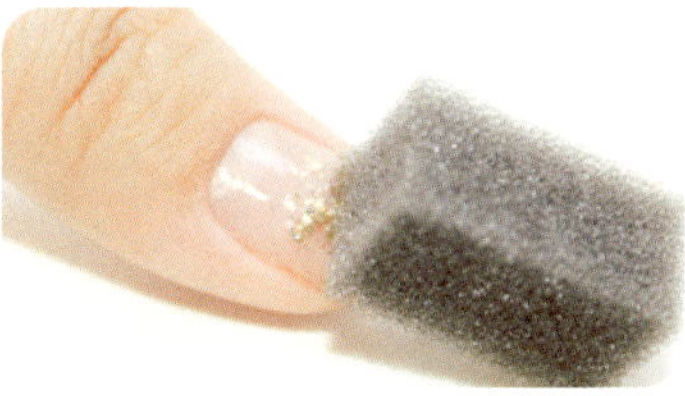

**4**_ 스펀지를 손톱에 살살 두드려줍니다.

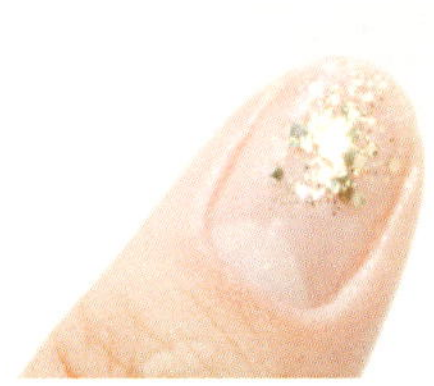

**5**_ 글리터만 손톱에 붙은 상태가 되었어요.

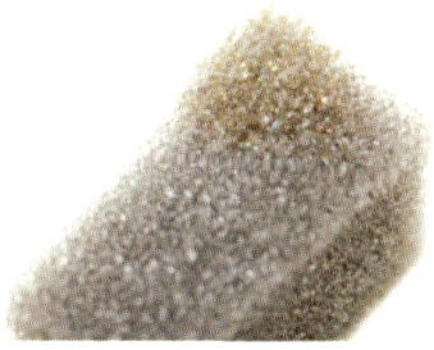

**6**_ 글리터가 손톱으로 옮겨지고 난 후 스펀지는 베이스만 머금어 살짝 부푼 상태가 됩니다.

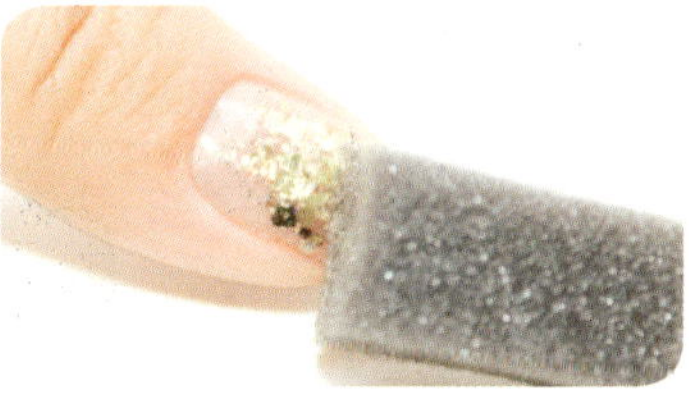

**7**_ 앞의 과정을 1번 더 반복해줍니다.

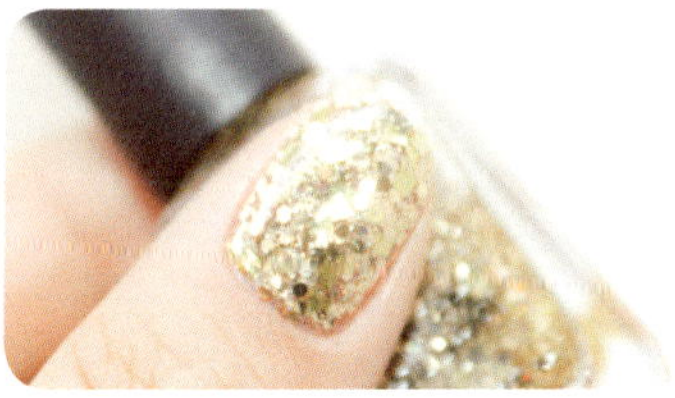

**8**_ 같은 방법을 2번 더 반복하면 손톱에 글리터가 빼곡히 채워집니다. 끝으로 탑젤이나 탑코트를 발라 완성해요.

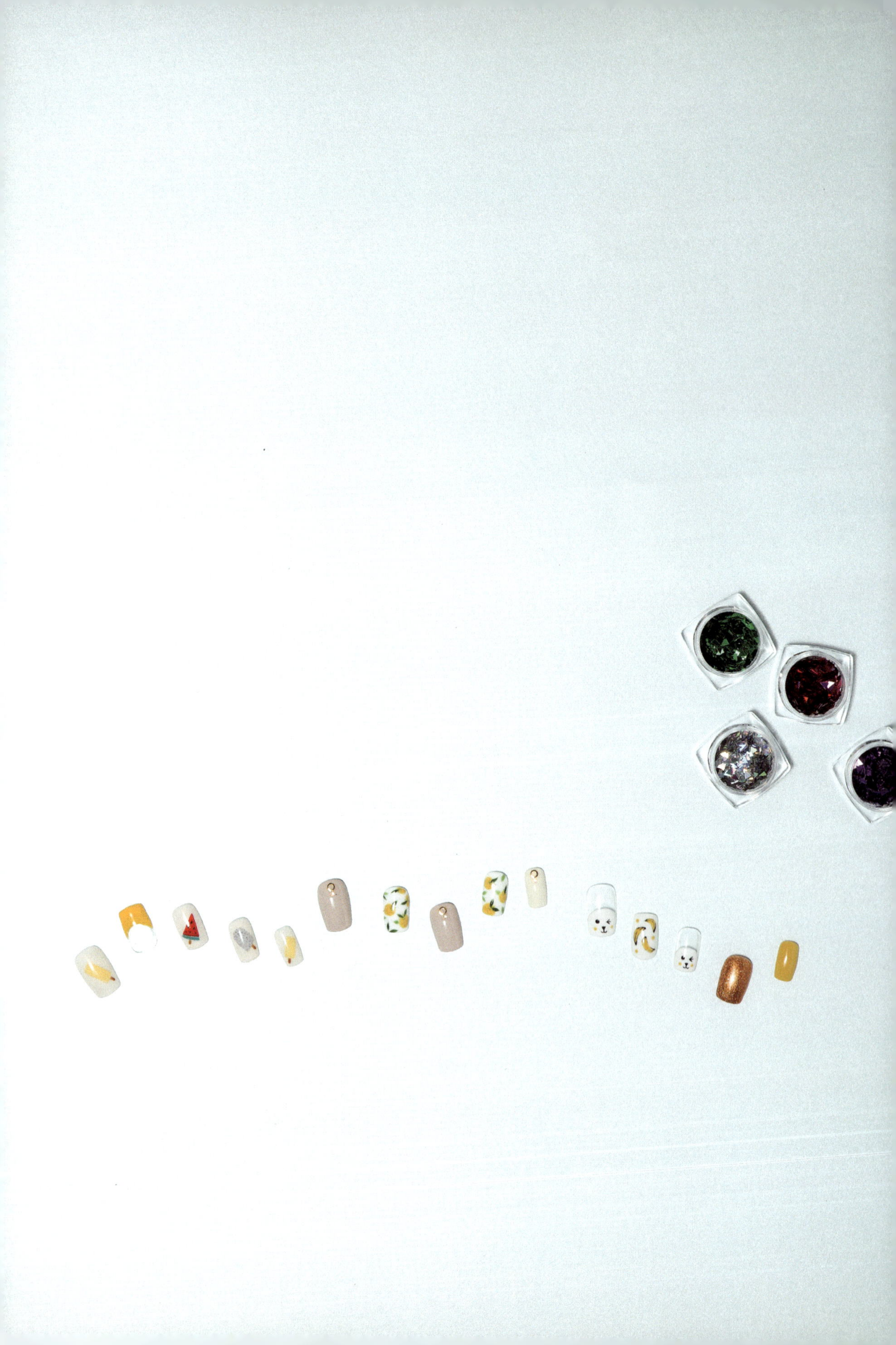

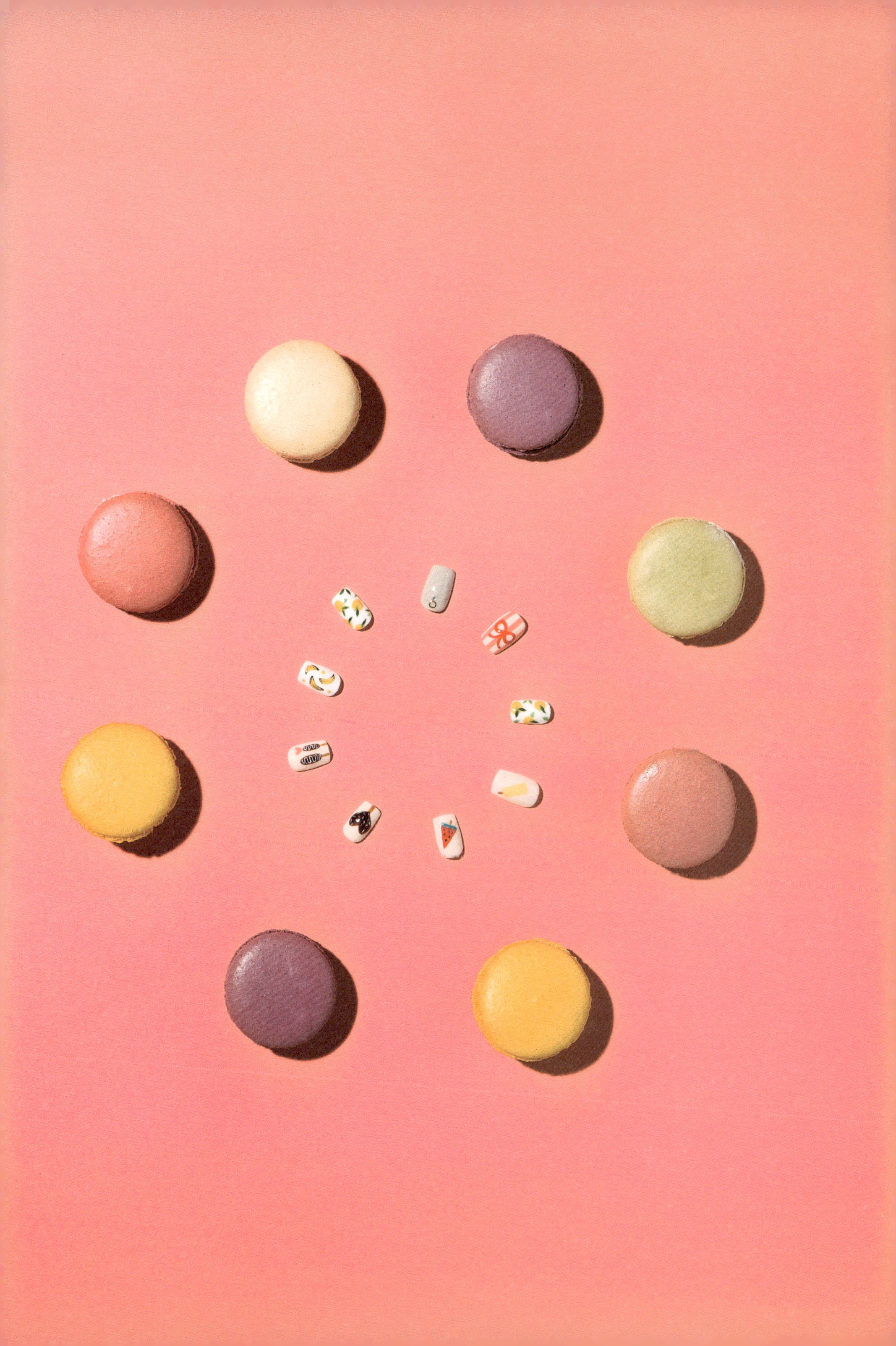

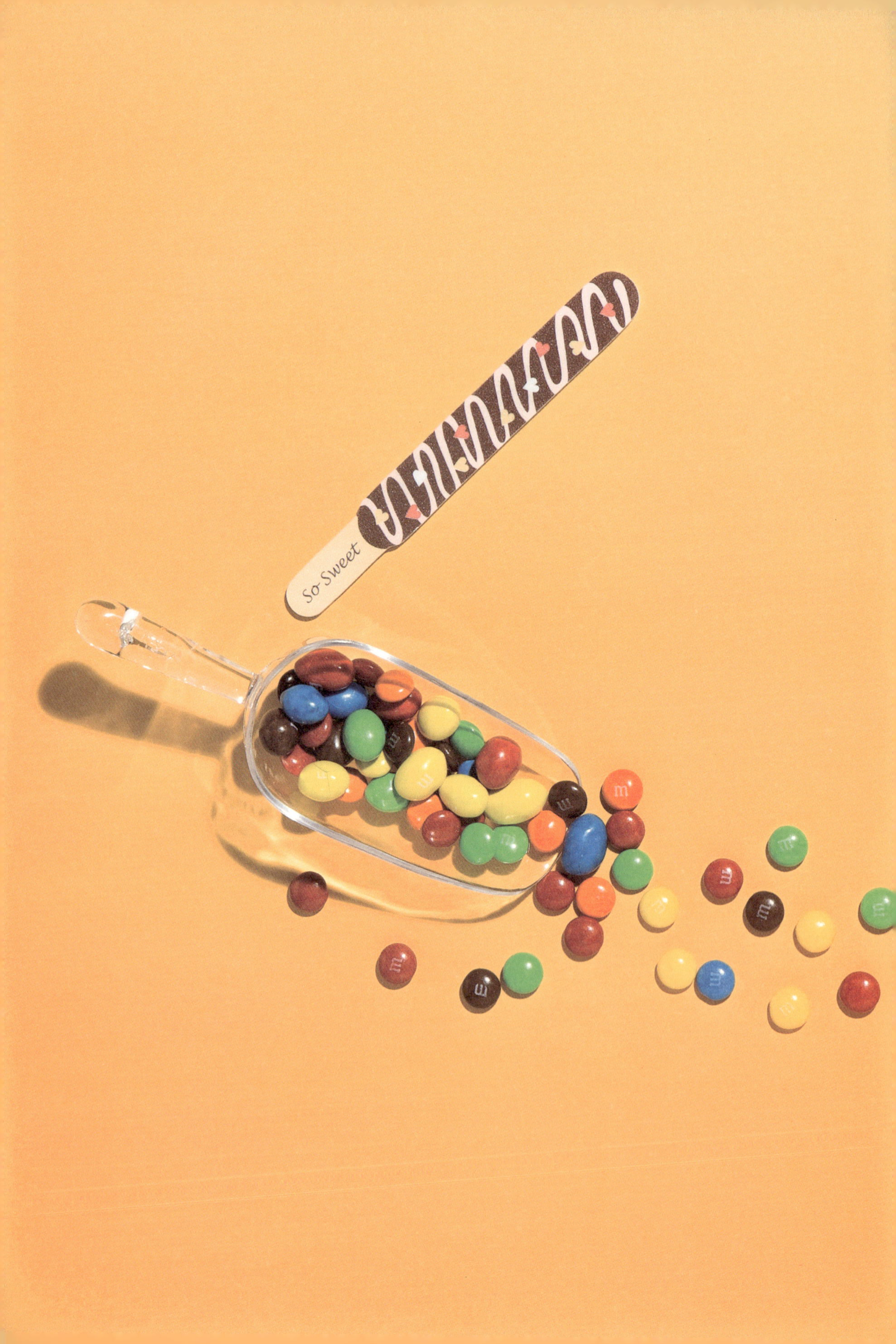
So-Sweet

5장

# 캐릭터 모티브 네일

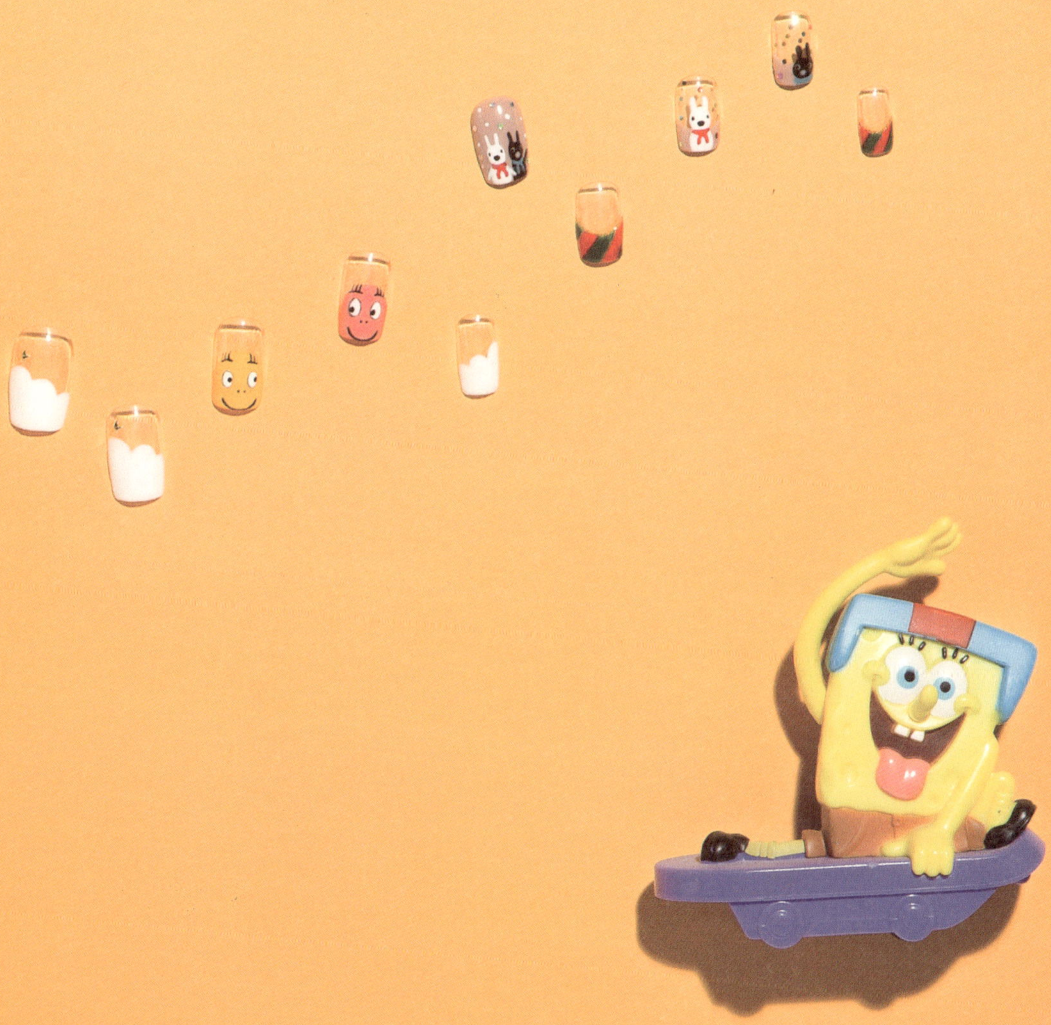

# 사랑에 빠진 강아지

*Cute dog*

난이도 ★★★

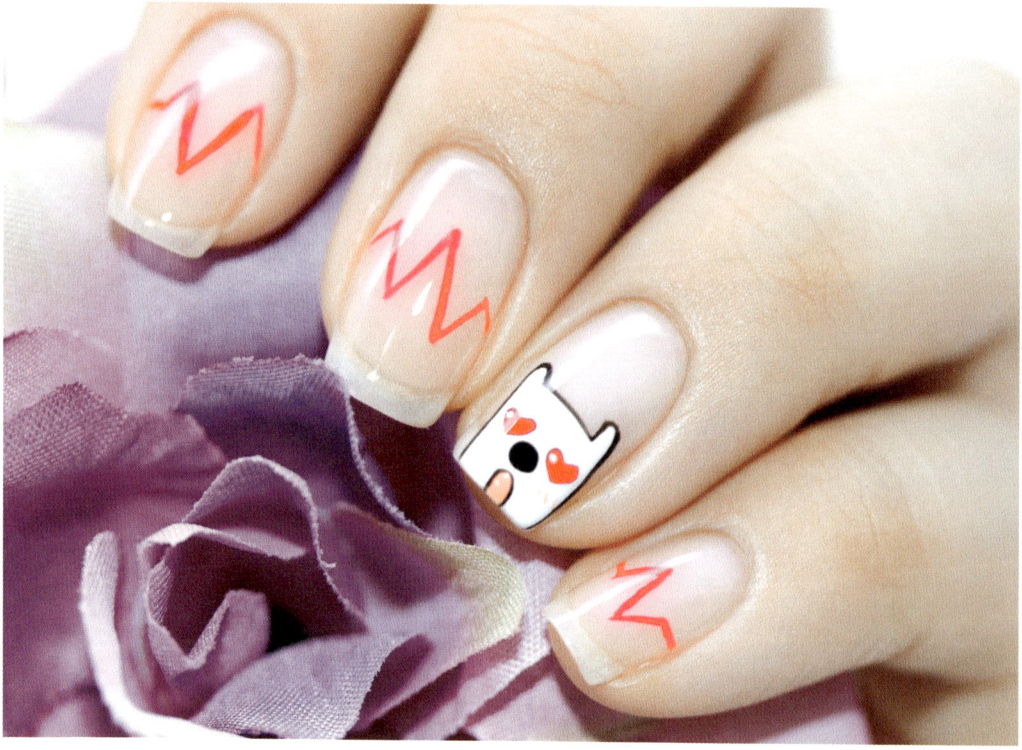

## 모티브

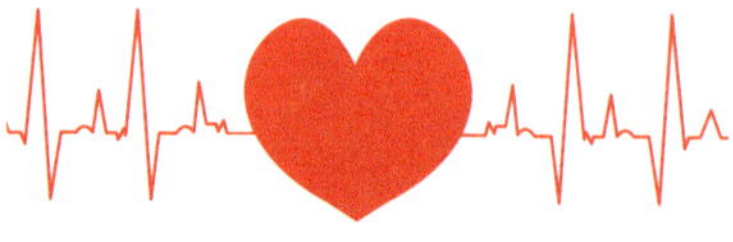

사랑에 빠진 강아지를 모티브로 만든 네일아트예요. 두근대는 사랑의 감정을 귀여운 캐릭터와 심장 박동 그래프로 표현할 수 있답니다. 손톱이 달라도 그래프는 꼭 이어서 그려요.

## 재료와 도구

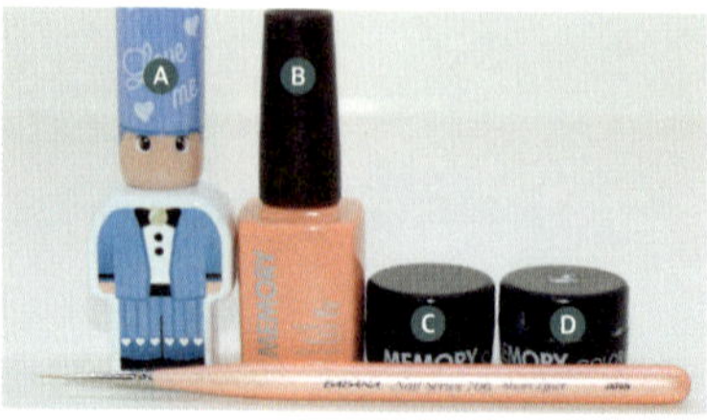


**A** 레드 - 뷰닉스 젤 101
**B** 코랄 - 메모리 젤 179
**C** 블랙 - 메모리 팟젤 블랙
**D** 화이트 - 메모리 팟젤 화이트
세필 붓(706)

## 디자인하는 법

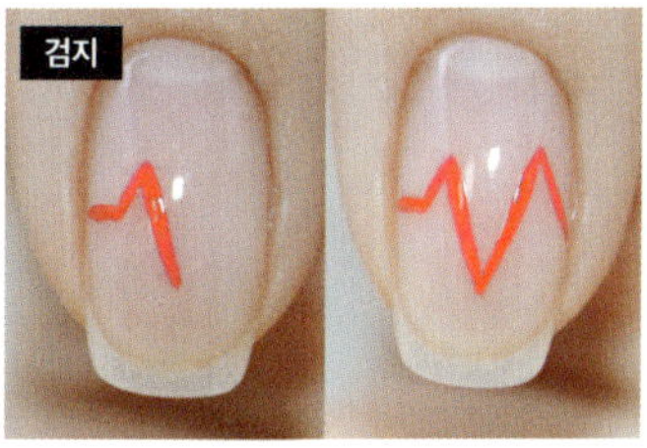


**1**_ 세필 붓으로 심장 박동 그래프를 그려요. 선의 두께는 균일하게 해주세요.

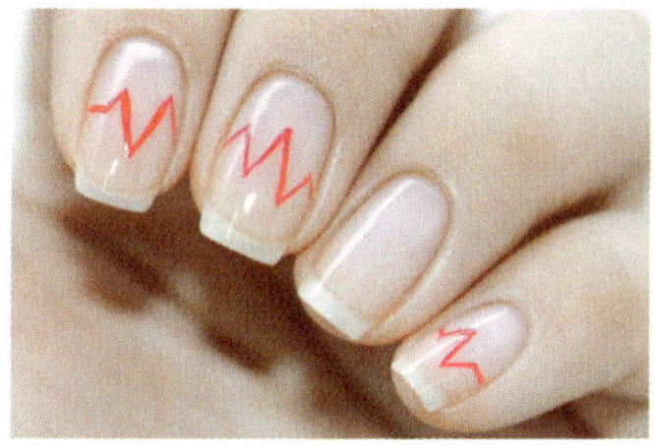

**2**_ 약지를 제외한 나머지 손톱에도 심장 박동 그래프를 그려요.

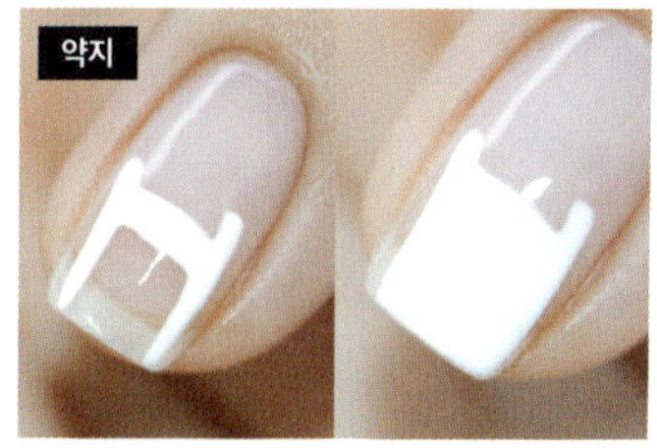


**3**_ 강아지 캐릭터의 테두리를 그린 후 안쪽도 채웁니다.

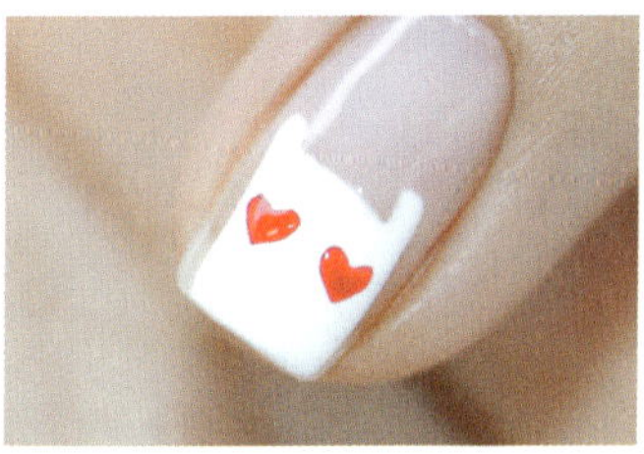

**4**_ 레드 컬러로 하트 모양의 눈을 그려요.

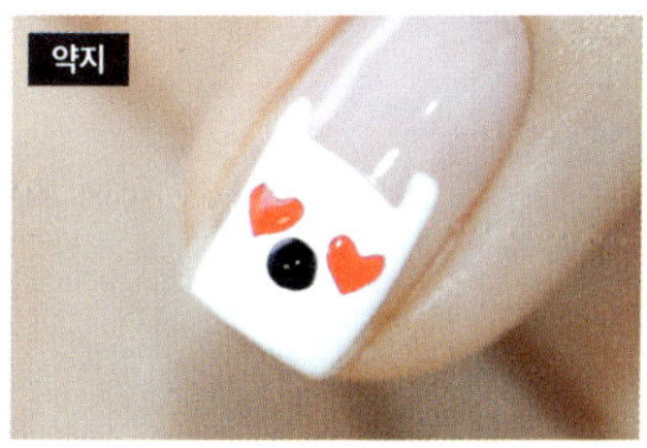


**5**_ 블랙 컬러로 눈 아래에 큼직한 코를 그립니다.

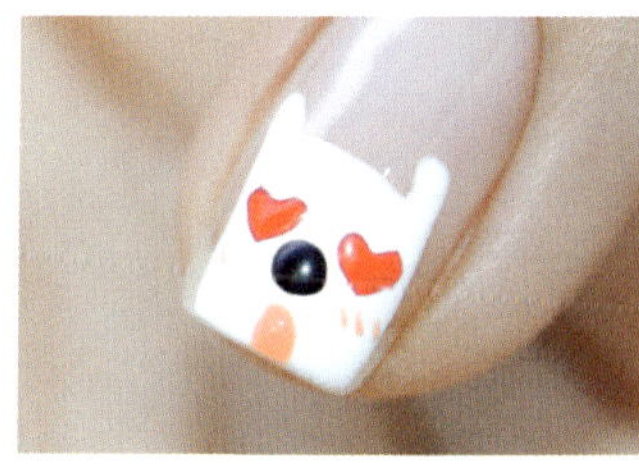

**6**_ 코랄 컬러로 입을 그리고 코 옆에 귀여운 볼 터치도 해주세요.

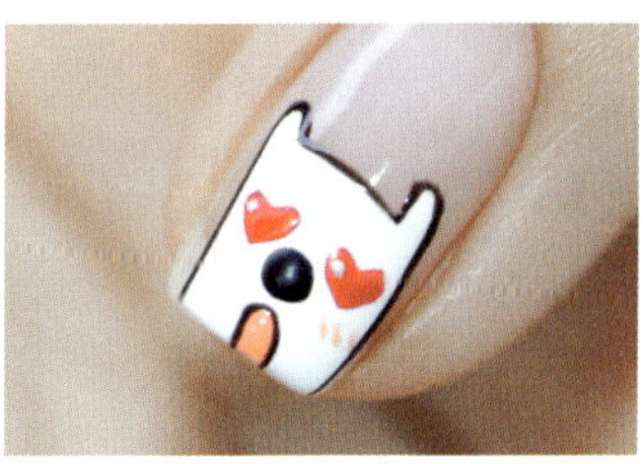

**7**_ 블랙 컬러로 테두리를 그려요.

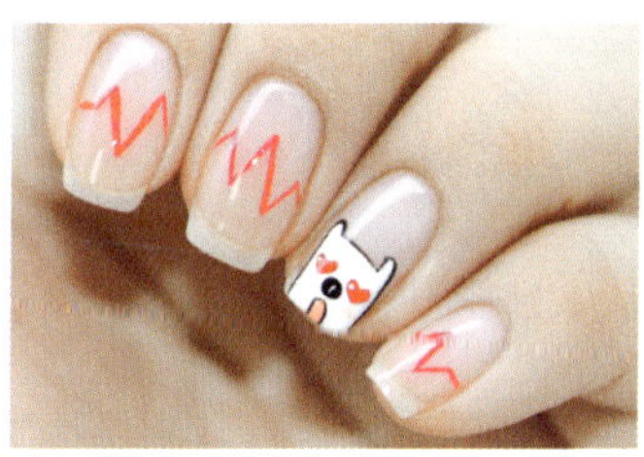

**8**_ 탑젤을 발라 완성합니다.

유진샹의 POINT

**세필 붓으로 얇은 라인 그리기**_세필 붓으로 라인을 그릴 경우 컬러의 양을 잘 조절해야 합니다. 오른쪽 사진처럼 브러시에 컬러 방울이 맺혀 있으면 얇고 날렵한 선을 그리기가 어렵습니다. 왼쪽 사진처럼 브러시에 컬러가 골고루 적당량 묻어 있어야 선을 얇게 그릴 수 있어요. 붓에 컬러를 묻힌 후 종이에 여러 번 찍어 양을 조절하세요.

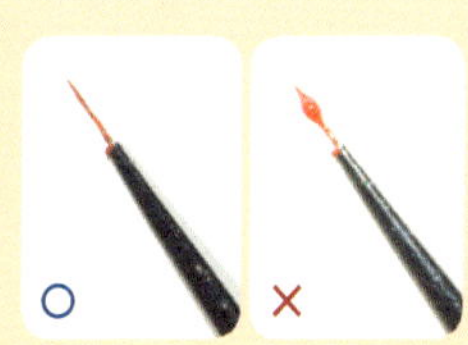

# 화이트 신데렐라

*White Cinderella*

난이도 ★★★★

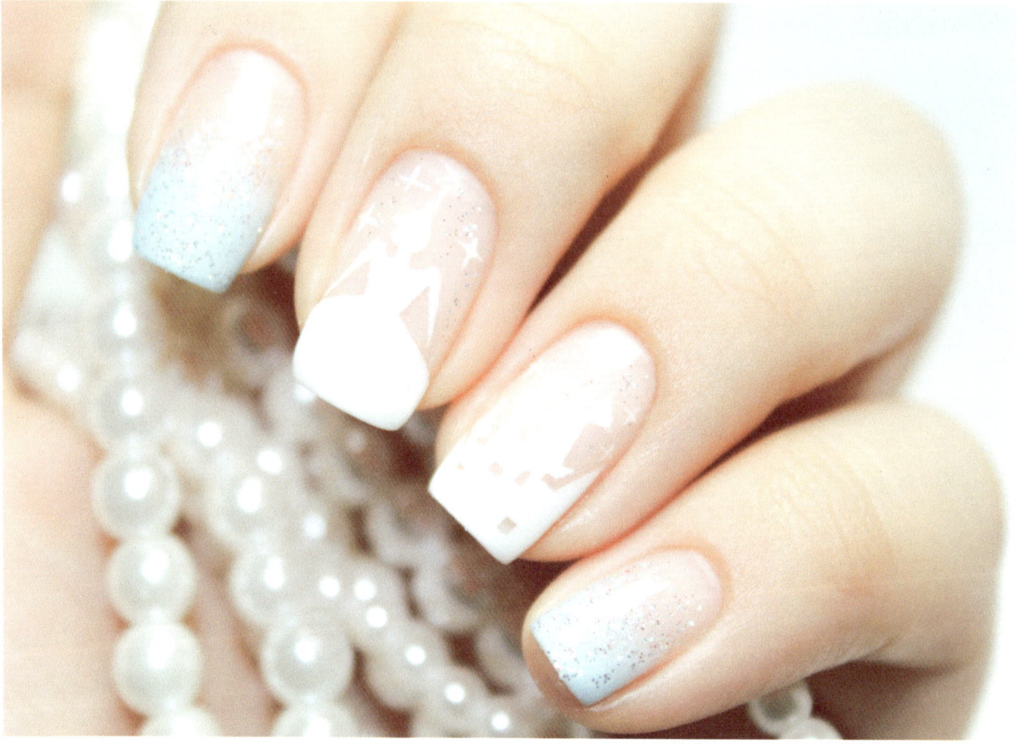

## 모티브

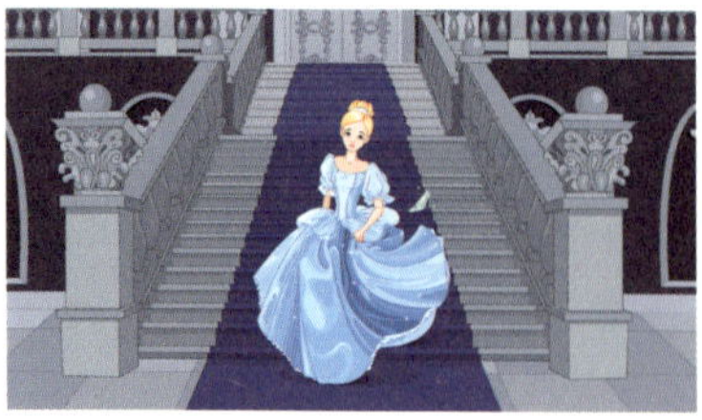

디즈니 공주 신데렐라를 모티브로 만든 네일아트예요. 신데렐라 하면 떠오르는 컬러인 화이트와 스카이블루로 표현했어요. 헤어와 드레스에 포인트를 준 신데렐라와 하얀 궁전을 포인트로 그립니다.

## 재료와 도구

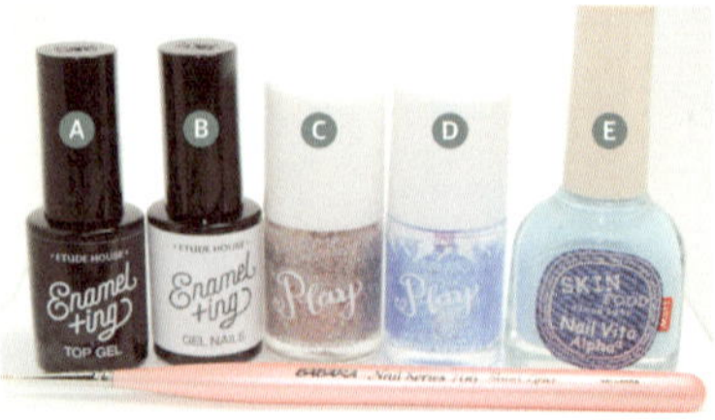


**A** 탑젤 - 에뛰드 하우스 에나멜팅 젤 네일즈 탑젤
**B** 화이트 - 에뛰드 하우스 에나멜팅 젤 네일즈 마쉬멜로우
**C** 홀로그램 펄 - 에뛰드 하우스 플레이 네일 두근두근 새해맞이
**D** 펄 스카이블루 - 에뛰드 하우스 플레이 네일 사르르 눈꽃빙수
**E** 파스텔 블루 - 스킨푸드 네일 비타 알파 라이트 매트 블루
스펀지, 세필 붓

## 디자인하는 법

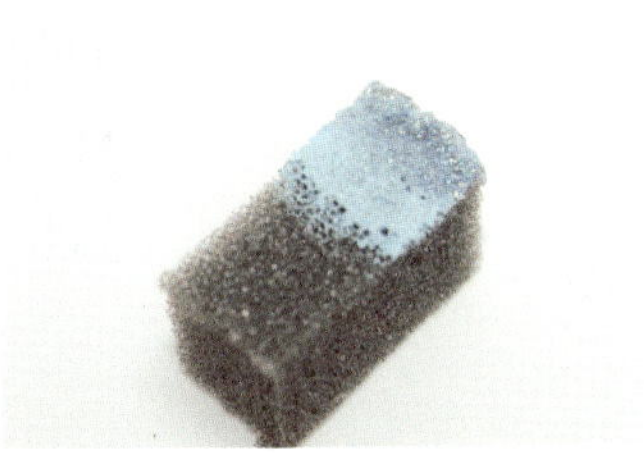

1_ 스펀지에 펄 스카이블루, 파스텔 블루 컬러를 차례로 바릅니다. (TIP 스펀지는 종이에 두어 번 찍어 컬러 양을 조절합니다. 그러면 기포가 남지 않아 깔끔하고 자연스러운 그러데이션을 할 수 있어요.)

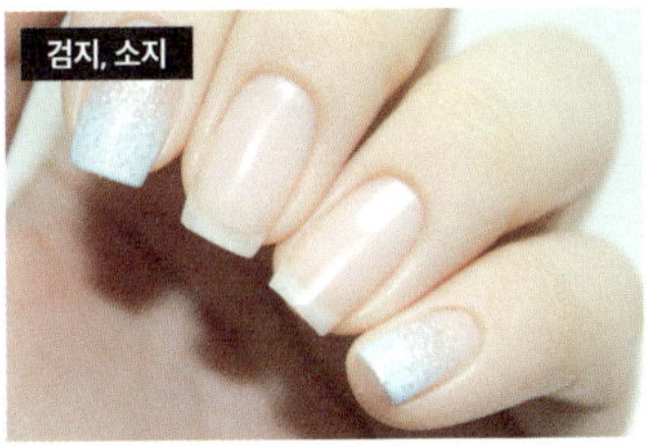


2_ 그대로 손톱에 찍어 두들겨줍니다. 마르면 1번 더 두드려주세요. (TIP 홀로그램 펄 컬러를 살짝 덧발라주세요. 반짝이는 효과도 얻고, 그러데이션 경계도 더 자연스러워져요.)

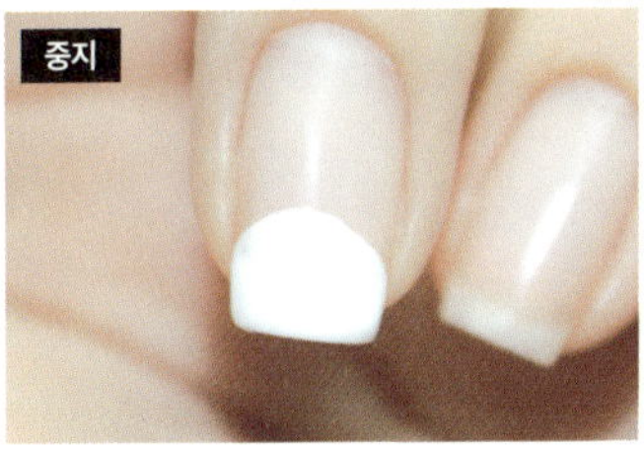


3_ 화이트 컬러로 신데렐라의 드레스 치마 부분을 만들어요. (TIP 과정 7번까지 이어서 그린 후 큐어링합니다.)

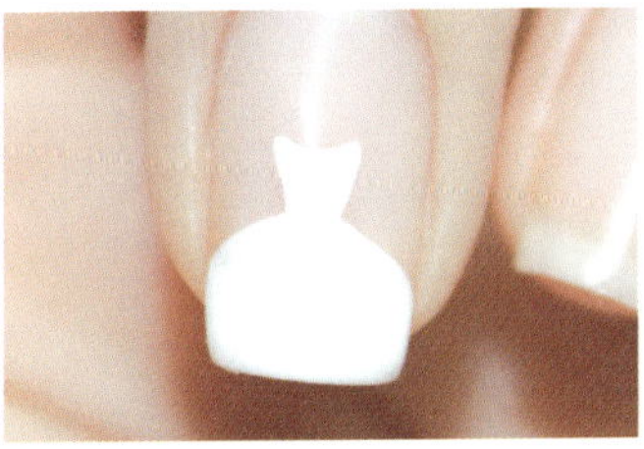

4_ 허리와 어깨 라인을 그려요.

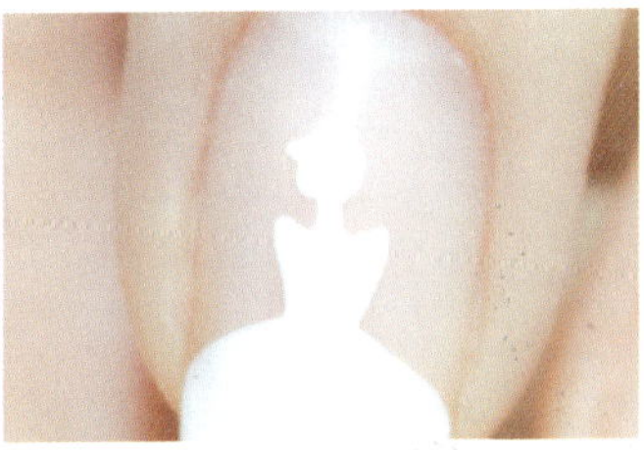

5_ 신데렐라 특유의 앞머리와 올림머리도 살려주세요.

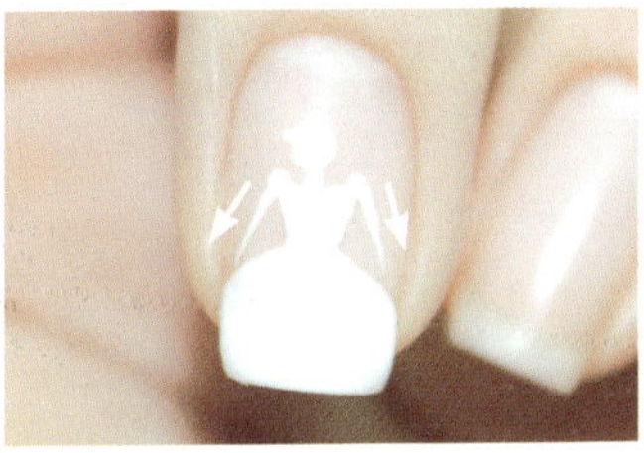

6_ 어깨에서 팔 라인을 일자로 내려 그려요.

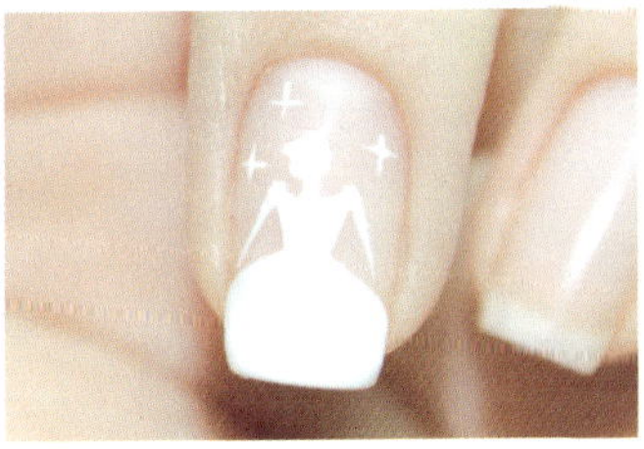

7_ 세필 붓으로 얇은 십자를 그려 반짝이는 빛을 표현해주세요. 이후 30초간 큐어링합니다.

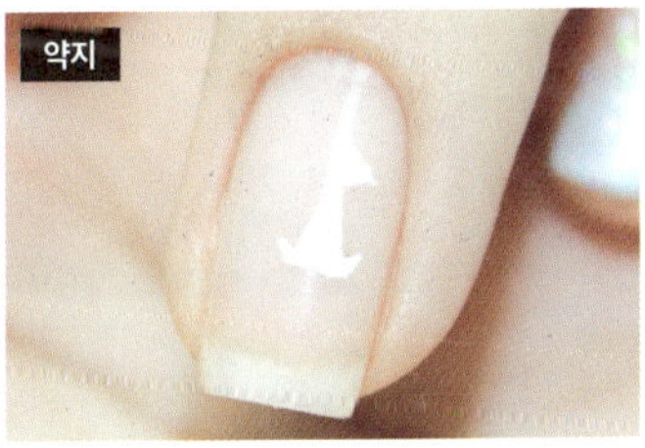


8_ 지붕과 깃발을 그려 성의 중심을 잡아요.

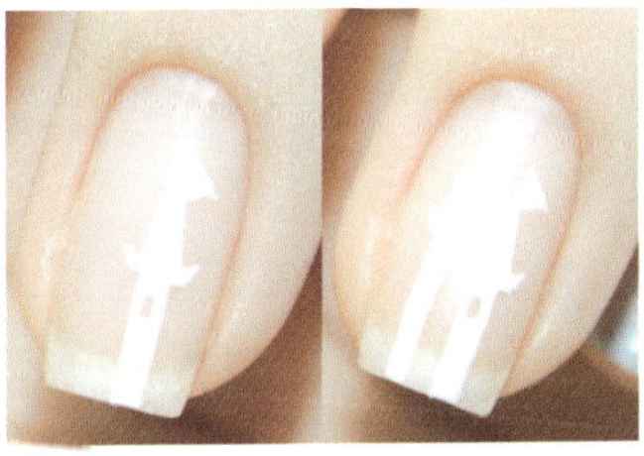

9_ 창문을 하나 그리고 이외의 부분도 채워주세요.

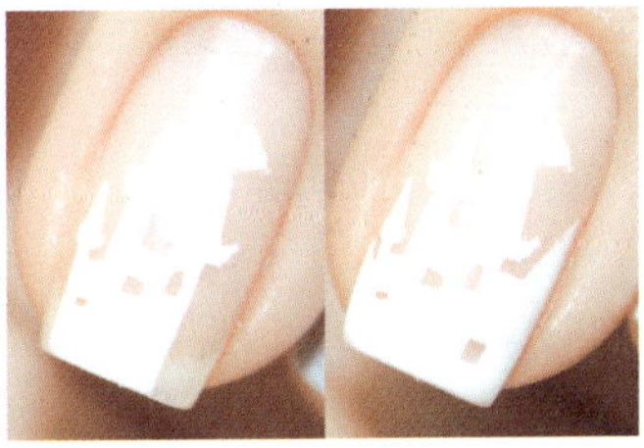

10_ 중심 지붕에서부터 성을 그려줍니다. 작은 창문도 그려요.

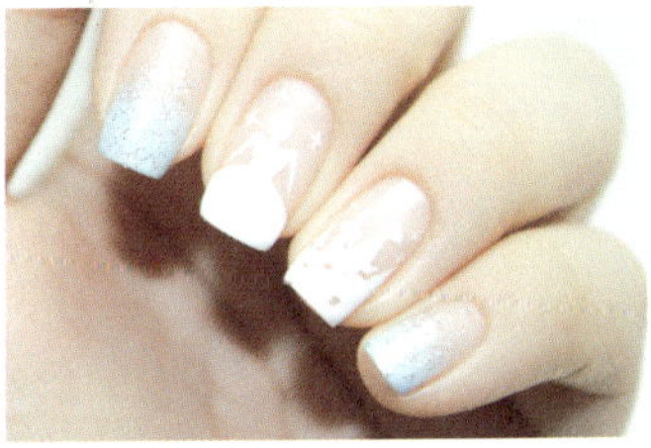

11_ 성 주위에도 작은 십자를 그려 반짝이는 빛을 표현해요. 30초간 큐어링합니다.

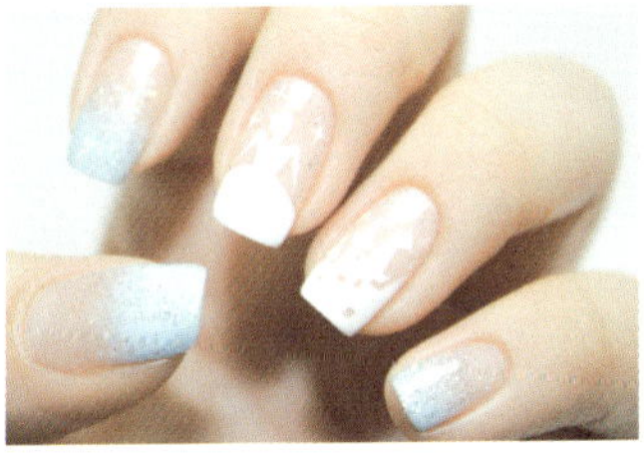

12_ 홀로그램 펄 컬러를 중지, 약지에 살짝 발라요. 탑젤을 발라 완성합니다.

# 바닷속 인어공주

*Under the sea, Mermaid*

난이도 ★★★★

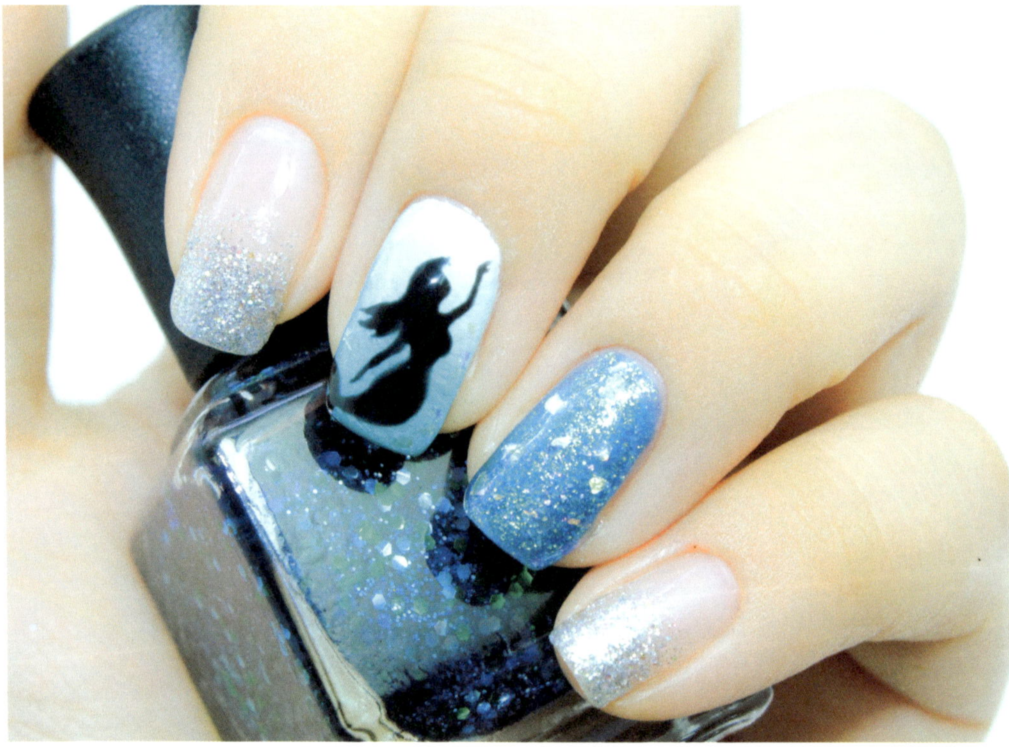

## 모티브

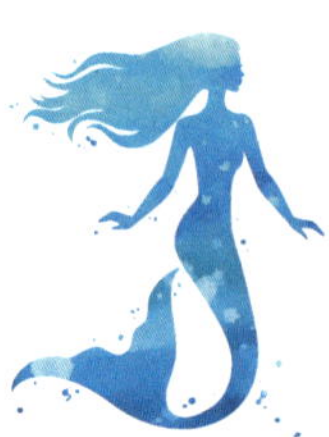

인어공주를 모티브로 만든 네일아트예요. 반짝이는 푸른 바다와 바깥세상을 궁금해 하는 인어공주를 그렸어요. 공주가 미지의 세계를 염원하며 바다 밖으로 나가고자 하는 모습이 포인트예요.

## 재료와 도구

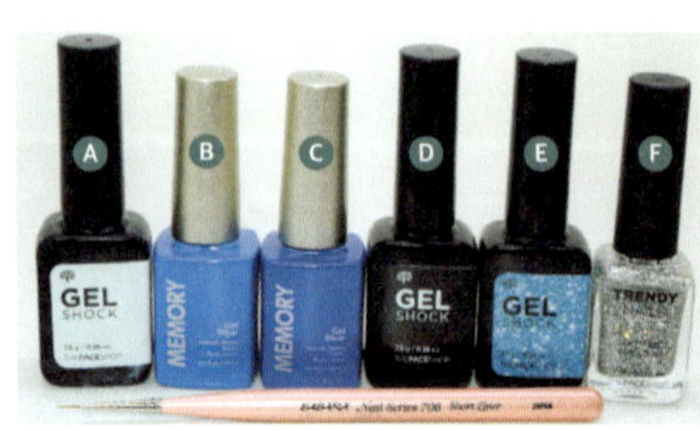


**A** 화이트 - 더페이스샵 젤 쇼크 스노우화이트
**B** 스카이블루 - 메모리 젤 225
**C** 블루 - 메모리 젤 230
**D** 블랙 - 더페이스샵 젤 쇼크 블랙프루프
**E** 펄 블루 - 더페이스샵 젤 쇼크 아쿠아프리즘
**F** 펄 실버 - 더페이스샵 트렌디 네일즈 스파클링 러브
세필 붓

## 디자인하는 법

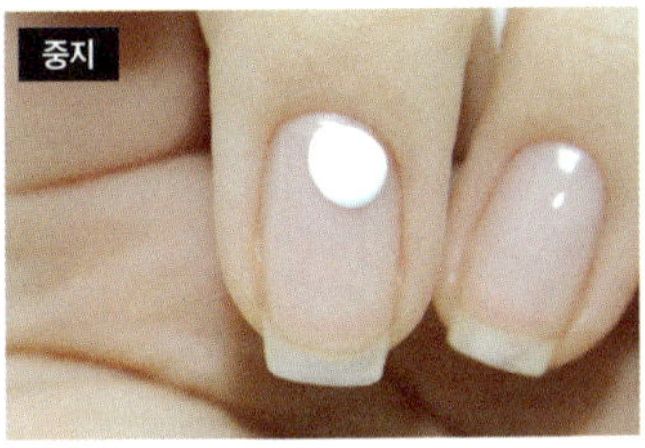


**1**_ 화이트 컬러를 손톱 끝부분에 살짝 덜어내요.

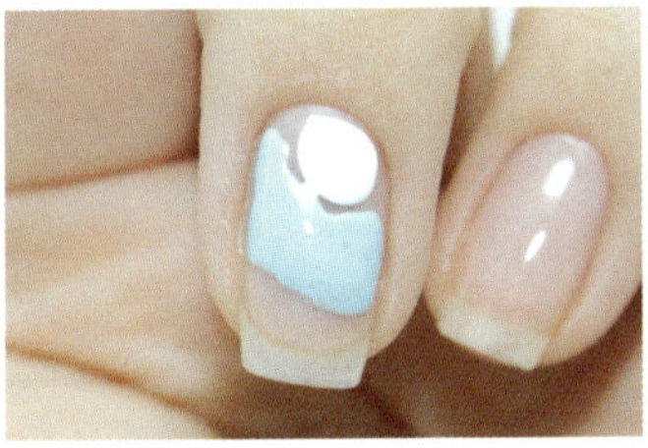

**2**_ 스카이블루 컬러를 손톱 중간에 사선으로 발라요.

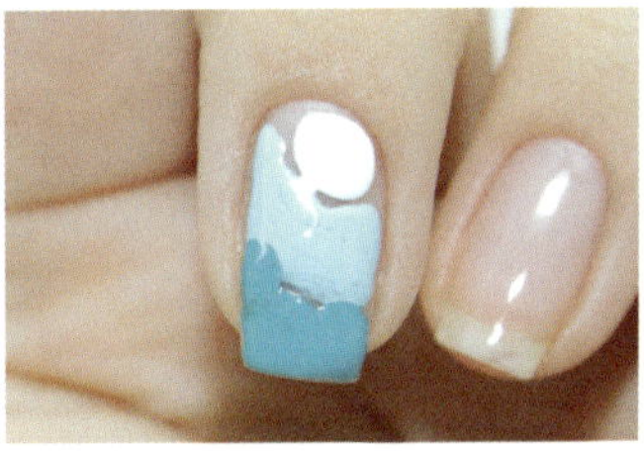

**3**_ 블루 컬러를 손톱 나머지 공간에 발라요.

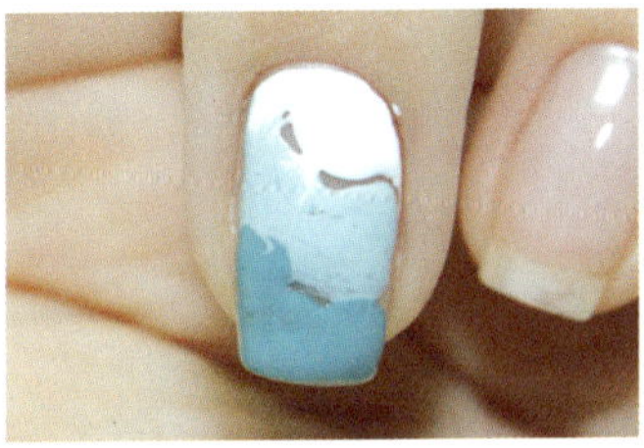

**4**_ 세필 붓으로 손톱 경계 라인을 정리해주세요.

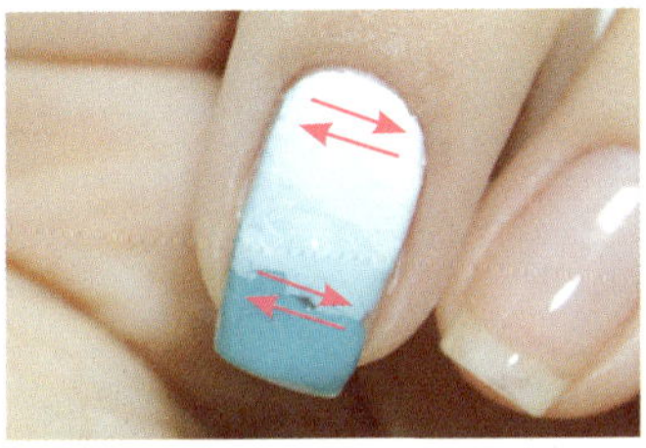

**5**_ 세필 붓으로 컬러 간 경계를 사선 방향으로 문질러 자연스럽게 섞이도록 합니다. 이후 30초간 큐어링해요.

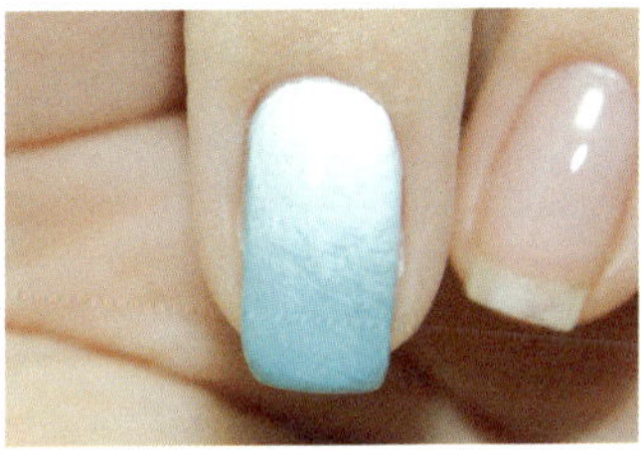

**6**_ 컬러가 이어지니 인어공주가 사는 바다 같아 보여요.

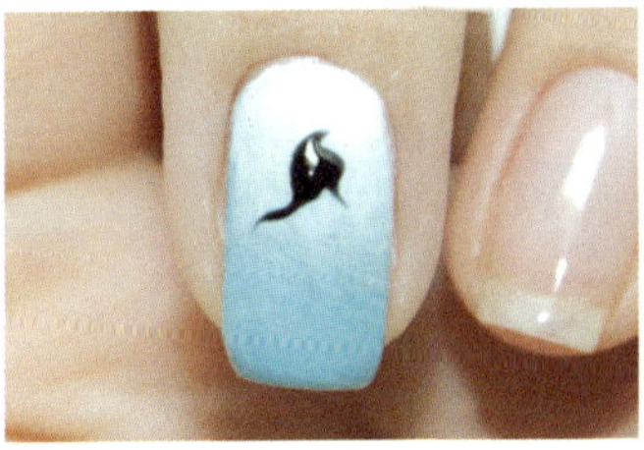

**7**_ 블랙 컬러를 준비합니다. 세필 붓으로 인어공주의 머리를 그려주세요.

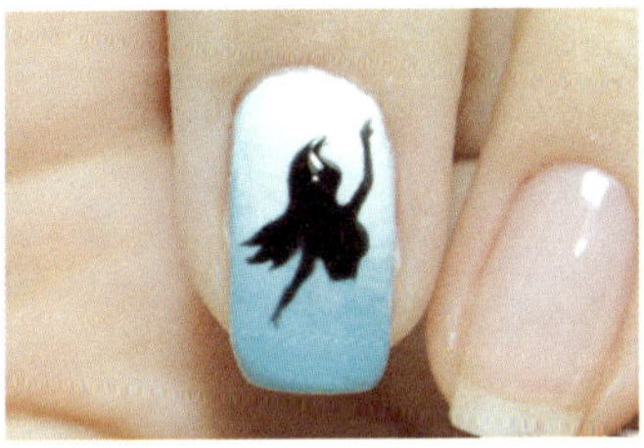

**8**_ 팔, 가슴, 허리 부분을 그려요.

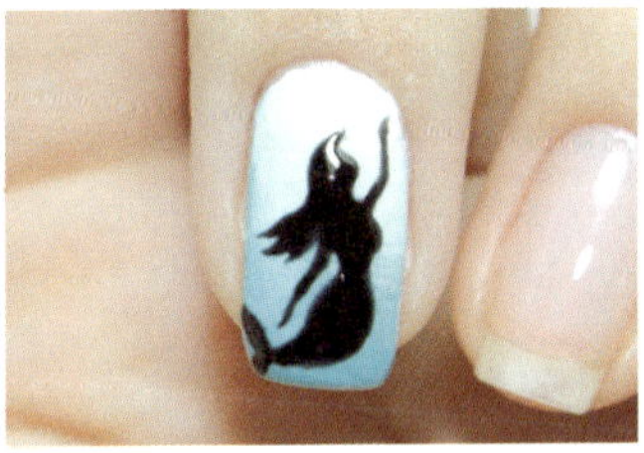

**9**_ 꼬리까지 그려 완성해요. 바디라인이 곡선으로 부드럽게 이어지도록 그려요. 이후 30초간 큐어링해요.

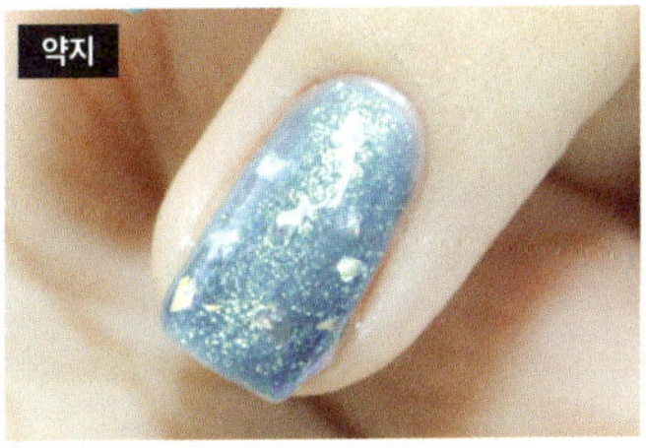


**10**_ 펄 블루 컬러를 전체적으로 바르고, 입자가 큰 글리터를 올려주세요.

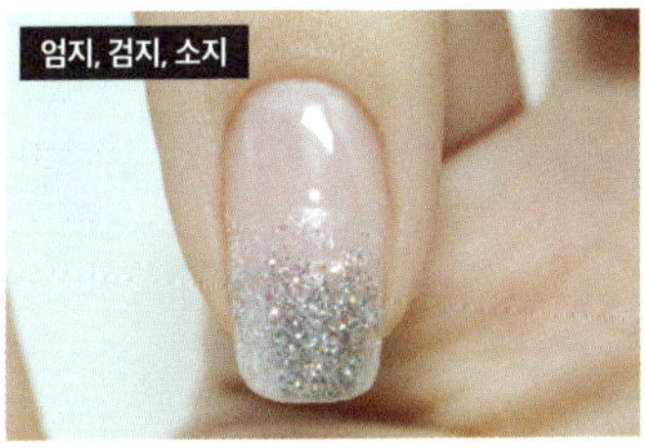


**11**_ 나머지 손톱은 펄 실버로 그러데이션을 줍니다.

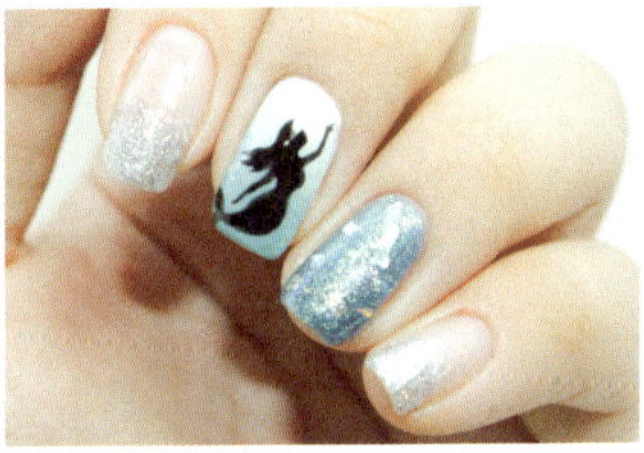

**12**_ 탑젤을 발라 완성합니다.

# 사랑스러운 가스파드와 리사

*Gaspard & Risa*

난이도 ★★★★

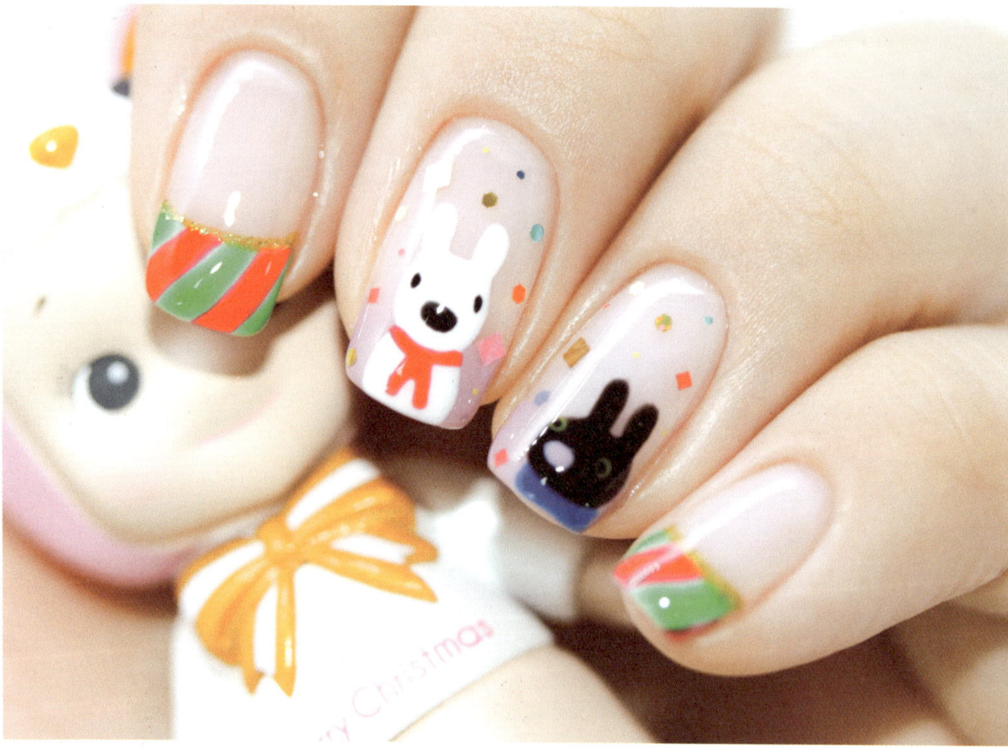


## 모티브

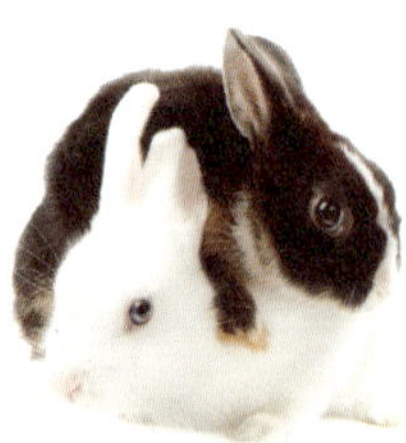

토끼 캐릭터인 까만 가스파드와 하얀 리사를 모티브로 만든 네일아트예요. 깜찍한 두 캐릭터를 연말 분위기에 맞게 꾸며보았어요. 레드, 그린 스트라이프와 다양한 글리터가 아트에 생동감을 불어넣어요.

## 재료와 도구

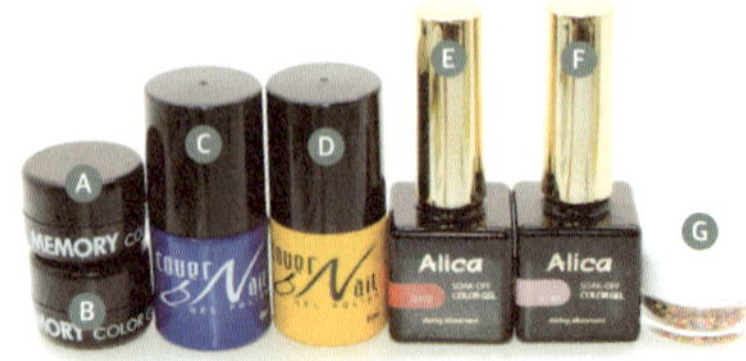


**A** 화이트 - 메모리 팟젤 화이트
**B** 블랙 - 메모리 팟젤 블랙
**C** 블루 - 커버 젤 네일 48
**D** 옐로 - 커버 젤 네일 37
**E** 레드 - 엘리카 커버 젤 G102
**F** 핑크 - 엘리카 커버 젤 G146
**G** 다양한 컬러의 글리터
세필 붓, 골드 글리터 아트 펜

## 디자인하는 법

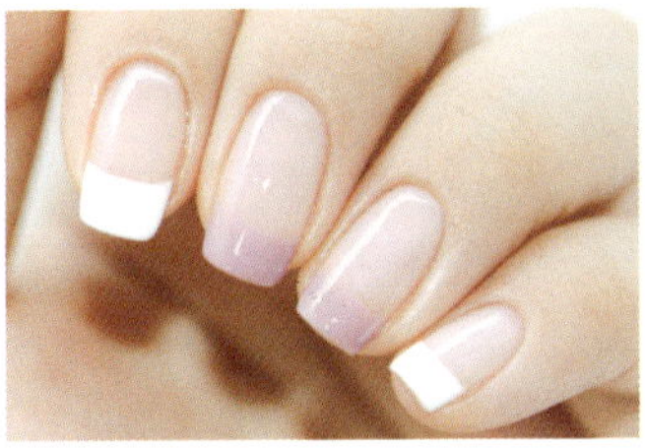

1_ 엄지를 제외한 손톱에 화이트, 핑크 컬러로 프렌치를 합니다.

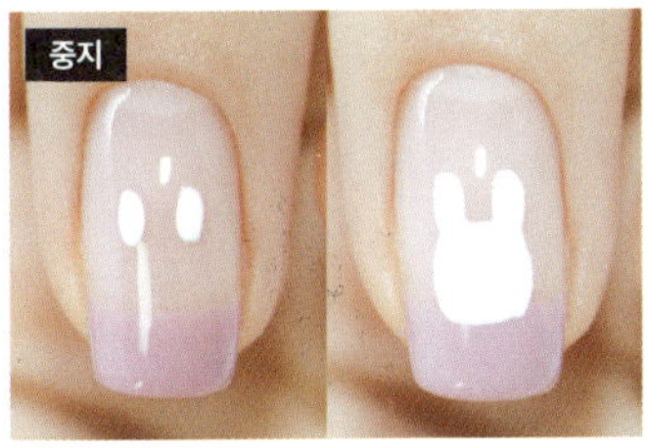


2_ 세필 붓으로 리사의 얼굴을 그려요. 귀부터 그려줍니다.

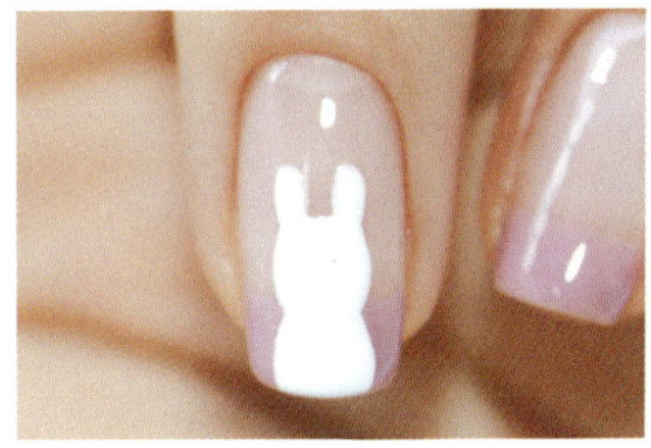

3_ 얼굴과 비슷한 크기로 몸을 그려요.

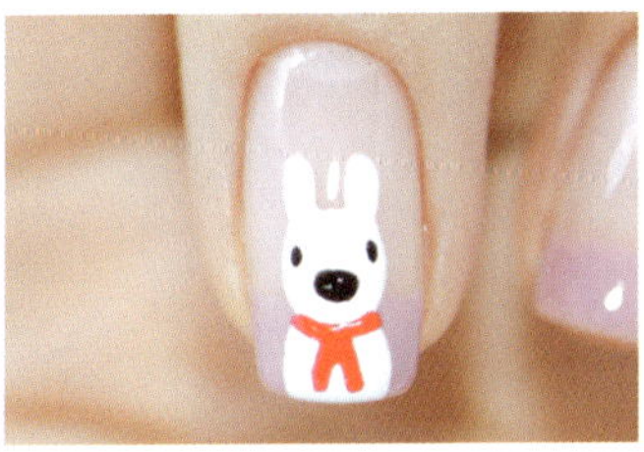

4_ 블랙 컬러로 눈과 코를 그리고 레드 컬러로 목도리를 그려 리사를 완성해요.

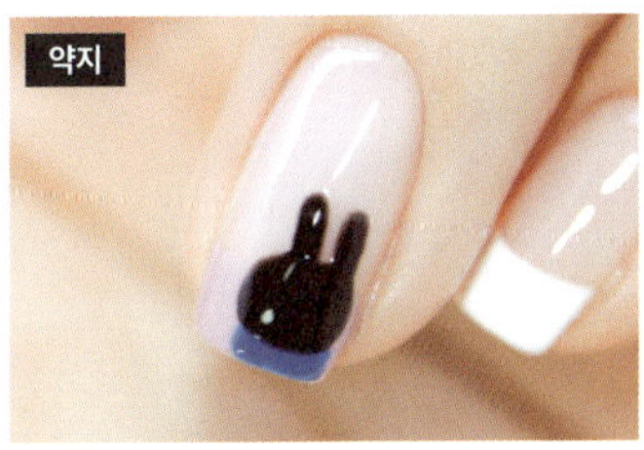


5_ 이젠 가스파드를 그려볼게요. 블랙 컬러로 얼굴을 그리고 블루 컬러로 목도리를 그려요.

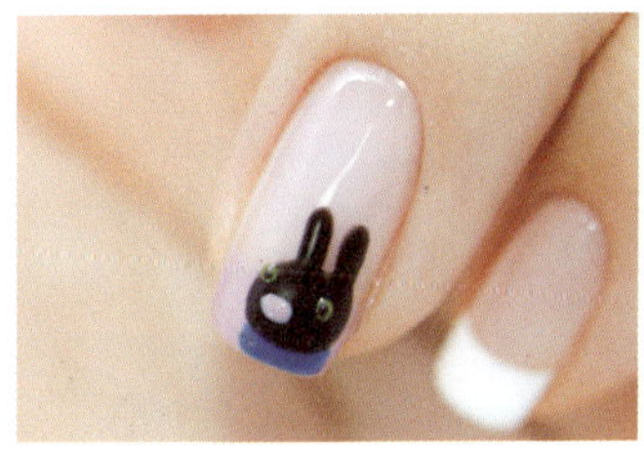

6_ 옐로 컬러로 눈을 그리고 위로 더 작은 블랙 도트를 찍어 눈동자까지 완성해요. 핑크 컬러로 코도 그립니다.

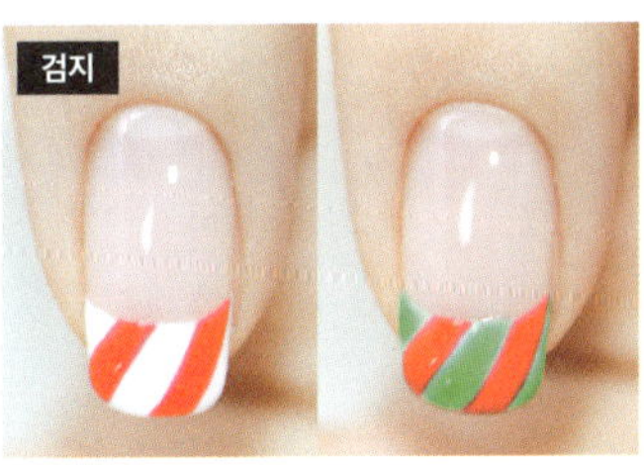


7_ 화이트 프렌치 위에 레드와 그린 컬러로 두꺼운 사선 스트라이프를 그려요.

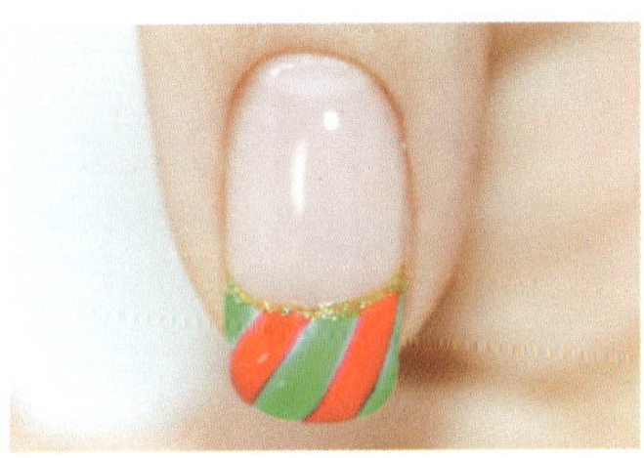

8_ 프렌치 라인은 골드 글리터로 마무리합니다.

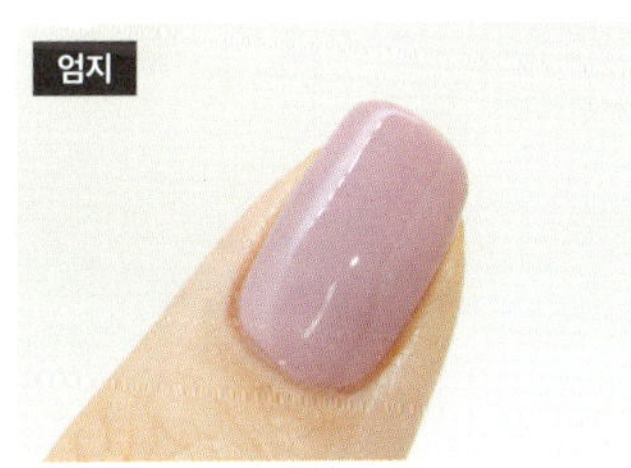


9_ 엄지는 핑크 컬러를 전체적으로 발라요.

Next page ▸

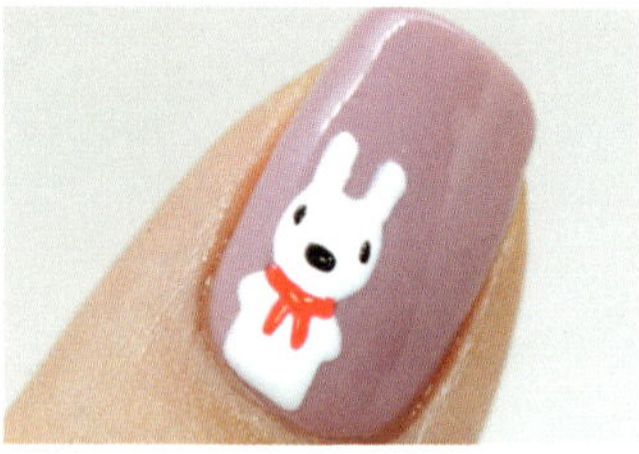

**10**_ 중지와 같은 방법으로 리사를 그려요.

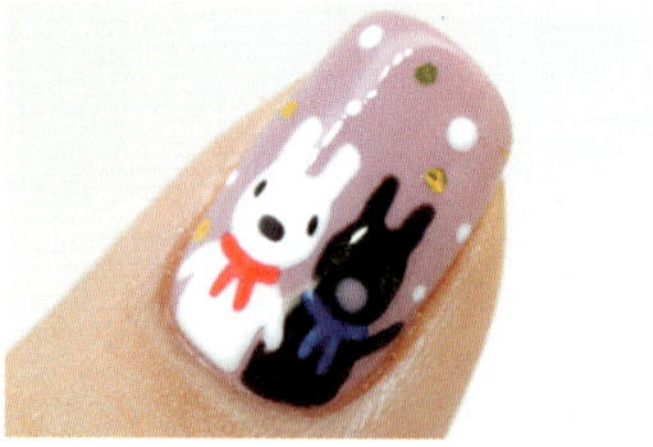

**11**_ 리사 옆에는 손을 흔드는 가스파드를 그려주세요. 빈 공간은 화이트 도트, 골드 글리터로 꾸며요.

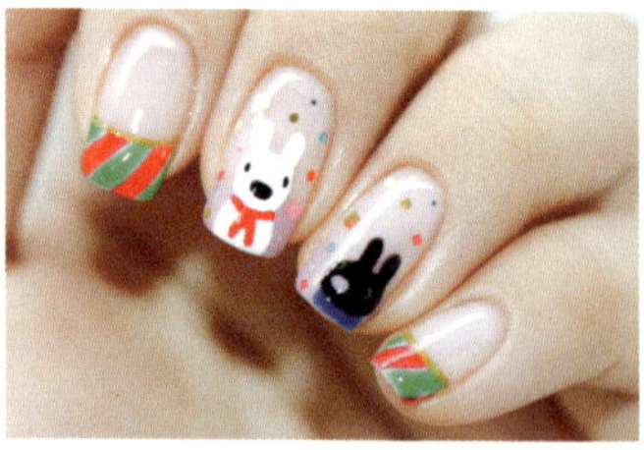

**12**_ 중지, 약지에도 다양한 글리터를 얹어 파티 분위기를 더해줍니다.

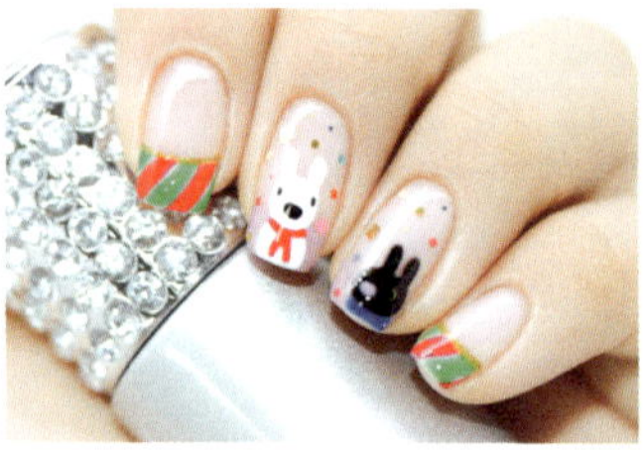

**13**_ 탑젤을 발라 완성합니다.

**유진샹의 POINT**

가스파드와 리사가 함께 올라간 엄지손톱. 블랙, 화이트 컬러의 조합이라 깔끔하면서도 포인트가 돼요.

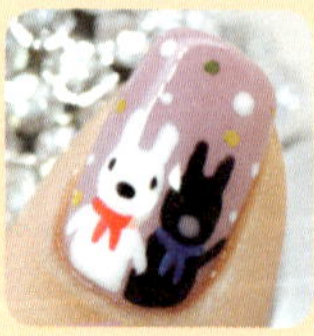

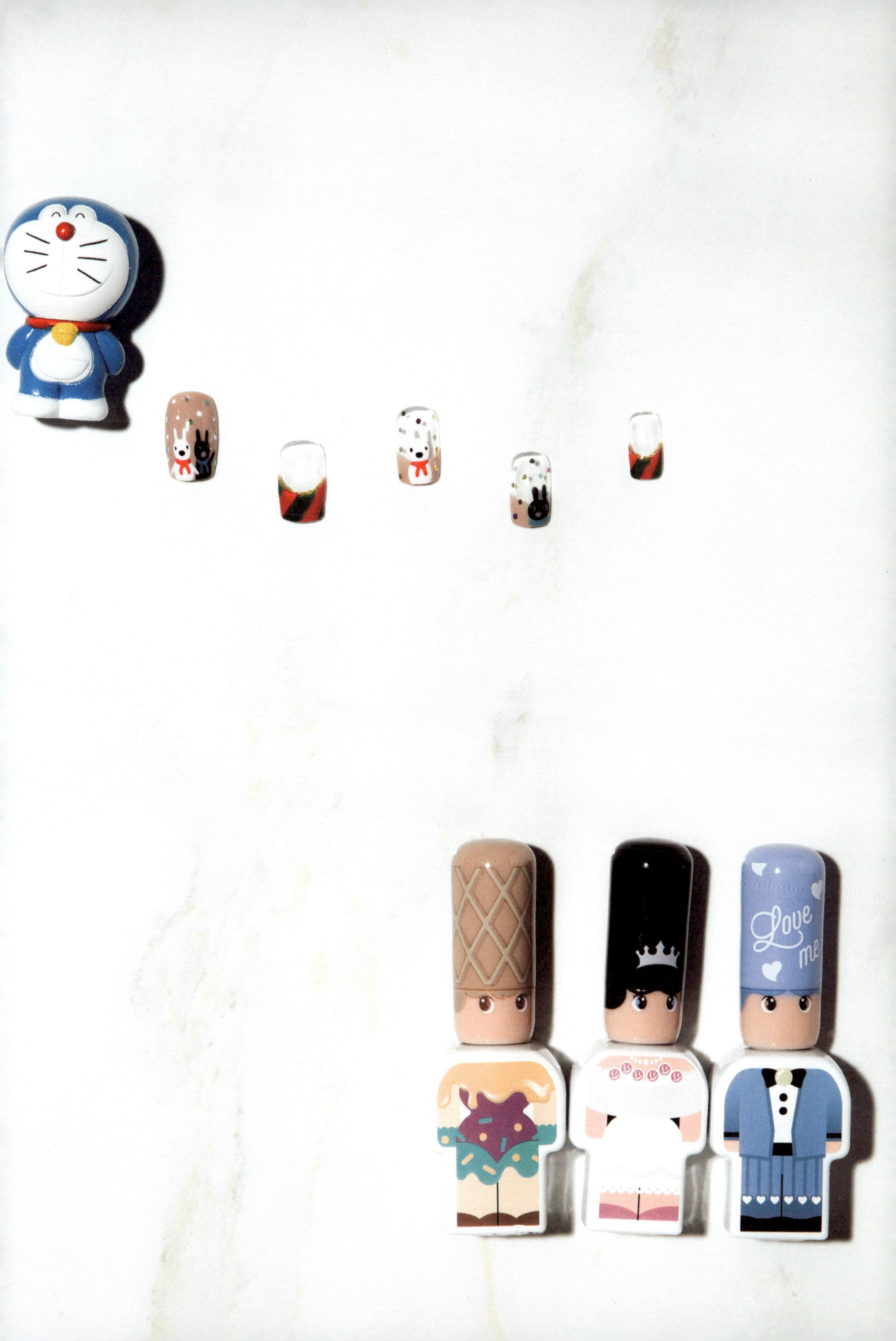
Love me

# 흰 눈 펑펑 눈사람

*Snowman*

난이도 ★★★

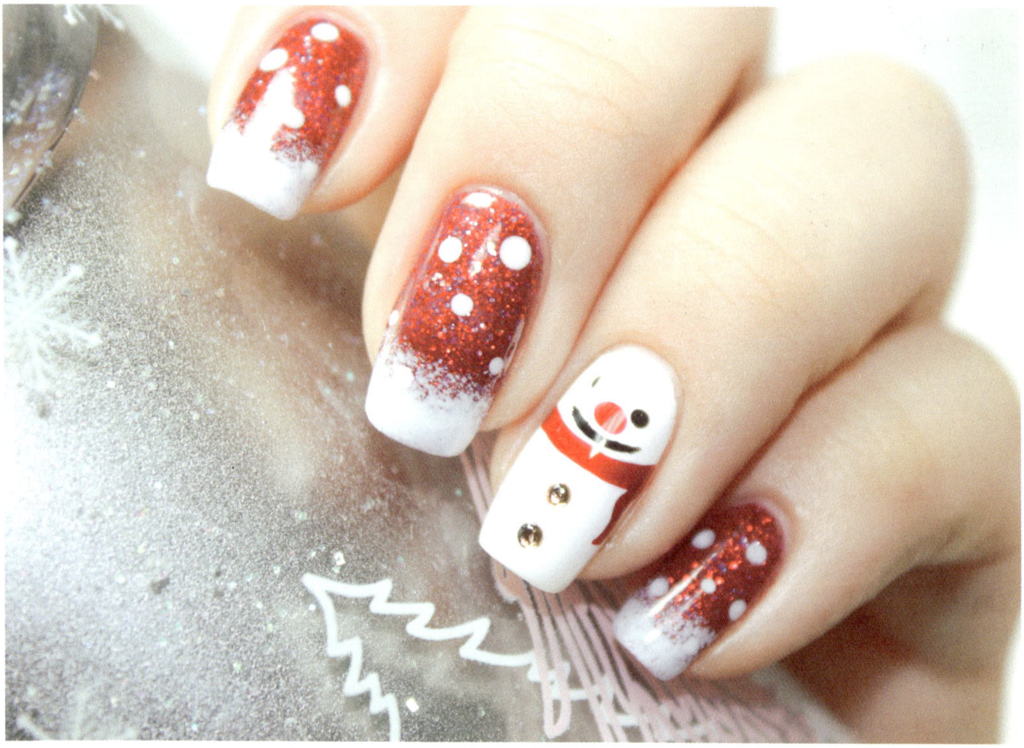

### 모티브

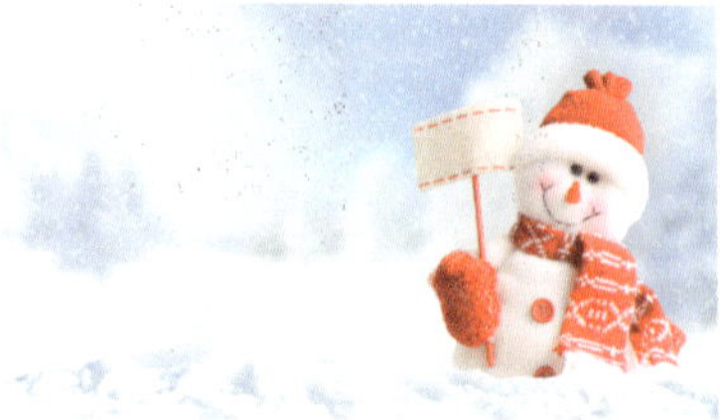

눈사람을 모티브로 만든 네일아트예요. 눈사람과 함께 흰 눈이 펑펑 내리고 소복이 쌓인 풍경을 그렸어요. 눈사람을 약지 손톱 전체에 그려 넣을 때는 큐티클 라인을 둥글게 정리한 후 작업하세요.

### 재료와 도구

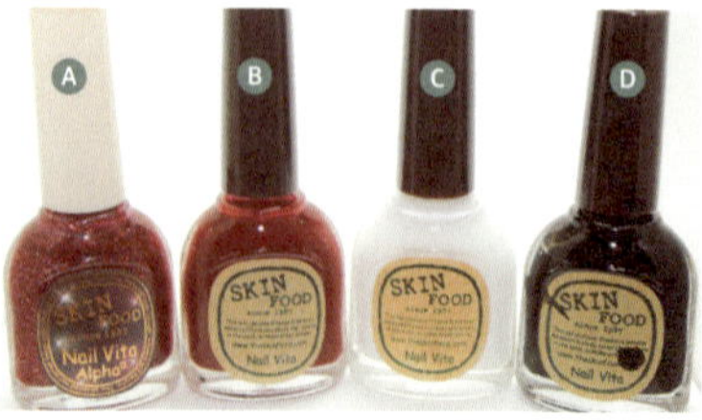


**A** 펄 레드 - 스킨푸드 네일 비타 알파 체리루비글리스윗
**B** 다크 레드 - 스킨푸드 네일 비타 다크레드
**C** 화이트 - 스킨푸드 네일 비타 밀키밀키
**D** 블랙 - 스킨푸드 네일 비타 블랙
세필 붓, 도트 스틱

## 디자인하는 법

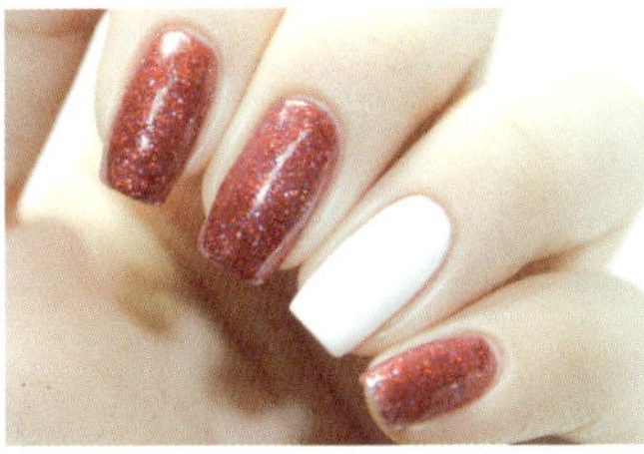

**1**_ 엄지, 약지에는 화이트, 나머지 손톱에는 펄 레드 컬러를 전체적으로 발라요.

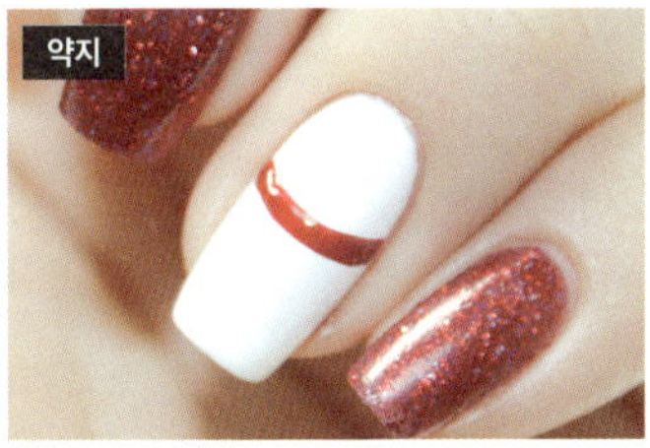


**2**_ 세필 붓으로 눈사람의 빨간 목도리를 그려요.

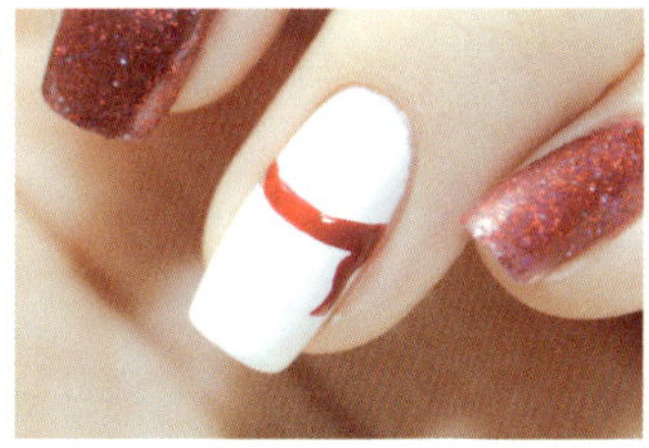

**3**_ 오른쪽으로 목도리가 흘러내린 모습을 표현해요.

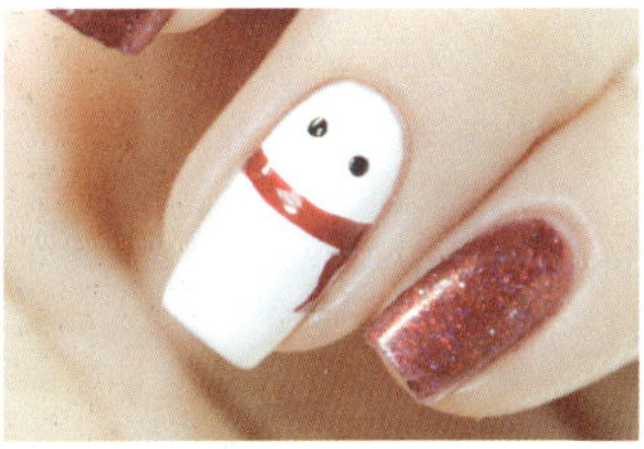

**4**_ 도트 스틱으로 눈사람의 검은 눈을 찍어 주세요.

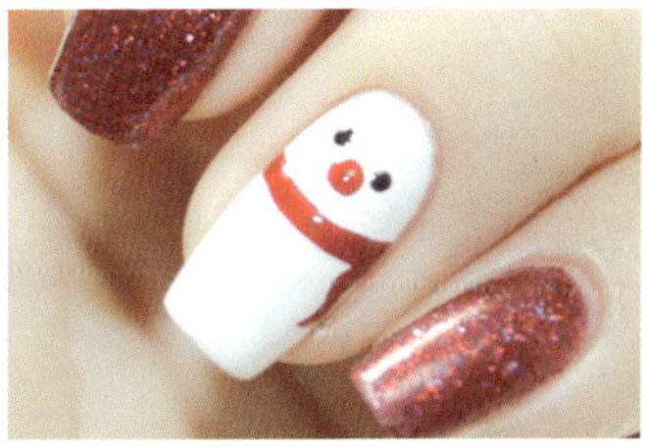

**5**_ 레드 컬러로 눈사람의 코를 그려요.

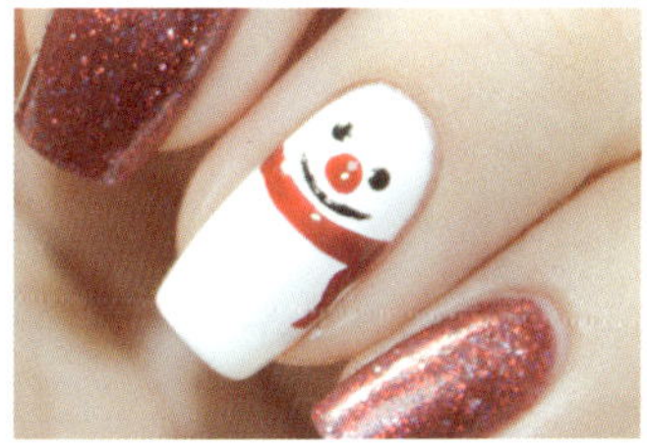

**6**_ 블랙 컬러로 미소 짓는 입도 그려요.

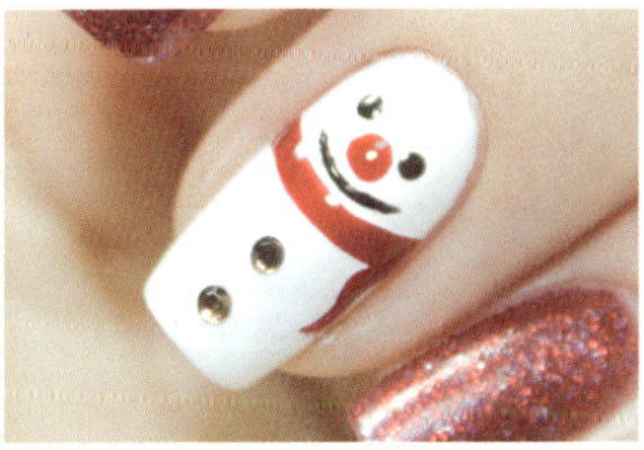

**7**_ 스톤 2개를 올려 눈사람을 완성합니다.

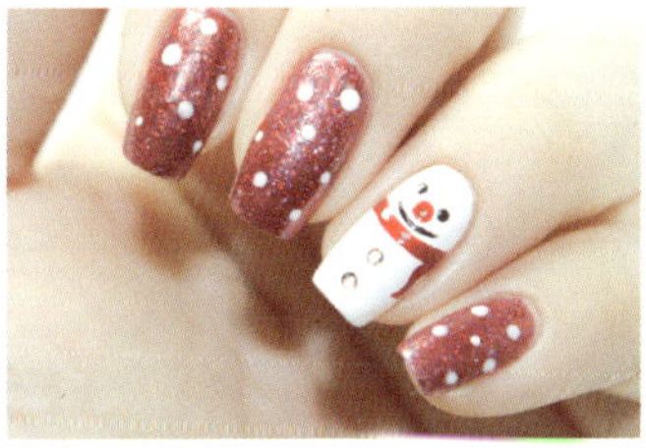

**8**_ 나머지 손톱에는 화이트 도트를 찍어 펑펑 내리는 흰 눈을 표현해요.

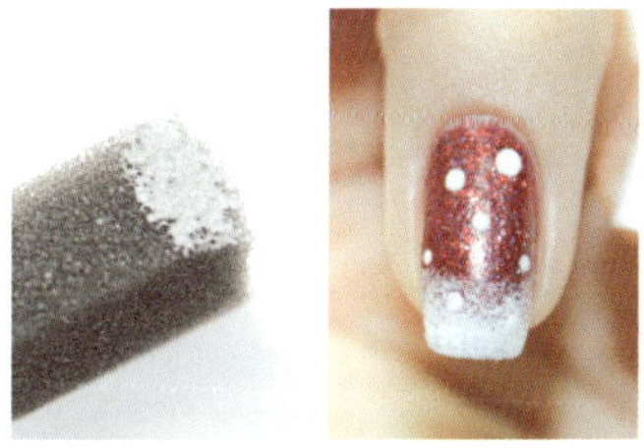

**9**_ 스펀지에 화이트 컬러를 바릅니다. 손톱 위쪽에 가볍게 두들겨 눈이 내린 풍경을 표현해요.

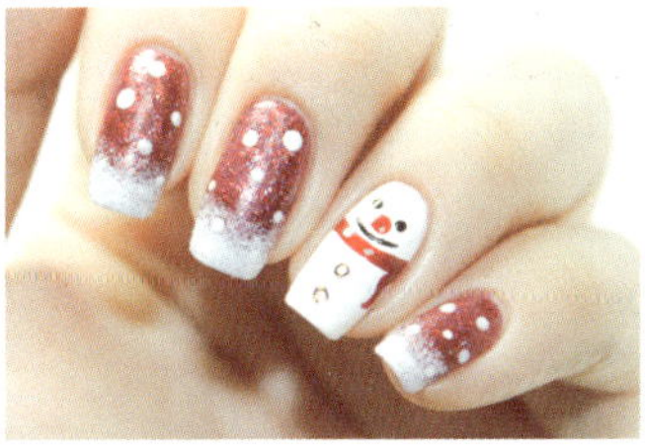

**10**_ 탑코트를 발라 완성합니다. (**TIP** 반드시 도트가 마른 후 탑코트를 발라요. 그렇지 않으면 컬러가 번질 수 있답니다.)

# 이슬톡톡 복순이

*Alcol character, bok sun*

난이도 ★★★★★

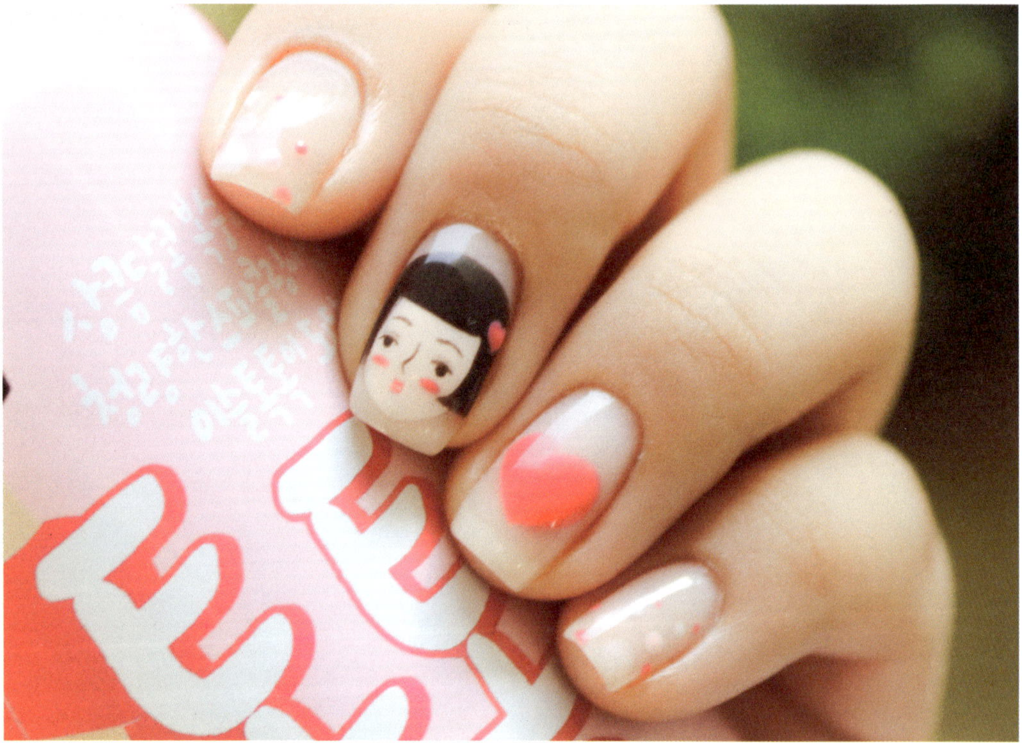

## 모티브

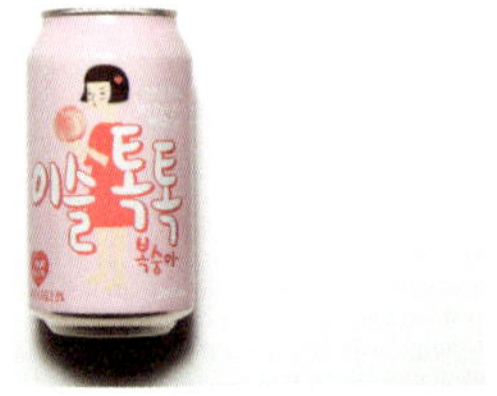


복순이를 보고 아이디어를 얻어 만든 네일아트예요 발그레한 뺨을 가진 복순이의 얼굴을 실제와 비슷하게 그려주고 나머지 손톱은 사랑스러운 핑크 컬러로 마무리했어요.

## 재료와 도구

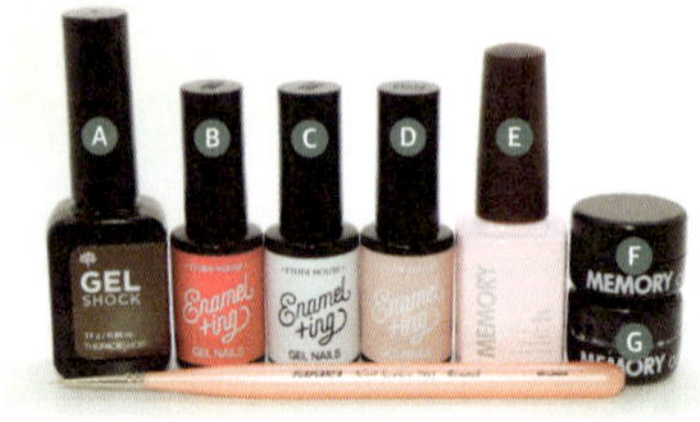


**A** 브라운 - 더페이스샵 젤 쇼크 초콜렛브라운
**B** 핫핑크 - 에뛰드 하우스 에나멜팅 젤 네일즈 핑크스쿠터
**C** 화이트 - 에뛰드 하우스 에나멜팅 젤 네일즈 마쉬멜로우
**D** 베이비 핑크 - 에뛰드 하우스 에나멜팅 젤 네일즈 란제리핏
**E** 핑크 - 메모리 젤 004
**F** 화이트 - 메모리 팟젤 화이트
**G** 블랙 - 메모리 팟젤 블랙
세필 붓(701)

## 디자인하는 법

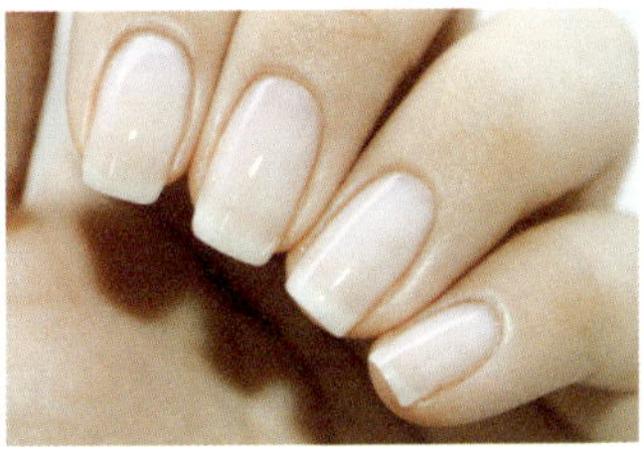

**1**_ 탑젤과 화이트 컬러를 9 : 1 비율로 섞고 손톱에 전체적으로 1번 발라요.

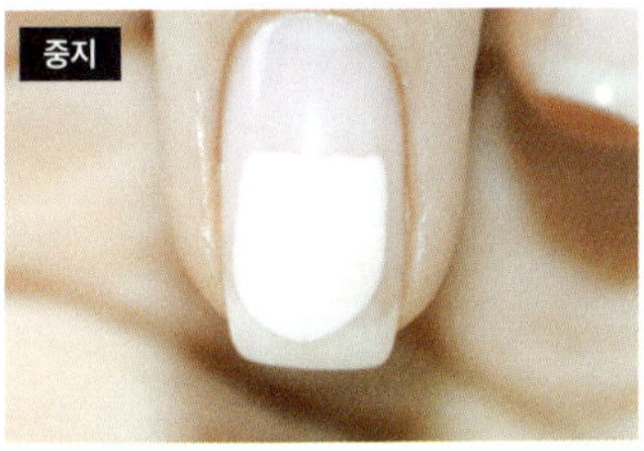


**2**_ 베이비 핑크 컬러로 복순이의 얼굴을 그려요.

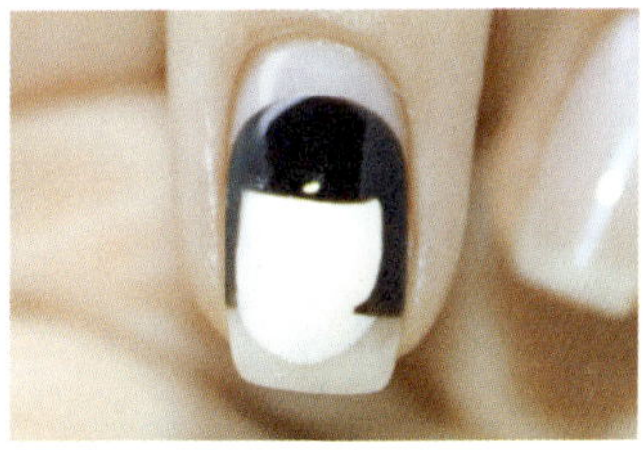

**3**_ 블랙, 브라운 컬러를 1:1 비율로 섞고 복순이의 단발머리를 그려요.

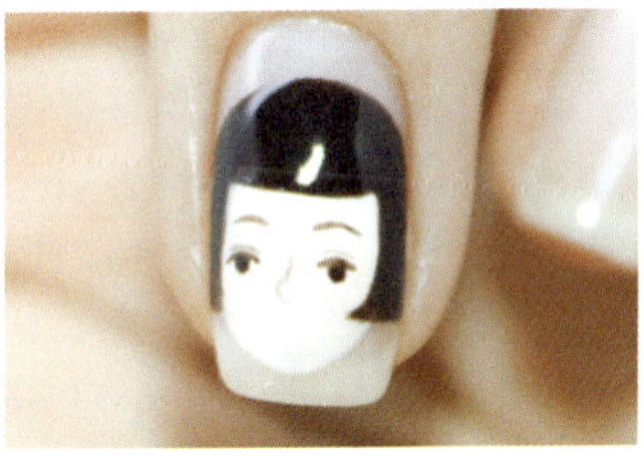

**4**_ 브라운 컬러로 눈썹, 코, 눈을 그려요.

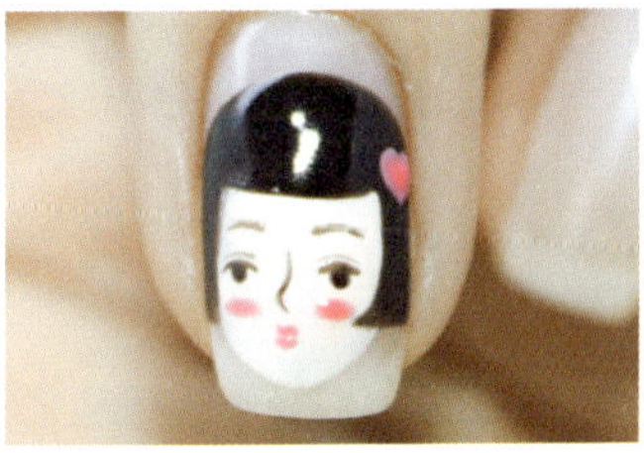

**5**_ 진한 핑크 컬러로 입술을 그리고 볼터치를 해주세요. 머리 오른쪽에는 하트 모양의 복숭아도 그려줍니다.

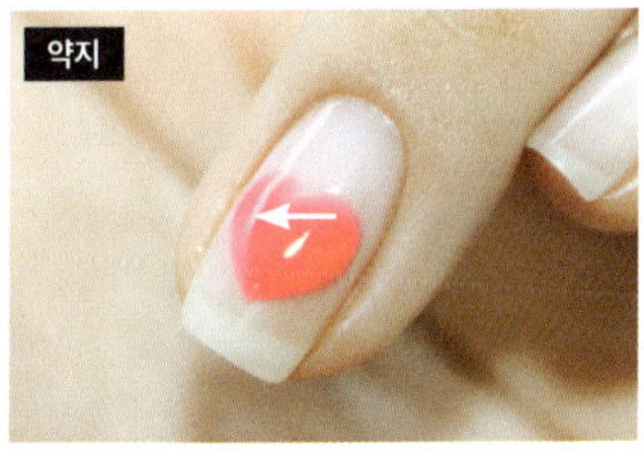


**6**_ 핑크 컬러로 큰 하트를 그린 후 브러시로 복숭아 같은 모양을 만들어줍니다.

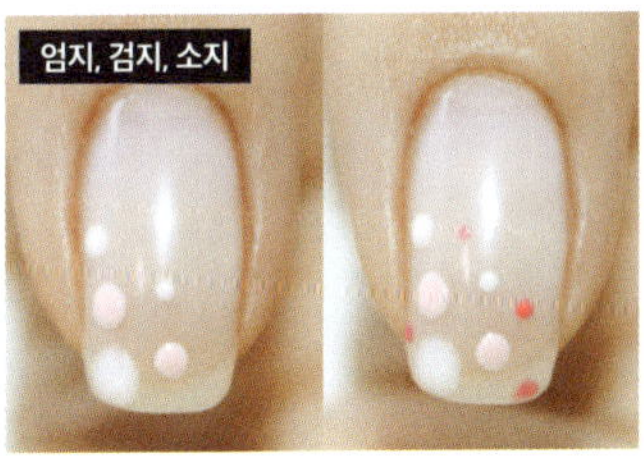


**7**_ 3종류의 핑크 컬러로 크고 작은 도트를 찍어요.

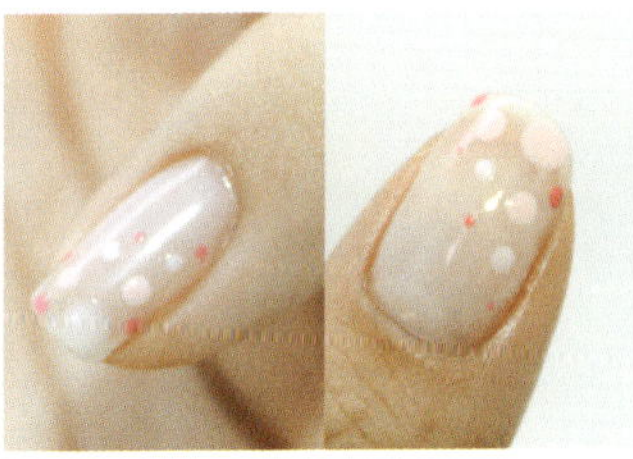

**8**_ 남은 손톱에도 같은 방법으로 도트를 찍어요.

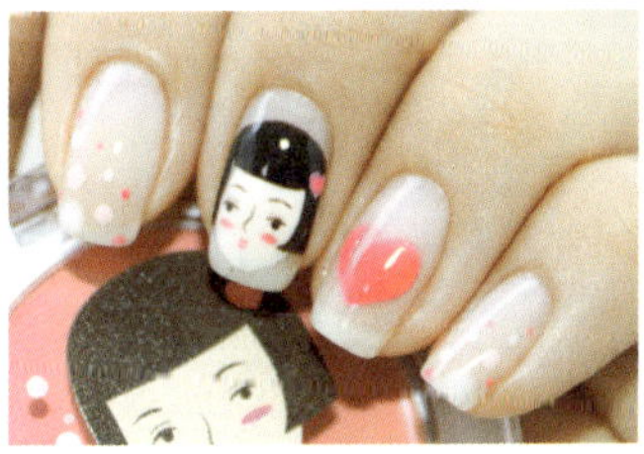

**9**_ 탑젤을 발라 완성합니다.

# 깜찍한 바바파파

*Babapapa*

난이도 ★★★★

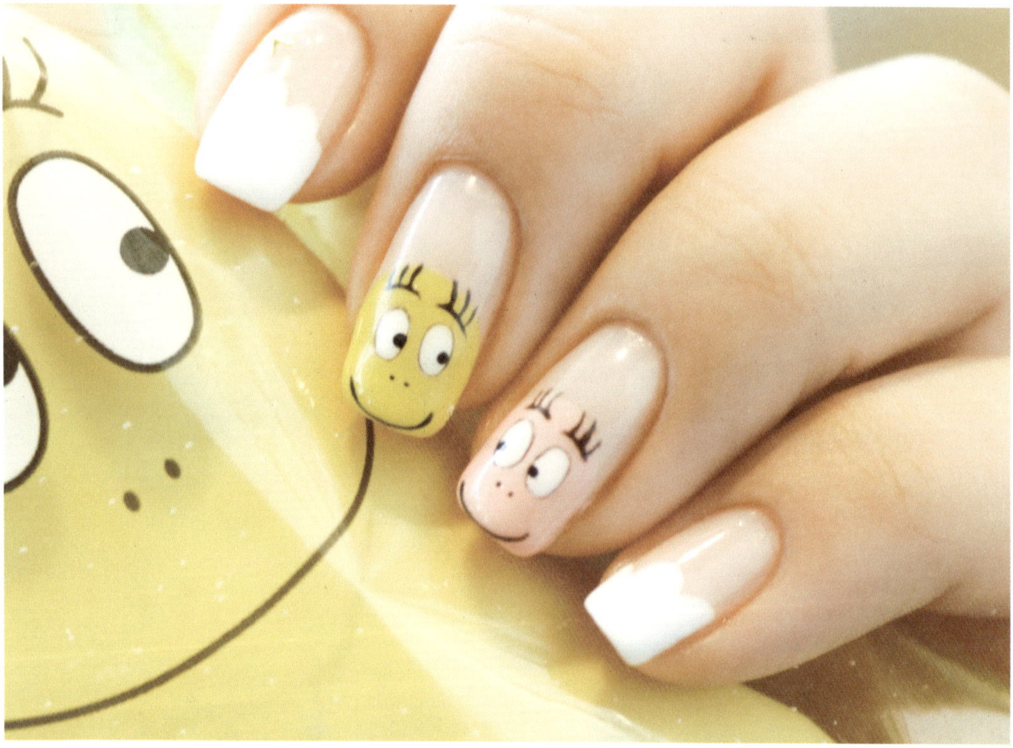

## 모티브

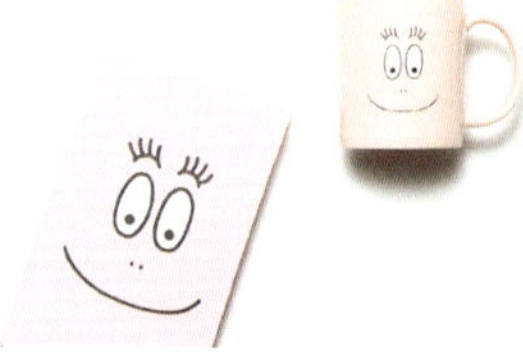

바바파파를 보고 아이디어를 얻어 만든 네일아트예요. 바바파파 캐릭터의 포인트는 동그란 눈이라고 생각해요. 옐로, 핑크 컬러의 캐릭터 2개를 그린 후 서로 마주보는 깜찍한 눈망울을 그려주었어요.

## 재료와 도구

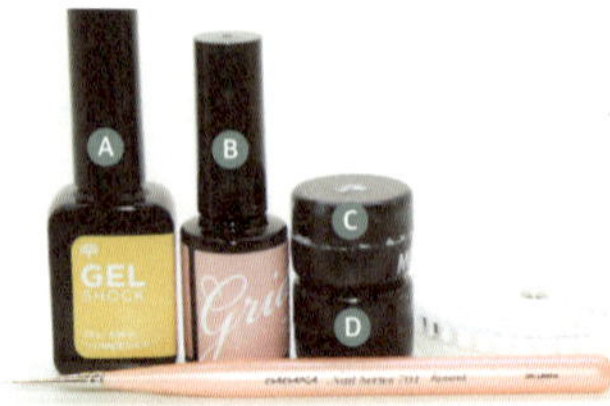

**A** 옐로 - 더페이스샵 젤 쇼크 리치옐로우
**B** 핑크 - 위드 샨 그리다 컬러 젤 바비핑크
**C** 블랙 - 메모리 팟젤 블랙
**D** 화이트 - 메모리 팟젤 화이트
별 모양 스터드, 세필 붓(701)

## 디자인하는 법

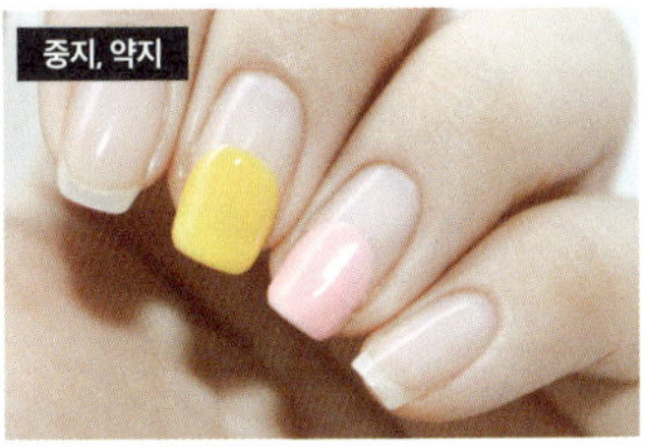


**1**_ 옐로, 핑크 컬러로 중지와 약지에 둥근 프렌치를 합니다. (**TIP** 캐릭터를 그려야 하므로 딥 프렌치를 해요.)

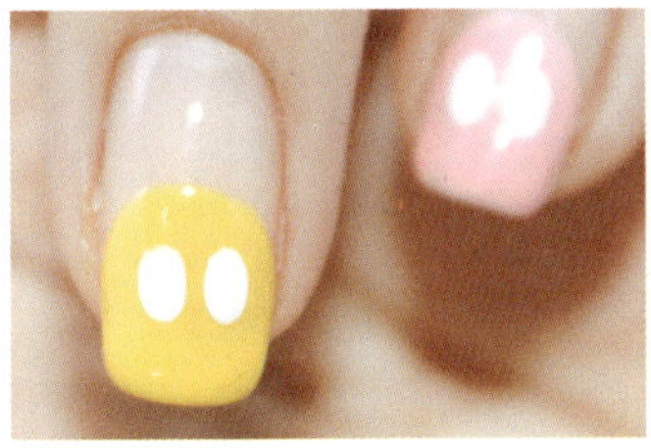

**2**_ 화이트 컬러로 타원 2개를 나란히 그립니다.

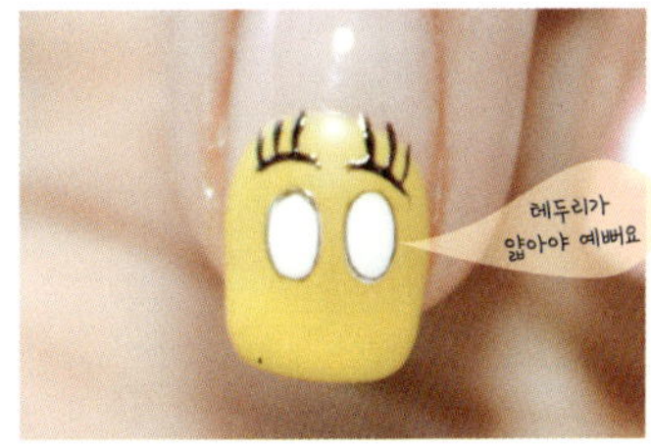


**3**_ 블랙 컬러로 눈썹을 그리고 눈에 테두리를 그려줍니다. 테두리는 블랙 컬러로 아주 얇게 그려요.

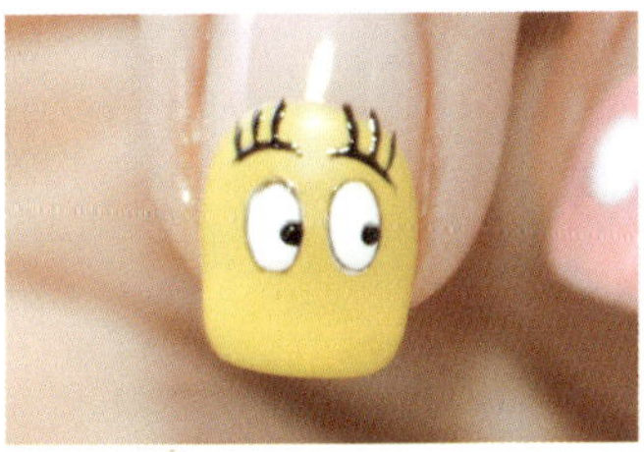

**4**_ 블랙 컬러로 눈동자를 그려요.

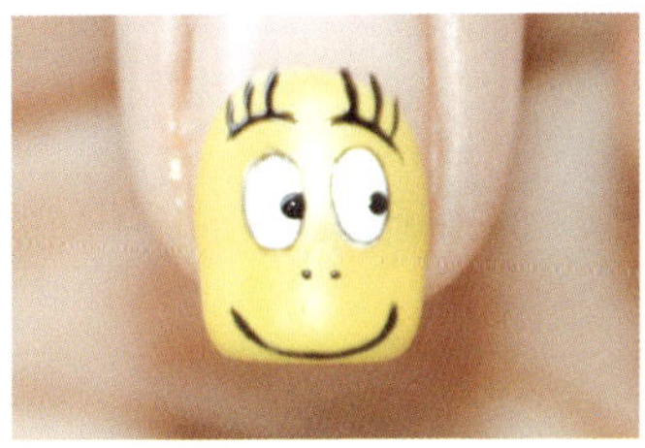

**5**_ 콧구멍과 웃고 있는 입도 그려주세요.

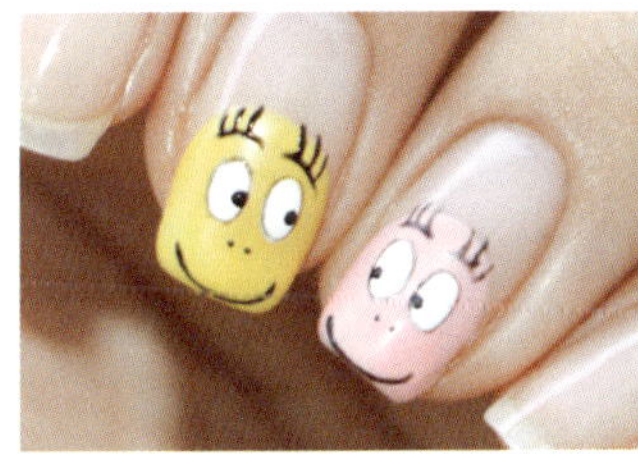

**6**_ 약지도 앞과 똑같은 방법으로 그려서 완성해요.

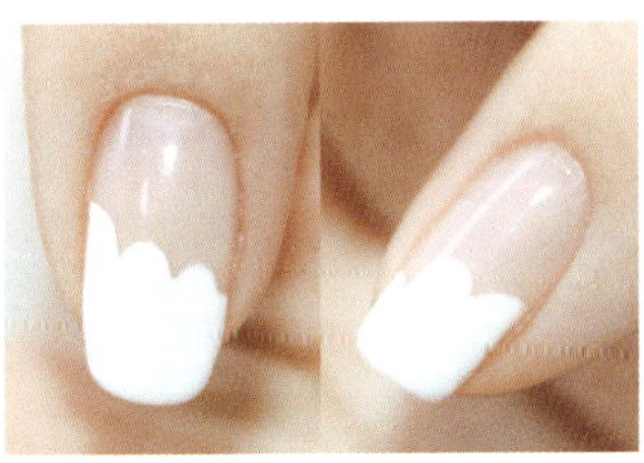

**7**_ 검지, 소지에는 화이트 컬러로 구름 모양 프렌치를 해요.

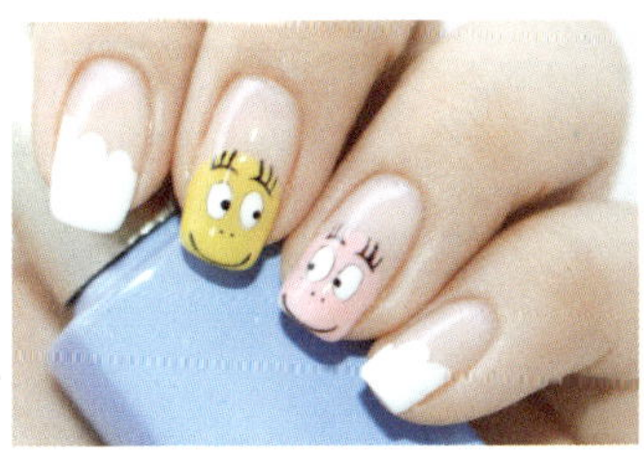

**8**_ 검지에 별 모양 스터드를 하나 올리고 엄지는 중지와 똑같은 바바파파를 그려요. 탑젤을 발라 완성합니다.

## 스펀지 파일로 손톱에 광내는 방법

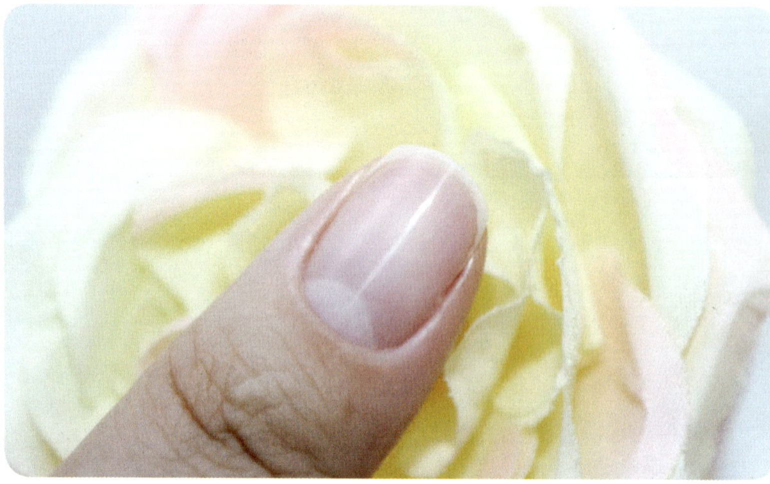

스펀지 파일만 있어도 손톱에 윤기를 낼 수 있답니다. 마치 투명한 네일 컬러를 손톱에 바른 것처럼 말이에요. 누구나 쉽게 손톱에 광을 낼 수 있는 법을 알려드릴게요.

### 준비물

리무버, 화장솜, 스펀지 파일 4종류(150, 280, 1000, 4000그릿)

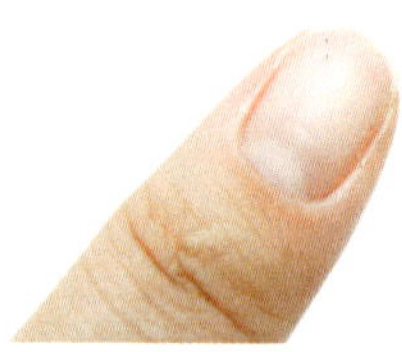

1_ 손톱에 광이 하나도 없는 상태예요. 약간 홈이 파여 있기도 하고 표면도 울퉁불퉁합니다. 먼저 리무버로 손톱을 깨끗하게 닦아줍니다.

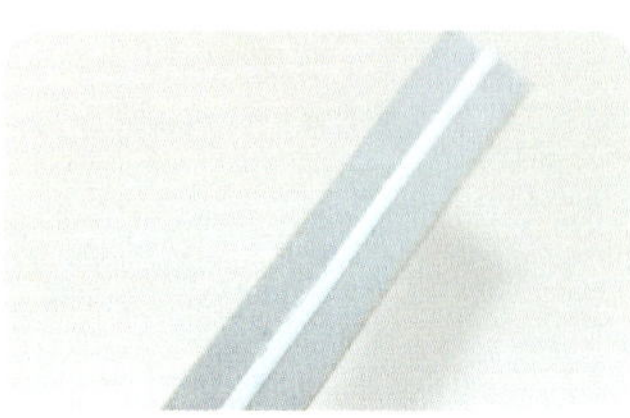

2_ 손톱에 무리를 주지 않기 위해 같은 그릿(Grit) 수를 가진 제품이라도 꼭 도톰한 스펀지가 든 파일을 사용합니다.

3_ 150그릿의 파일을 준비합니다.

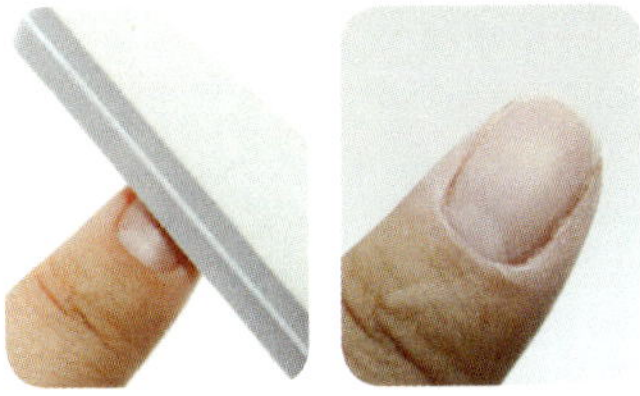

**4_** 울퉁불퉁한 손톱 표면을 전체적으로 샌딩해요. 150그릿 파일은 조금만 샌딩해도 손톱이 많이 갈리기 때문에 손에 힘을 빼고 표면을 고르게 만든다는 생각으로 다듬어줍니다

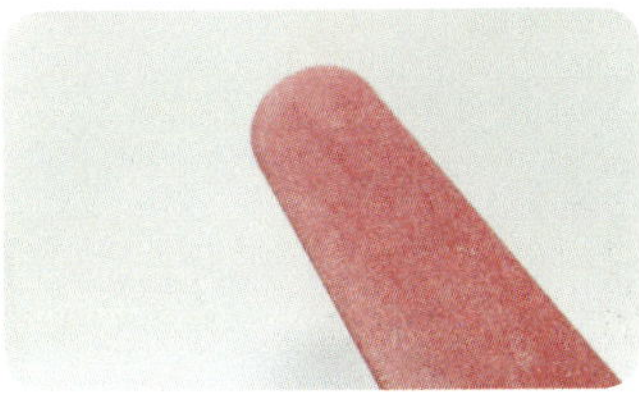

**5_** 280그릿의 파일을 준비해요. 150그릿 파일보다 조금 더 부드러운 파일이에요.

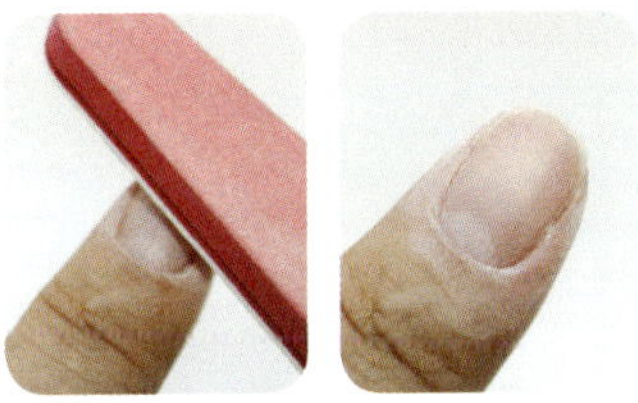

**6_** 거친 단면을 완화할 수 있도록 부드럽게 다듬습니다.

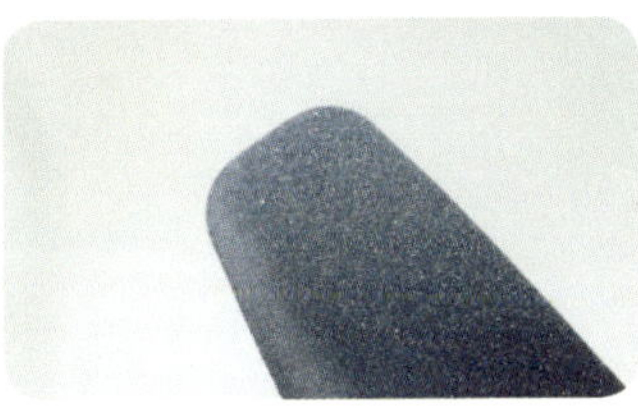

**7_** 1000그릿의 파일을 준비해요. 참고로 1000그릿 파일을 단독으로 사용하면 무광 표현도 가능합니다.

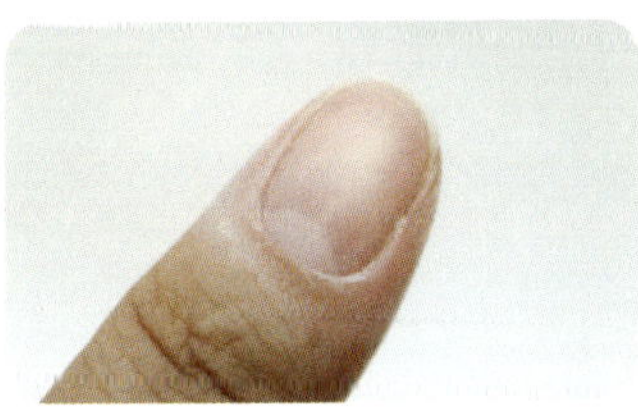

**8_** 1000그릿 파일루 부드럽게 다듬으면 표면이 한결 매끈해진 것을 확인할 수 있어요.

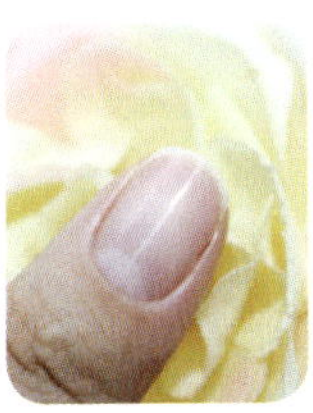

**9_** 끝으로 4000그릿의 파일로 다듬어주면 손톱에 매끈한 광이 생긴 것을 확인할 수 있어요. 4000그릿 파일은 손톱에 광을 내는 데 결정적인 역할을 합니다.

*그릿(grit) 수 : 파일의 거친 정도를 나타내는 숫자입니다. 숫자가 높을수록 부드러운 파일입니다. 100그릿은 180그릿보다 거칠고, 180그릿은 240그릿보다 거칠어요.

*4000그릿의 파일로만 다듬으면 고르지 않은 광이 나온답니다. 더 낮은 그릿의 파일로 울퉁불퉁한 표면을 고르게 만든 다음 4000그릿 파일로 다듬어야 매끈한 광을 얻을 수 있어요.

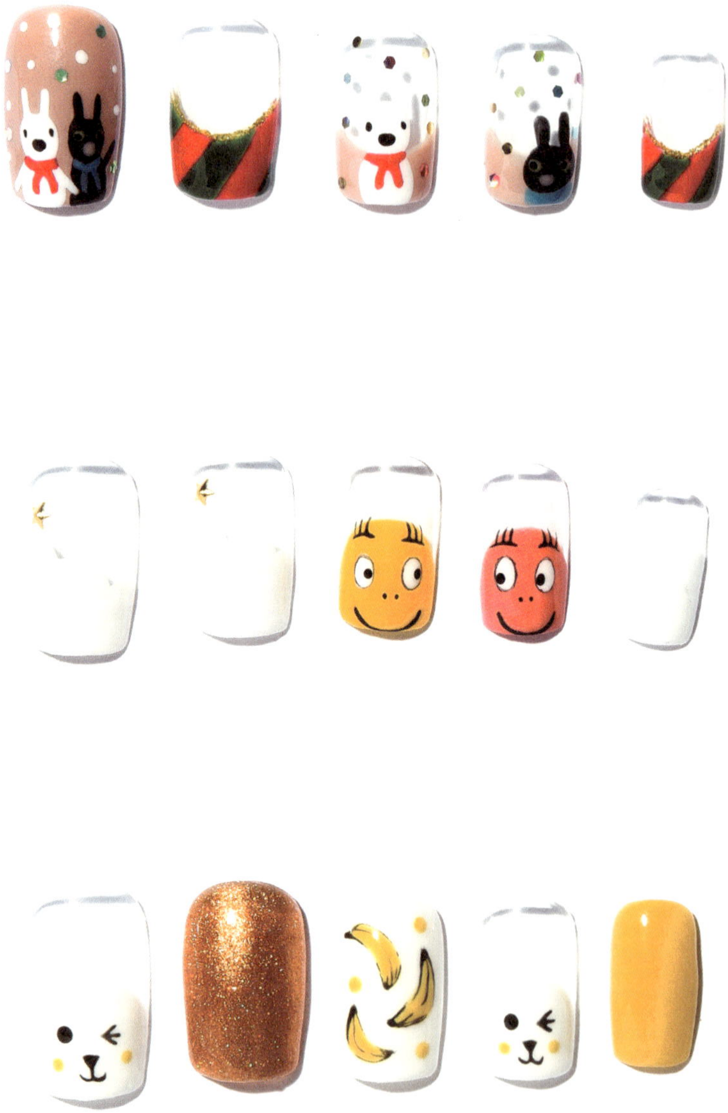

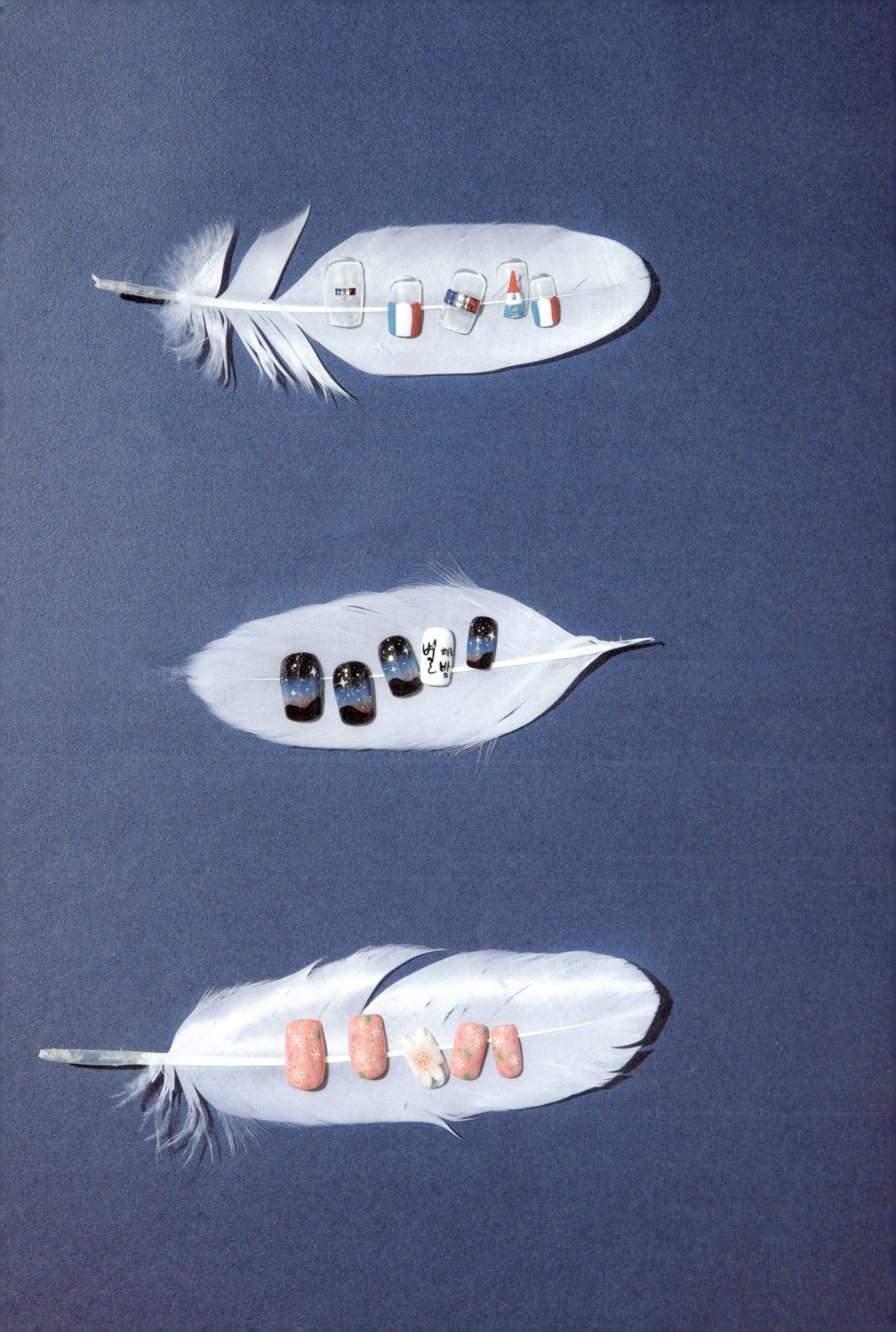
별 헤는 밤

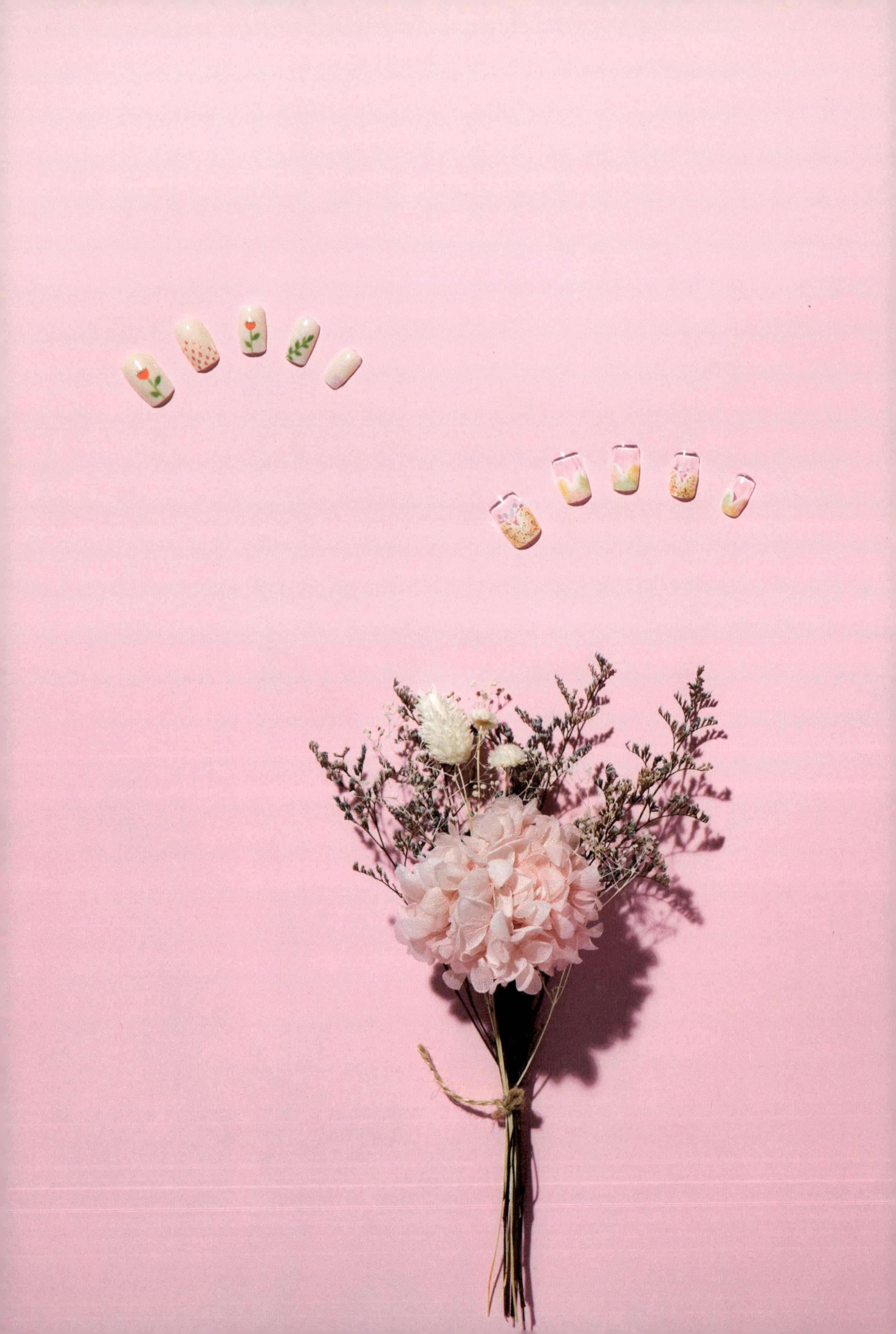

6장

# 웨딩 모티브 네일

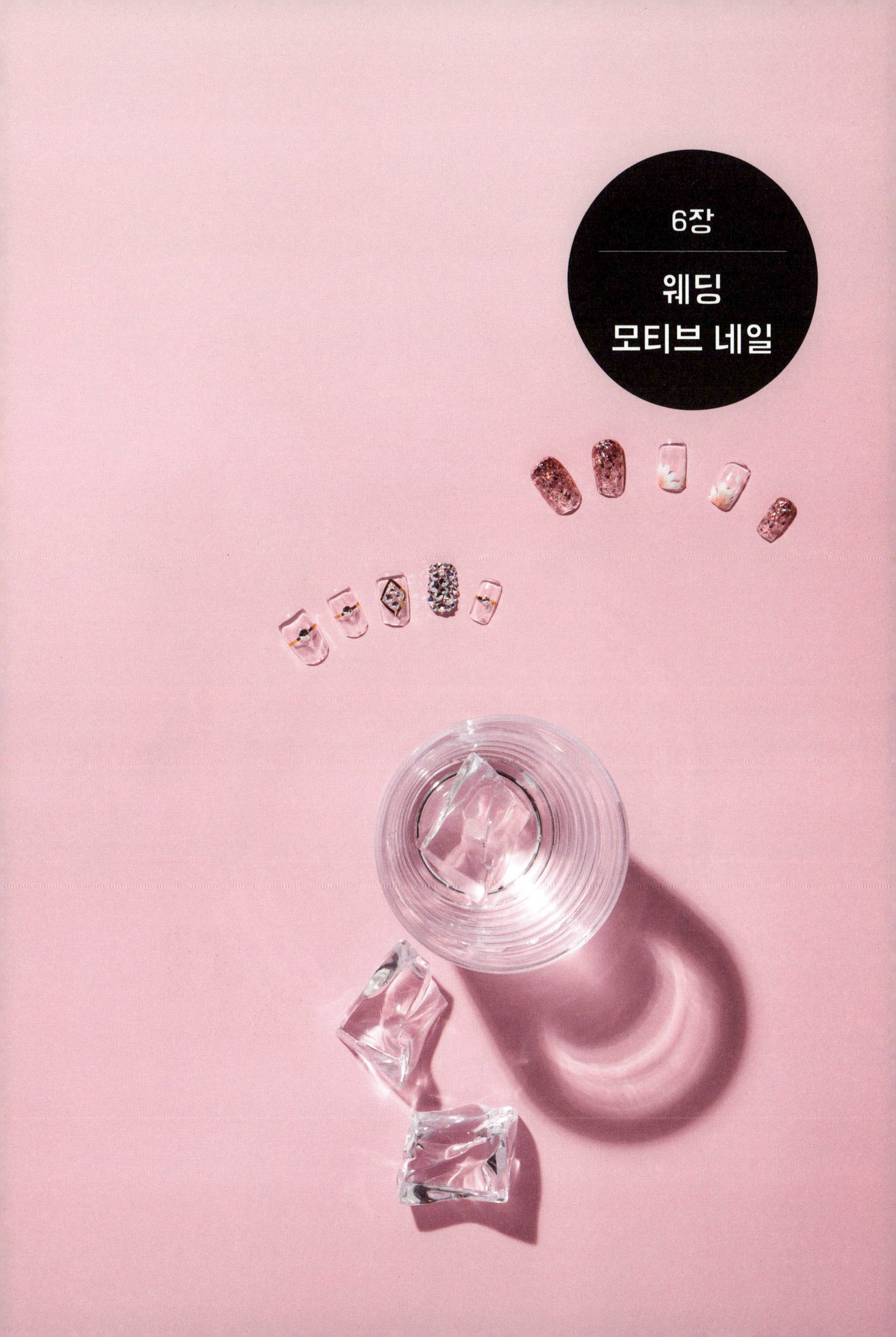

# 벚꽃 웨딩

*Pink blossom wedding*

난이도 ★★★

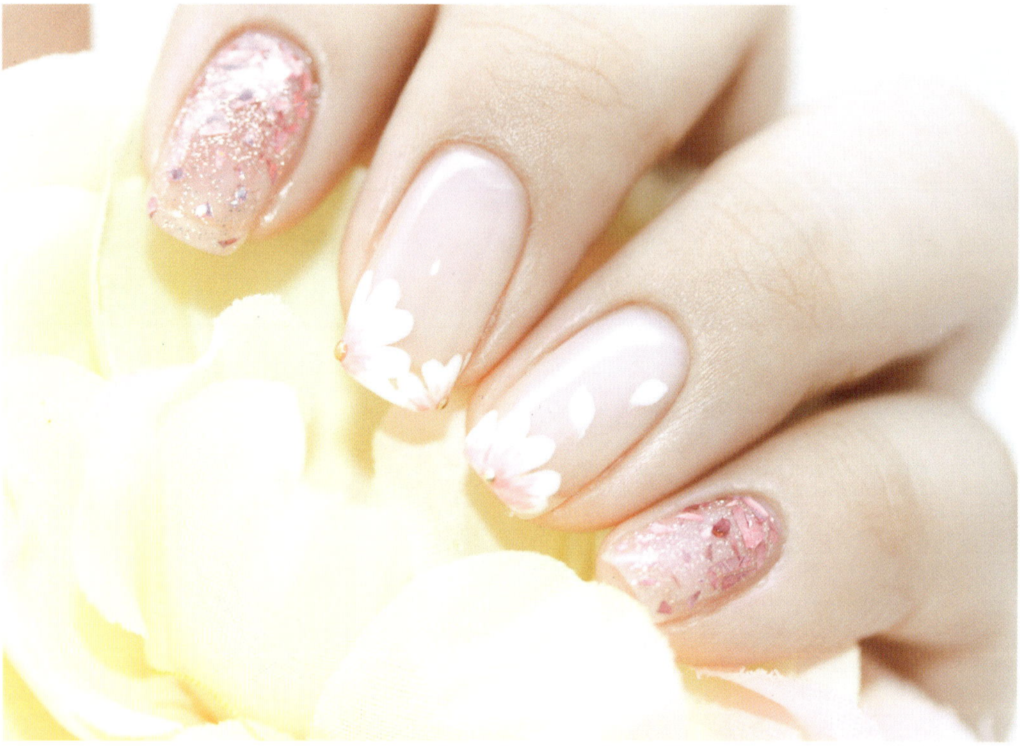

## 모티브

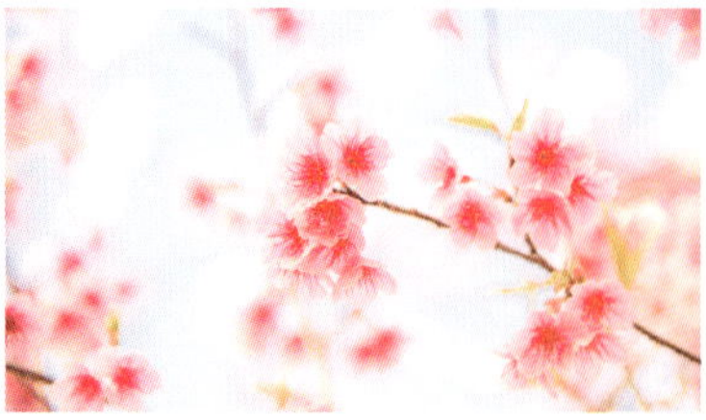

벚꽃이 흩날리는 봄에 결혼하는 신부를 떠올리며 만든 네일아트예요. 청순하고 여린 벚꽃을 그리고 화려한 핑크 글리터를 올렸어요. 정말 여성스러운 디자인이랍니다.

## 재료와 도구

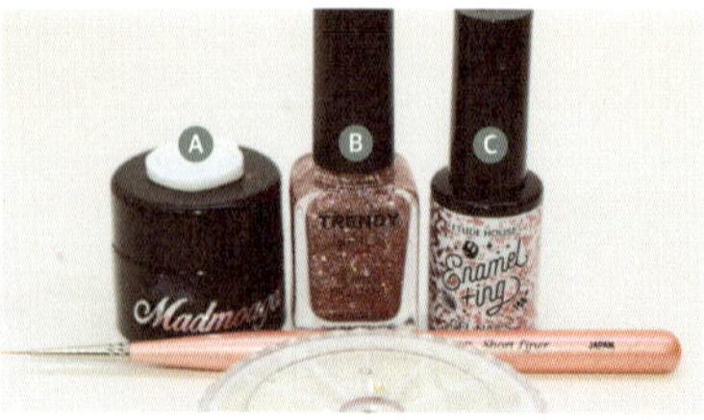


**A** 화이트 - 블루밍스윗 마드모아젤 화이트
**B** 펄 핑크 - 더페이스샵 트렌디 네일즈 얼떨결에 입맞춤
**C** 핑크 글리터 - 에뛰드 하우스 에나멜팅 젤 네일즈 내게 다가 오로라
핑크 컬러 네일, 골드 스터드, 세필 붓

## 디자인하는 법

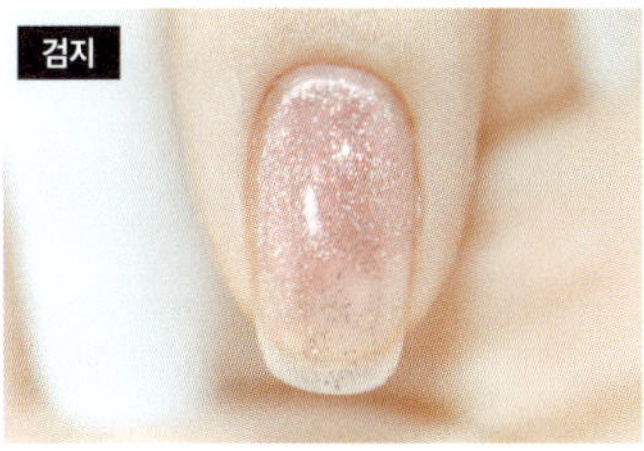


**1**_ 펄 핑크 컬러를 전체적으로 발라요.

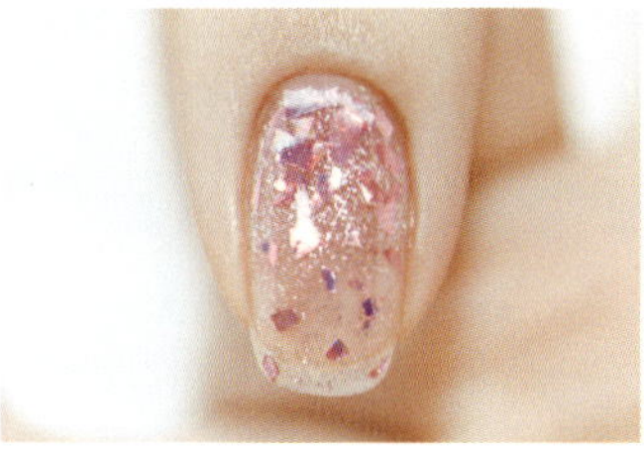

**2**_ 핑크 글리터를 큐티클 라인부터 올린 후 그러데이션이 되도록 발라요.

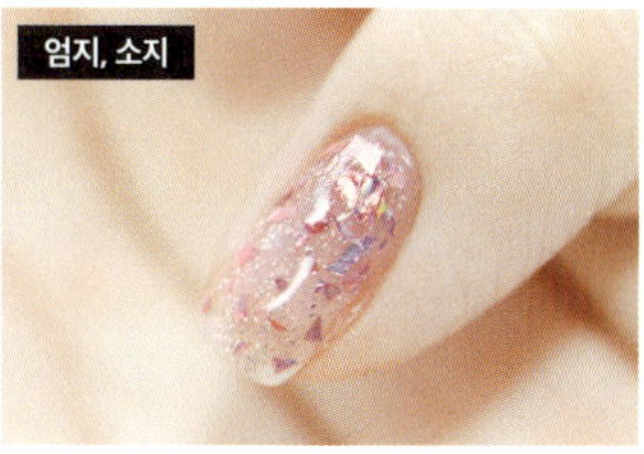


**3**_ 나머지 손톱도 앞과 똑같이 작업해요.

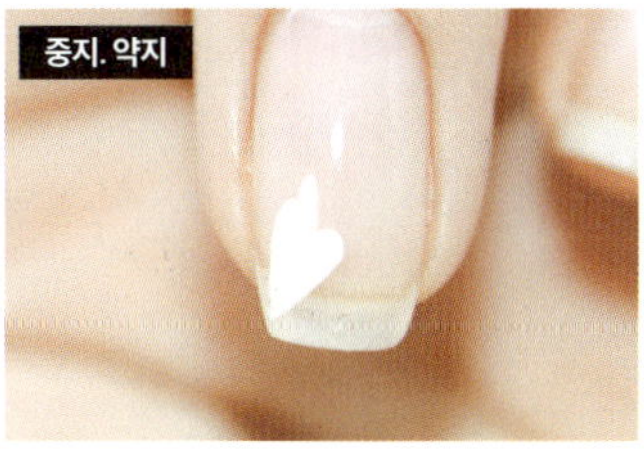


**4**_ 화이트 컬러로 길쭉한 하트를 그려요.

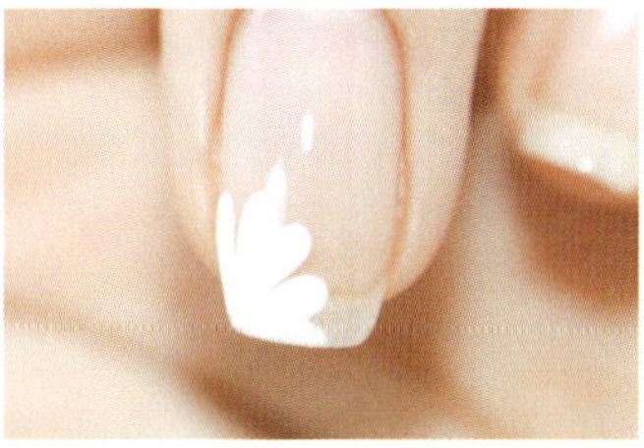

**5**_ 양옆으로 하트 2개를 더 그려 꽃잎 모양을 만들어요.

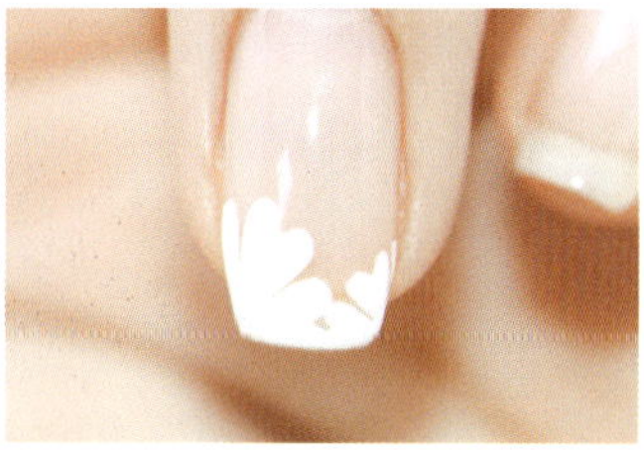

**6**_ 오른쪽에도 작은 꽃잎을 그려요.

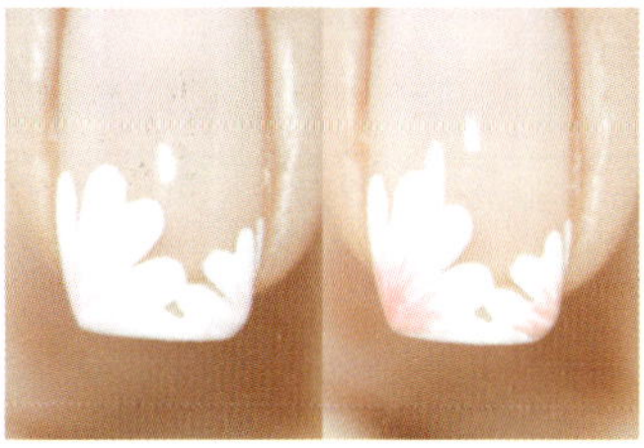

**7**_ 핑크 컬러를 살짝 발라 벚꽃을 만들어요.

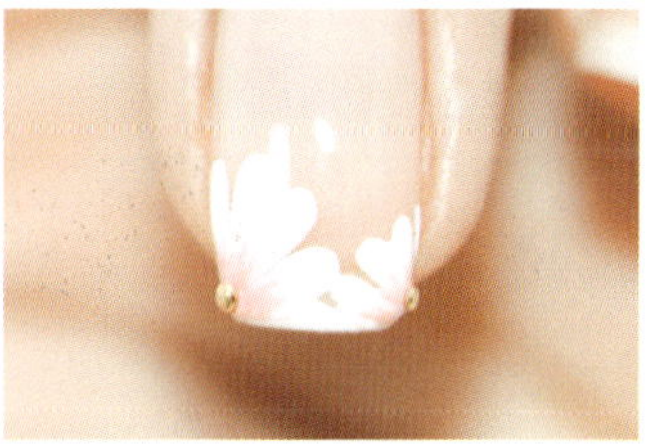

**8**_ 골드 스터드를 꽃잎 중앙에 하나씩 올립니다.

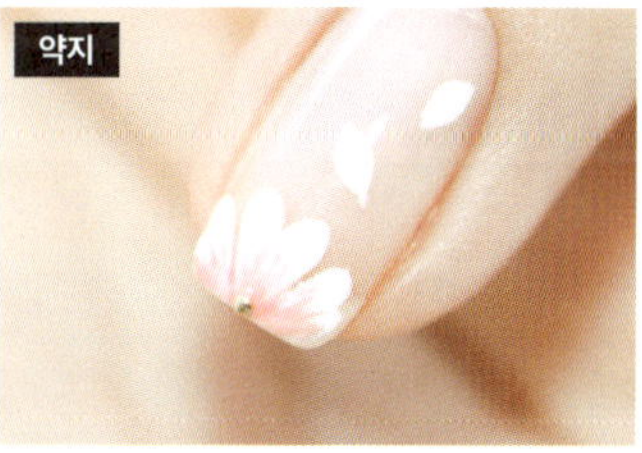


**9**_ 위쪽에 흩날리는 꽃잎 2개 정도를 더 그려요.

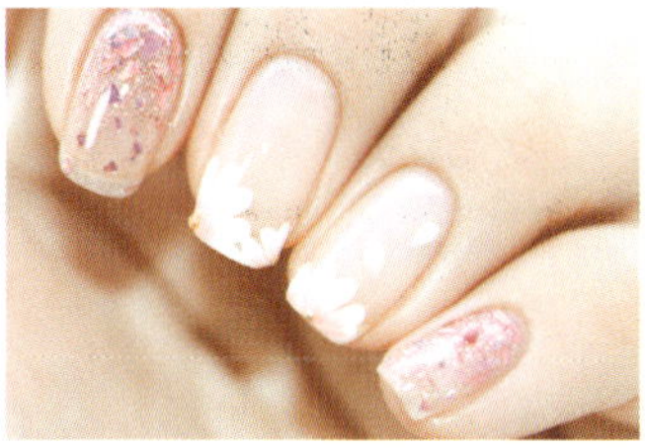

**10**_ 탑젤을 발라 완성합니다.

# 로맨틱 솜사탕

*Romantic cotton candy*

난이도 ★

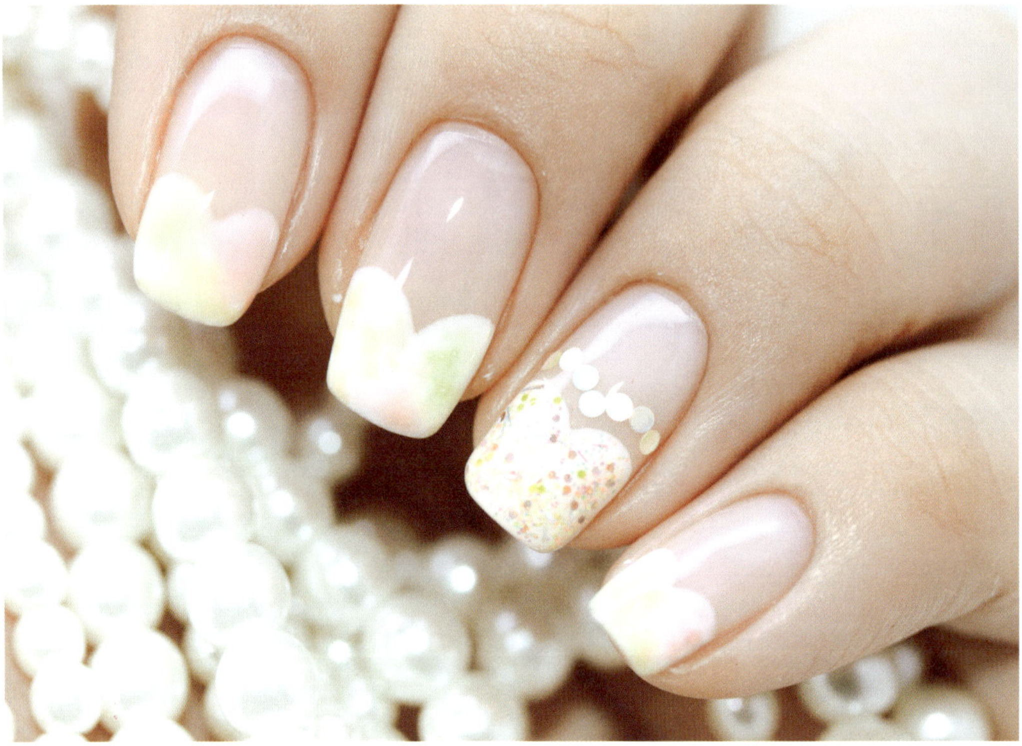

## 모티브

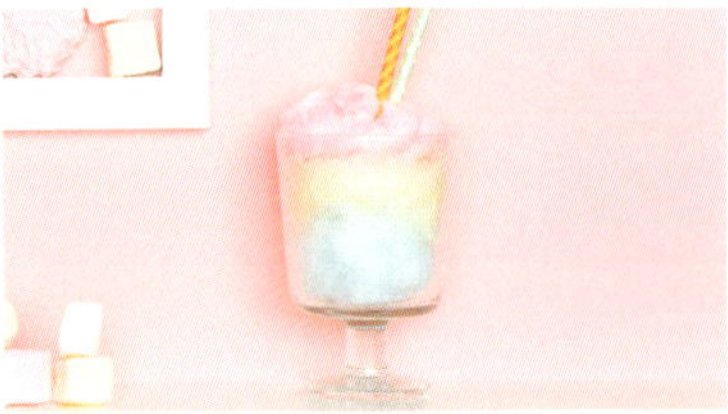

로맨틱한 아이템인 솜사탕을 모티브로 만든 네일 아트예요. 하얀 바탕에 핑크, 옐로, 그린 컬러의 솜사탕이 뭉게뭉게 피어난 듯한 모습을 표현했어요.

## 재료와 도구

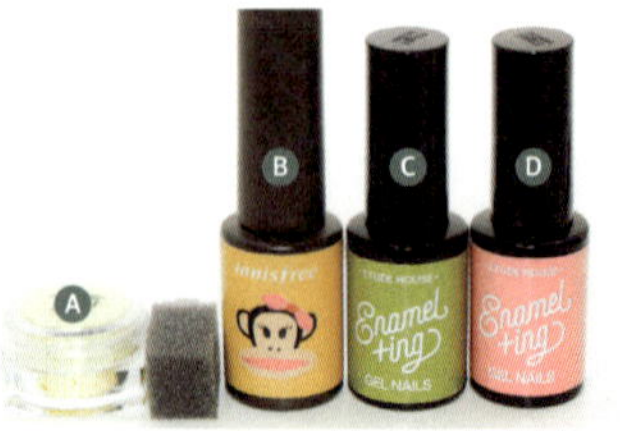


**A** 원형 글리터 - 야 원형 글리터(혹은 반 진주 스톤)
**B** 옐로 - 이니스프리 리얼 컬러 젤 달콤한 바나나 간식
**C** 옐로 그린 - 에뛰드 하우스 에나멜팅 젤 네일즈 완두콩 세 알
**D** 핑크 - 에뛰드 하우스 에나멜팅 젤 네일즈 자몽 샐러드
글리터 네일, 화이트 컬러 네일, 스펀지

## 디자인하는 법

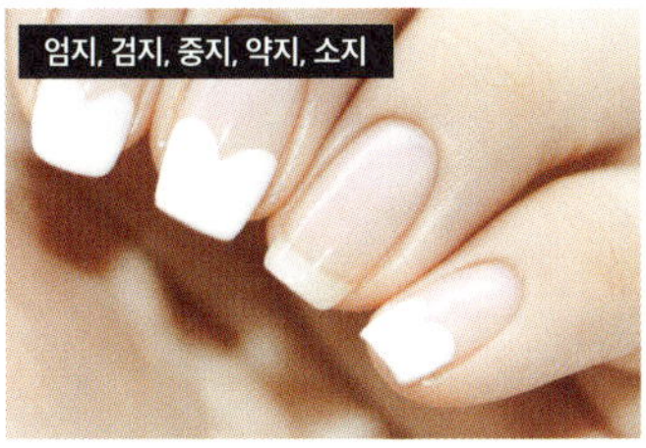


**1_** 모든 손톱에 화이트 컬러로 하트 모양 프렌치를 합니다.

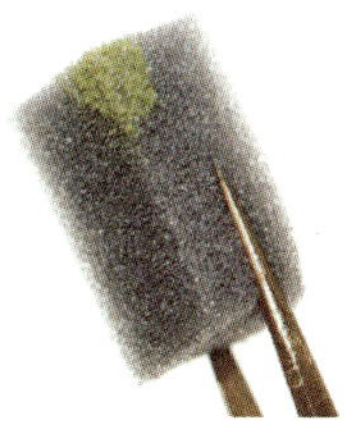

**2_** 스펀지에 옐로 그린 컬러와 탑젤을 1번씩 찍어 투명한 컬러를 만들어요.

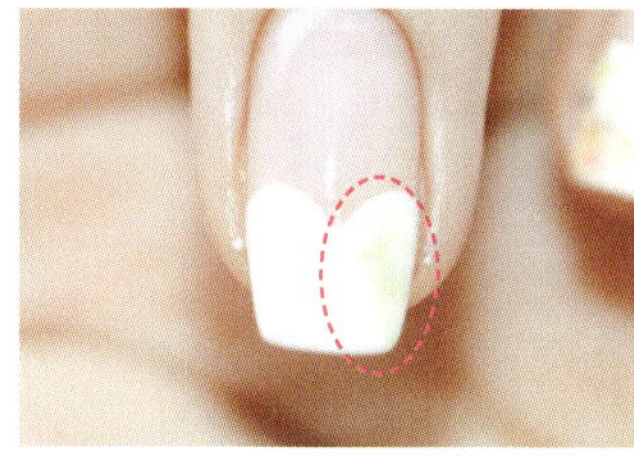

**3_** 스펀지를 표시된 부분에 톡톡 두드려 솜사탕 같은 은은한 그러데이션을 만들어요.

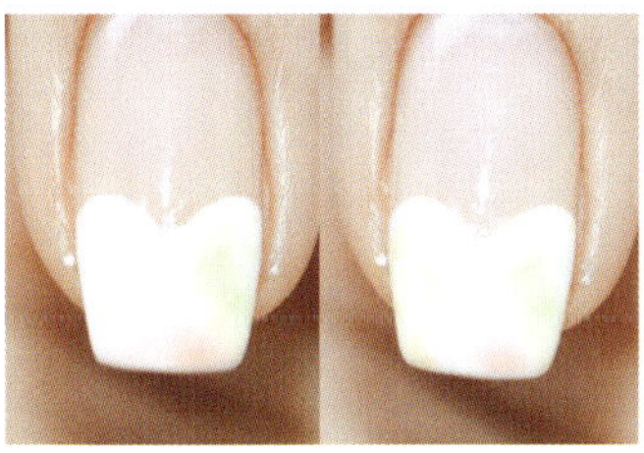

**4_** 아랫부분에는 핑크, 오른쪽에는 옐로 컬러를 더해 솜사탕을 만들어요. (**TIP** 옐로 그린 컬러와 똑같이 스펀지에 탑젤을 섞어 투명한 컬러를 만들어요.)

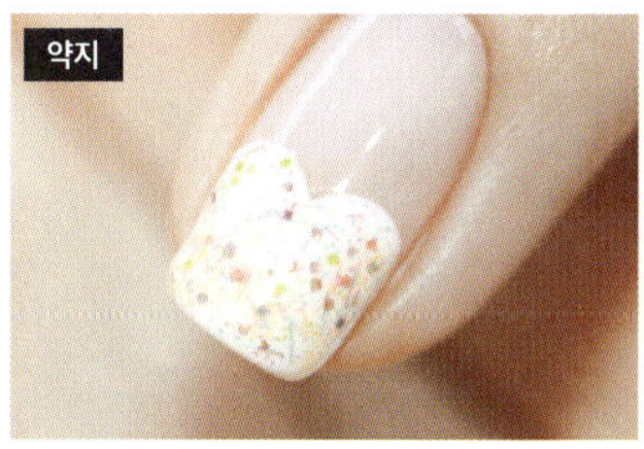


**5_** 하트 모양 프렌치 위에 알록달록한 글리터 컬러를 덧발라요.

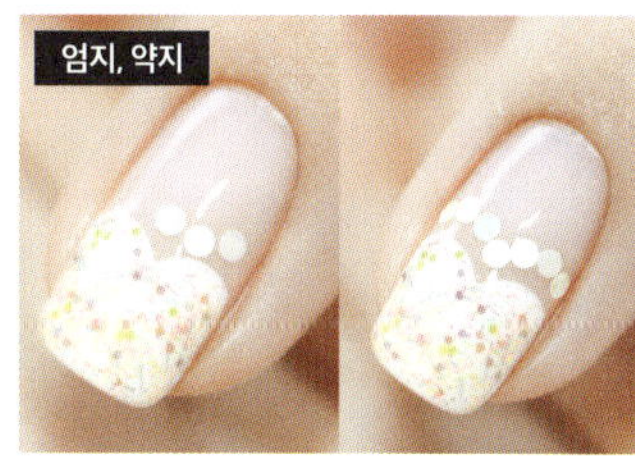


**6_** 원형 글리터나 반 진주 스톤으로 하트 라인을 만들어요. (**TIP** 하트 라인은 프렌치와 간격을 두고 작업하세요. 그러면 웨딩드레스 같은 느낌이 난답니다.)

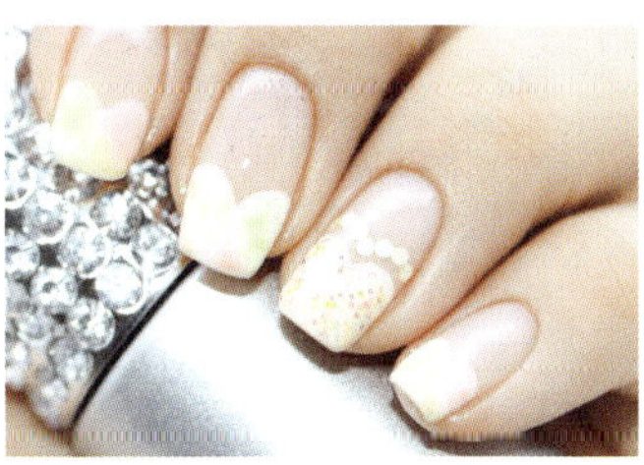

**7_** 탑젤을 발라 완성합니다.

**유진샹의 TIP**

과정 4, 5의 각 컬러가 섞이지 않기 위해 한 컬러 작업을 마칠 때마다 10초씩 큐어링해요.

# 우아한 다이아몬드 반지

*Diamond ring*

난이도 ★★☆

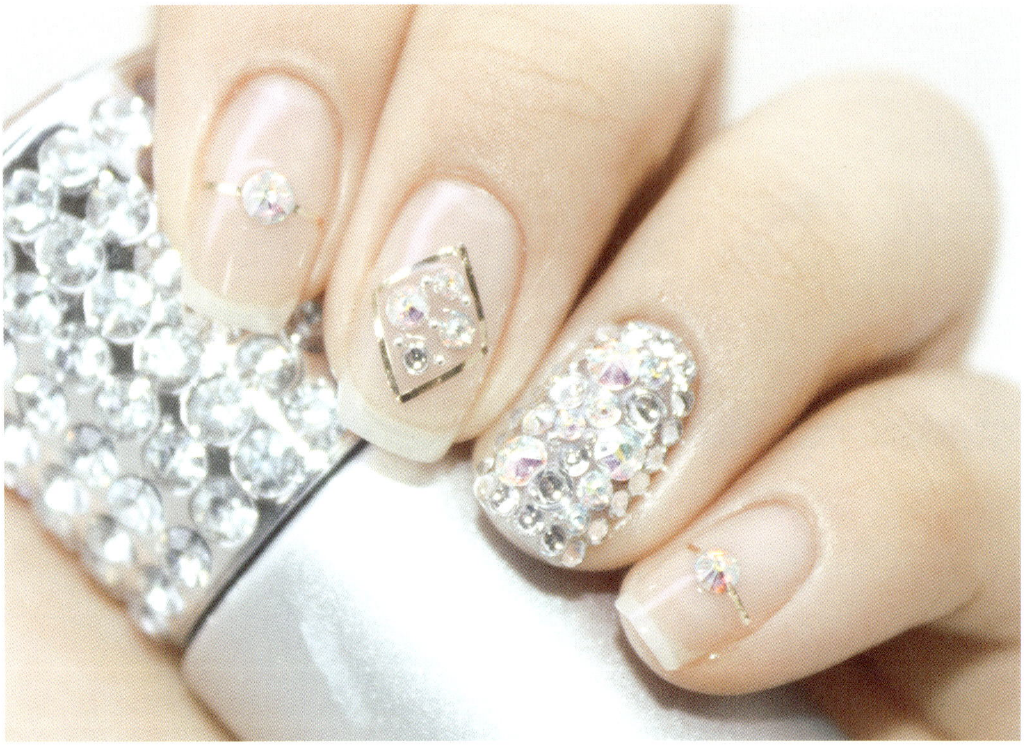

## 모티브

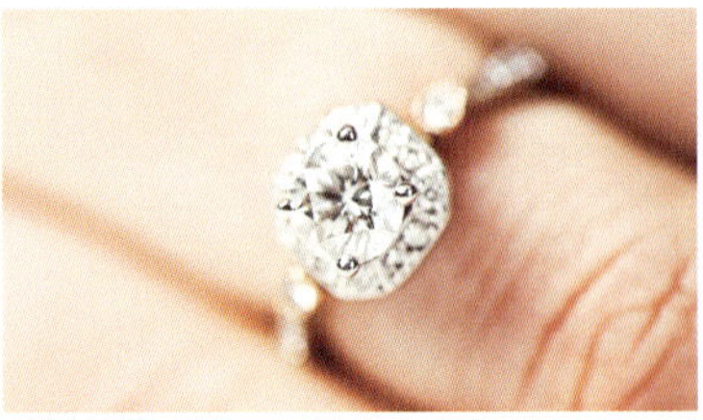

반짝이는 다이아몬드 반지를 모티브로 만든 네일 아트예요. 컬러는 배제하고 크리스털로만 완성했답니다. 한 줄로 붙인 라인 테이프 중앙에 크리스털을 올리면 고급스러운 다이아몬드 반지가 완성돼요.

## 재료와 도구

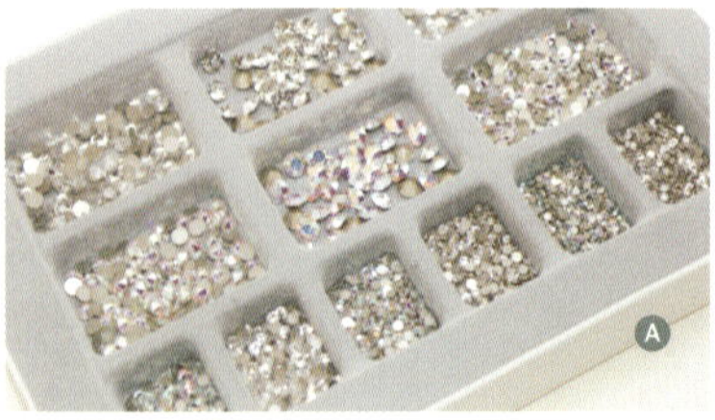


**A** 다양한 사이즈의 스와로브스키 크리스털 라인 테이프, 메탈 비즈

## 디자인하는 법

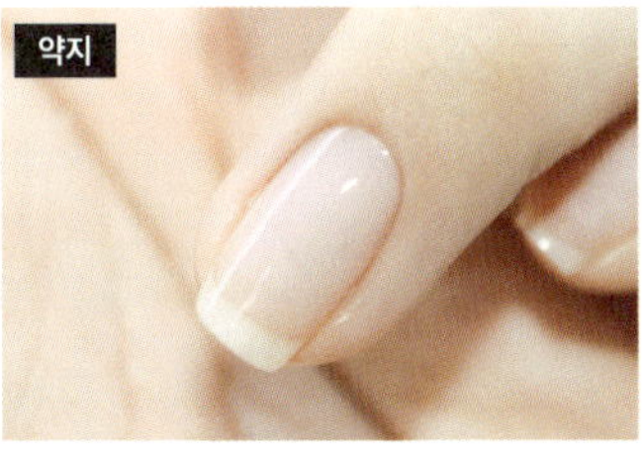


**1**_ 탑젤을 한 번 발라요. (**TIP** 스톤을 올려야 하므로 큐어링은 하지 않아요.)

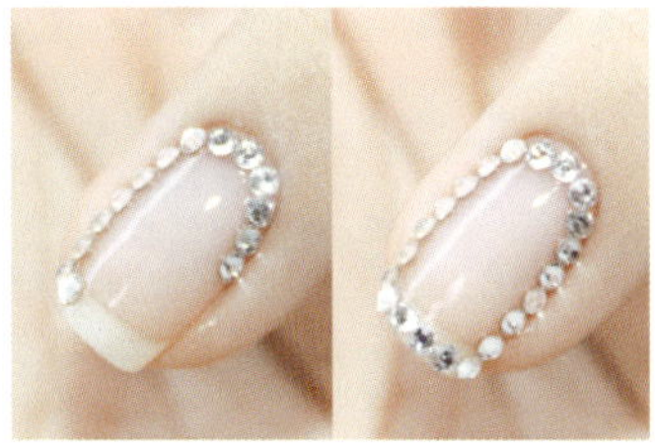

**2**_ 가장 작은 사이즈의 크리스털을 손톱 가장자리에 둘러주세요. 이후 30초간 큐어링해요.

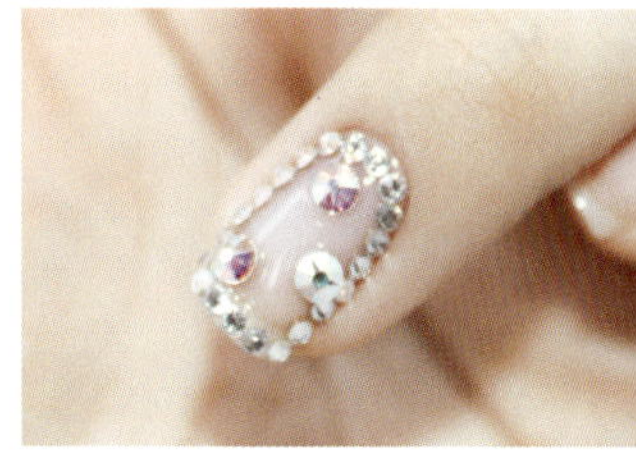

**3**_ 안쪽에 탑젤을 바르고 큰 사이즈의 크리스털부터 올려주세요.

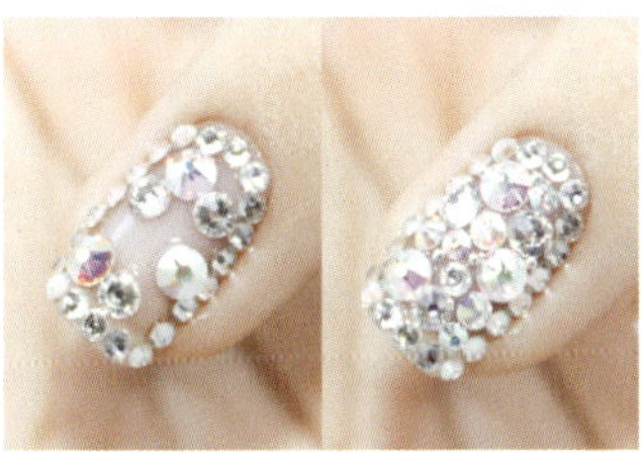

**4**_ 중간 사이즈, 작은 사이즈의 크리스털을 차례로 올리고 30초간 큐어링해요. (**TIP** 더 단단히 고정시키고 싶다면 탑젤 대신 글루로 스톤을 붙여요.)

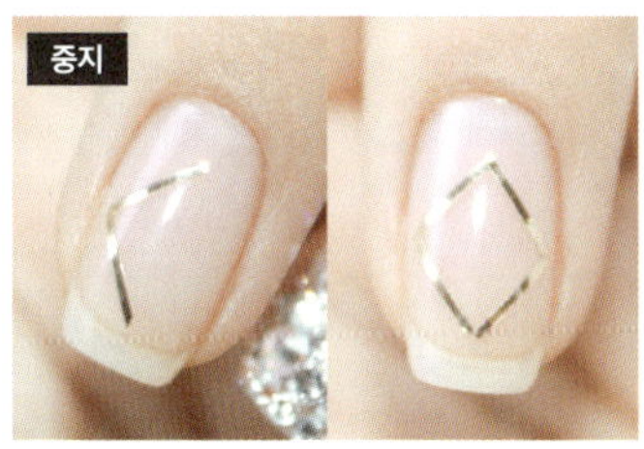


**5**_ 라인 테이프로 마름모 모양을 만들어요.

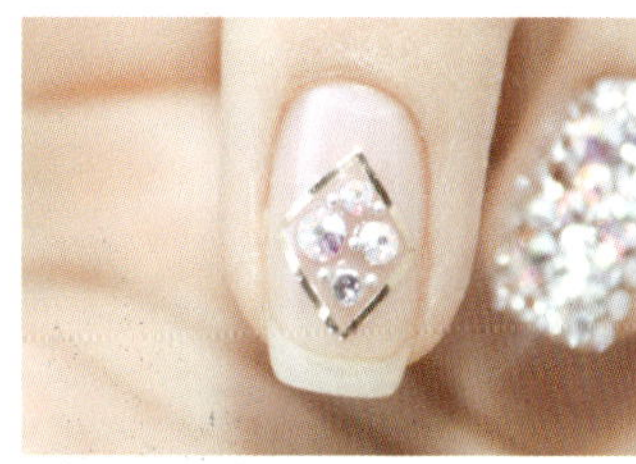

**6**_ 안쪽은 탑젤을 바르고 크리스털과 메탈 비즈를 올려요. 이후 10초간 큐어링해요.

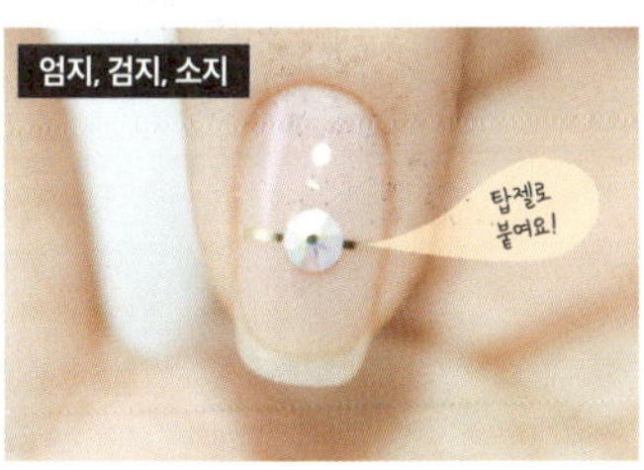


**7**_ 나머지 손톱은 라인 테이프를 가로로 붙인 후 중앙에 크리스털을 하나씩 올려주세요.

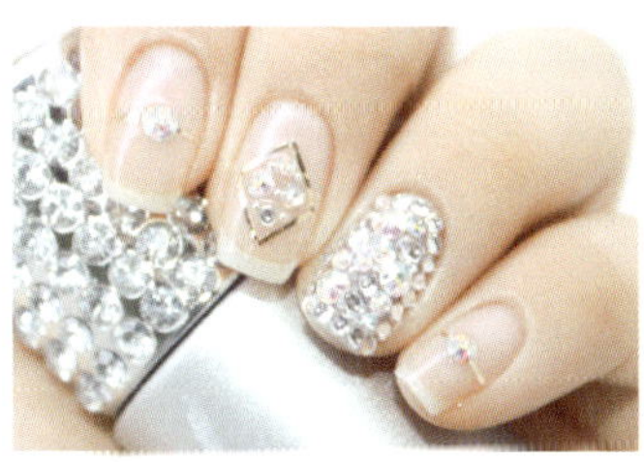

**8**_ 탑젤을 발라 완성합니다.

# 수줍은 신부의 볼터치

*Bride's cheek*

난이도 ★★

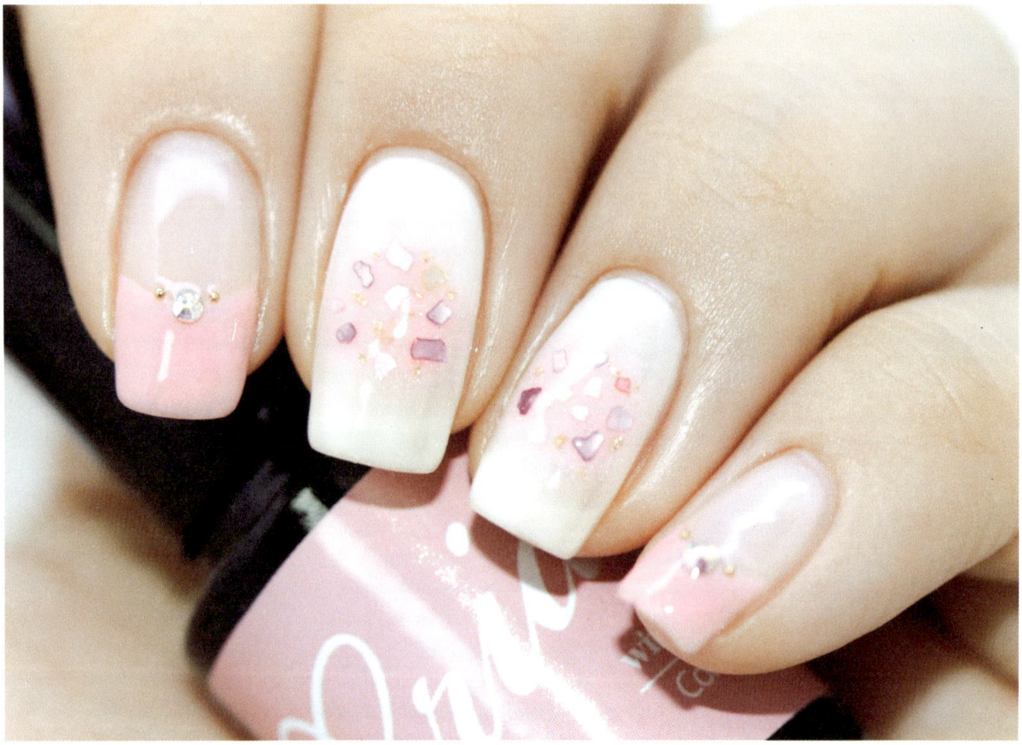

### 모티브

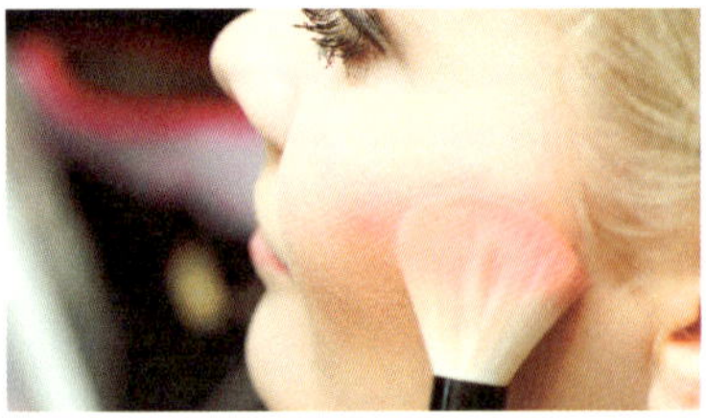

신부의 수줍은 볼을 떠올리며 만든 네일아트예요. 핑크 컬러를 연하게 찍어 발그레한 뺨을 표현한 후 은은한 자개와 금박을 포인트로 올려주었어요. 전체적으로 핑크빛이 감도는 청순한 디자인이랍니다.

### 재료와 도구

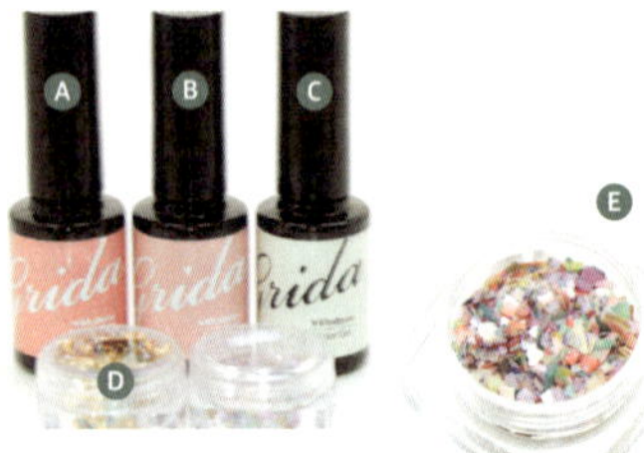


**A** 핑크 - 위드 샤 그리다 컬러 젤 무화과잼
**B** 베이비 핑크 - 위드 샤 그리다 컬러 젤 바비핑크
**C** 투명한 화이트 - 위드 샤 그리다 컬러 젤 밀크잼
**D** 금박 - 야 금박
**E** 다양한 컬러의 자개 - 위드 샤 자개
큐빅 스톤, 비즈, 스펀지

## 디자인하는 법

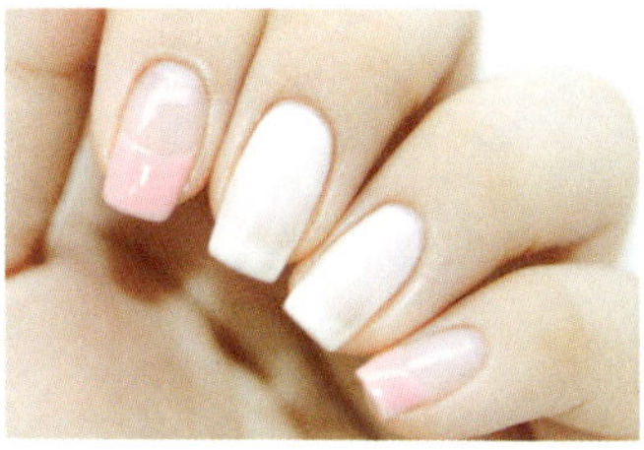

**1**_ 검지와 소지에 핑크 프렌치를 하고 중지, 약지에 투명한 화이트 컬러를 한 번 발라주세요.

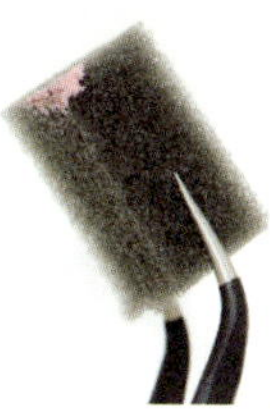

**2**_ 스펀지 모서리에 베이비 핑크 컬러를 살짝 찍어 준비해요.

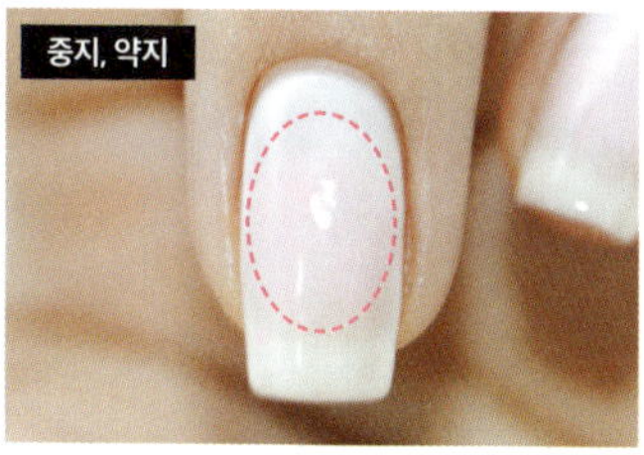


**3**_ 손톱에 스펀지를 살짝 두들겨주세요. 표시된 부분에 볼 터치하듯 두드린 후 20초간 큐어링해요.

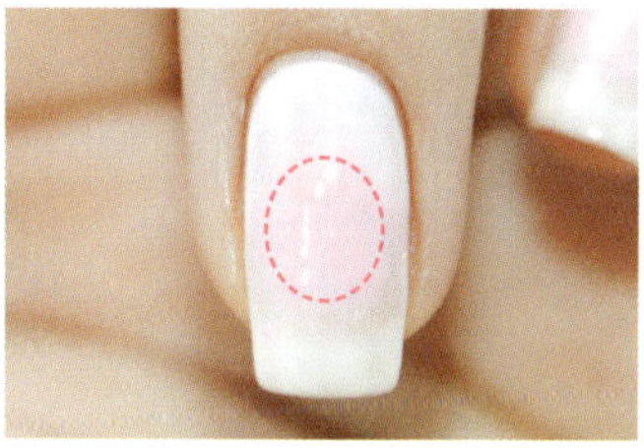

**4**_ 조금 더 진한 핑크 컬러를 스펀지에 바르고, 다시 표시한 부분에 살짝 두드려주세요. 그다음 20초간 큐어링해요.

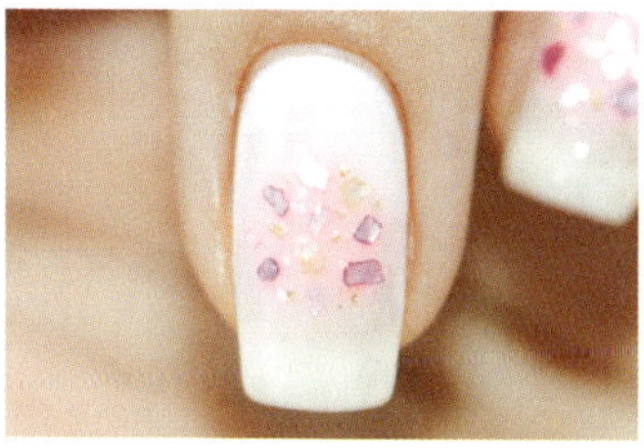

**5**_ 탑젤을 한 번 바르고 핑크, 옐로 컬러의 자개를 올려주세요. 금박도 자개 사이사이에 올려요.

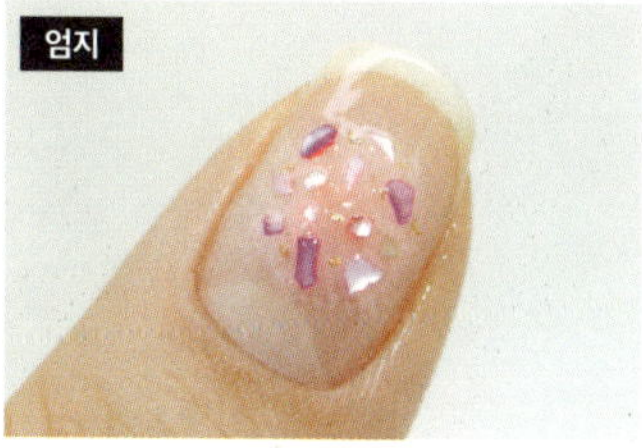


**6**_ 엄지는 탑젤을 바르고 자개와 금박을 올려요.

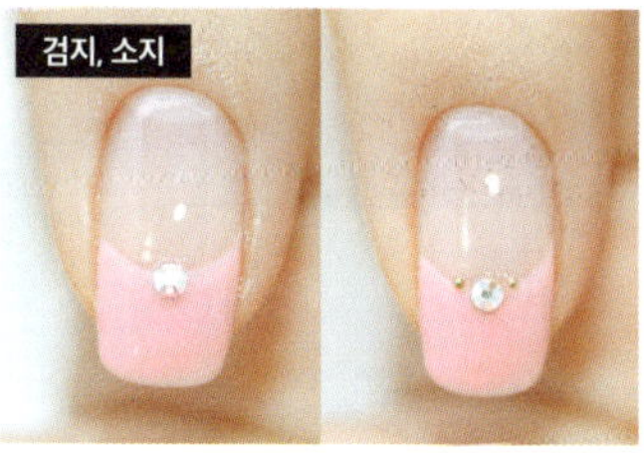


**7**_ 핑크 프렌치를 한 손톱에는 스톤과 비즈를 올려요.

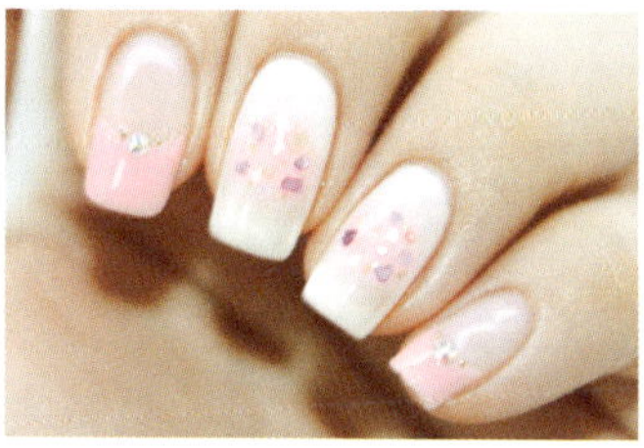

**8**_ 탑젤을 발라 완성합니다.

**유진샹의 POINT**

엄지 손톱 위에 바로 자개와 금박을 올려
시스루 스타일로 완성했어요.

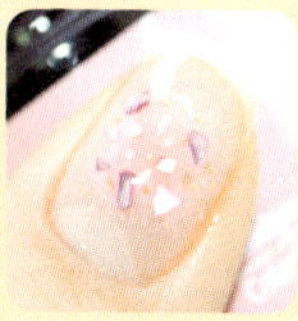

# 한송이 꽃

*A flower*

난이도 ★★★

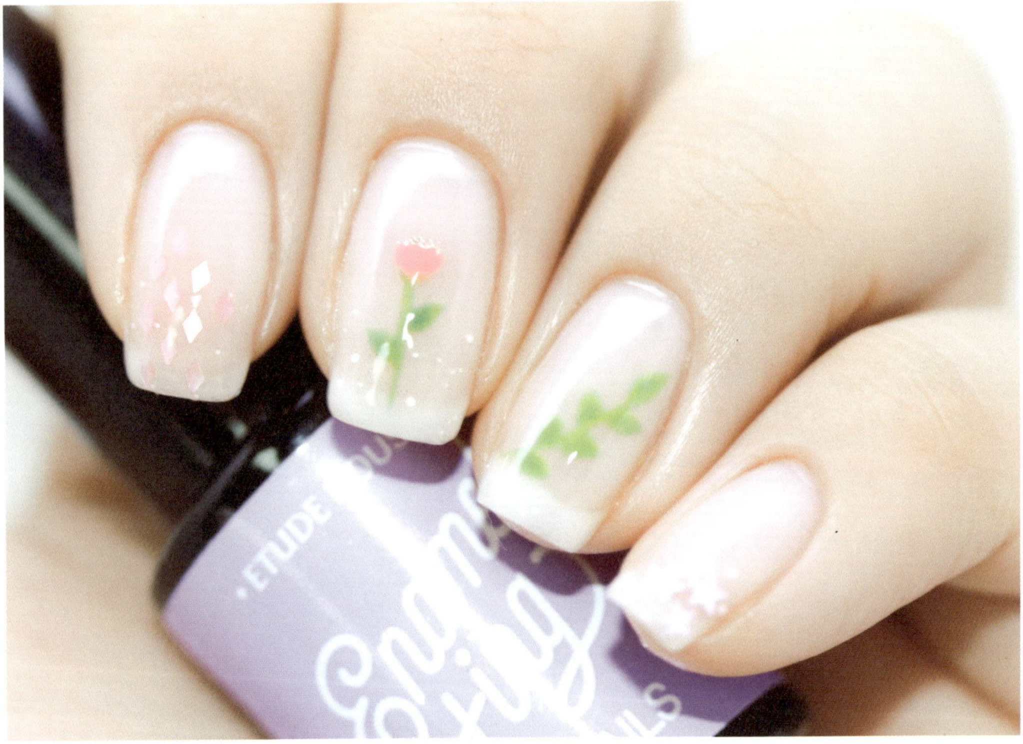


### 모티브

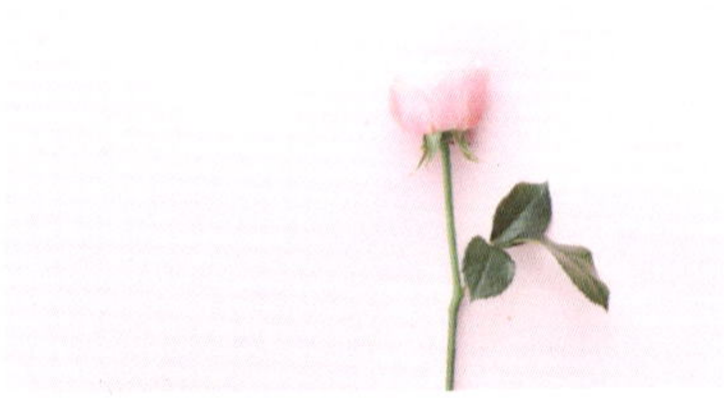

결혼식에서 빼놓을 수 없는 꽃을 모티브로 만든 네일아트예요. 청순한 꽃 한 송이를 그리고 전체적으로 은은하게 마무리했어요. 심플하고 우아한 디자인을 선호하는 신부에게 추천하는 디자인입니다.

### 재료와 도구

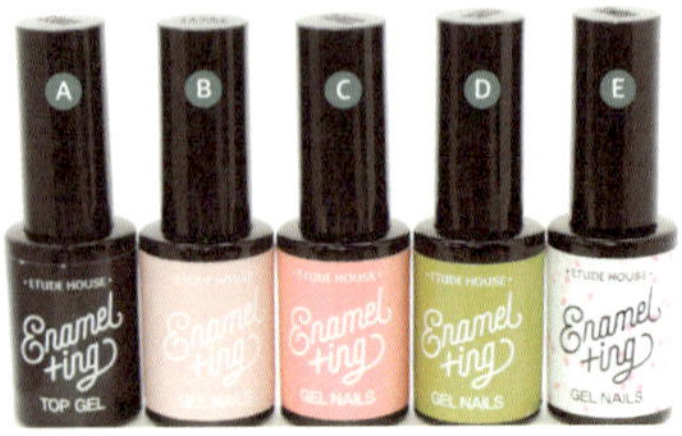


**A** 탑젤 - 에뛰드 하우스 에나멜팅 젤 네일즈 탑젤
**B** 베이비 핑크 - 에뛰드 하우스 에나멜팅 젤 네일즈 란제리핏
**C** 핑크 - 에뛰드 하우스 에나멜팅 젤 네일즈 자몽 샐러드
**D** 옐로 그린 - 에뛰드 하우스 에나멜팅 젤 네일즈 완두콩 세 알
**E** 화이트 글리터 - 에뛰드 하우스 에나멜팅 젤 네일즈 벚꽃 팝콘
펄 골드 컬러 네일, 핑크 글리터 네일

## 디자인하는 법

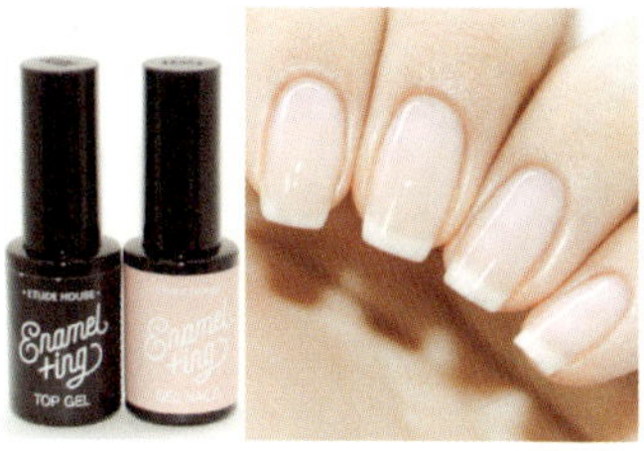


**1**_ 탑젤과 핑크 컬러를 섞어 반투명 베이스를 만들고 손톱에 전체적으로 발라요. (**TIP** 투명 베이스를 만드는 방법은 하단의 TIP을 참고하세요.)

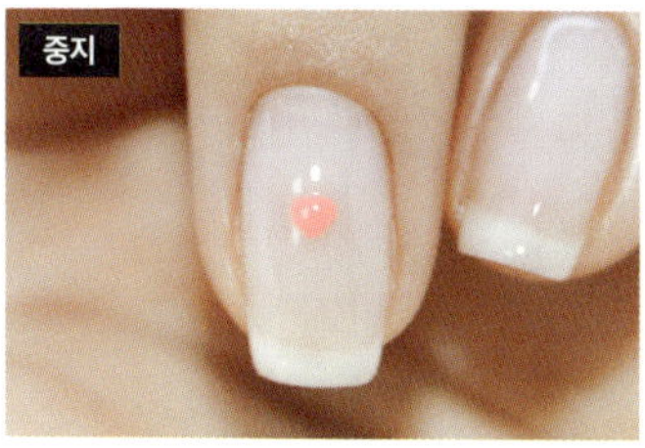


**2**_ 핑크 컬러로 손톱 중앙에 작은 역삼각형을 그려요.

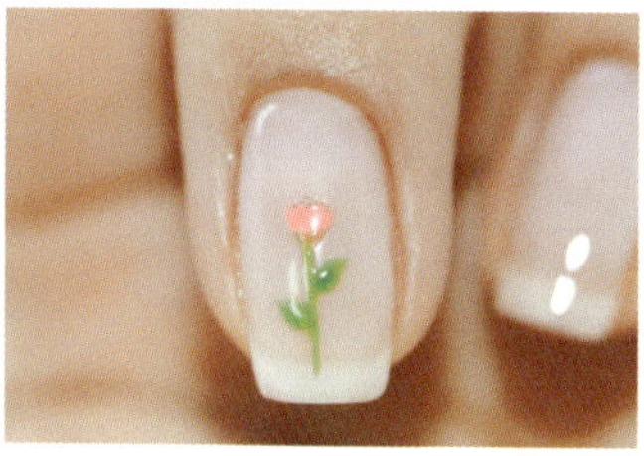

**3**_ 옐로 그린 컬러로 꽃에 이어진 줄기와 잎을 그려요. 꽃 위에는 골드 펄 컬러를 살짝 발라줍니다.

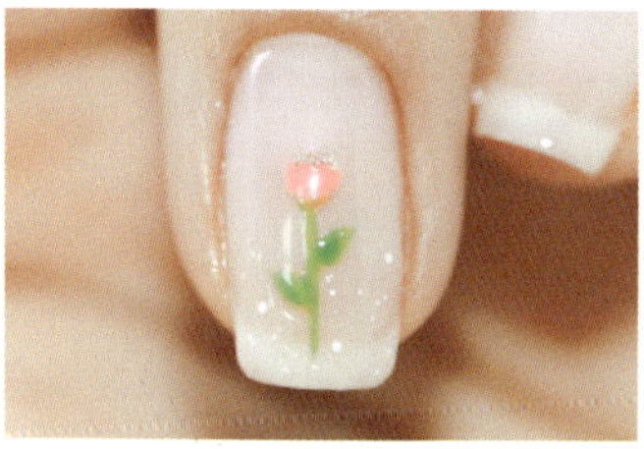

**4**_ 화이트 글리터 컬러를 꽃 주변에 발라요.

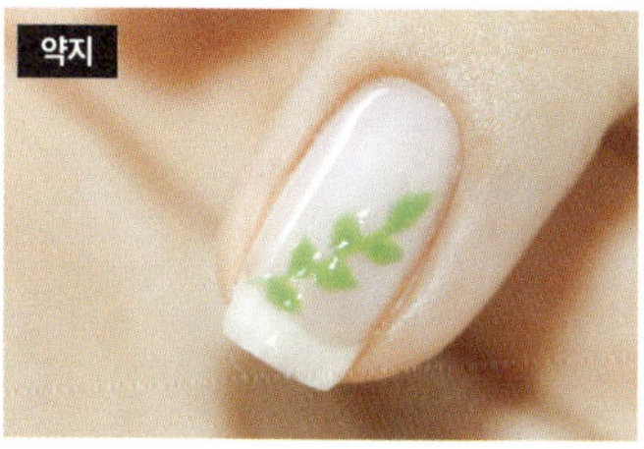


**5**_ 약지에는 잎이 달린 줄기를 사선으로 그려요.

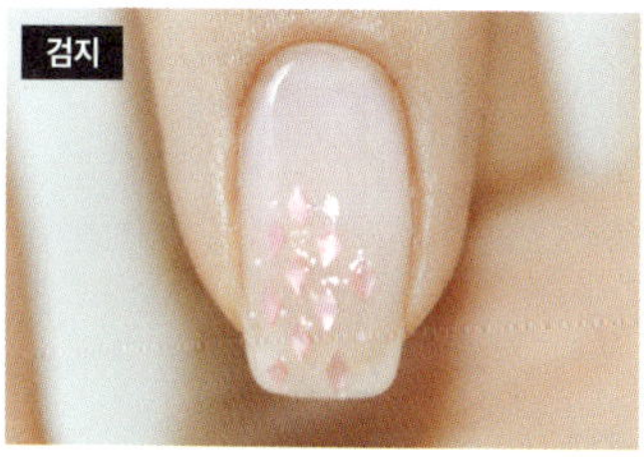


**6**_ 핑크 글리터 컬러는 손톱 일부에만 발라주세요.

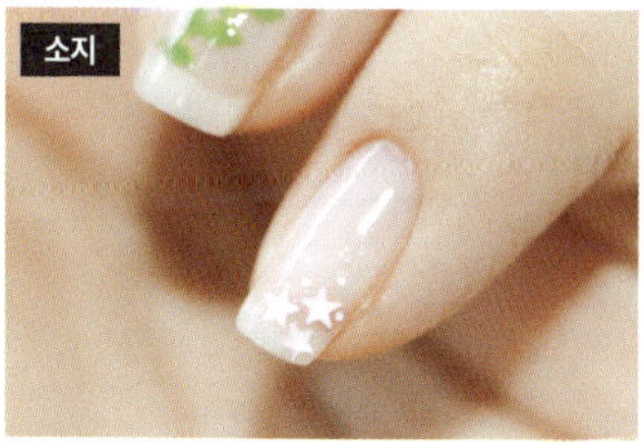


**7**_ 소지에는 별 모양 글리터와 화이트 글리터 컬러를 발라줍니다.

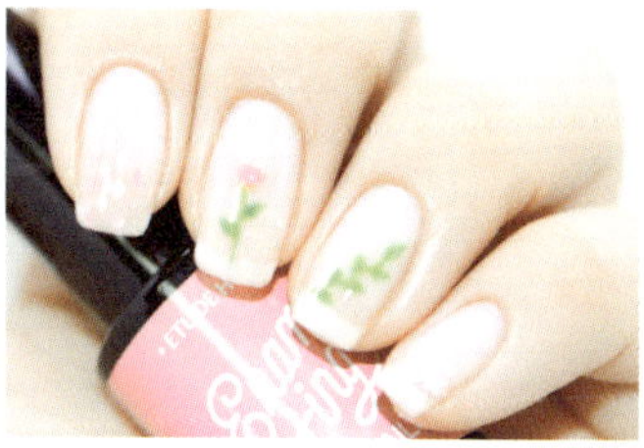

**8**_ 탑젤을 발라 완성합니다.

유진샹의 TIP

**집에 있는 재료로 3분만에 반투명 베이스를 만드는 꿀팁**

❶ 탑젤과 핑크 컬러 젤, 팔레트나 작은 플라스틱 용기, 물티슈를 준비해요. ❷ 빈 용기에 탑젤을 가득 덜어냅니다. 횟수로 3~4번 가량 덜어내면 돼요. ❸ 컬러 젤의 내장 브러시를 물티슈로 깨끗하게 닦아요. ❹ 닦은 브러시를 덜어낸 탑젤에 담고 섞어요. ❺ 닦은 브러시에 남아 있는 핑크 컬러와 탑젤이 섞이면 반투명한 베이스가 완성돼요.

# 유진샹의 웨딩

*Yujin's wedding*

난이도 ★★☆

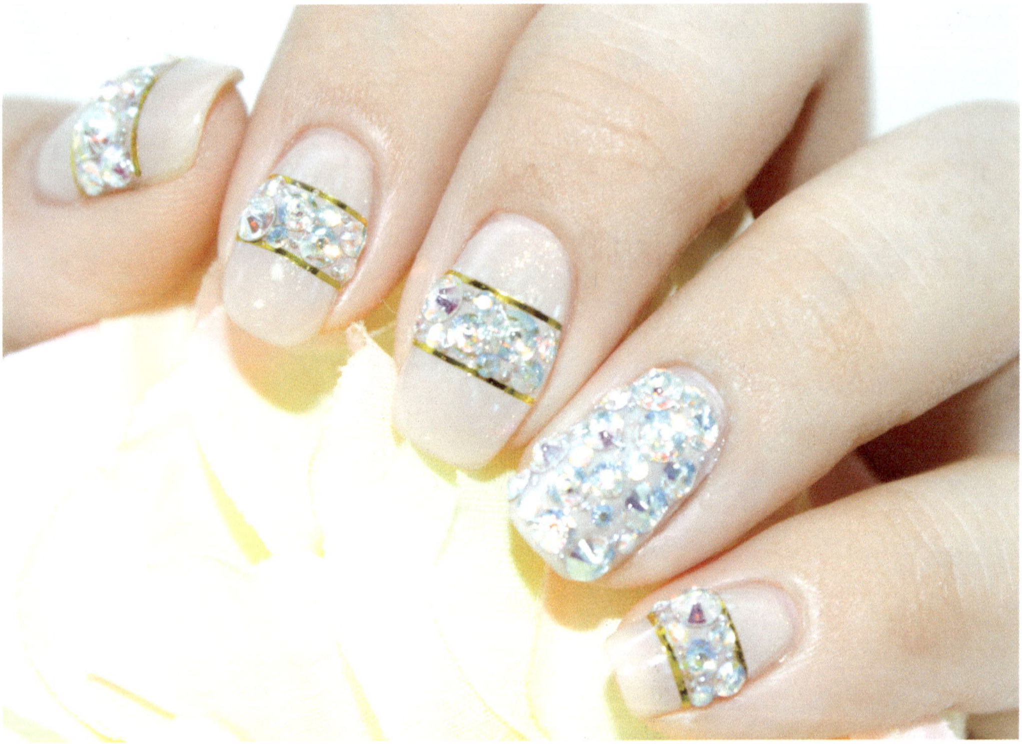

## 모티브

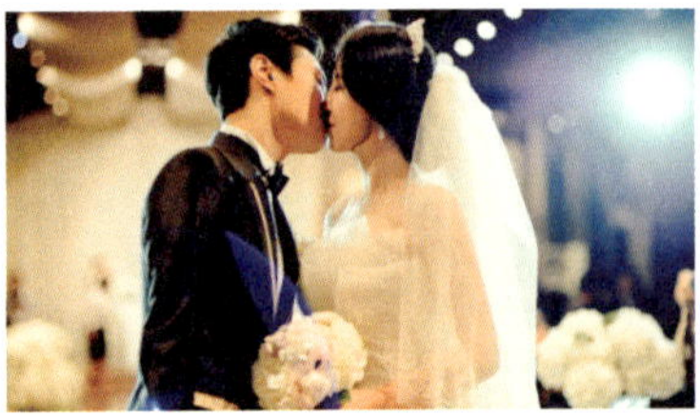

유진샹이 결혼식 날 직접 한 네일아트예요. 깔끔하고 화려한 디자인을 하고 싶어 베이지 컬러를 전체적으로 바른 다음 스와로브스키 크리스털을 가득 올려 포인트를 주었어요.

## 재료와 도구

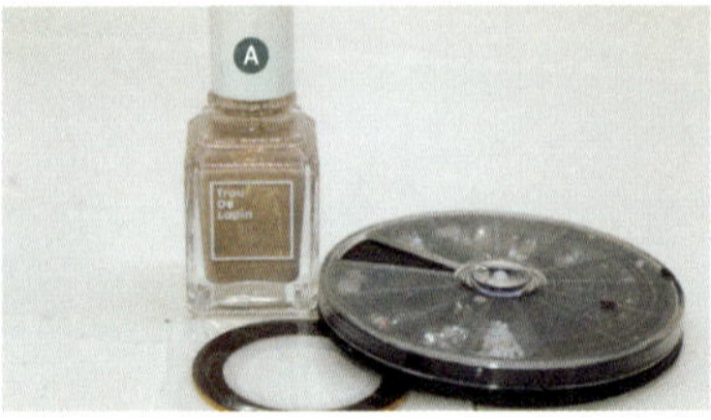

**A** 펄 누드 베이지 - 토드라팡 녹턴

다양한 사이즈의 스와로브스키 크리스털, 골드 라인 테이프, 실버 메탈 비즈

## 디자인하는 법

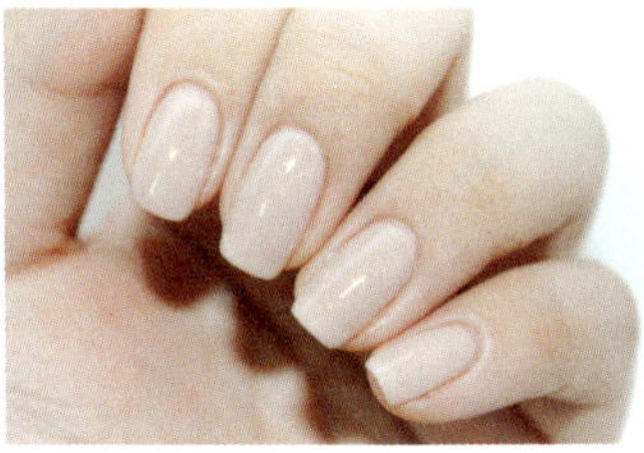

1_ 펄 베이지 컬러를 전체적으로 발라요.

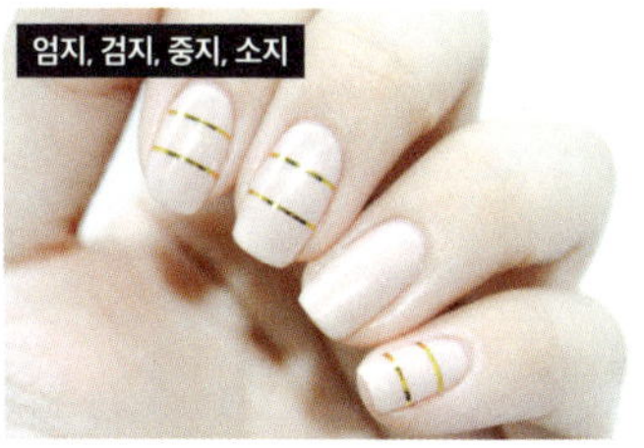


2_ 약지를 제외한 나머지 손톱에 라인 테이프를 붙여주세요.

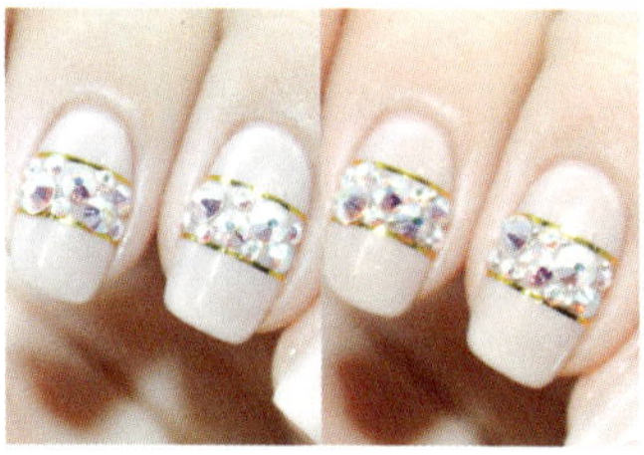

3_ 테이프를 붙인 곳 안쪽에 탑젤을 바르고 사이즈가 큰 크리스털부터 올려요. (**TIP** 빈 공간은 실버 메탈 비즈로 채워요.)

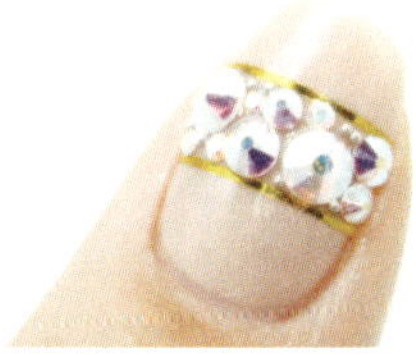

4_ 앞과 똑같이 작업한 엄지손톱이에요. 크리스털을 다 올린 후 30초간 큐어링해요.

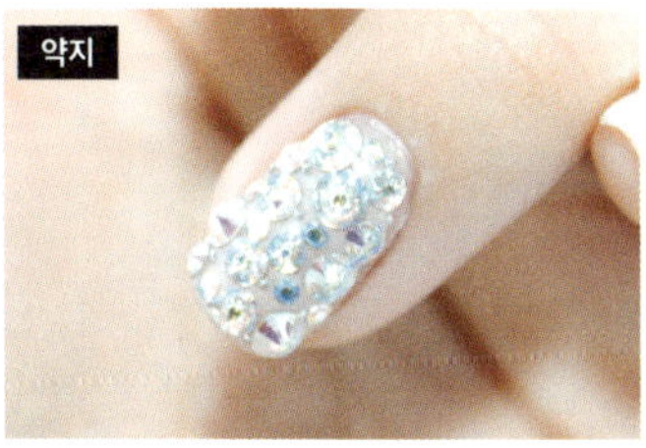


5_ 약지에는 탑젤을 바른 후 크리스털을 가득 올려요. 그다음 클리어젤을 한 번 바르고 30초간 큐어링해요.

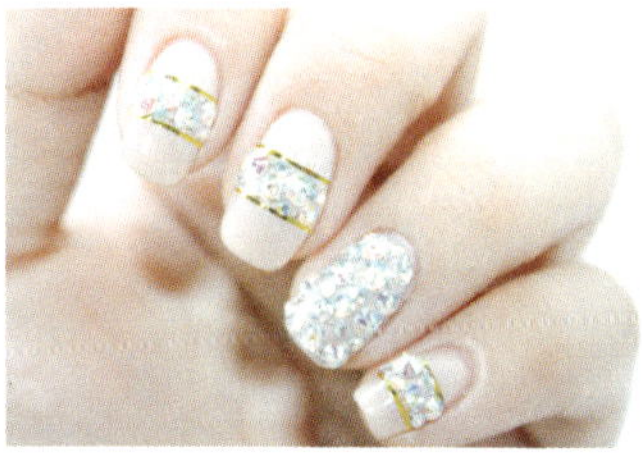

6_ 탑젤을 발라 완성합니다.

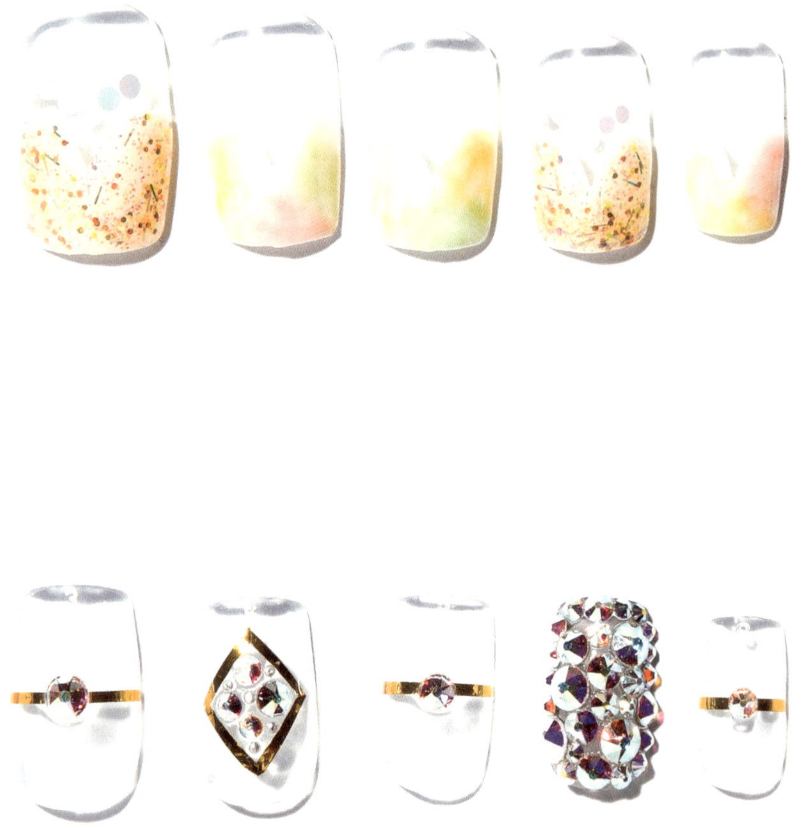

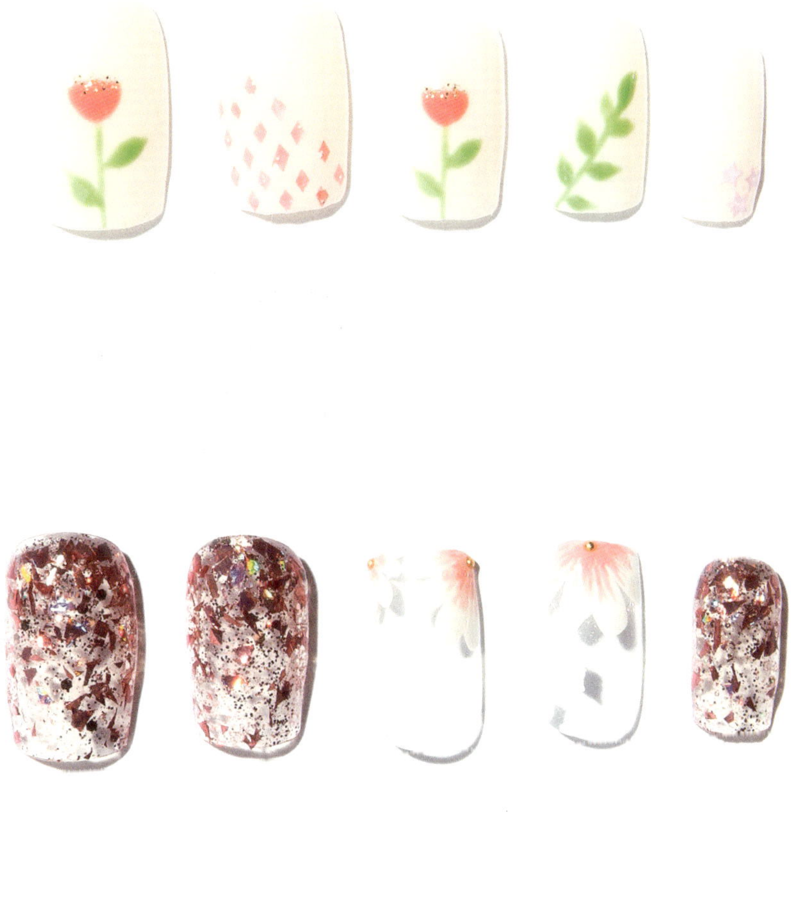

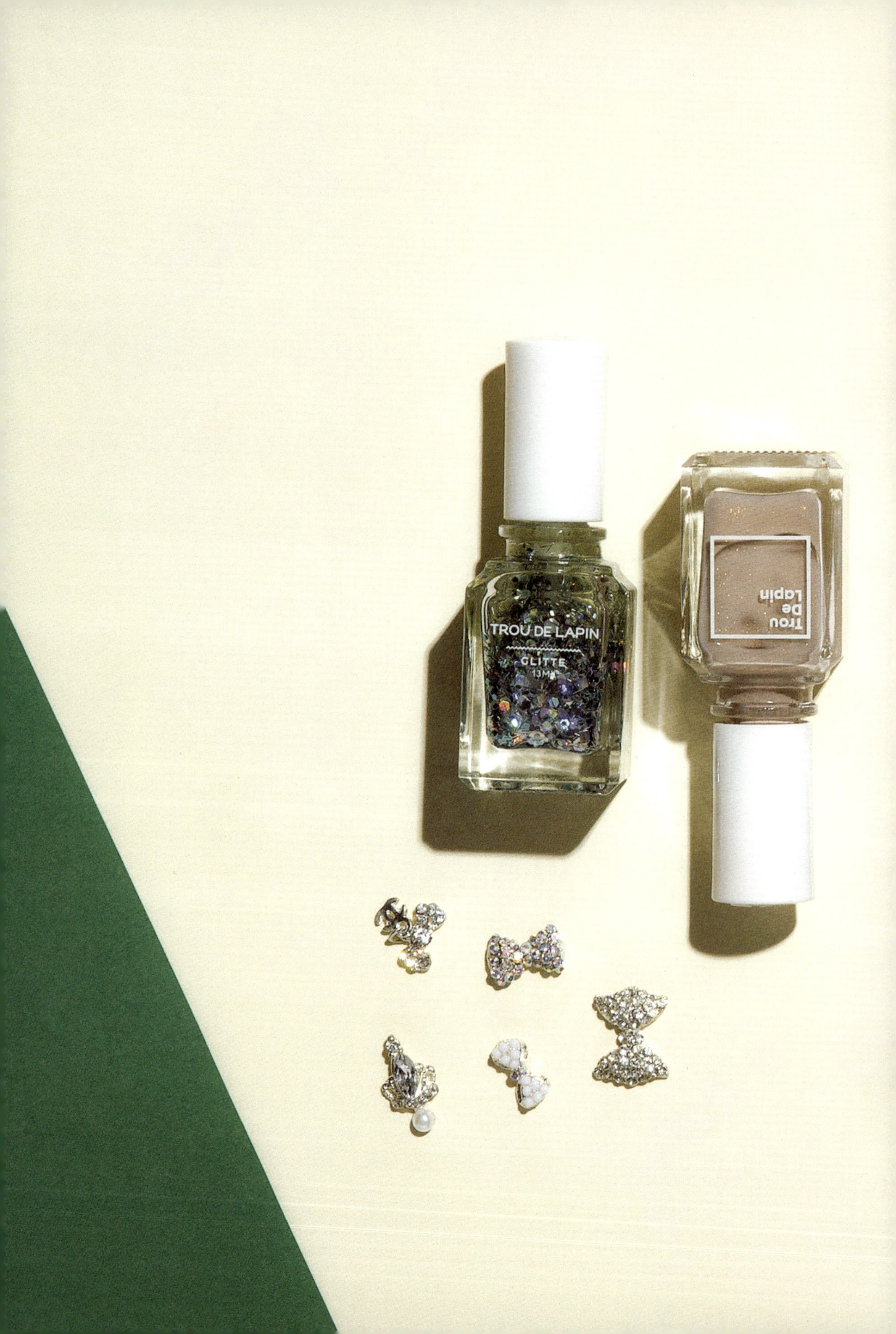
TROU DE LAPIN
Trou De Lapin

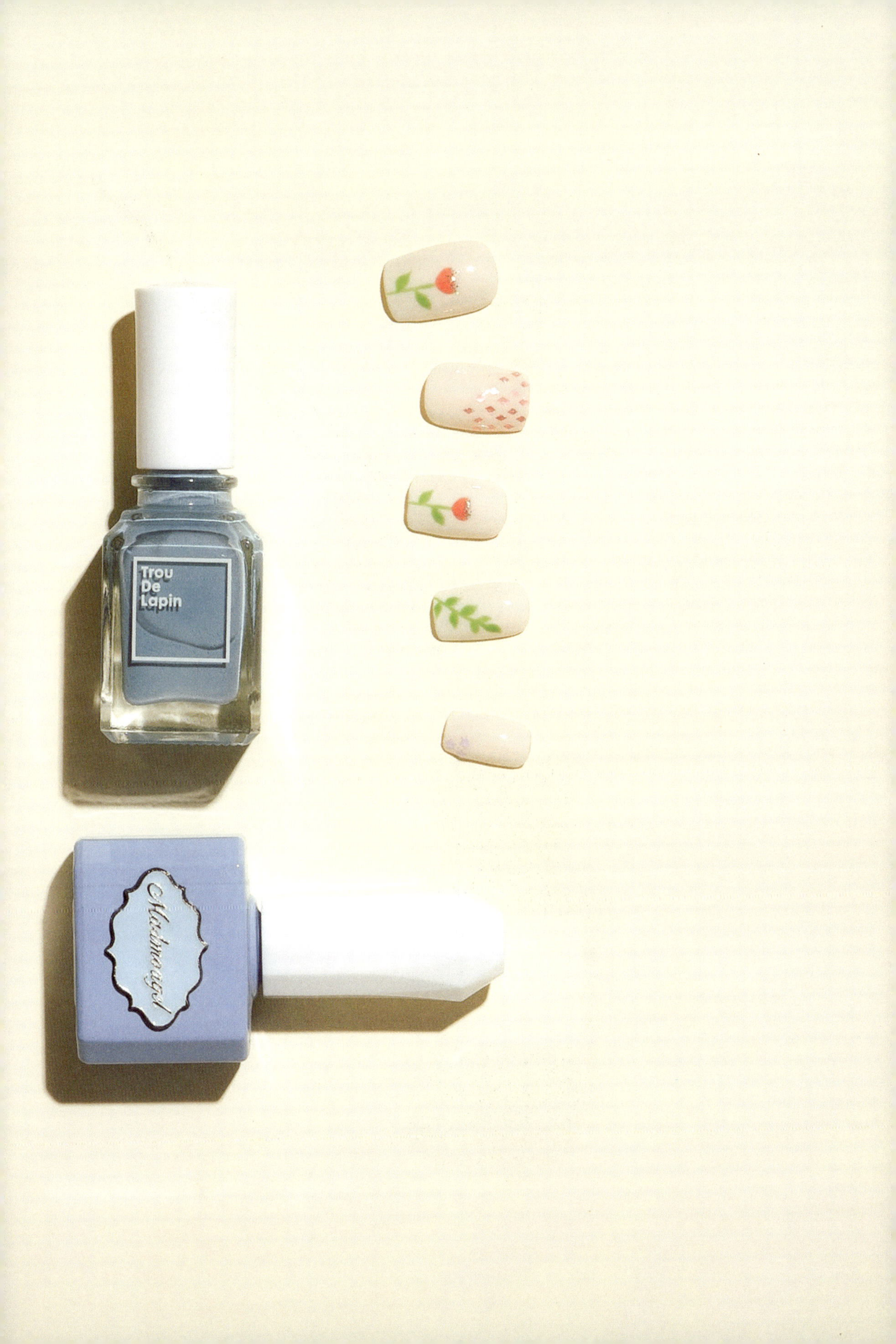
Trou
De
Lapin

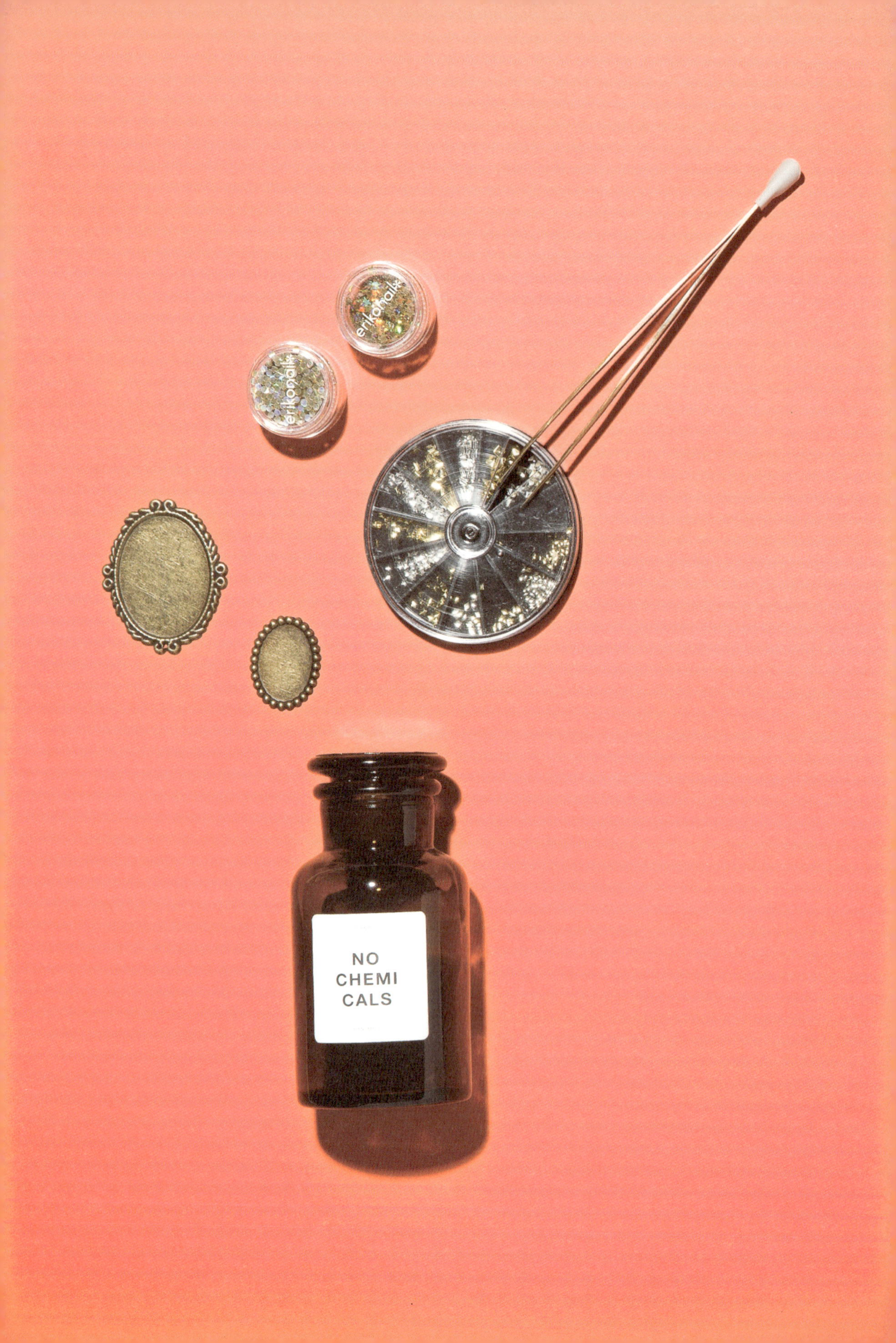
erikonail
erikonail
NO
CHEMI
CALS

7장

# 엔터테인먼트 모티브 네일

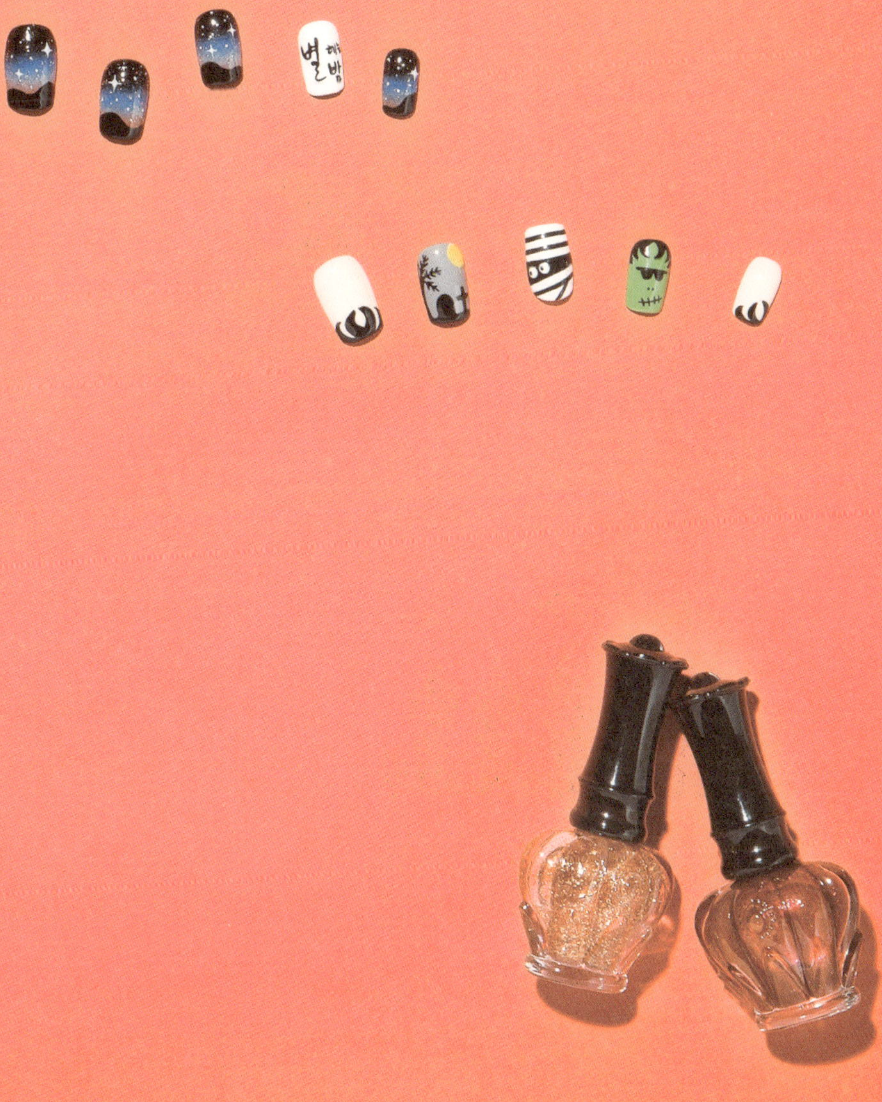

# 태양의 후예

*Descendants of the sun*

난이도 ★★★☆

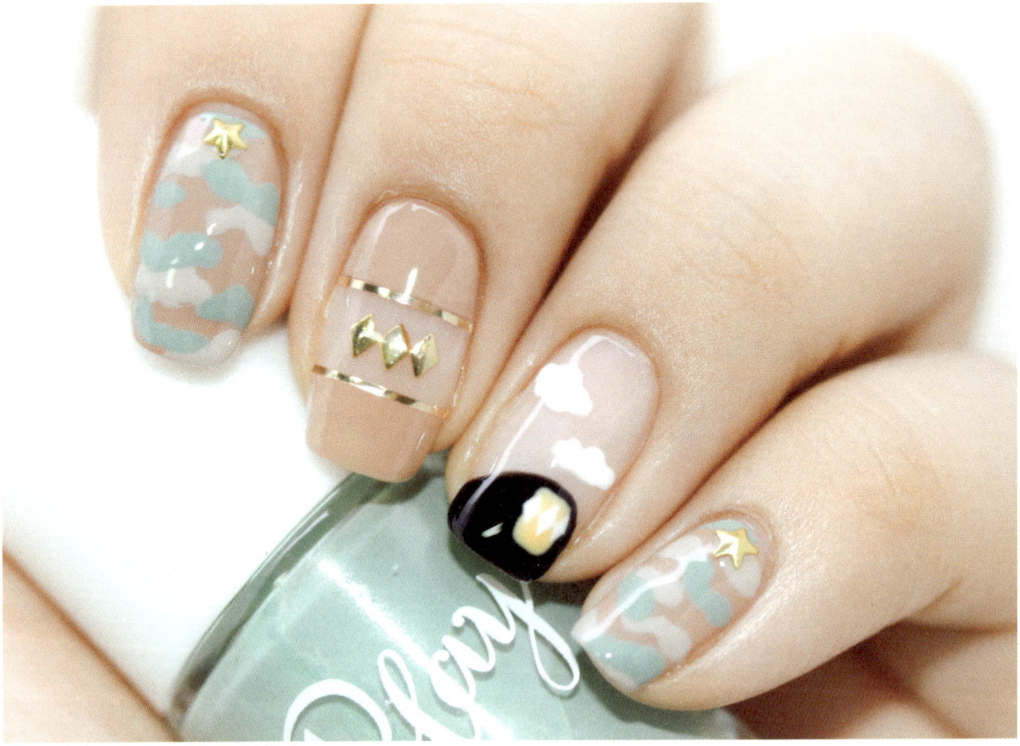

## 모티브

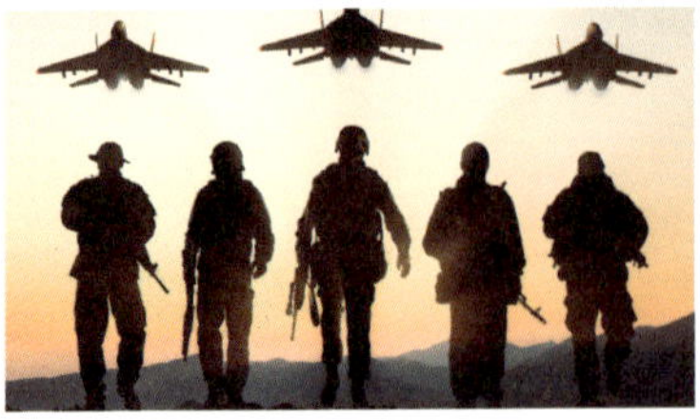

드라마 <태양의 후예>에서 남자 배우가 입었던 멋진 군복을 모티브로 만든 네일아트예요. 밀리터리 무늬와 군모를 디자인해보았답니다. 톤 다운된 컬러를 사용해야 더욱 세련돼 보여요.

## 재료와 도구

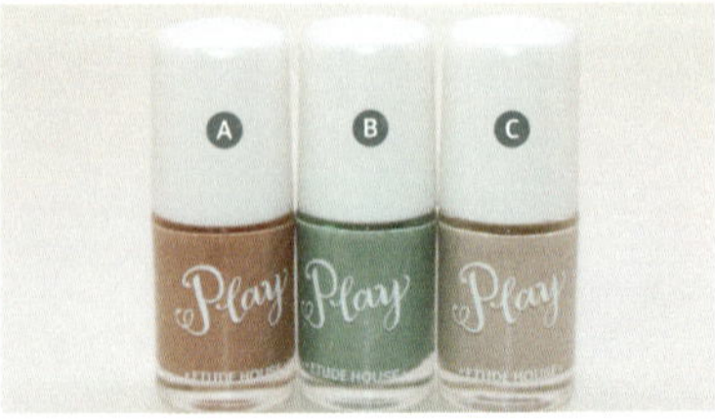


**A** 베이지 - 에뛰드 하우스 플레이 네일 벤치데이트
**B** 민트 - 에뛰드 하우스 플레이 네일 밍크민트
**C** 그레이 - 에뛰드 하우스 플레이 네일 새벽라디오
블랙, 화이트, 옐로 컬러 네일, 세필 붓, 라인 테이프, 다양한 모양의 스터드

## 디자인하는 법

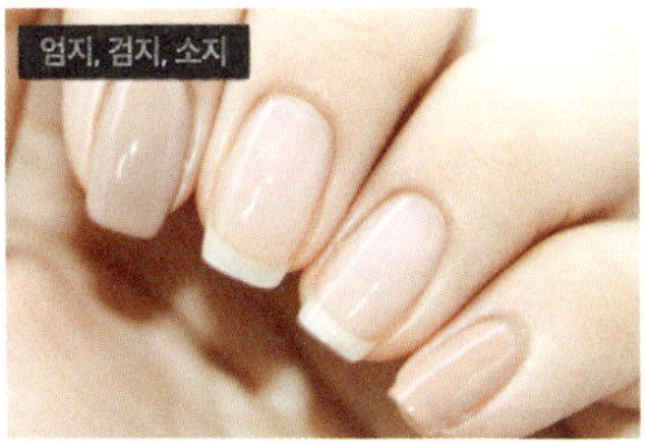


**1**_ 베이지 컬러를 엄지, 검지, 소지에 전체적으로 바릅니다.

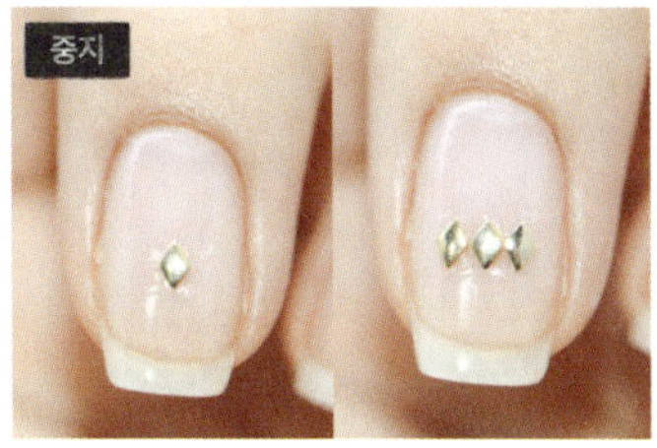


**2**_ 마름모 모양의 스터드 3개를 붙입니다.

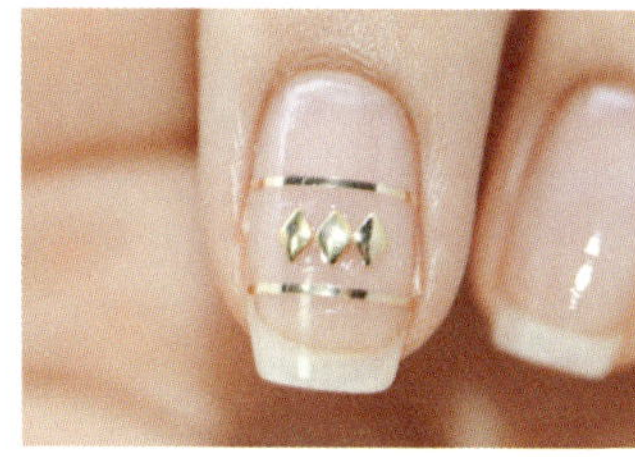

**3**_ 라인 테이프를 붙여요.

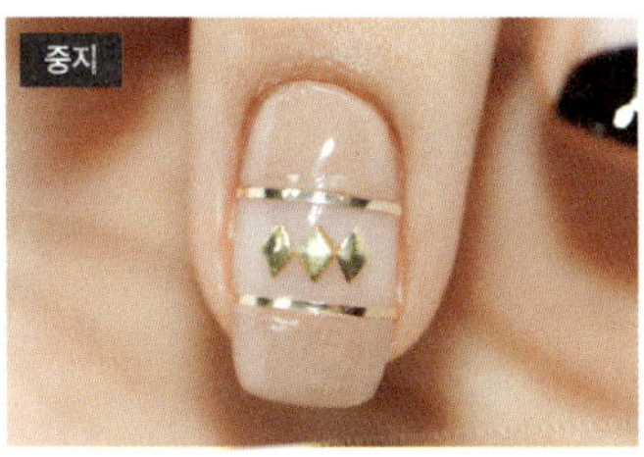


**4**_ 베이지 컬러로 위아래를 채워줍니다.

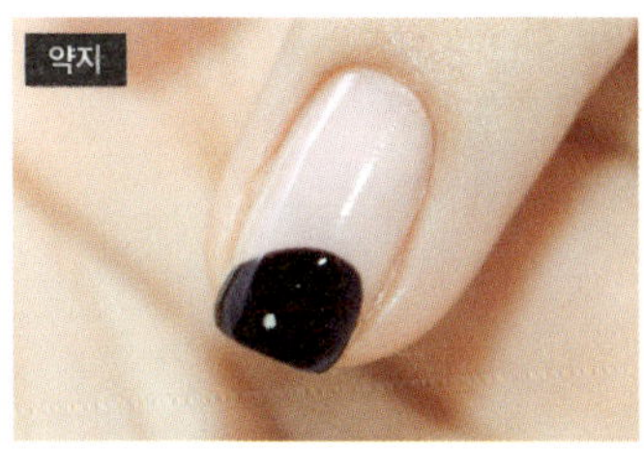


**5**_ 블랙 컬러로 군모를 그립니다.

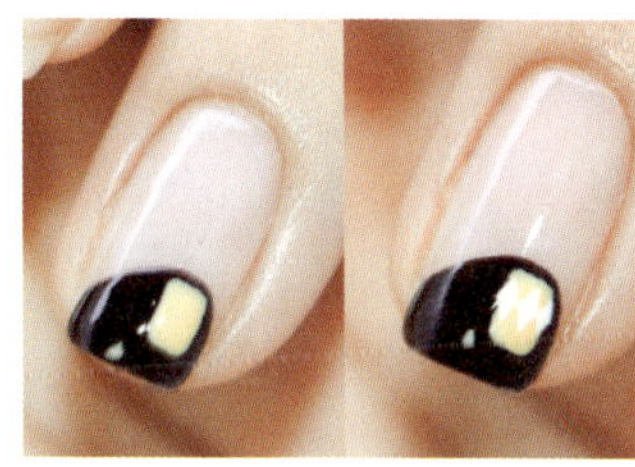

**6**_ 옐로 컬러로 직사각형을 그리고 화이트 컬러의 마름모 3개를 그립니다.

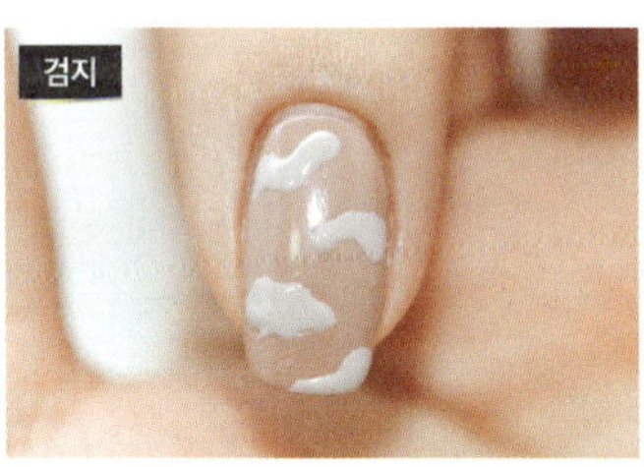


**7**_ 베이지 컬러로 밀리터리 무늬를 그려요.

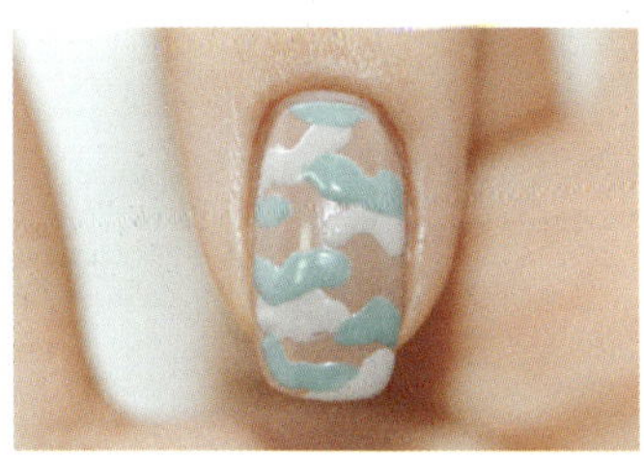

**8**_ 민트 컬러로 밀리터리 무늬를 그려요. 밀리터리 무늬는 정해진 형식이 없어요.

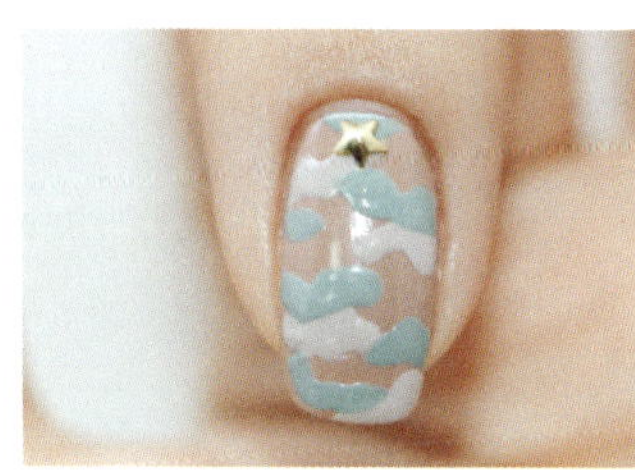

**9**_ 별 모양 스터드를 하나 올립니다.

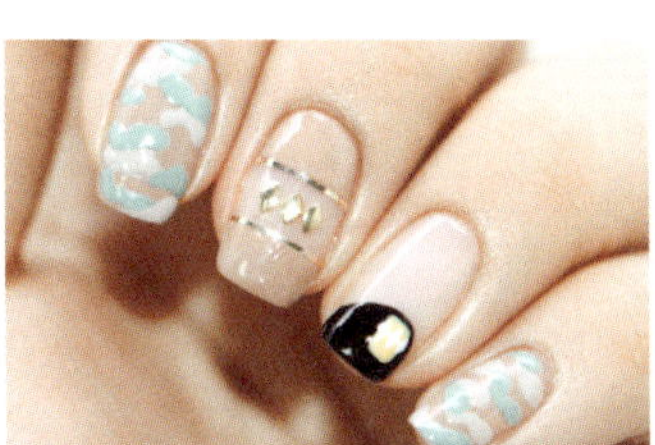

**10**_ 탑코트를 발라 완성합니다.

# 블랙 스완

*Balck swan*

난이도 ★★★

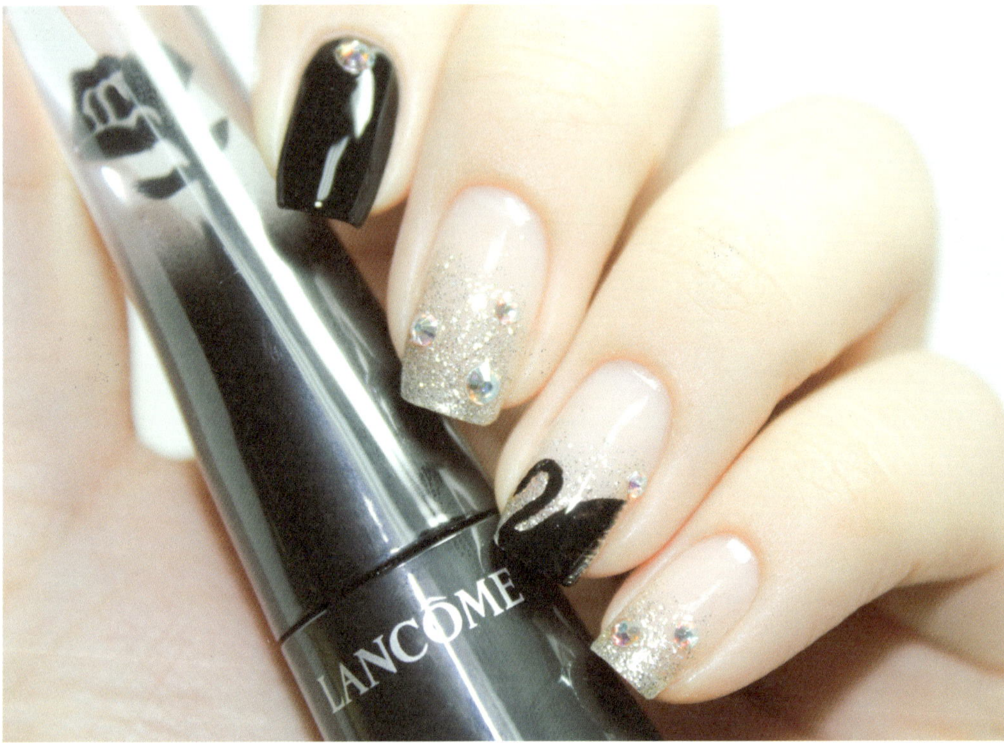


## 모티브

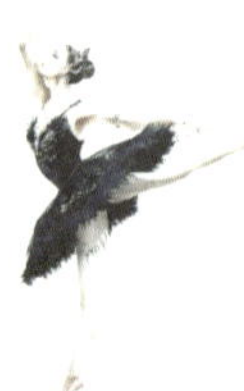

영화 <블랙스완>에 등장하는 흑조 캐릭터를 모티브로 만든 네일아트예요. 블랙 컬러로 고혹적인 흑조를 그리는 것이 포인트입니다. 나머지 손톱은 펄 실버와 크리스털로 간단히 꾸며요.

## 재료와 도구

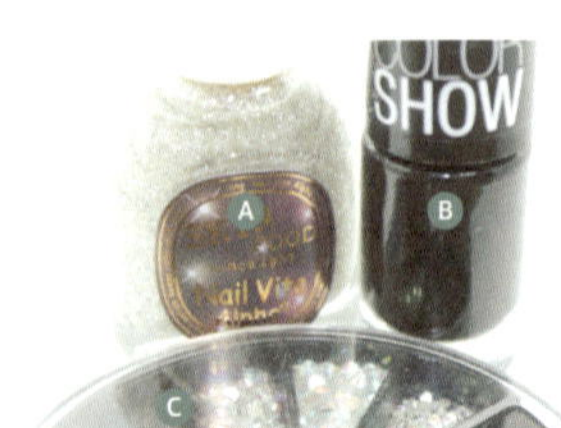


**A** 펄 실버 - 스킨푸드 네일 비타 알파 실버글리스윗
**B** 블랙 - 메이블린 뉴욕 컬러 쇼 블랙아웃
**C** 다양한 사이즈의 스와로브스키 크리스털
스펀지, 세필 붓

## 디자인하는 법

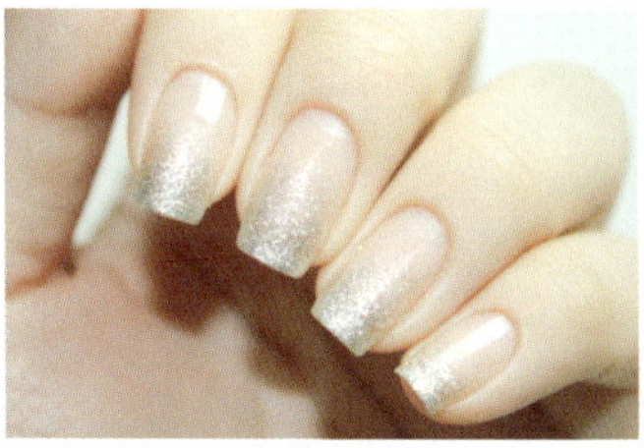

**1**_ 스펀지에 펄 실버를 바른 후 프리 에지부터 손톱 2/3지점까지 두들겨줍니다.

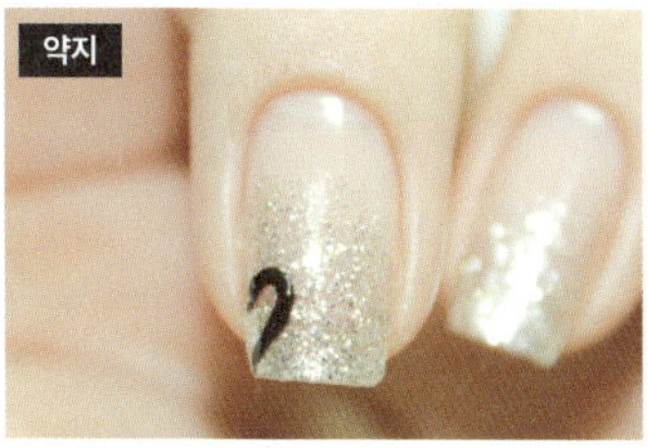


**2**_ 세필 붓으로 블랙 컬러의 흑조를 그려주세요. (**TIP** 하트 반쪽을 그린다 생각하고 그려보세요.)

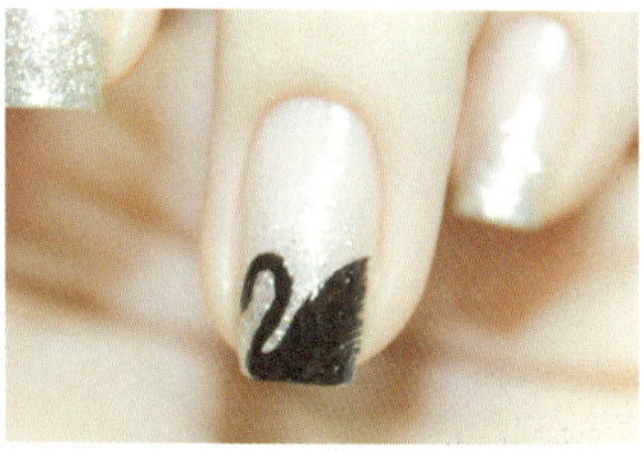

**3**_ 흑조의 날개를 그려요. 끝부분은 브러시를 날렵하게 움직여 섬세한 깃털을 완성해요.

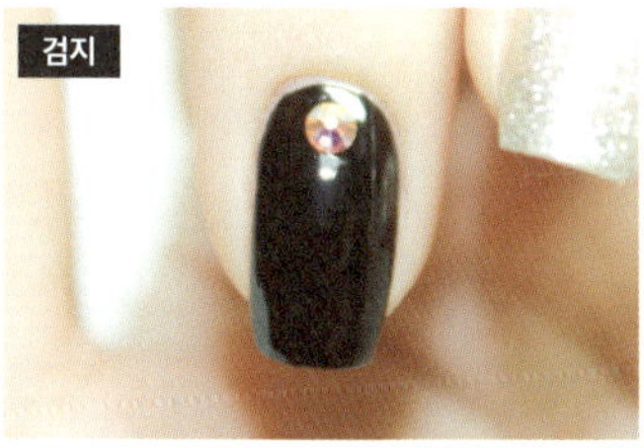


**4**_ 블랙 컬러로 전체를 바르고 제법 큰 크리스털을 큐티클 라인쪽에 붙여요.

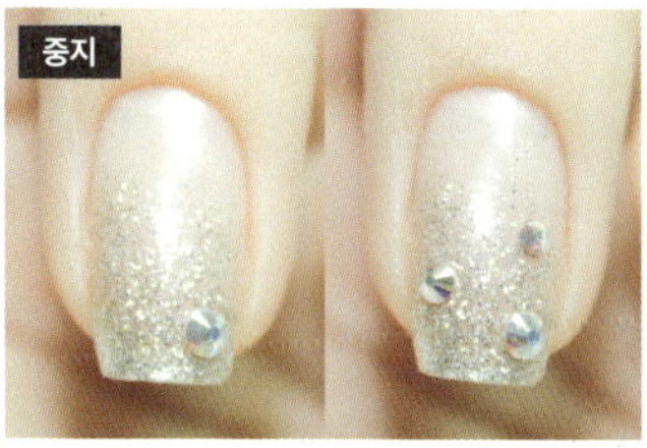


**5**_ 세 가지 사이즈의 크리스털을 크기별로 올려요.

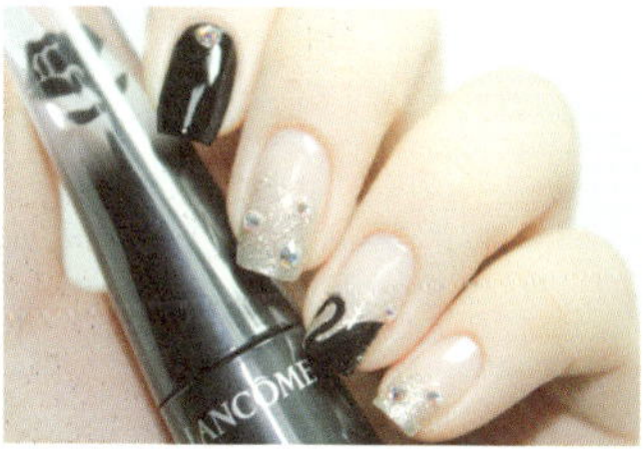

**6**_ 나머지 손톱에도 크리스털을 자연스럽게 올리고 탑코트를 발라 완성합니다.

# 추억의 게임 팩맨

*Pac-man game*

난이도 ★★★☆

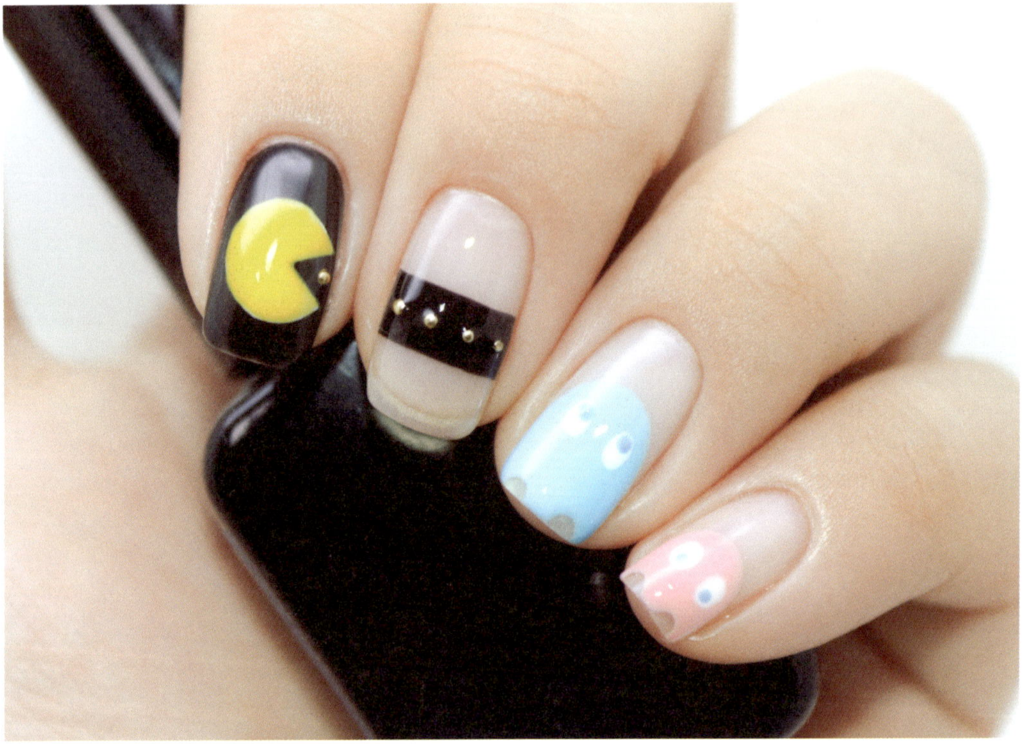

## 모티브

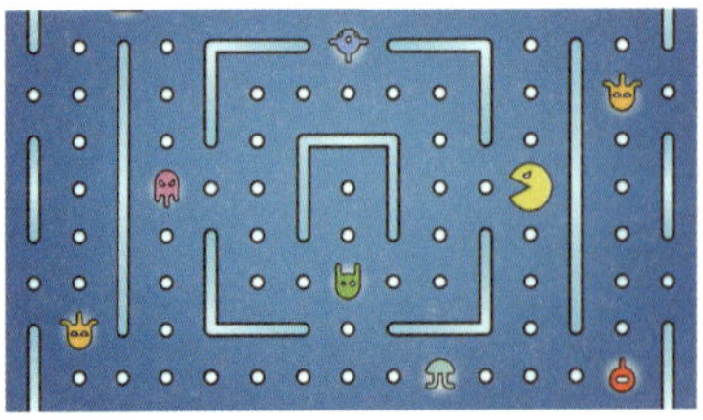

게임 팩맨을 모티브로 만든 네일아트예요. 팩맨에 나오는 캐릭터를 살려 디자인했어요. 과자를 먹으러 가는 팩맨과 유령을 손톱에 이어서 표현해보았습니다.

## 재료와 도구

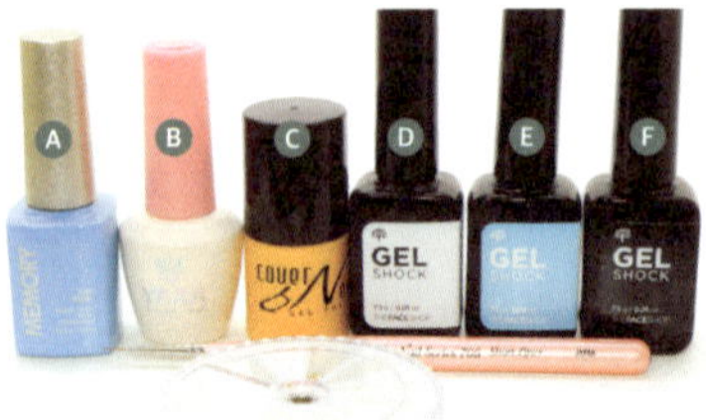


**A** 딥 블루 - 메모리 젤 224
**B** 아이보리 - 야 젤 230
**C** 옐로 - 커버 젤 네일 37
**D** 화이트 - 더페이스샵 젤 쇼크 스노우화이트
**E** 스카이블루 - 더페이스샵 젤 쇼크 스카이블루
**F** 블랙 - 더페이스샵 젤 쇼크 블랙프루프
핑크 컬러 네일, 골드 스터드, 세필 붓(706)

## 디자인하는 법

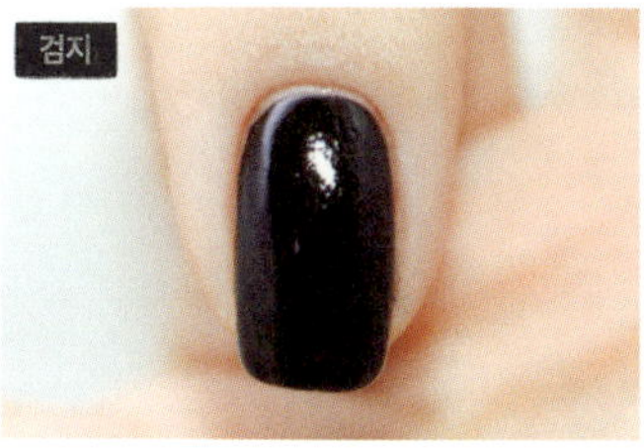


**1**_ 블랙 컬러를 전체적으로 바른 후 30초간 큐어링해요.

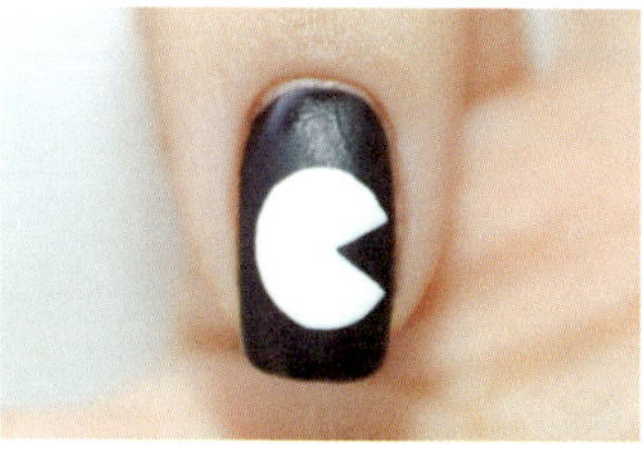

**2**_ 이제 팩맨을 그려요. 세필 붓으로 화이트 컬러의 베이스를 그려요. (**TIP** 블랙 베이스에 옐로 컬러를 바로 바르면 선명한 컬러가 나오지 않으므로 화이트 컬러를 먼저 베이스로 칠해요.)

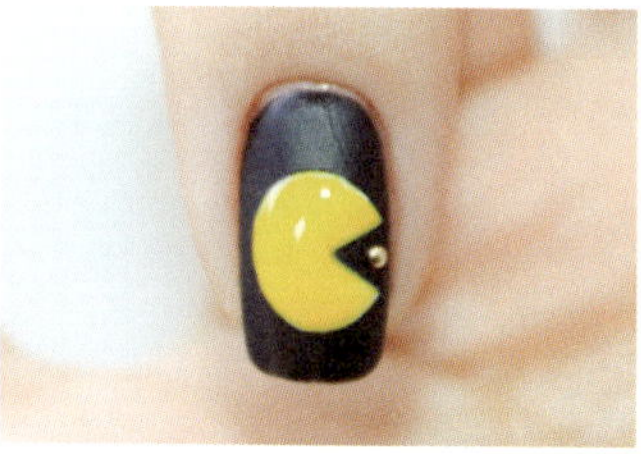

**3**_ 옐로 컬러를 덧바르고 입 부근에 골드 스터드를 올려요.

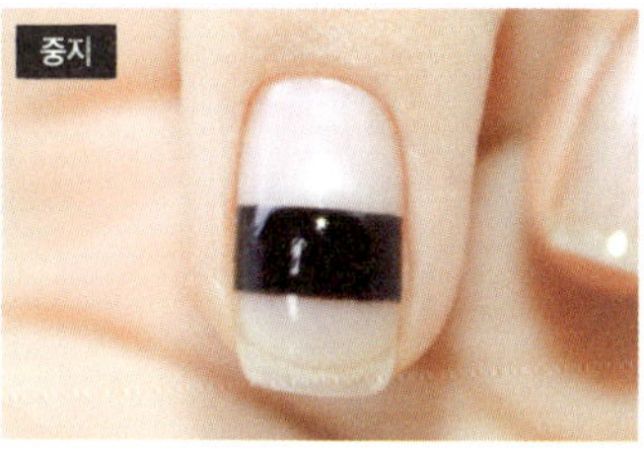


**4**_ 블랙 컬러로 두꺼운 라인을 그려요.

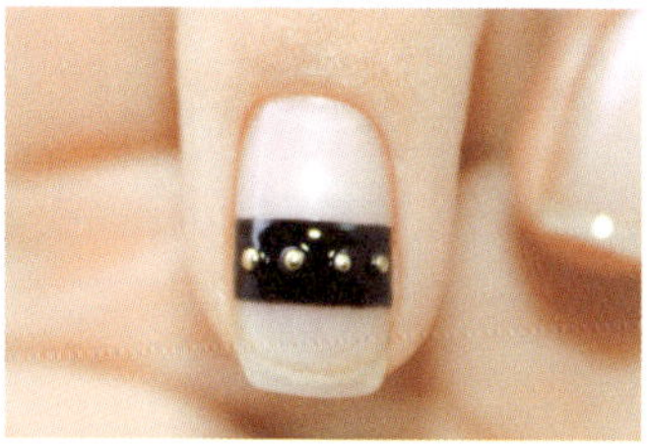

**5**_ 골드 스터드를 차례로 올려 쿠키 모양을 만들어요. 검지의 팩맨이 중지로 쿠키를 먹으러 가는 모양이 됐어요.

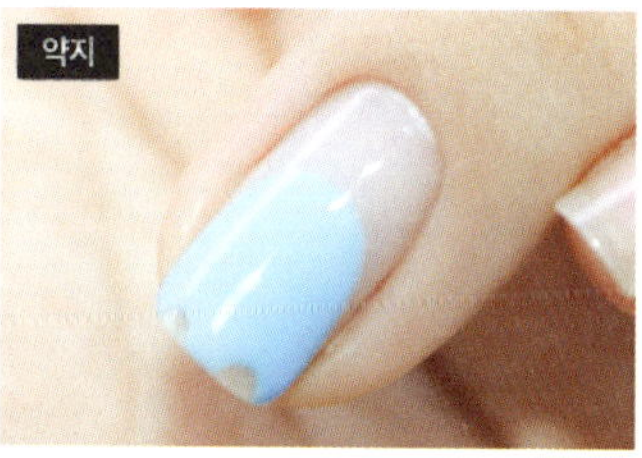


**6**_ 유령 캐릭터를 그려요. 스카이블루 컬러로 사진과 같이 그려주세요.

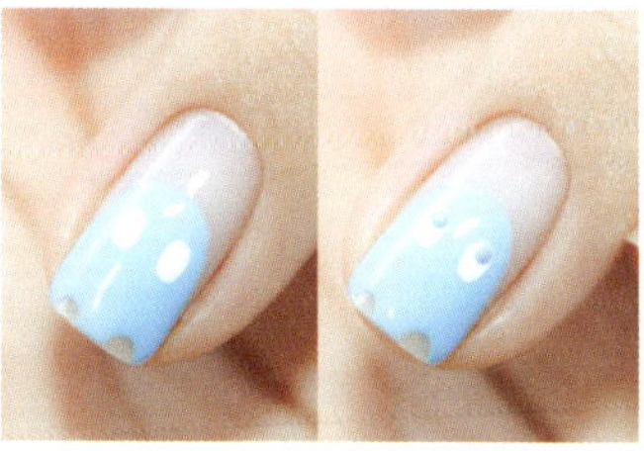

**7**_ 화이트와 딥 블루 컬러로 유령의 눈을 그려요.

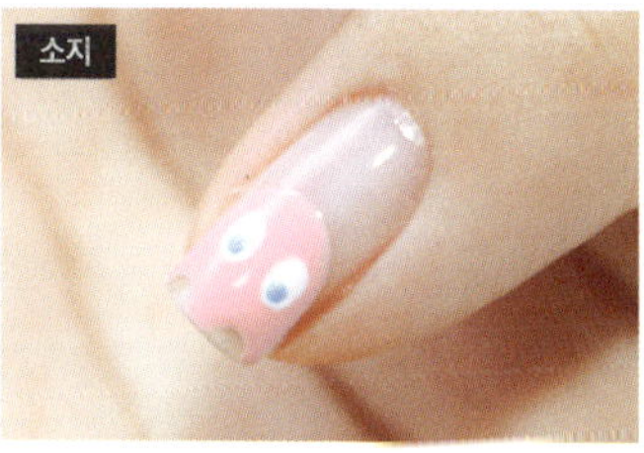


**8**_ 같은 방법으로 소지에는 핑크 컬러의 유령을 그려요.

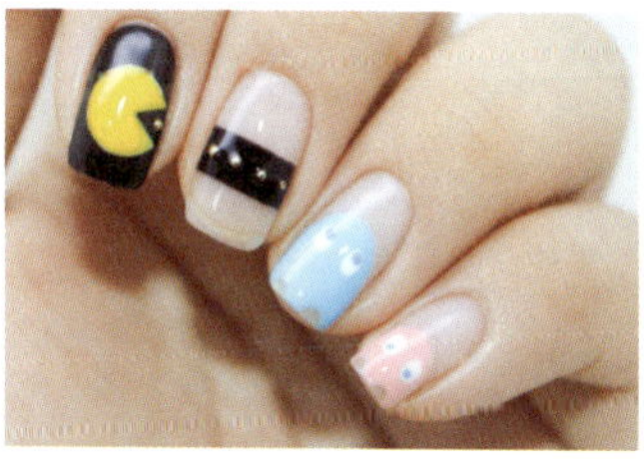

**9**_ 탑젤을 발라 완성합니다.

# 신문지 프린팅

*Newspaper printing*

난이도 ★★☆

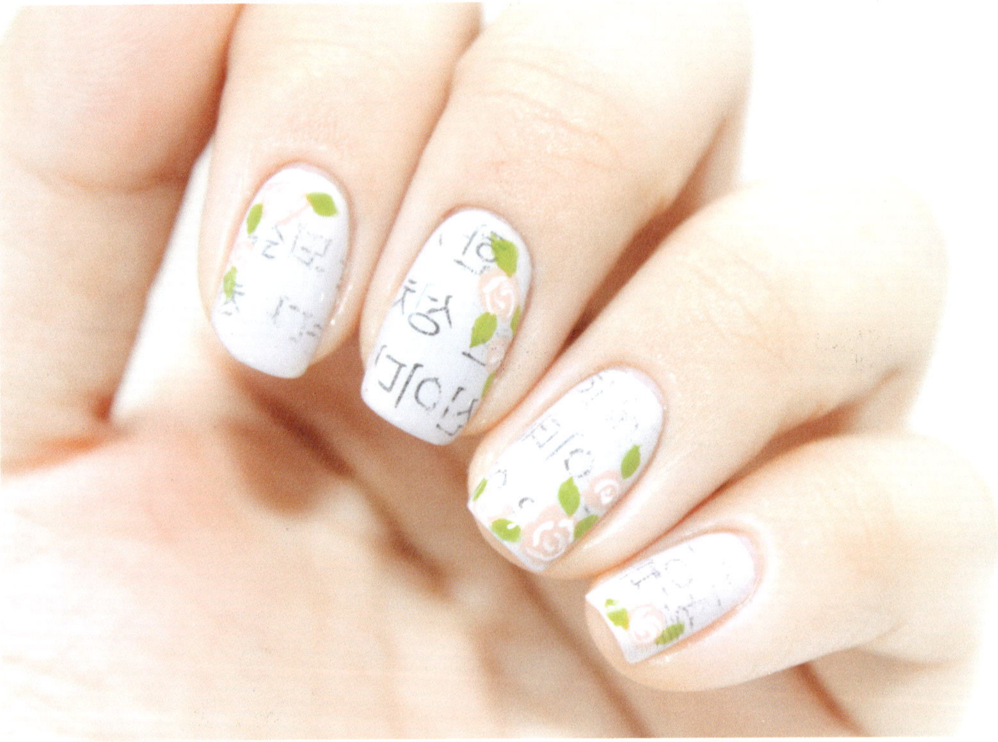

## 모티브

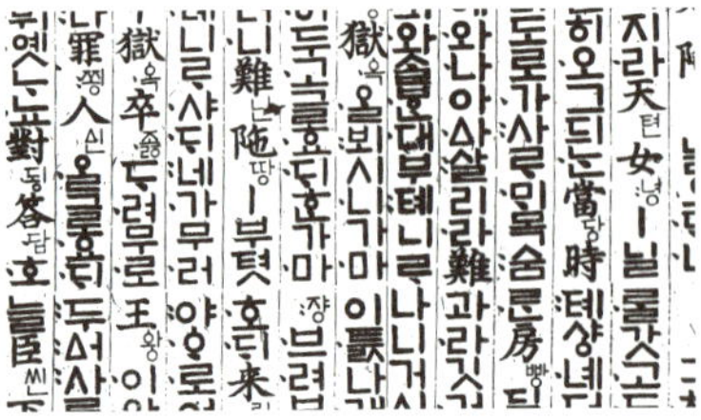

한글날을 기념해 신문을 모티브로 만든 네일아트예요. 실제 신문지로 만든 디자인으로, 신문지도 네일아트의 재료가 될 수 있답니다. 무늬는 연하고 빈티지하게 마무리했어요.

## 재료와 도구

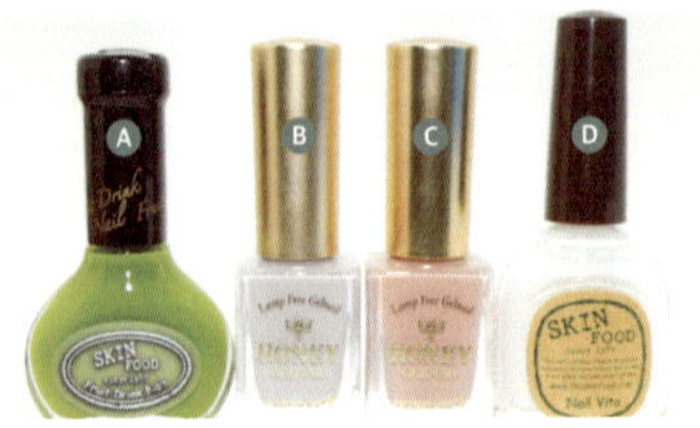


**A** 옐로 그린 - 스킨푸드 과일주 네일 키위주
**B** 그레이 - 스킨푸드 허니 젤 네일 코코넛머랭쿠키
**C** 핑크 - 스킨푸드 허니 젤 네일 딸기크림블레
**D** 화이트 - 스킨푸드 네일 비타 밀키밀키
글리터 네일, 신문지, 에탄올, 세필 붓

## 디자인하는 법

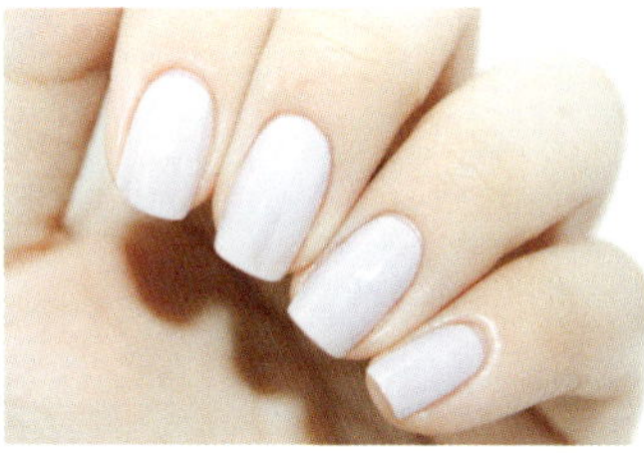

**1**_ 빈티지한 느낌의 그레이 컬러를 전체적으로 바르고 충분히 건조시켜주세요.

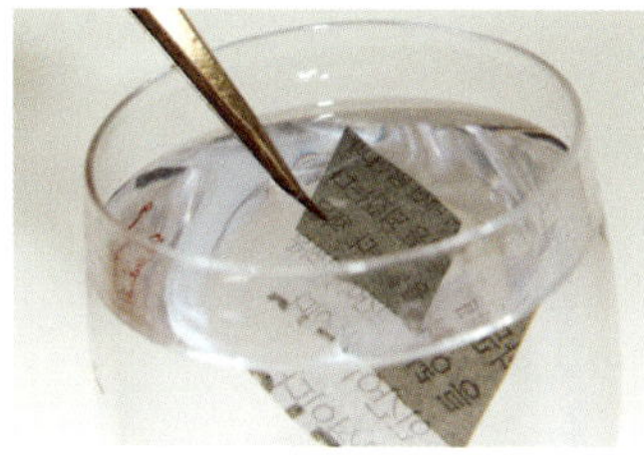

**2**_ 컵을 준비하고 물과 에탄올을 7:3 비율로 섞어 담아요. 신문지를 손톱 크기만큼 잘라 1분간 넣어주세요. (**TIP** 약국에서 파는 소독용 에탄올을 쓰면 돼요.)

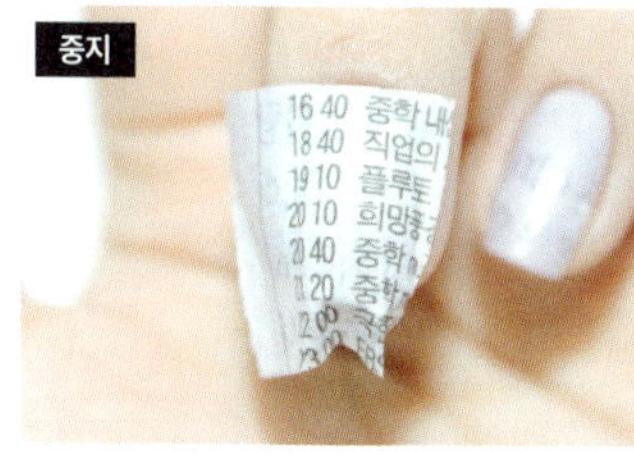


**3**_ 손톱에 신문지를 올리고 꾹 눌러줍니다. 진한 무늬를 원한다면 1분, 연한 무늬를 원한다면 30초 정도 누릅니다. (**TIP** 꾹 누르지 않으면 신문지 프린팅이 잘 나오지 않아요.)

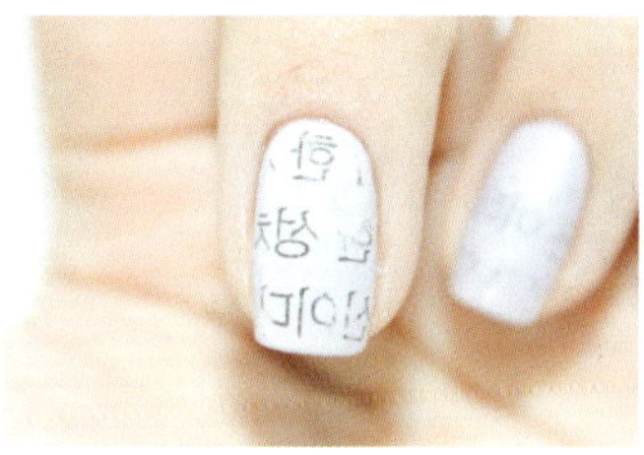

**4**_ 신문지가 어느 정도 마르면 떼어내요. 오래 건조시킬 경우 신문지가 손톱에 달라붙을 수 있는데 그럴 땐 신문지에 물을 묻혀 살살 벗겨내면 돼요.

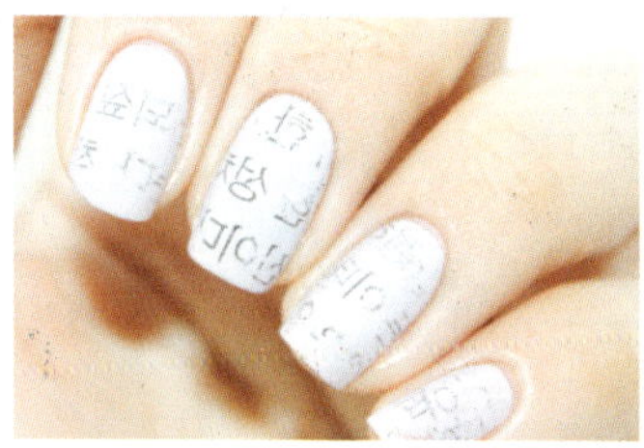

**5**_ 모든 손톱에 똑같이 작업해요.

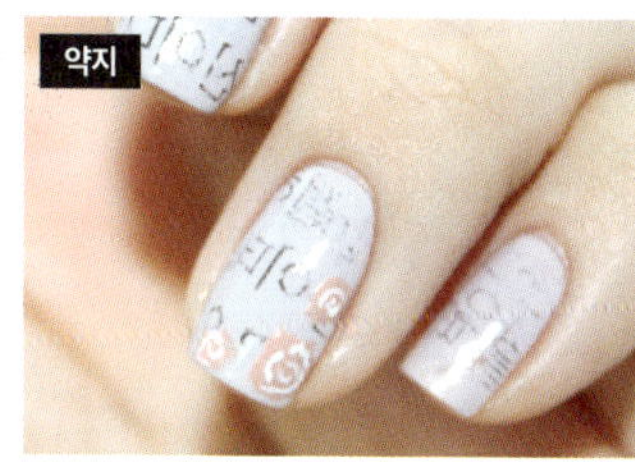


**6**_ 핑크와 화이트 컬러로 귀여운 장미를 그려요.

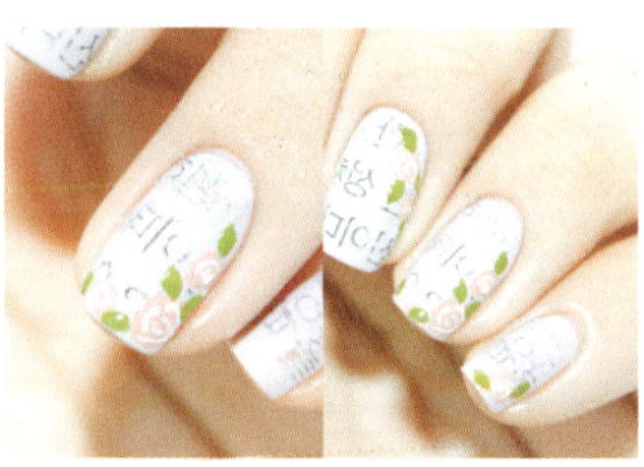

**7**_ 옐로 그린 컬러로 잎을 그려요. 한 손가락에 두세 송이 정도의 장미를 그립니다.

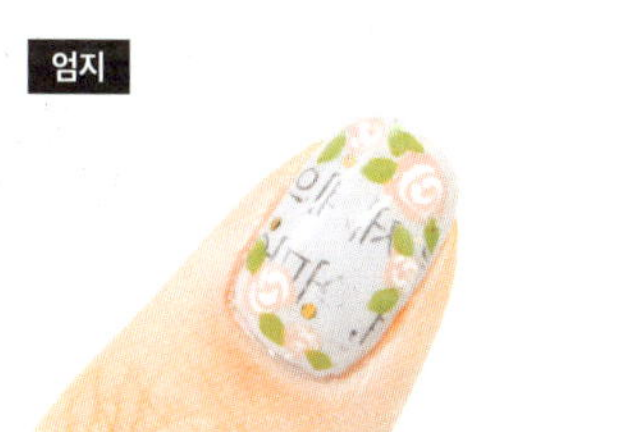


**8**_ 엄지에는 글리터를 올려요.

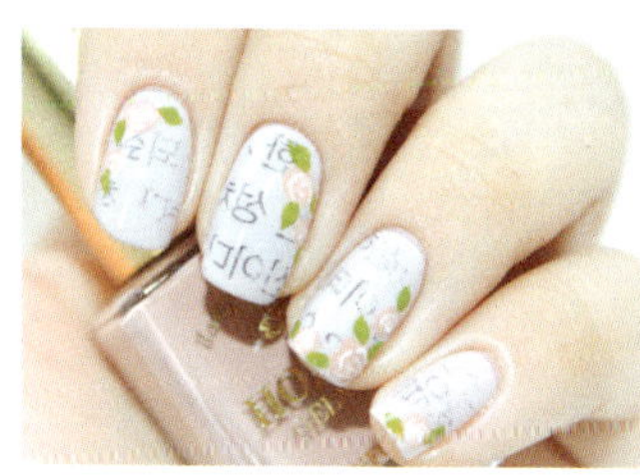

**9**_ 탑코트를 발라 완성합니다.

# 할로윈의 깊은 밤

*Halloween*

난이도 ★★★★

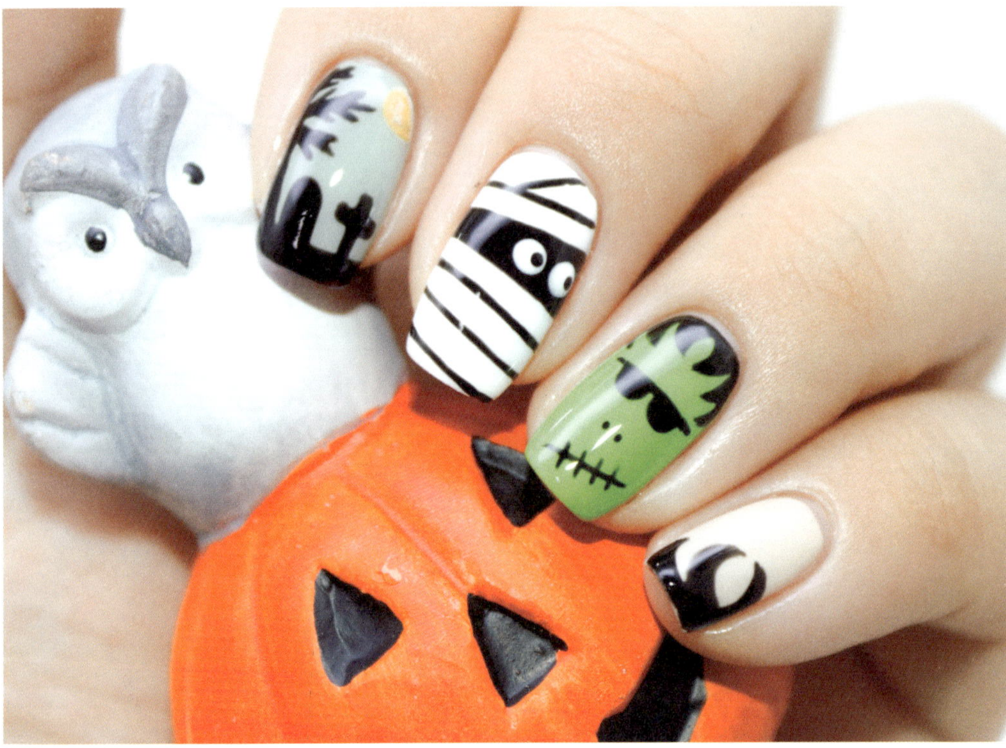

## 모티브

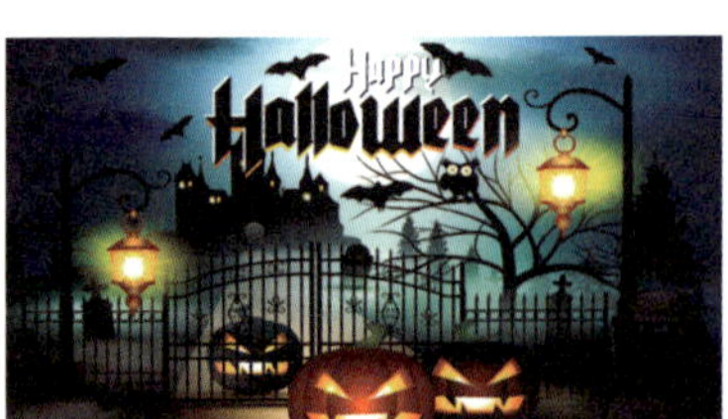


할로윈의 깊고 으스스한 밤을 모티브로 만든 네일 아트예요. 무덤, 미라, 프랑켄슈타인, 박쥐 등 할로윈과 함께 떠오르는 대표 서양 괴물을 귀엽게 표현했어요.

## 재료와 도구

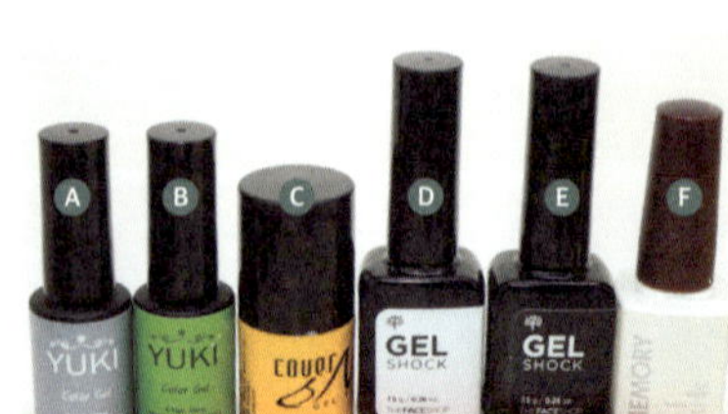


**A** 그레이 - 유키 컬러 젤 애쉬그레이
**B** 옐로 그린 - 유키 컬러 젤 그리너리
**C** 옐로 - 커버 넬 네일 37
**D** 화이트 - 더페이스샵 젤 쇼크 스노우화이트
**E** 블랙 - 더페이스샵 젤 쇼크 블랙프루프
**F** 누드 베이지 - 메모리 젤 N009
도트 스틱, 세필 붓

## 디자인하는 법

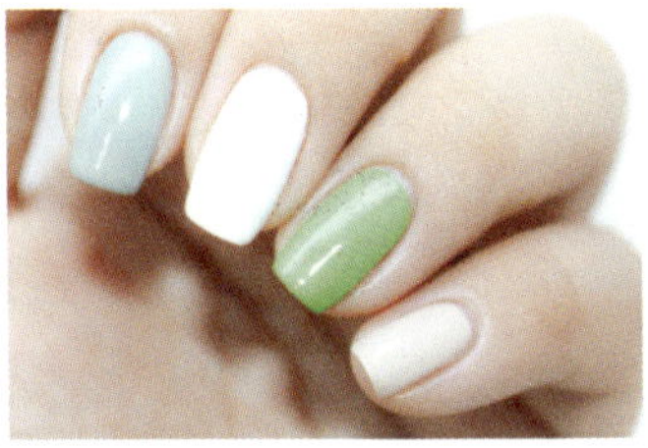

1_ 그레이, 화이트, 옐로 그린, 누드 베이지 컬러를 차례대로 발라요.

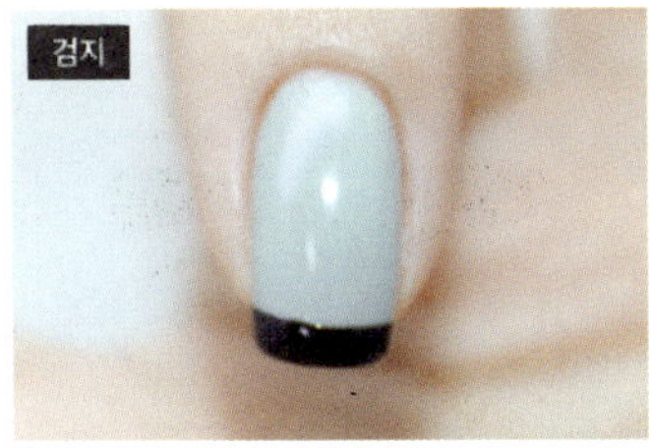


2_ 블랙 컬러로 얇게 프렌치를 합니다.

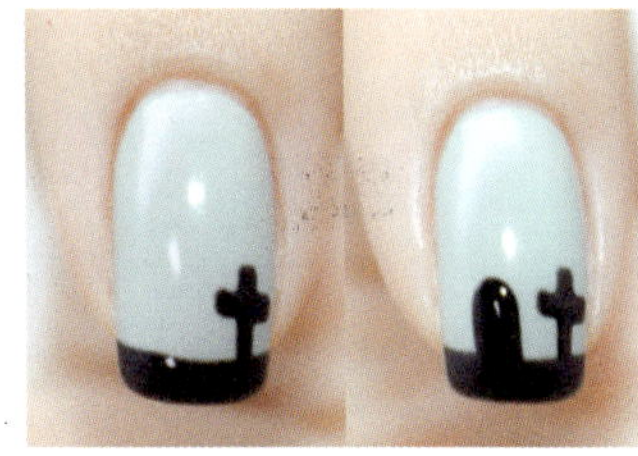

3_ 십자가와 무덤의 비석을 그려요.

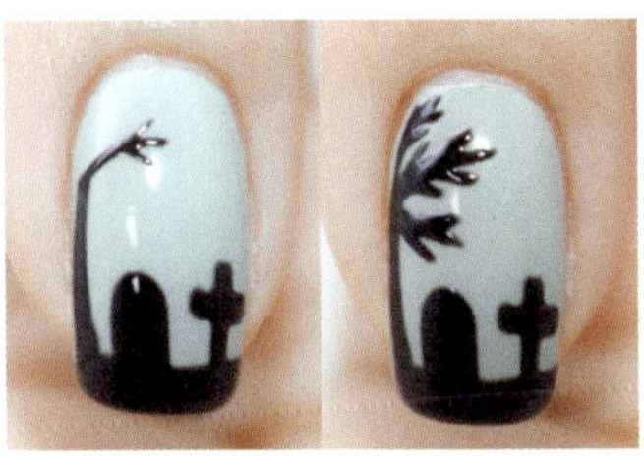

4_ 왼쪽에 앙상한 나무를 그려 으스스한 분위기를 더해줍니다.

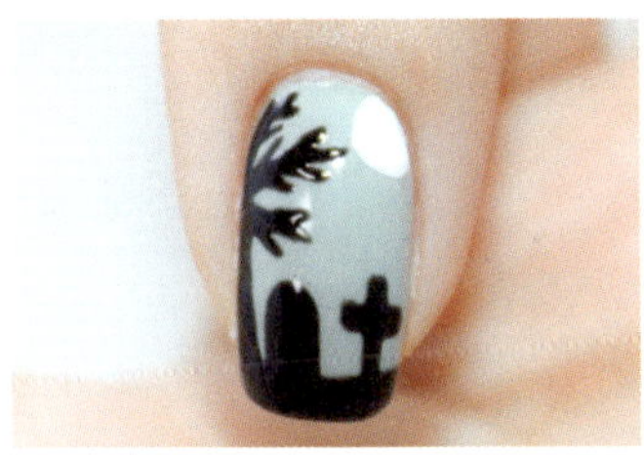

5_ 오른쪽 상단에 화이트 컬러로 달의 베이스를 그려요.

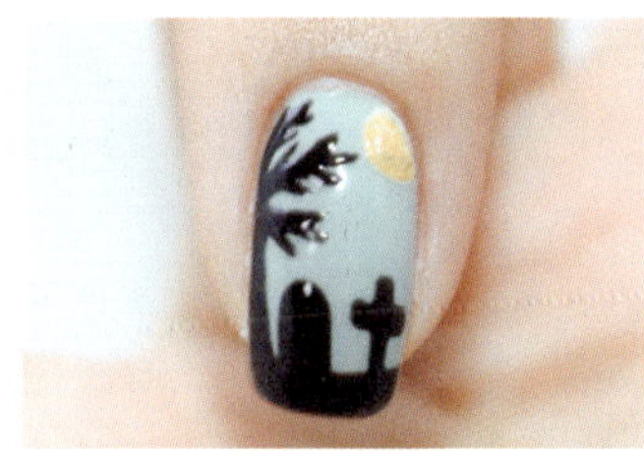

6_ 옐로 컬러를 덧발라 달을 완성해요. 블랙 컬러를 살짝 찍어 음영도 줍니다.

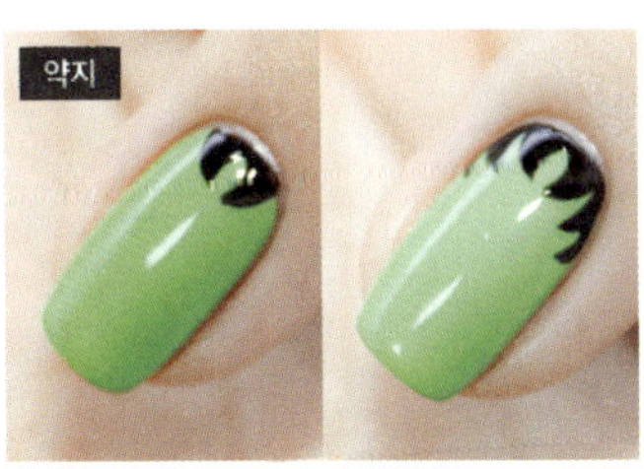


7_ 블랙 컬러로 몬스터의 머리를 뾰족하게 그려요.

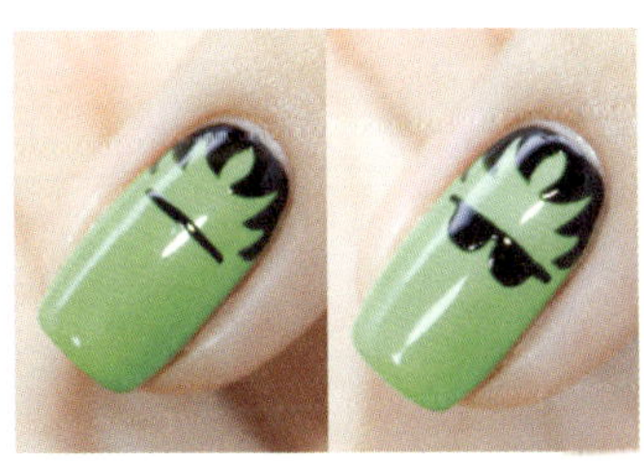

8_ 귀여운 선글라스를 그려요.

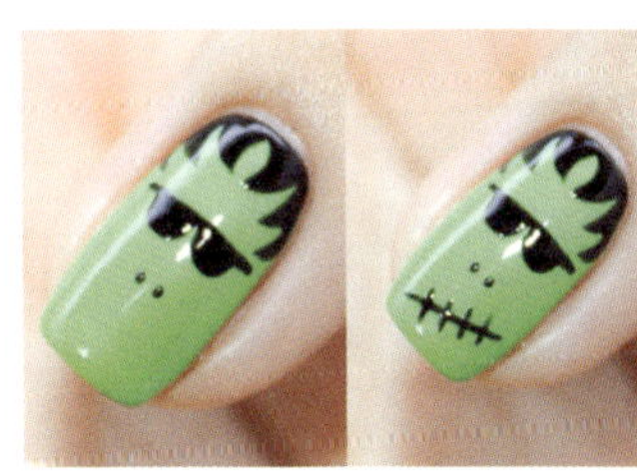

9_ 코와 무시무시한 입도 그려요.

Next page ▸

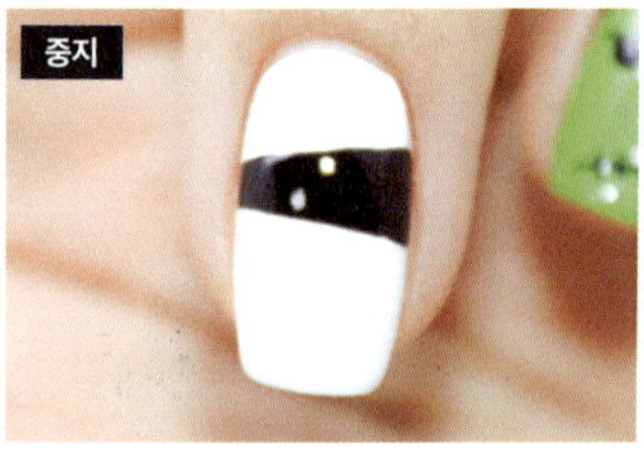


**10**_ 블랙 컬러로 사다리꼴을 그립니다.

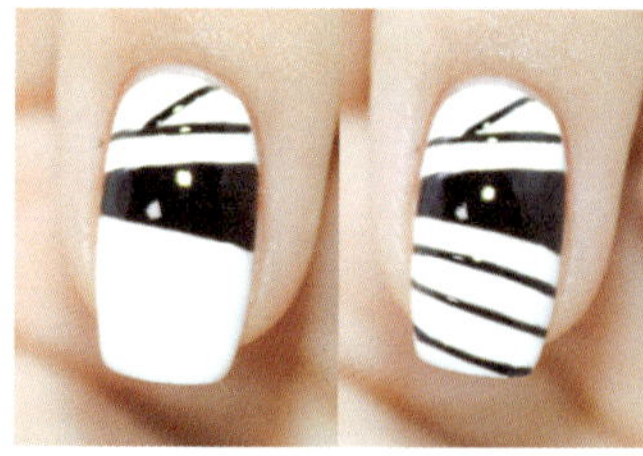

**11**_ 사진처럼 세필 붓으로 라인을 그려 말린 붕대를 표현해요.

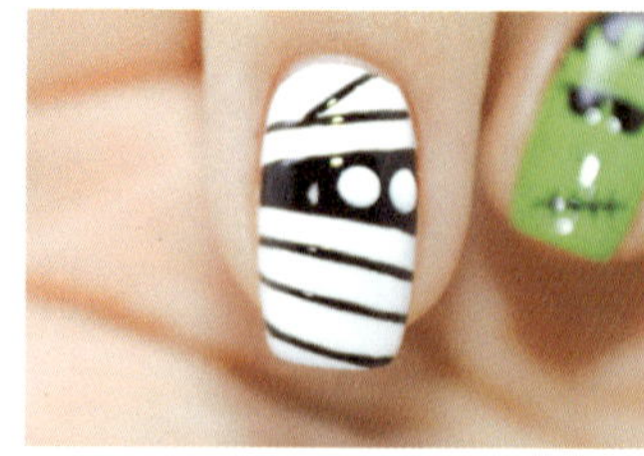

**12**_ 도트 스틱으로 눈을 찍어요.

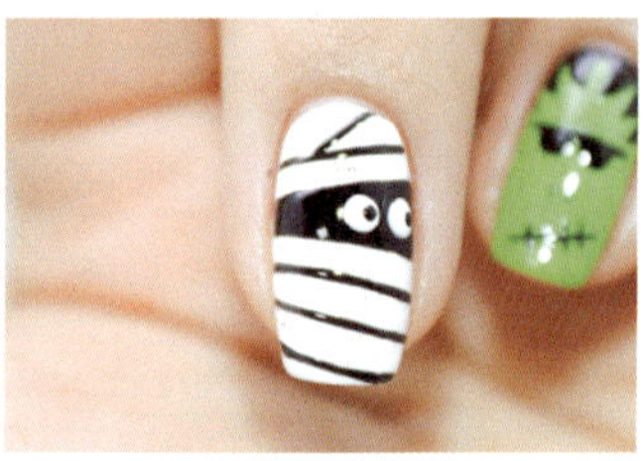

**13**_ 더 작은 도트를 찍어 몬스터를 바라보는 미라의 눈을 만들어요.

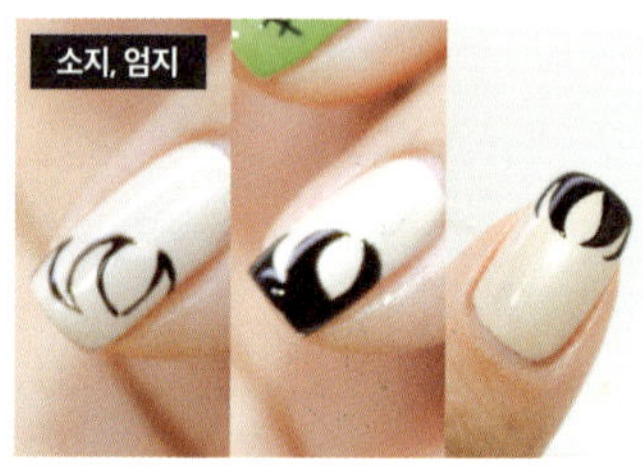


**14**_ 소지와 엄지는 사진처럼 박쥐 형상을 표현해요.

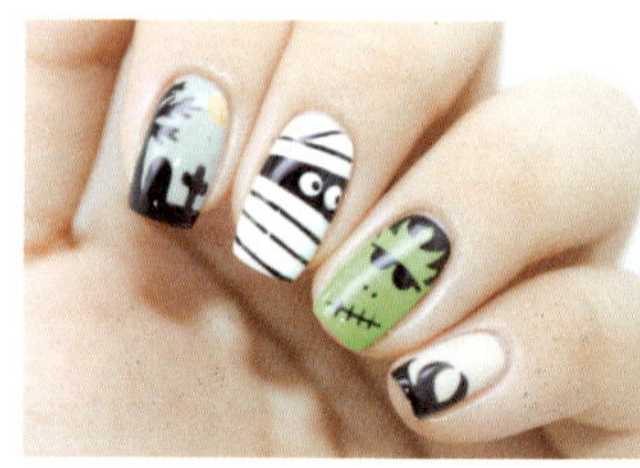

**15**_ 탑젤을 발라 완성합니다.

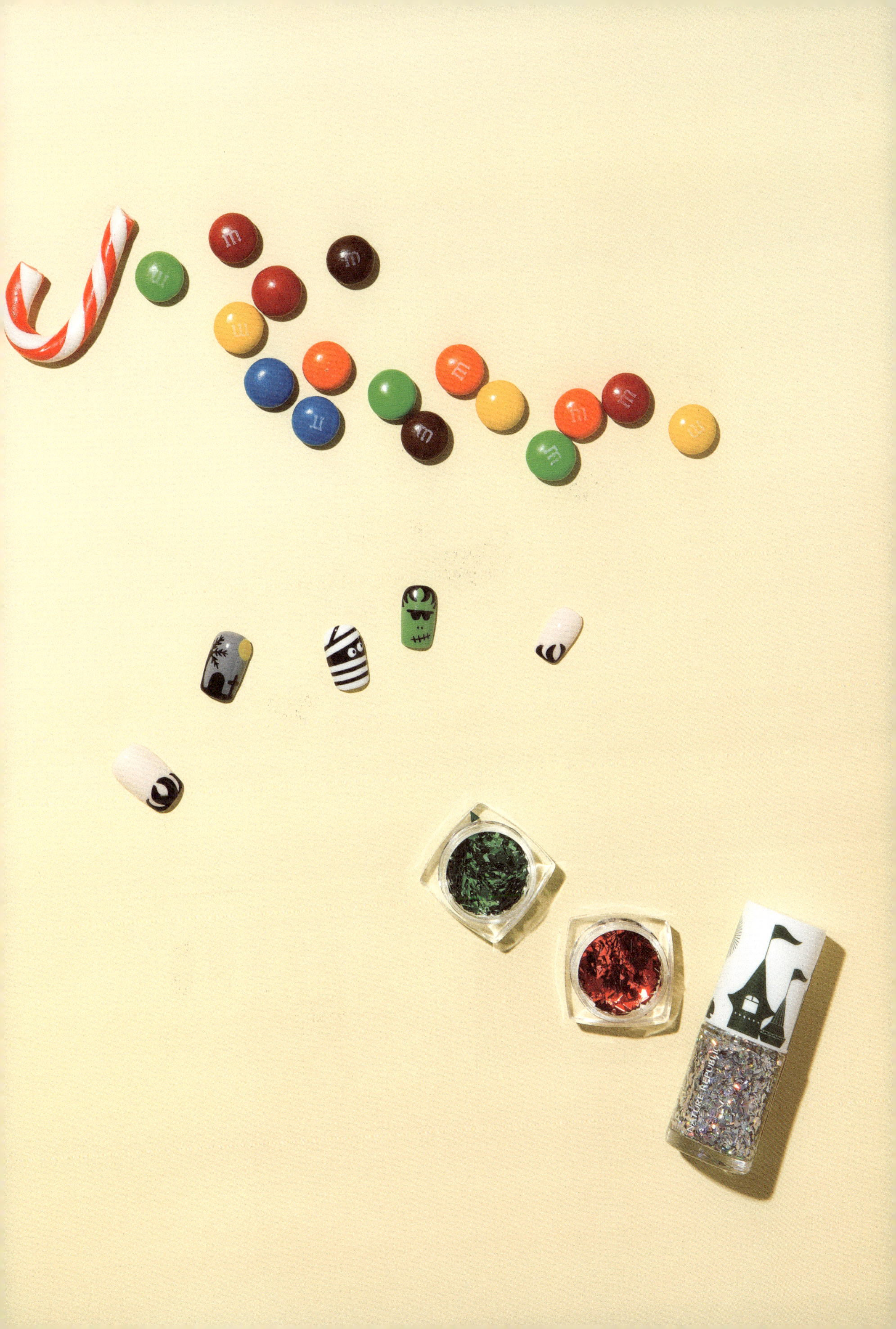
NATURE REPUBLIC

# 별 헤는 밤

*Understanding the stars*

난이도 ★★★★★

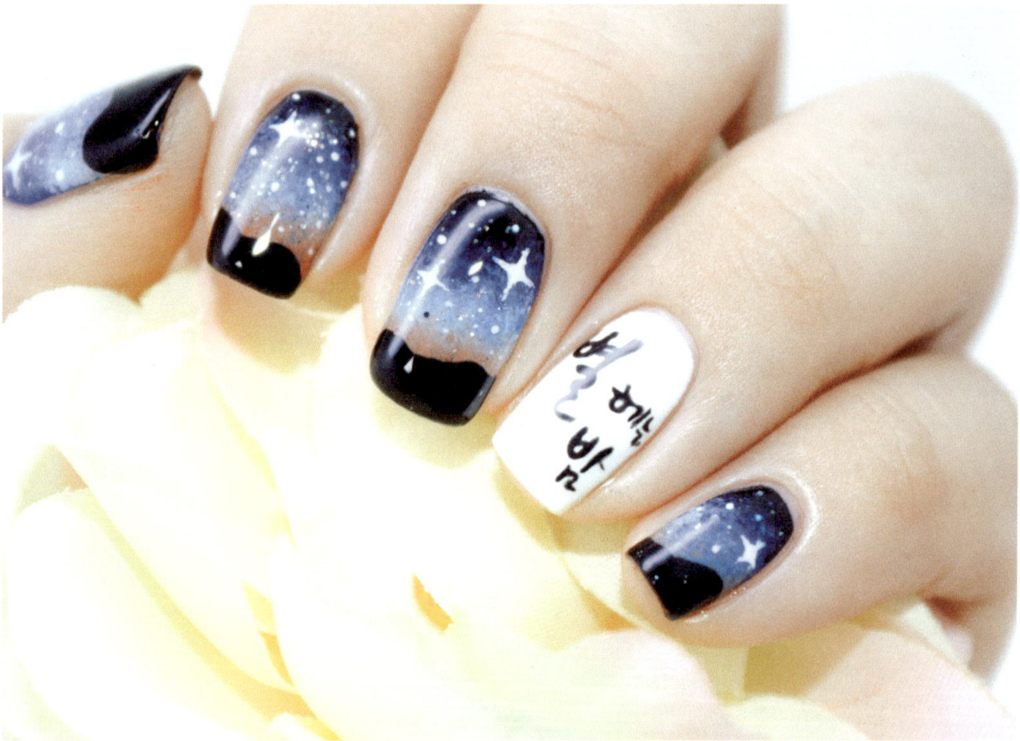

## 모티브

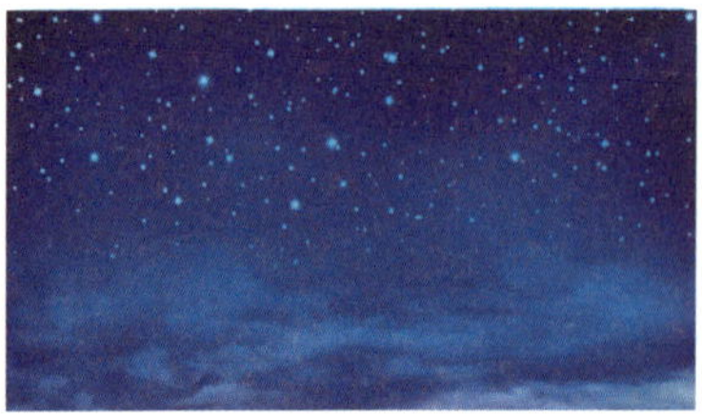

윤동주 시인 탄생 100주년을 맞아 시 <별 헤는 밤>을 모티브로 만든 네일아트예요. 어두운 산에서 바라본 밤하늘과 무수히 빛나는 별을 표현하고 약지에는 시의 제목을 캘리그라피처럼 써보았어요.

## 재료와 도구

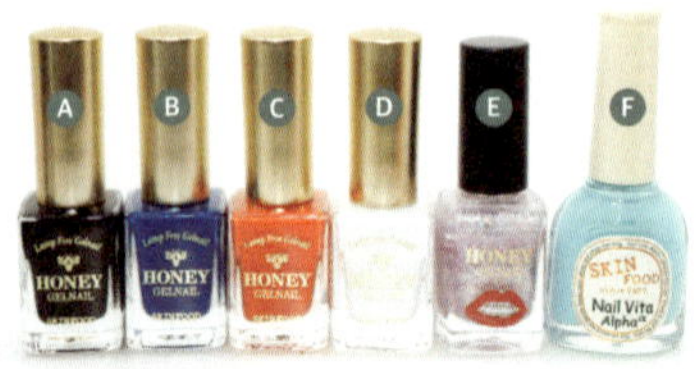


**A** 블랙 - 스킨푸드 허니 젤 네일 블랙 밀크티
**B** 블루 - 스킨푸드 허니 젤 네일 사이다 역전
**C** 오렌지 - 스킨푸드 허니 젤 네일 숨멎 응원
**D** 화이트 - 스킨푸드 허니 젤 네일 순우유화이트
**E** 펄 핑크 - 스킨푸드 허니 젤 네일 스윗파티 테이블
**F** 스카이블루 - 스킨푸드 네일 비타 알파 발리 사파이어 블루
세필 붓, 스펀지

## 디자인하는 법

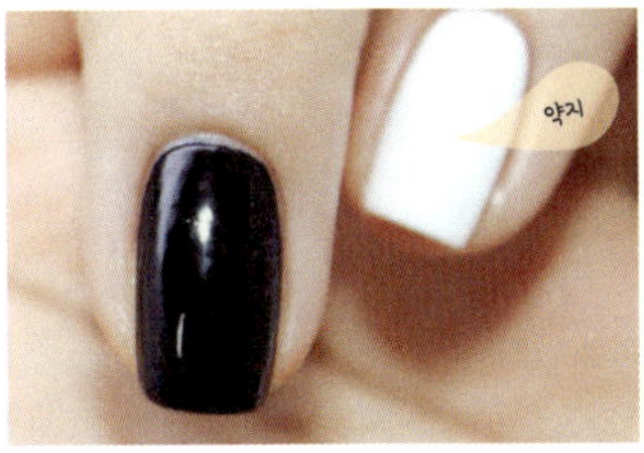


**1**_ 엄지, 검지, 중지, 소지에 블랙, 약지에 화이트 컬러를 발라요.

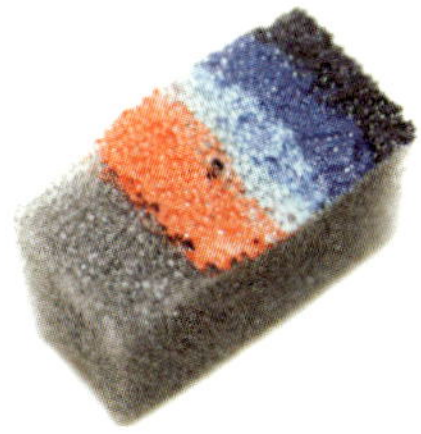

**2**_ 스펀지에 블랙, 블루, 스카이블루, 오렌지 컬러를 차례로 발라요. (**TIP** 각 컬러가 자연스럽게 섞이도록 살짝 겹쳐 발라요.)

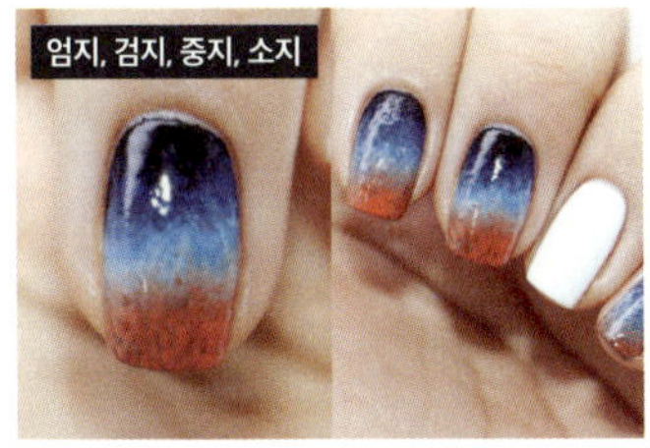


**3**_ 손톱에 그대로 두들겨줍니다. 스펀지 자국이 살짝 보이도록 발라요.

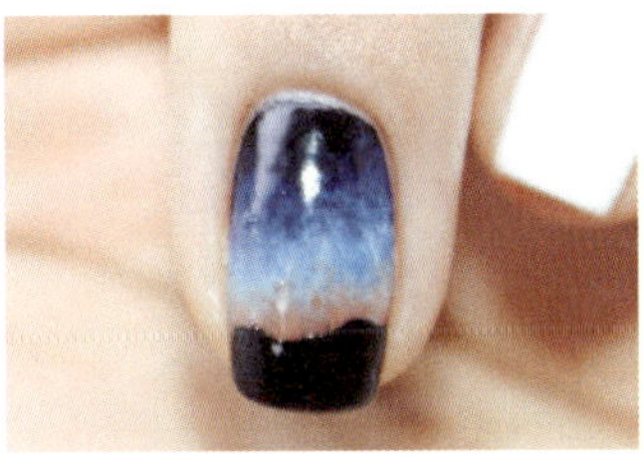

**4**_ 블랙 컬러로 밤하늘 아래 산의 그림자를 그려요.

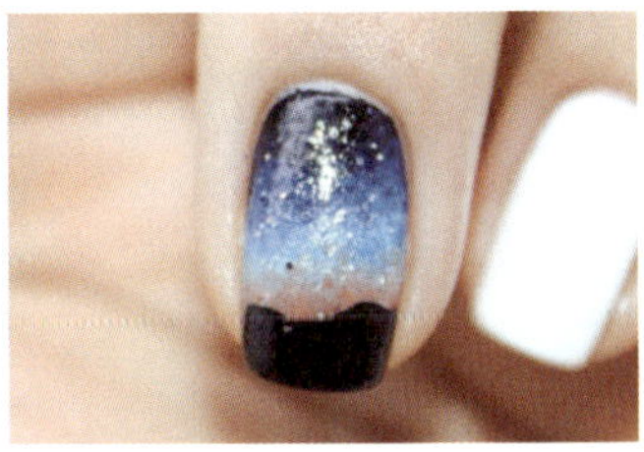

**5**_ 펄 핑크 컬러를 살짝 찍어 밤하늘에 빛나는 별을 표현해요.

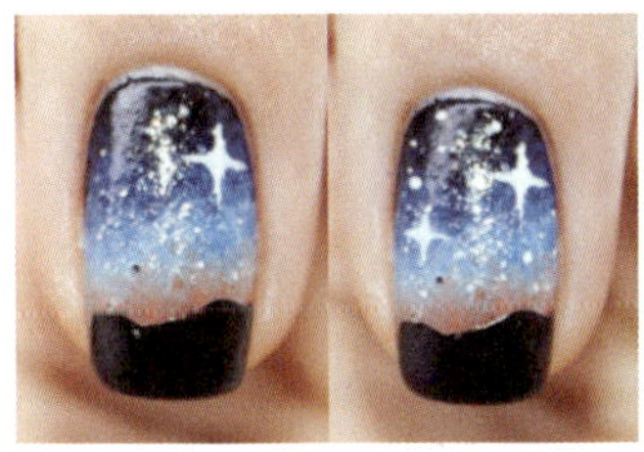

**6**_ 화이트 컬러로 빛이 반짝이는 모습을 그리고 작은 도트를 찍어요.

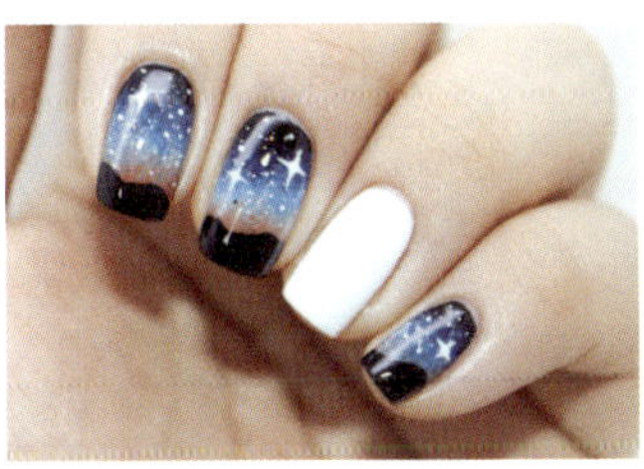

**7**_ 약지를 제외한 모든 손톱에 별과 산을 그립니다.

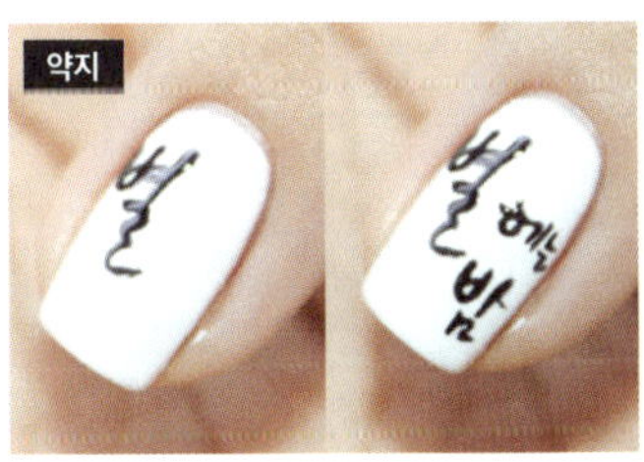


**8**_ 블랙 컬러로 '별 헤는 밤'을 세필 붓으로 써줍니다.

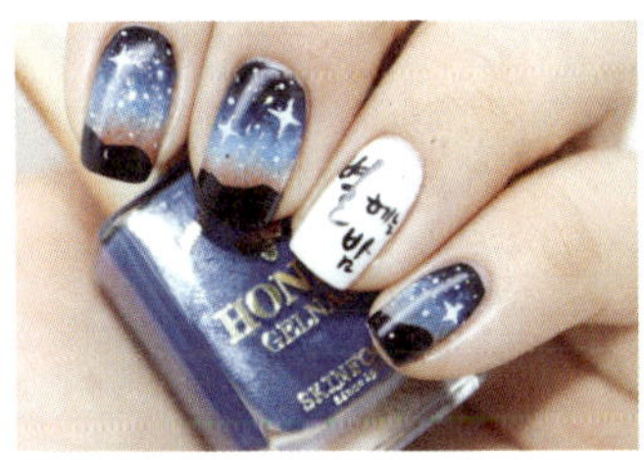

**9**_ 탑코트를 발라 완성합니다.

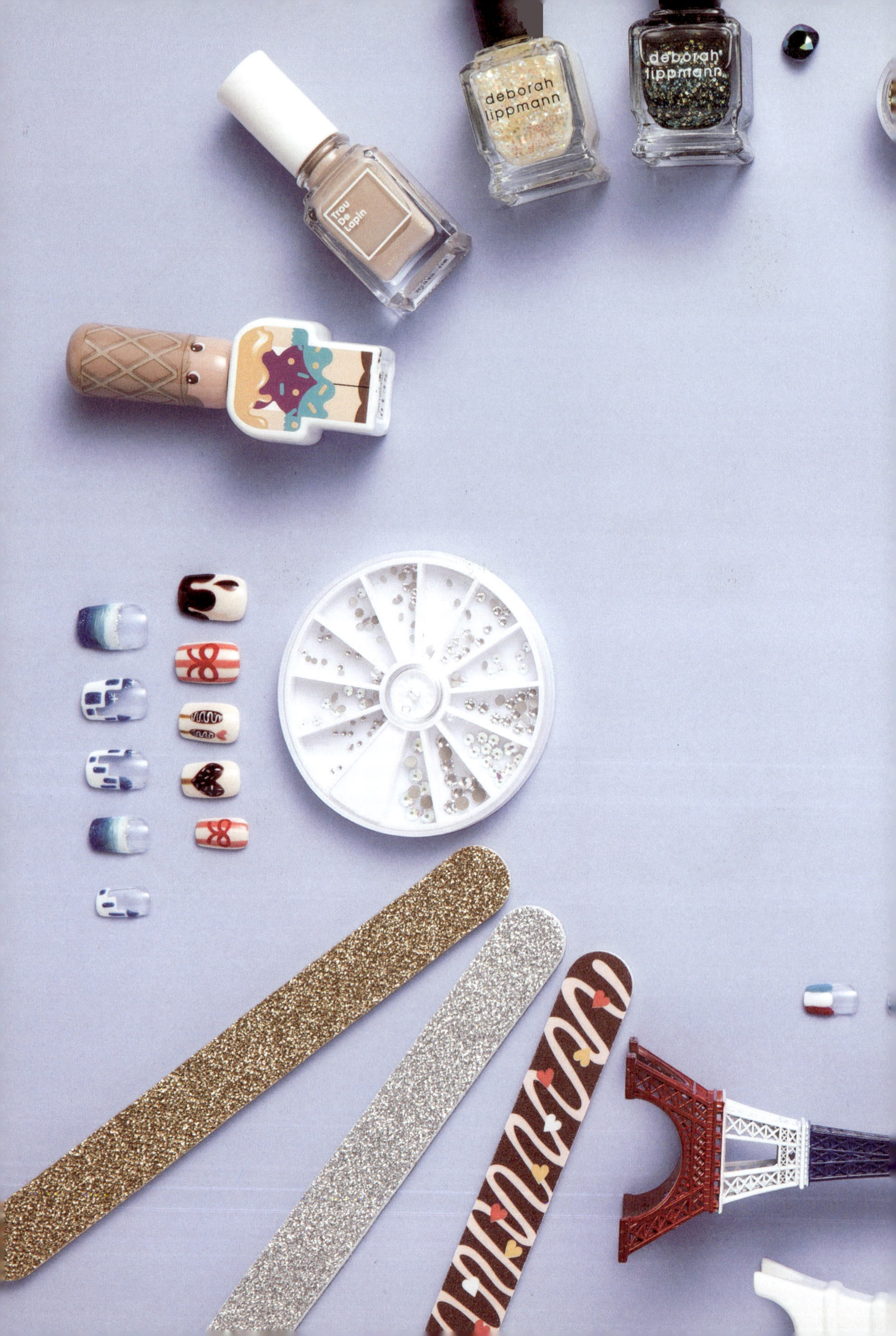

deborah lippmann
deborah lippmann
Trou De Lapin

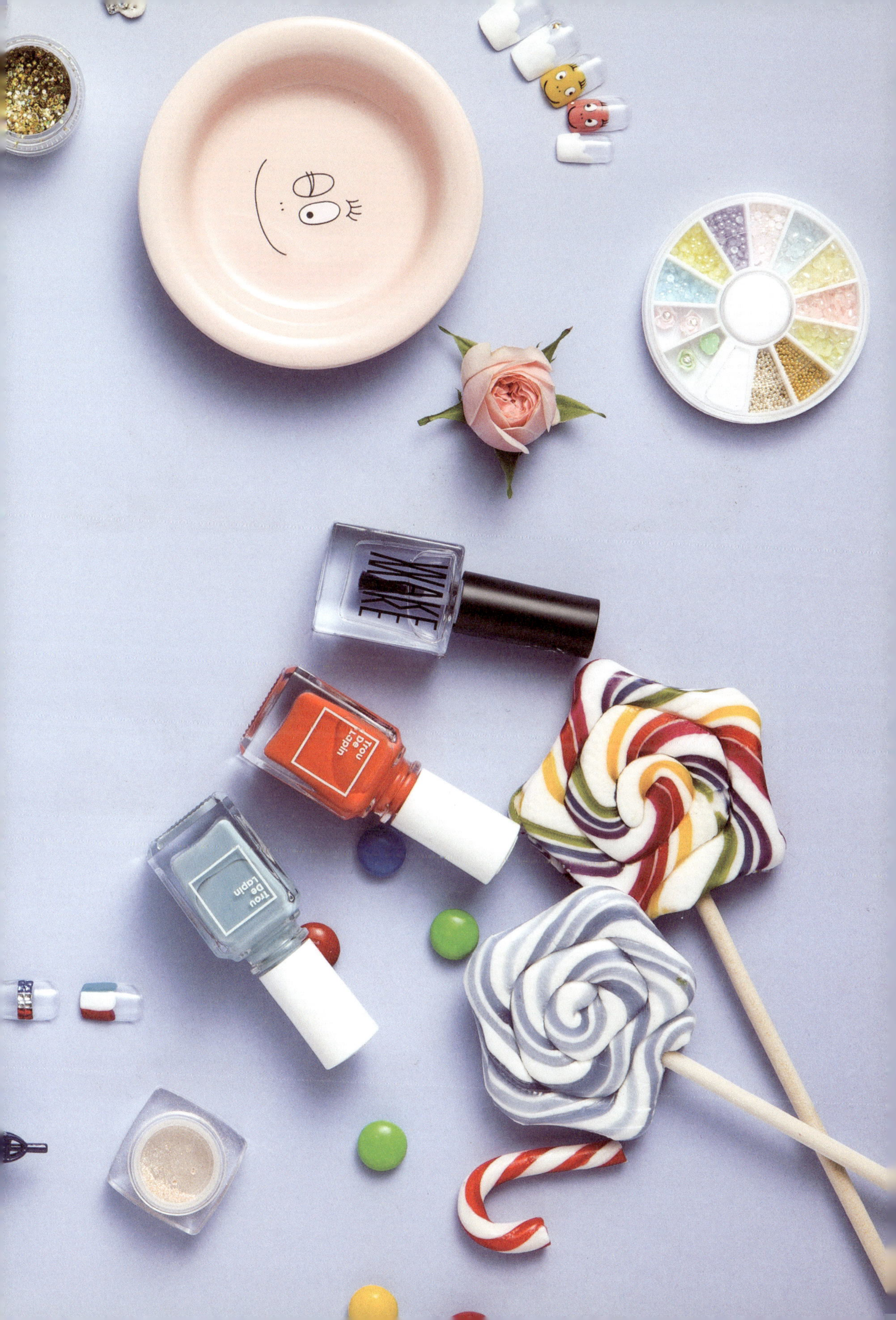
Trou
De
Lapin

# 유진샹에게 배워요

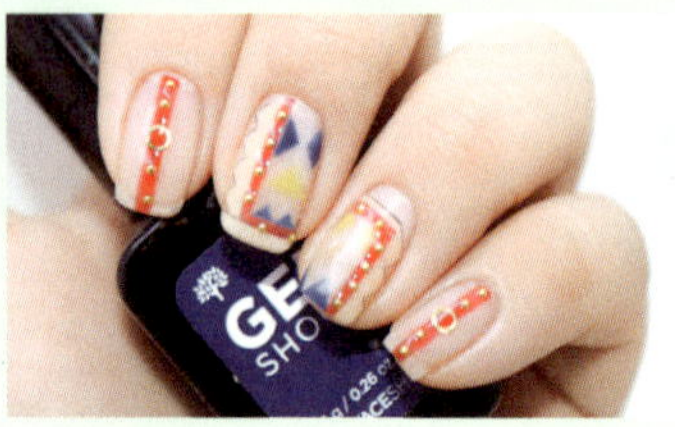

**1 런웨이 패션**

어느 명품 쇼 런웨이에서 모델이 입고 나온 옷을 모티브로 디자인한 독특한 네일아트입니다.

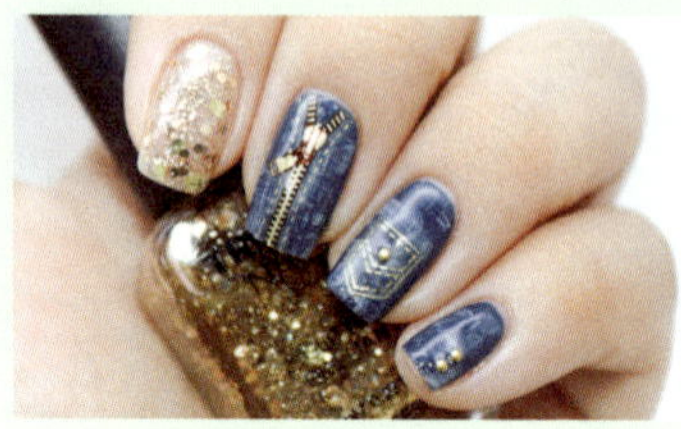

**2 골드 청바지**

브러시를 이용해 청바지의 특유의 질감과 모습을 디자인한 네일아트입니다.

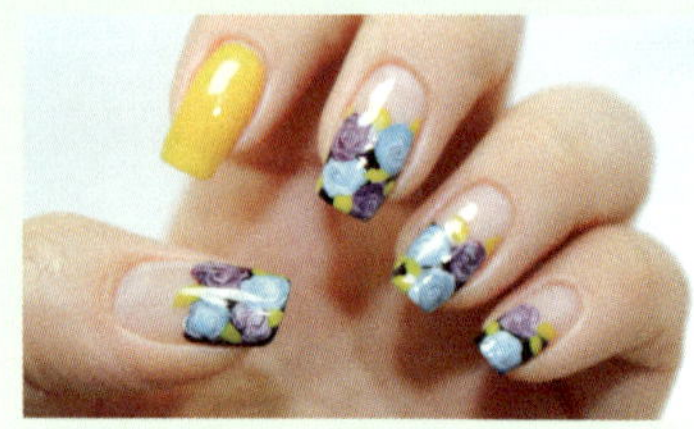

**3 레트로 플라워**

플라워 패턴의 비키니를 모티브로 디자인한 네일아트입니다.

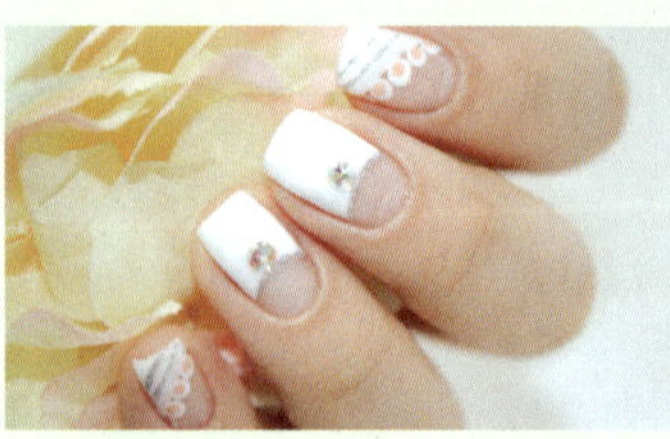

**4 펀칭 블라우스**

펀칭 무늬가 있는 블라우스를 모티브로 디자인한 네일아트입니다.

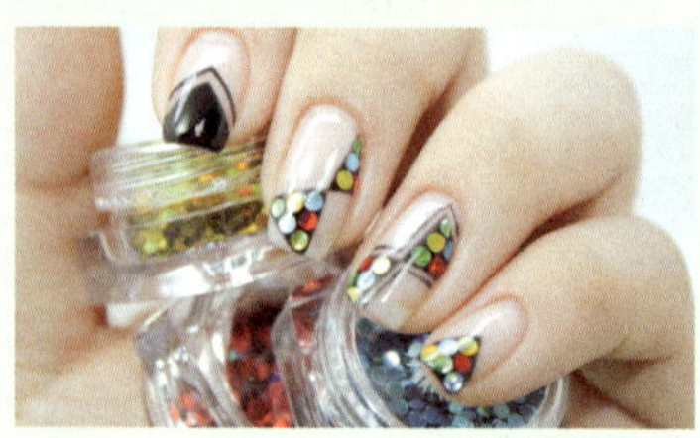

**5 블랙 리본 귀걸이**

색색의 큐빅 스톤이 박힌 귀걸이를 모티브로 디자인한 네일아트입니다.

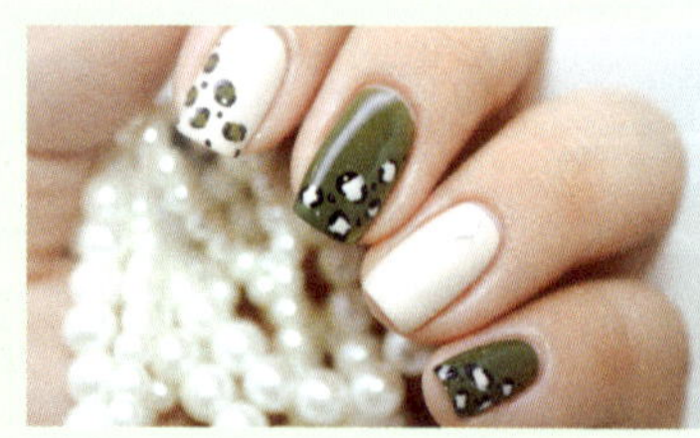

**6 그린 호피**

베이지와 카키 그린 컬러를 사용해 호피 무늬를 넣은 네일아트입니다.

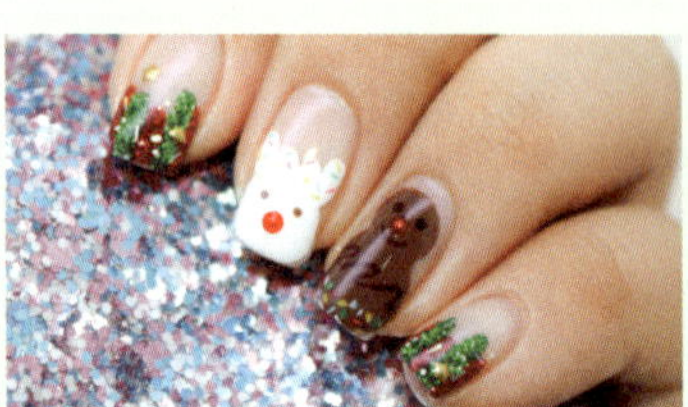

**7 달콤한 루돌프**

흰 루돌프와 눈사람 모양의 도넛을 그린 달콤한 겨울용 네일아트입니다.

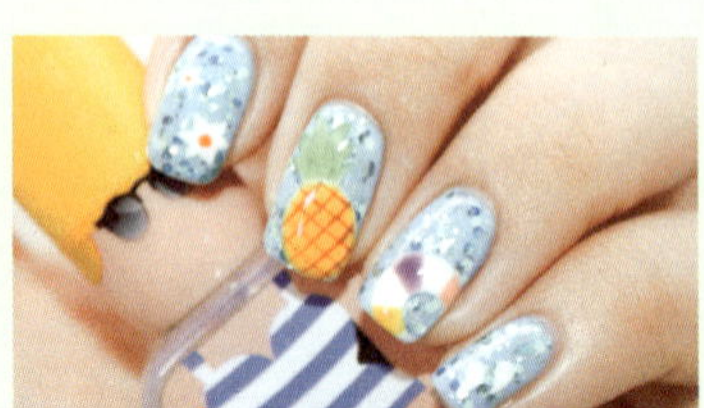

**8 서머 바캉스**

블루 글리터로 반짝이는 여름 바다를 표현하고 파인애플과 튜브를 그려 포인트를 준 네일아트입니다.

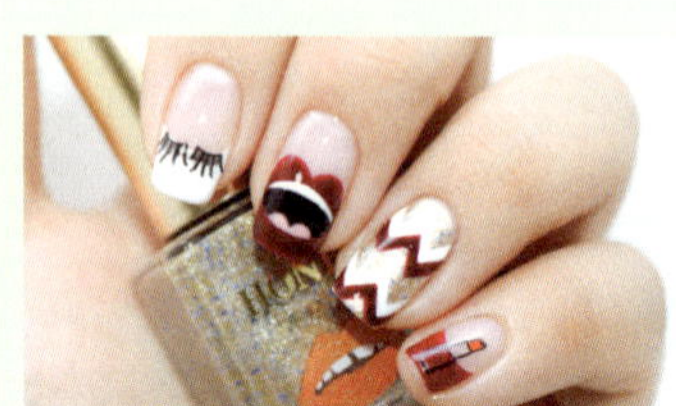

**9 유니크한 입술**

버건디 컬러가 포인트인 강렬한 입술 모양의 네일아트입니다.

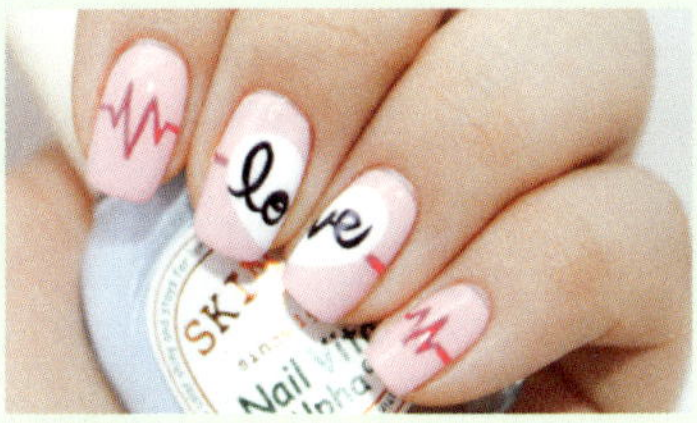

**10 두근두근 뛰는 심장**

하트와 심장 박동 그래프를 연결하여 사랑에 빠진 감정을 표현한 네일아트입니다.

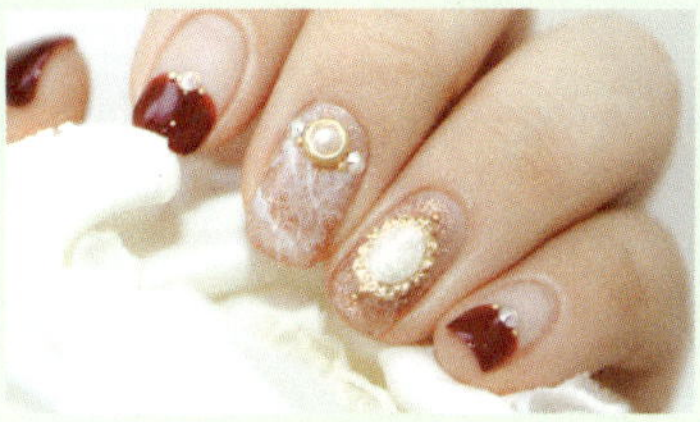

**11 브론즈 대리석**

펄 브론즈 컬러를 베이스로 바르고 화이트 컬러로 대리석 무늬를 넣은 고급스러운 네일아트입니다.

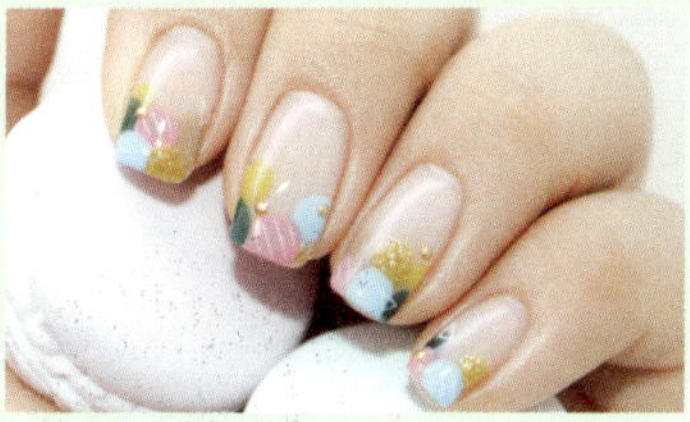

**12 빅 구슬 아이스크림**

구슬 아이스크림을 모티브로 디자인하여 큼직한 도트가 포인트인 귀여운 네일아트입니다.

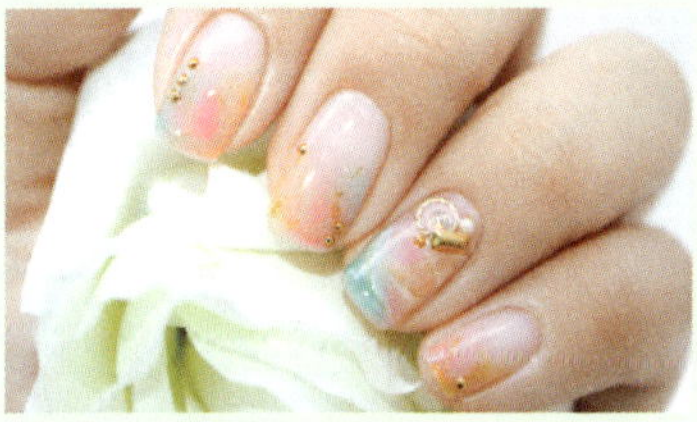

**13 수채화 풍경**

수채화 그림을 모티브로 디자인한 네일아트입니다. 파스텔 컬러를 탑젤과 섞어 청순한 느낌을 냈어요.

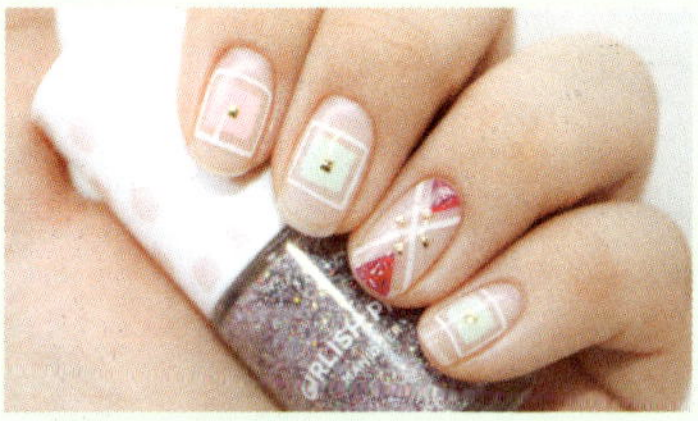

**14 시스루 버튼**

독특한 네모와 X자 선을 투명한 손톱에 그렸어요. 여름에 하기 좋은 네일아트입니다.

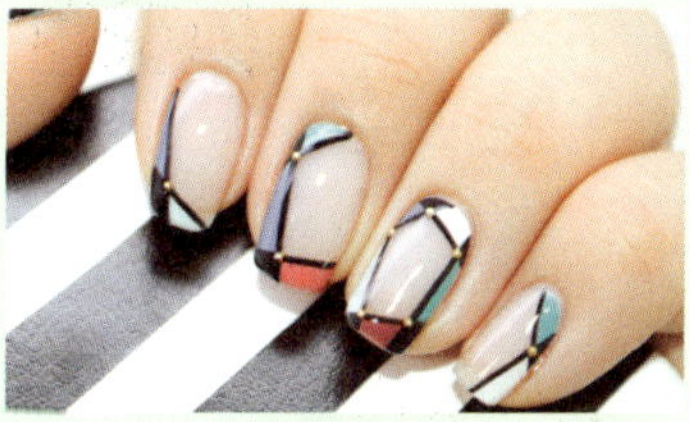

**15 시크한 라인**

톡톡 튀는 컬러와 블랙 라인으로 디자인한 네일아트입니다. 세련되고 시크한 디자인을 좋아하시는 분께 추천해요.

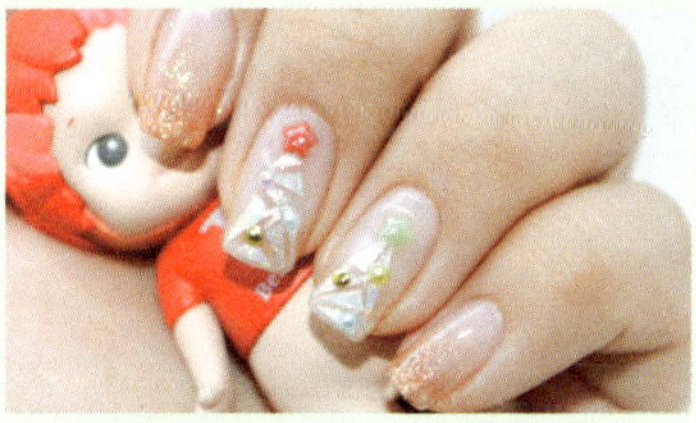

**16 유리조각 트리**

크리스마스트리를 유리조각 스티커로 표현한 네일아트입니다.

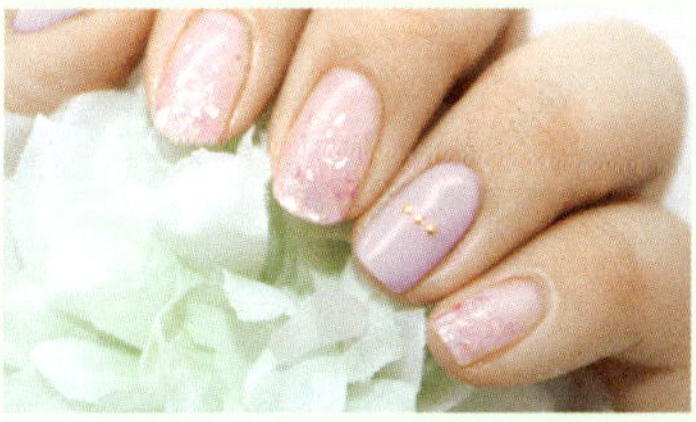

**17 자개 벚꽃**

핑크빛 자개를 그러데이션 무늬로 올려 벚꽃이 흩날리는 모습을 표현한 네일아트입니다.

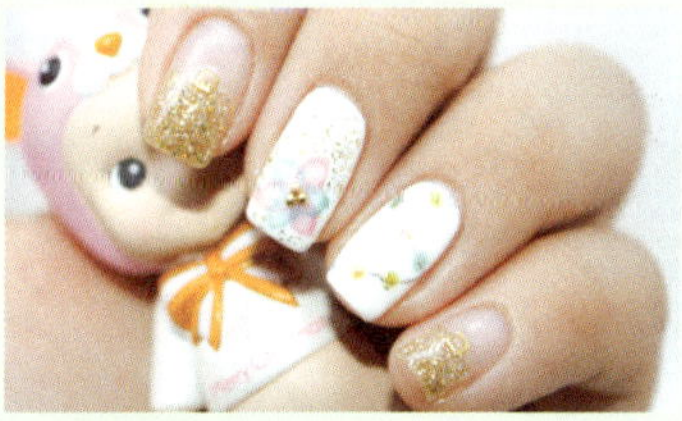

**18 타라시코미 윈터**

컬러의 번짐을 이용한 '타라시코미' 기법으로 꽃을 디자인한 네일아트입니다.

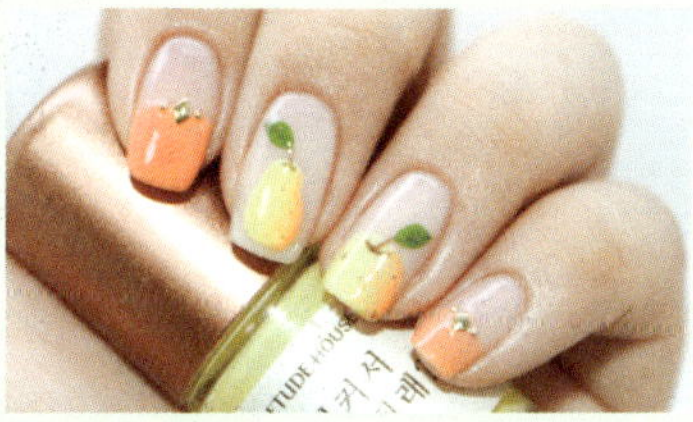

**19 모과**

과일 모과를 모티브로 디자인한 네일입니다. 연한 옐로, 오렌지 컬러로 산뜻함을 더했어요.

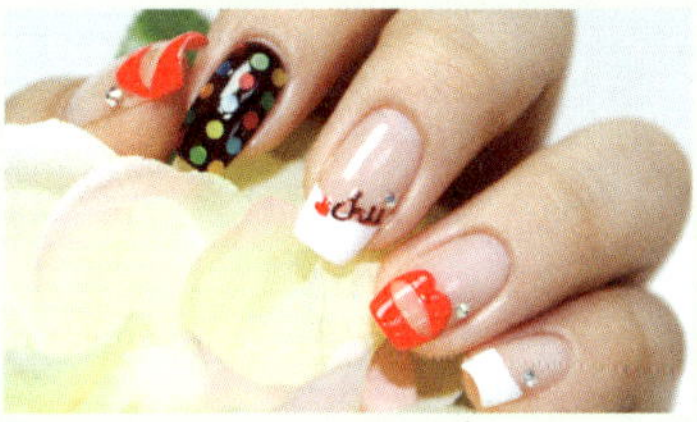

**20 미스터 츄**

가수 에이핑크의 〈미스터 츄〉 뮤직비디오를 보고 아이디어를 얻어 디자인한 네일아트입니다.

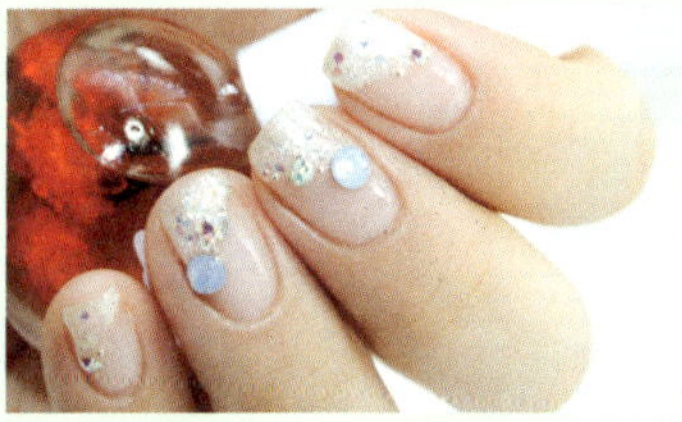

**21 크리스털 웨딩**

웨딩드레스에 어울리도록 펄 컬러와 크리스털 스톤으로 청순하고 화려하게 디자인한 네일아트입니다.

# 블로그 이웃들의 유진샹 따라 하기

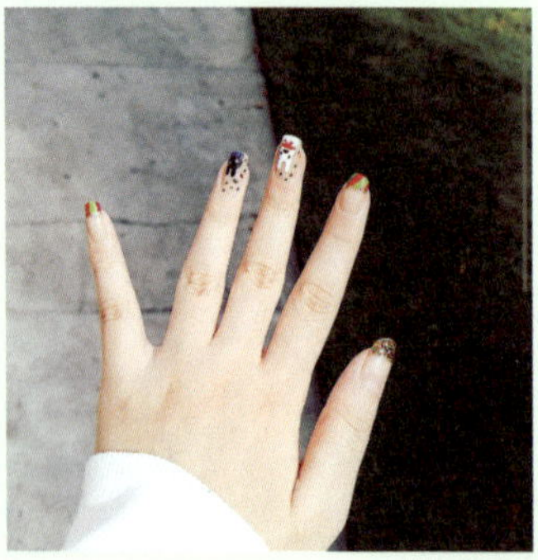
가스파드와 리사_사비

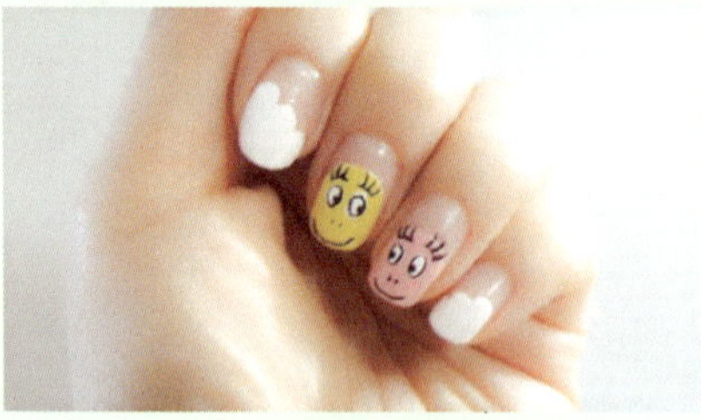
깜찍한 바바파파_블루문

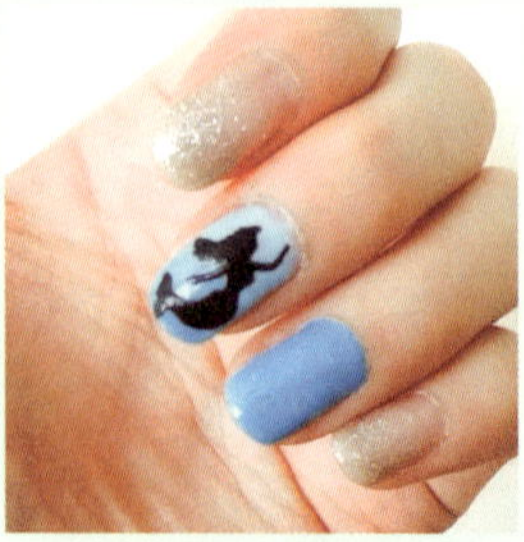
바닷속 인어공주_nolzen92

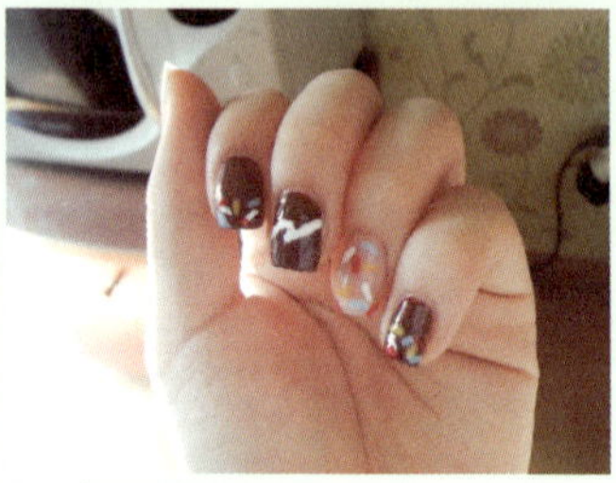
달콤한 초콜릿 도넛_연두부

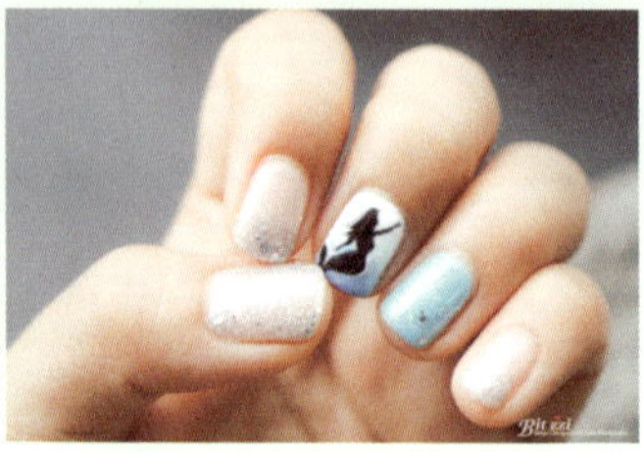
바닷속 인어공주_빛찌

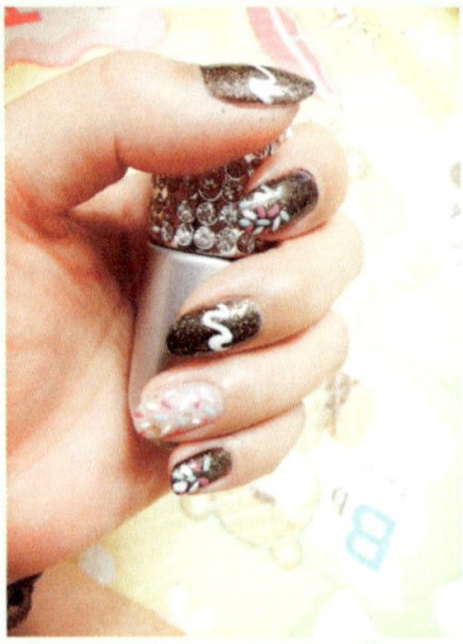
달콤한 초콜릿 도넛_친절한쑤양

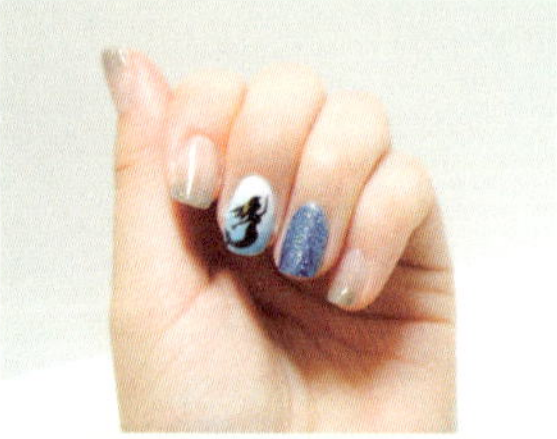
바닷속 인어공주_쏭뷰리

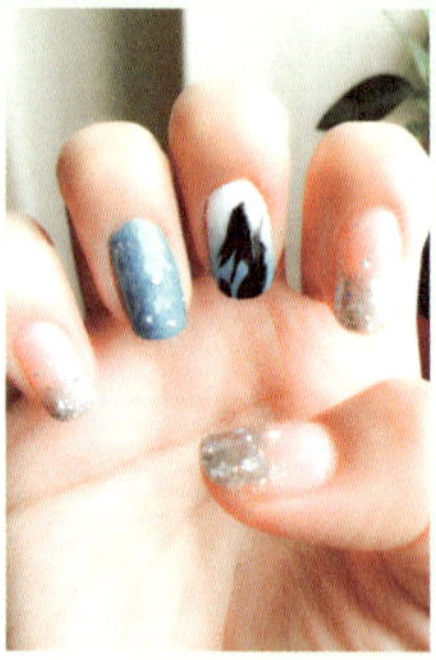
바닷속 인어공주_옐나89

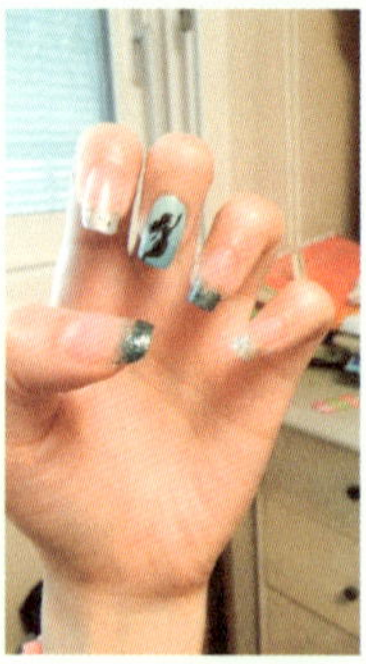
바닷속 인어공주_지요

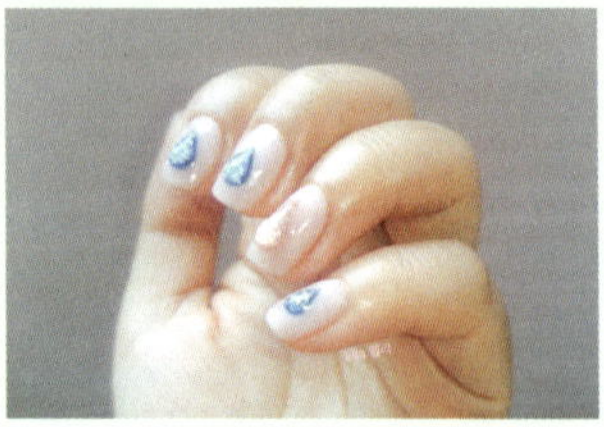
반짝반짝 빗방울_Ella엘라

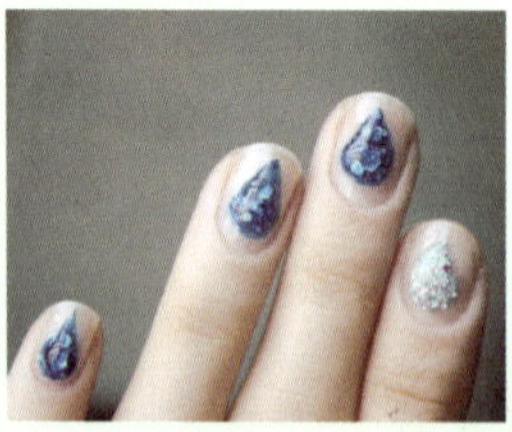
반짝반짝 빗방울_dohdo

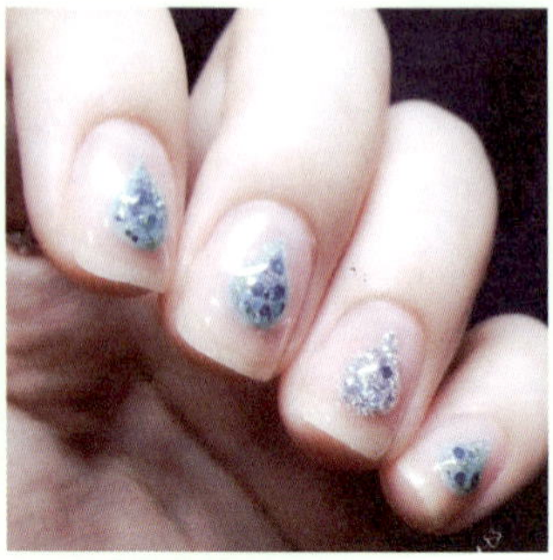
반짝반짝 빗방울_도톨

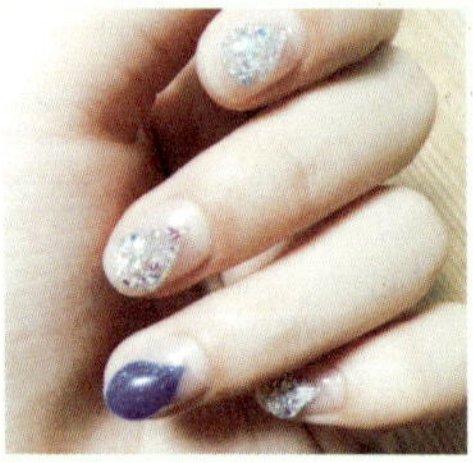
반짝반짝 빗방울_사나래

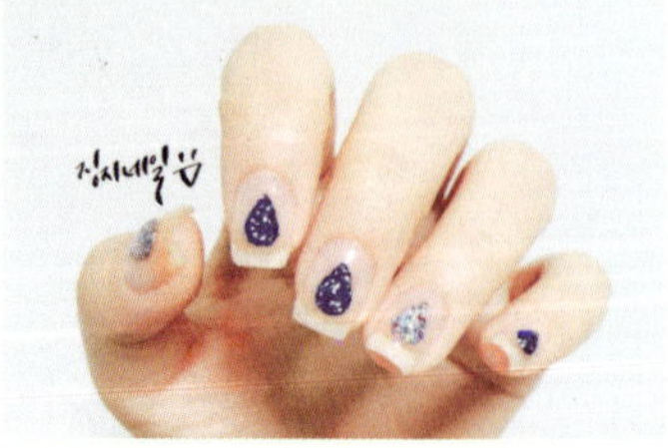
반짝반짝 빗방울_이징지님

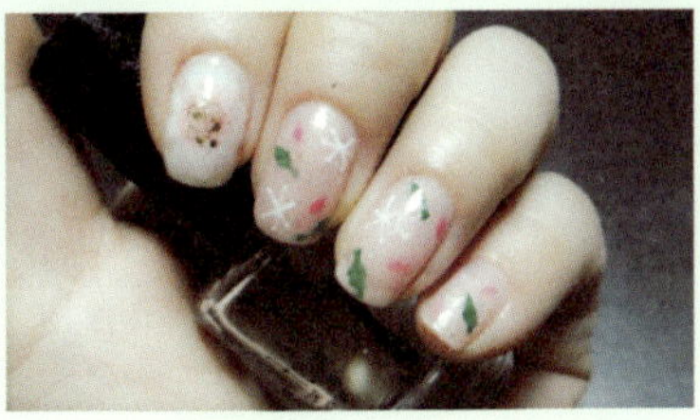

봄에는 벚꽃놀이_블루문

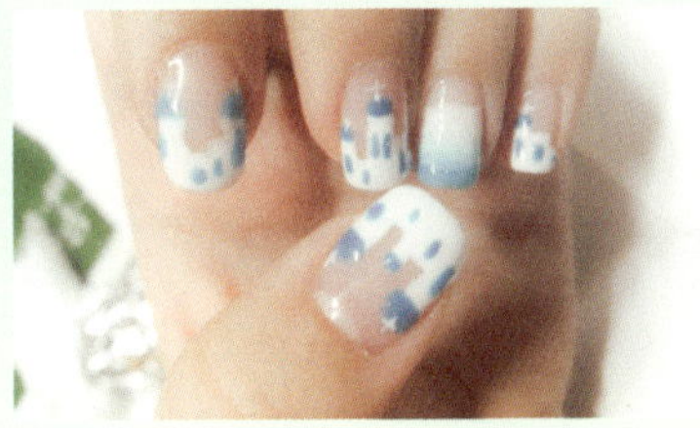

블루 & 화이트 산토리니_구름하나

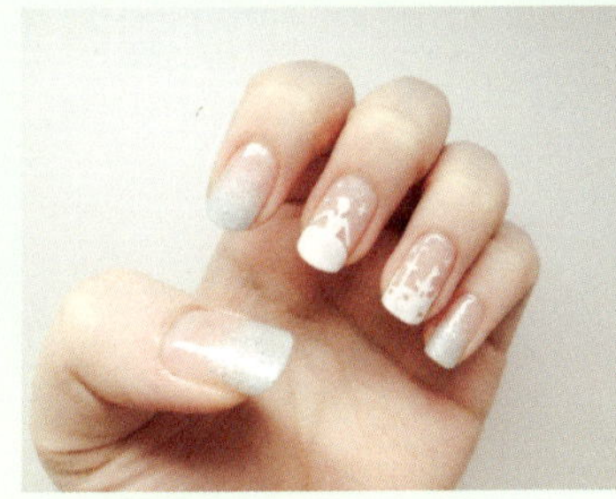

화이트 신데렐라_권팬

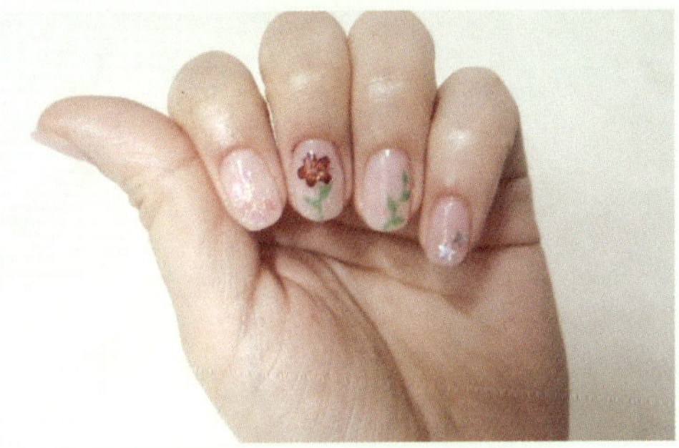

한 송이 꽃_루시람지

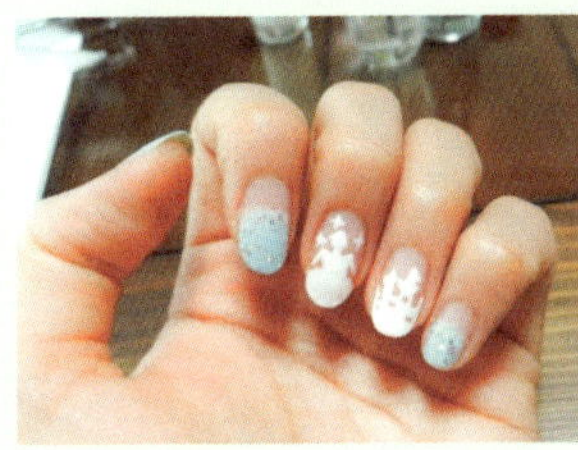

회이트 신데렐라_루시

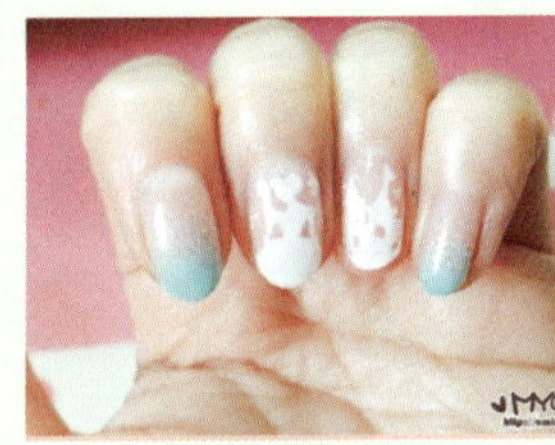

화이트 신데렐라_명양

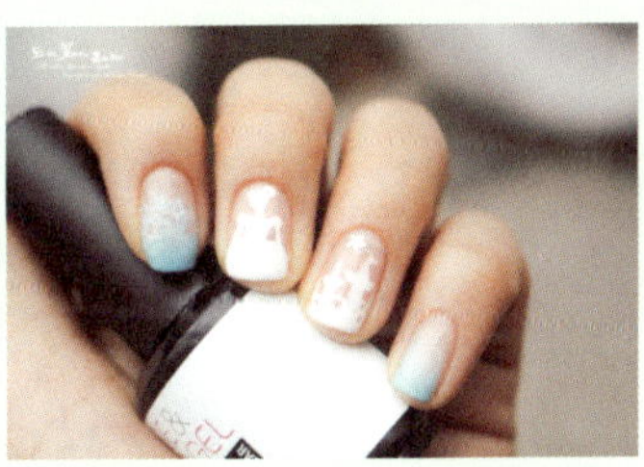

화이트 신데렐라_빛

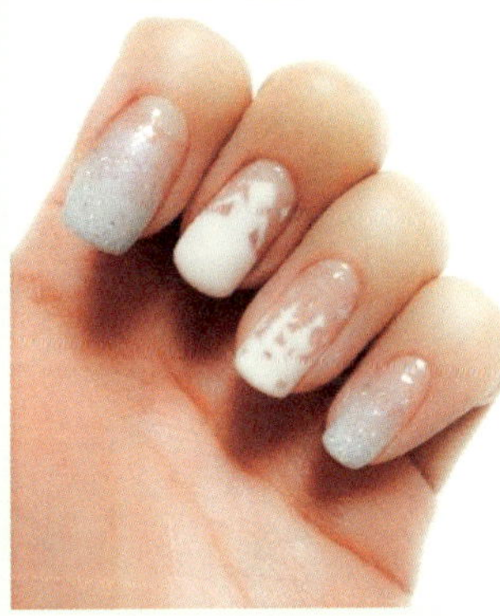

화이트 신데렐라_취취바림

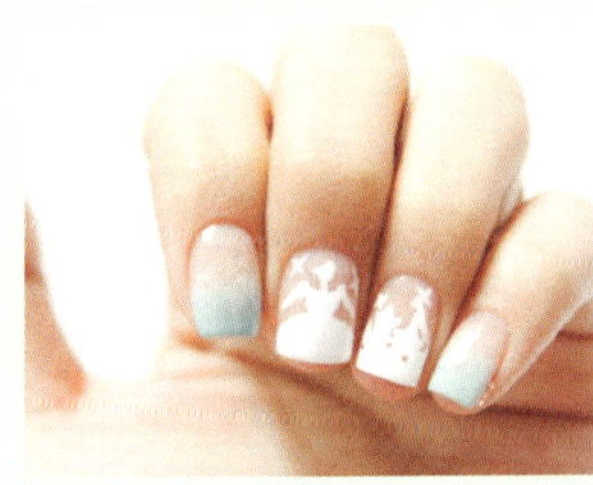

화이트 신데렐라_퍼키퍼키

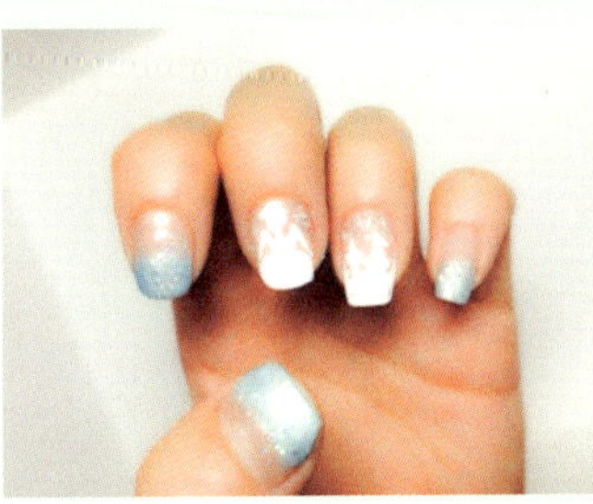

화이트 신데렐라_뽀랑이정

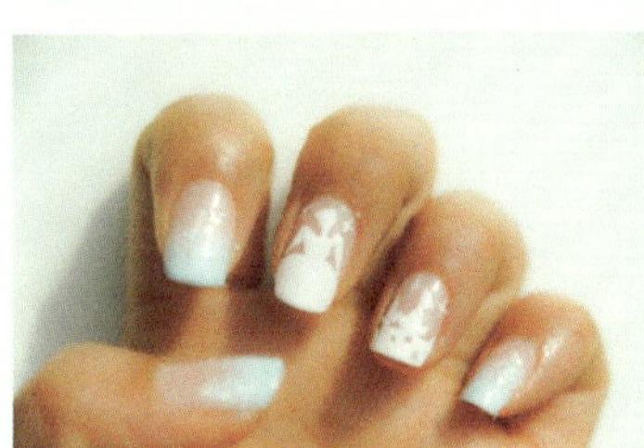

화이트 신데렐라_버찌앵두

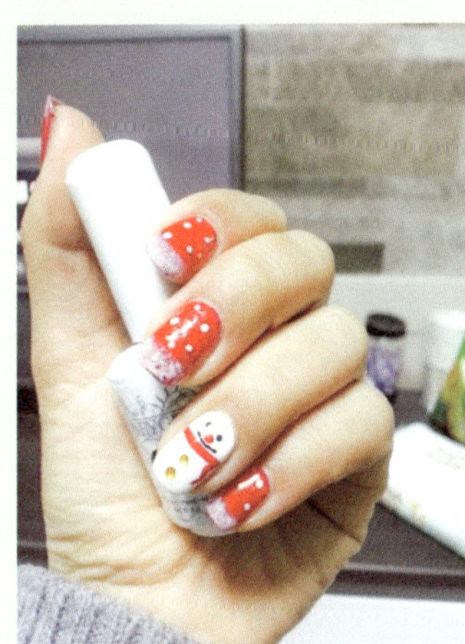

흰눈 펑펑 눈사람_쏭냥맘대로

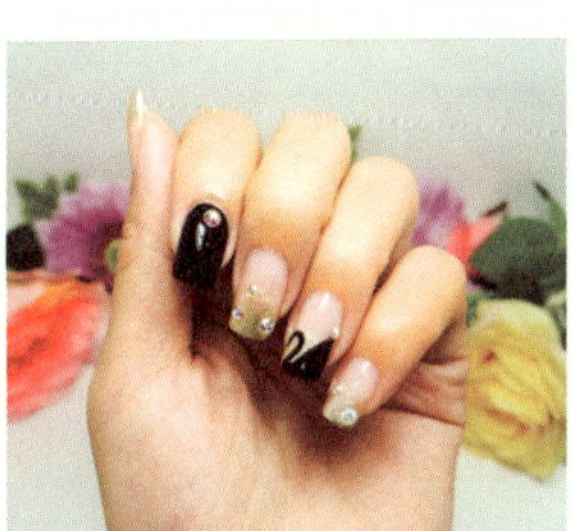

블랙스완_햄냥이

# 모티브 네일 컬러링하기

책 속 네일아트를 따라 하는 것도 좋지만, 이제는 유진샹처럼 나만의 디자인을 시작해봅시다. 모티브를 정한 다음에 네일 연습 종이에 마음껏 디자인을 구상해보세요.

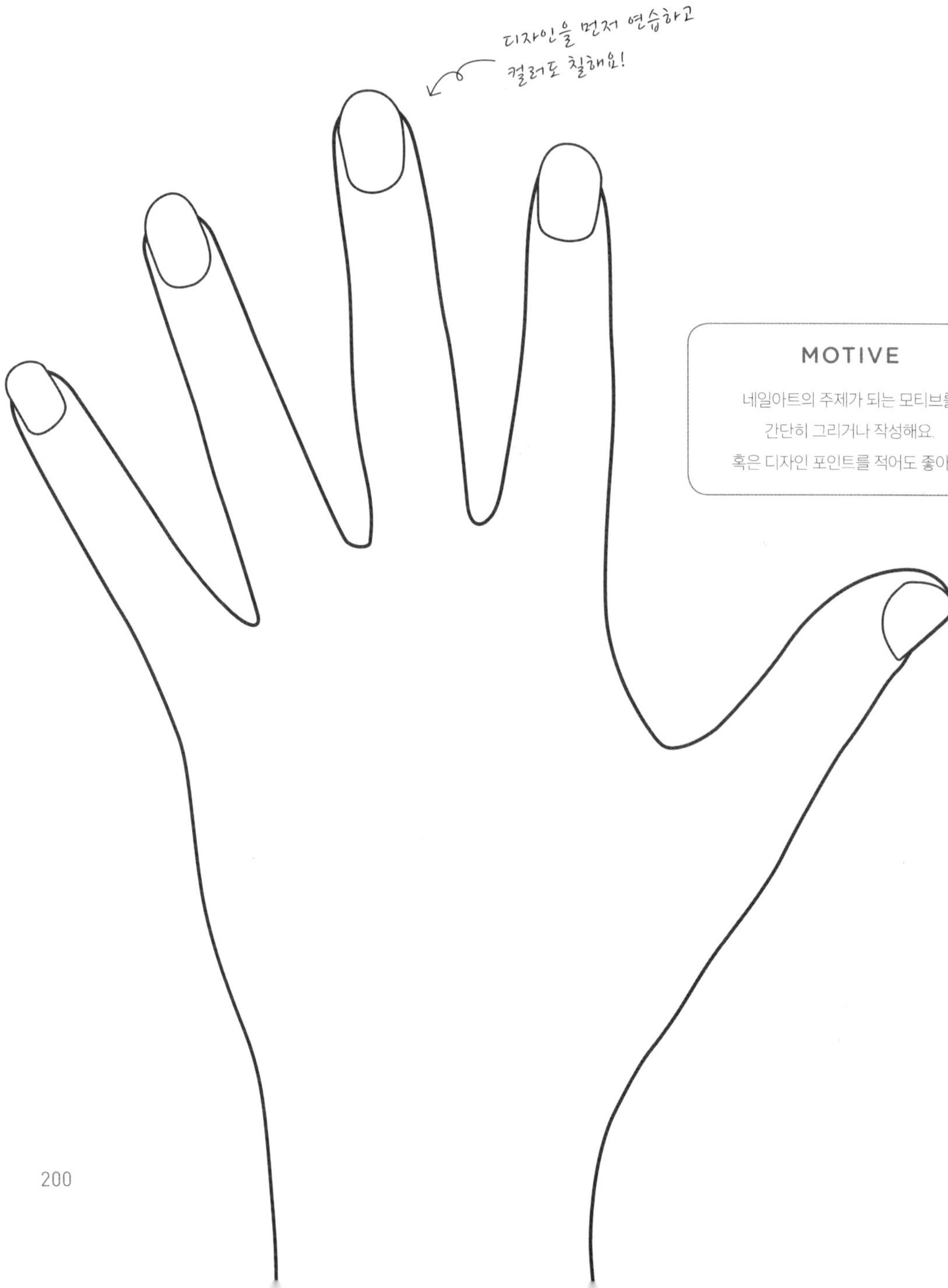


MOTIVE

네일아트의 주제가 되는 모티브를
간단히 그리거나 작성해요.
혹은 디자인 포인트를 적어도 좋아요.

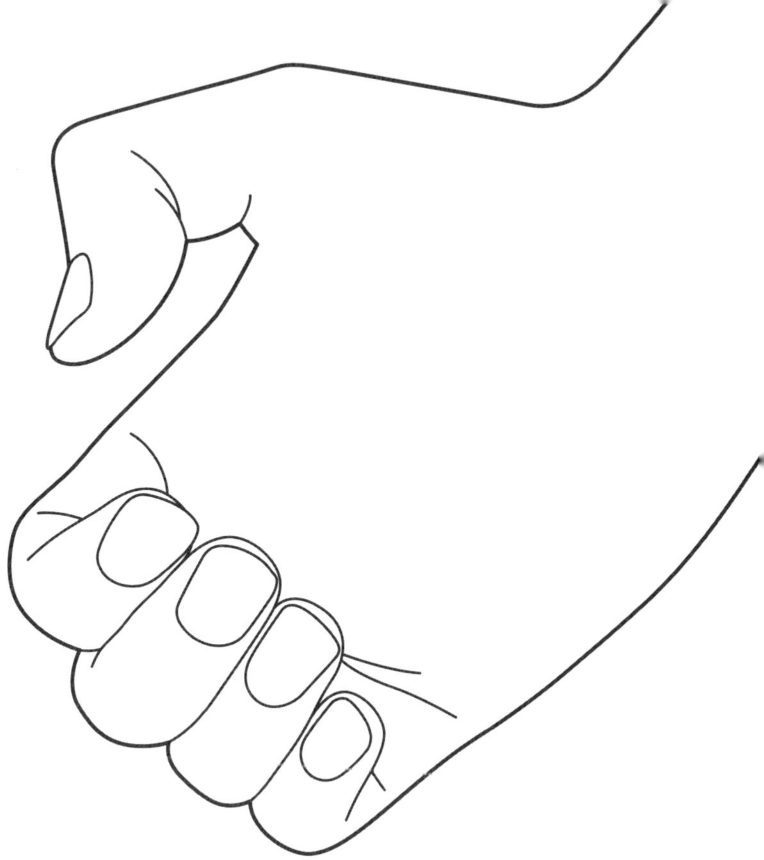

MOTIVE

MOTIVE

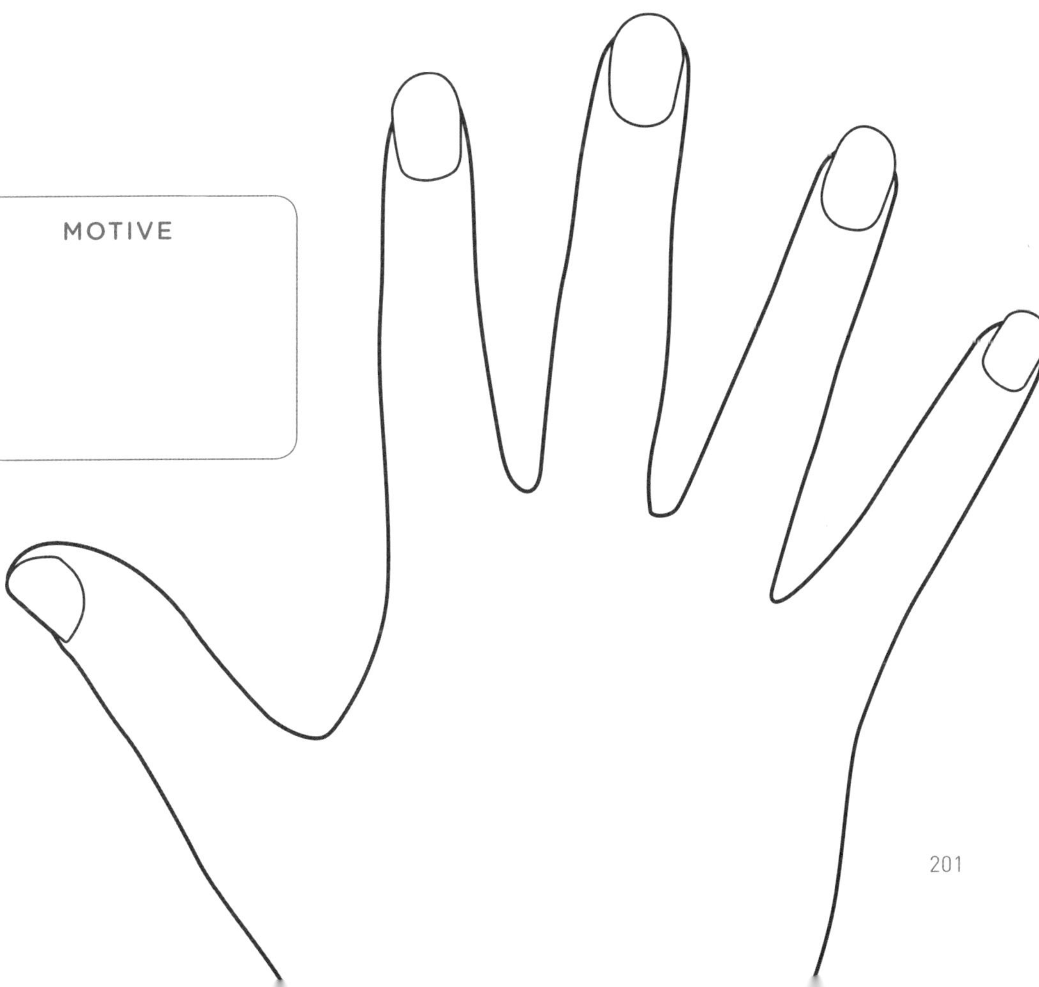

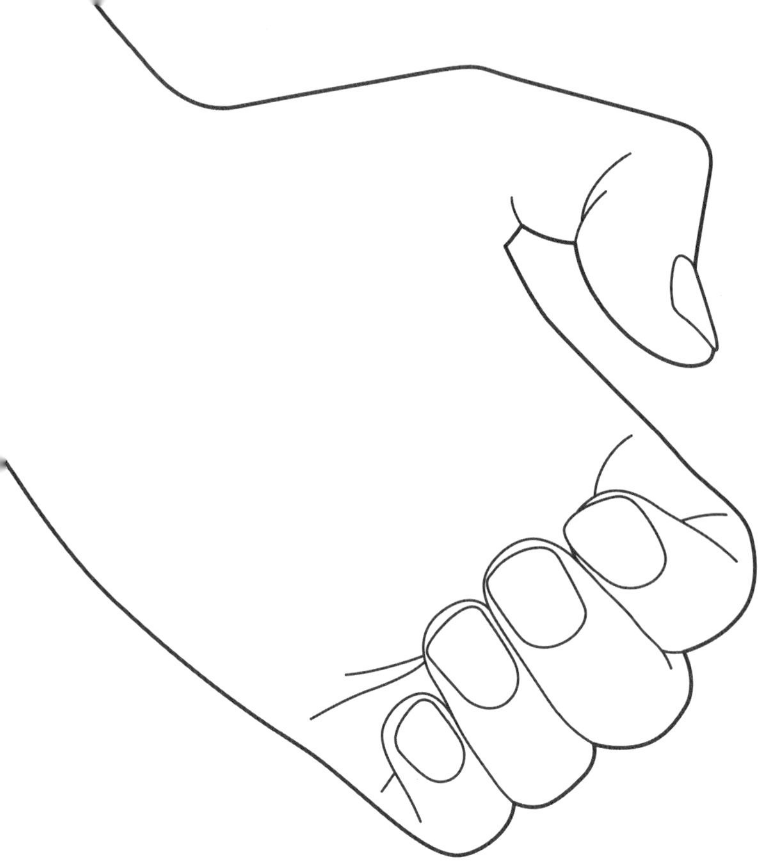

MOTIVE

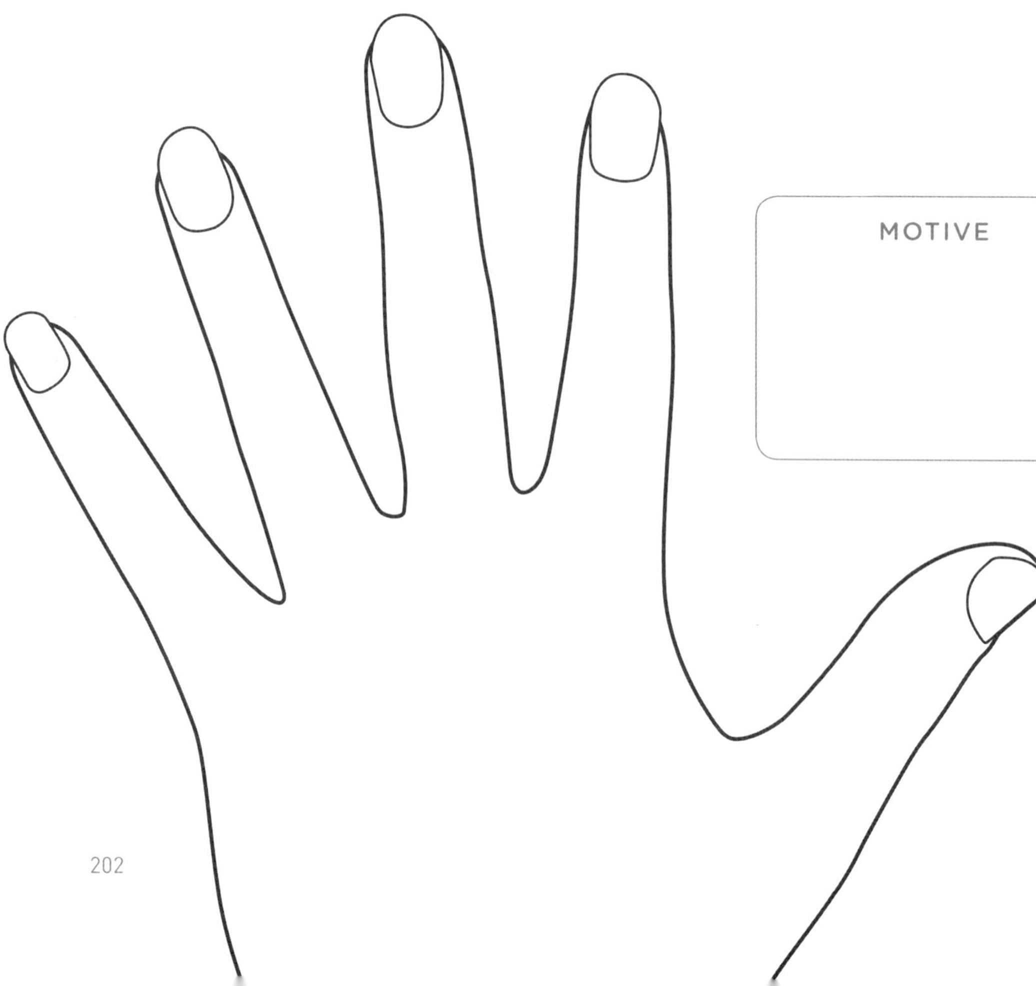

MOTIVE

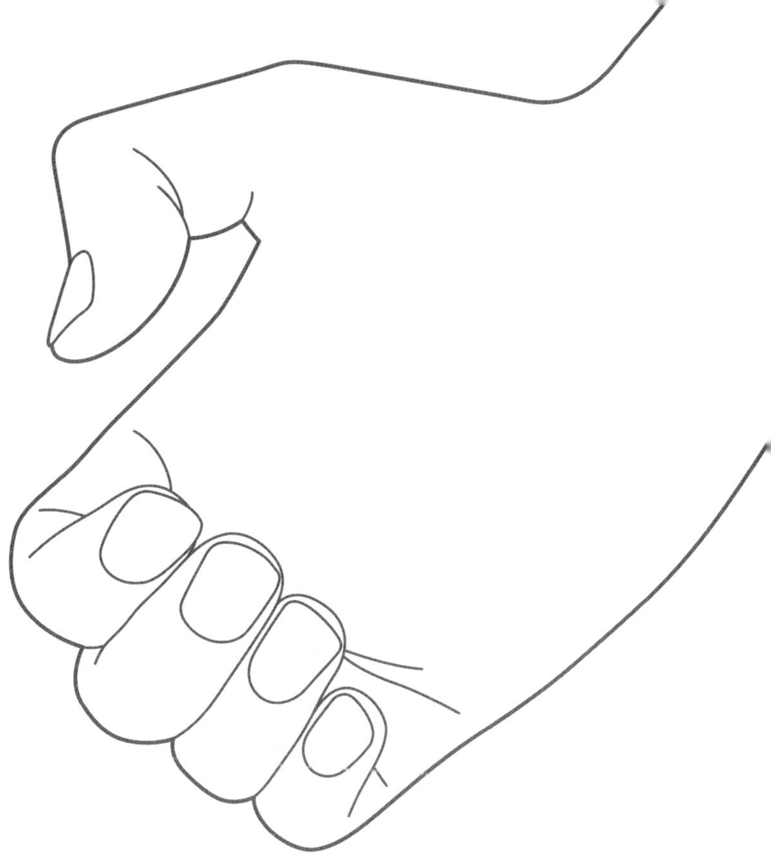

MOTIVE

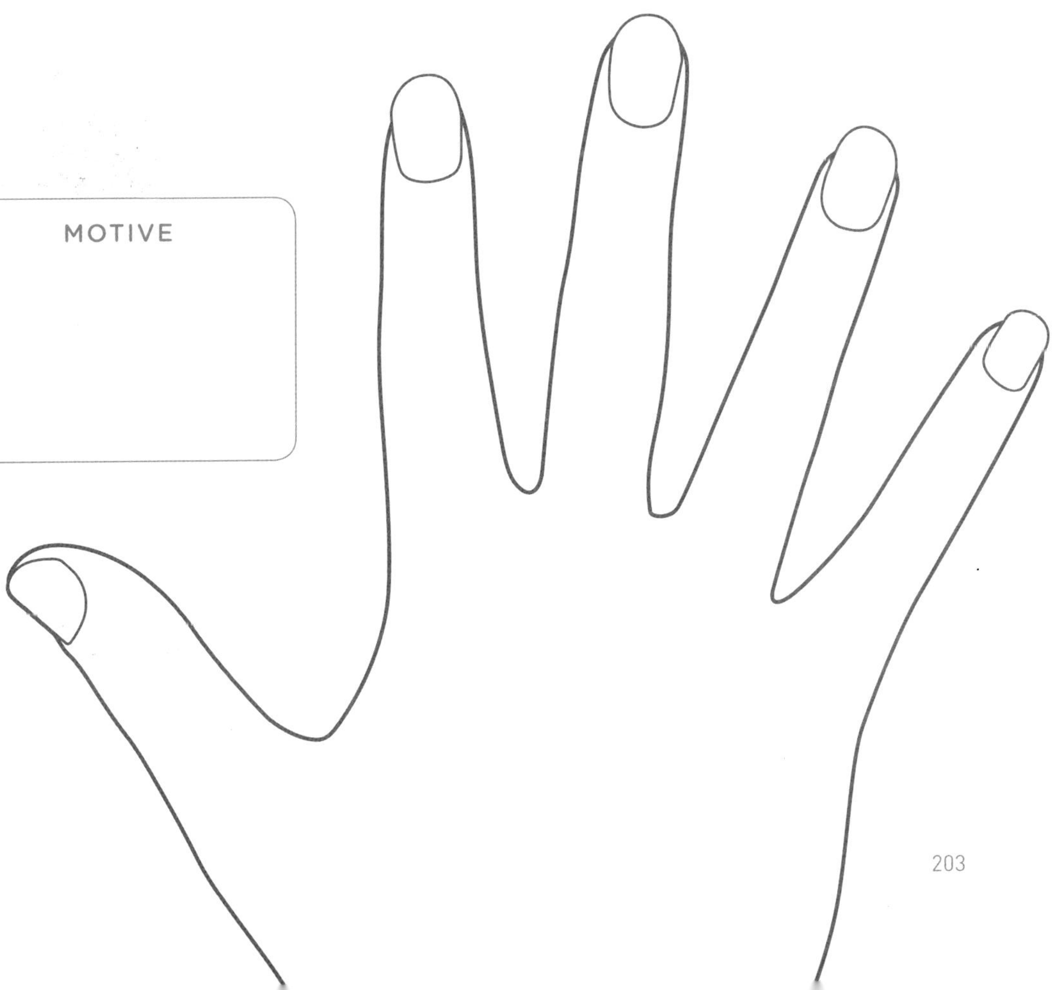

MOTIVE

## READER'S REVIEW

출간 전 원고를 검토해주신 베타테스터의 의견입니다.

▪ 작가 유진샹 님은 눈에 띄는 모든 것에서 모티브를 얻어 창의적인 네일을 하는 능력이 정말 탁월한데요. 두 번째 책은 모티브별로 테마가 나뉘어 있어 작가님의 아이디어가 제대로 느껴졌어요.
이 책은 <유진샹의 탐나는 네일아트1>처럼 과정 설명이 자세히 나와 있어 초보자도 쉽게 따라 할 수 있을 듯해요. 또한 전문성이 더해져 초보자뿐 아니라 실력자에게도 아주 유용할 정보가 가득 채워져 있네요. 도구 및 재료 사용법이나 셀프 네일 하는 팁 등 인트로 부분만 보아도 다른 네일아트 책에서 볼 수 없던 알찬 내용이 가득합니다. 특히 사이사이 보이는 '유진샹의 TIP'은 실제 경험에서 쌓인 귀한 노하우를 아낌없이 공개하고 있습니다.

_블루문(문희연) 님

▪ 네일아트 중에서도 모티브 네일은 표현하기가 참 어렵다고 생각하는데 이 책의 모티브 네일은 콘셉트가 확실하고 포인트를 명확하게 콕 집은 디자인이라 참 좋았습니다. 그래서 초보자도 마치 숍에서 네일아트를 받은 것처럼 할 수 있고, 이미 전문 네일리스트인 사람은 이 책을 참고해 더 세련되고 예쁜 네일아트를 선보이는 데 큰 도움이 될 거로 생각합니다. 한눈에 들어오는 큰 사진과 간단하면서 요점 잡힌 설명을 따라가면 누구나 어렵지 않게 네일아트를 시작할 수 있을 것 같습니다.
앞부분에는 집에서 혼자 네일아트를 하는 사람이 주로 어려워할 내용을 잘 짚고 있어요. 기본 네일 구조 설명부터 니퍼, 세필 붓 등의 관리와 사용법이 간략하면서도 이해하기 쉽게 알려줍니다. 중간중간 알찬 팁과 작가님의 작업실, 인생 아이템을 엿보는 소소한 재미도 있네요. 독자에게 하나라도 더 많은 도움을 주려는 작가님의 의도가 여기저기서 느껴집니다.

_햄냥이(김성경) 님

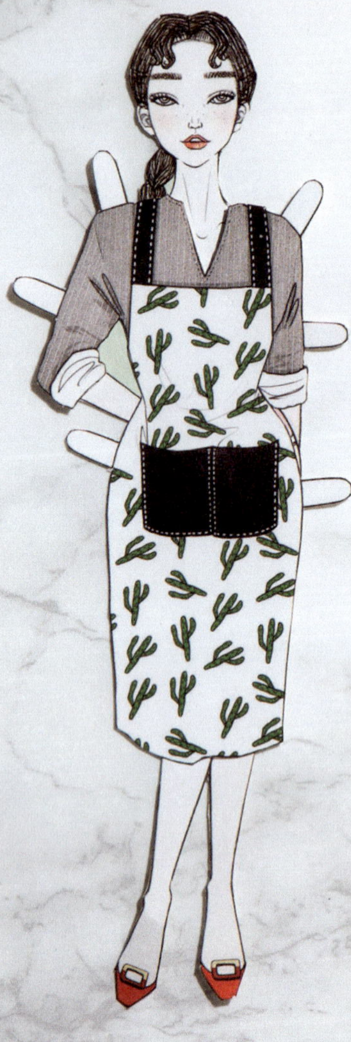

▪ 이 책을 읽으며 그동안 내가 네일아트에서 잘못한 게 무엇이었는지 깨달았습니다. 5~6년간 셀프 네일을 했지만 따로 배운 적이 없어 기본기도 부족하고 결과도 만족스럽지 못했어요. 하지만 이젠 기본 네일 케어를 할 때 중요한 게 무엇인지 제대로 알게 됐습니다. 전에는 기본 케어 때 니퍼로 멀쩡한 살을 잡곤 했다면 앞으론 오래도록 깔끔한 상태를 유지하고 아트를 더 빛내주는 제대로 된 네일 관리법을 알게 되었어요. 덤으로 손톱은 숨을 쉬지 않는다는 재밌는 사실도 하나 배웠습니다.

유진샹 님의 아이디어로 완성된 네일아트가 테마별로 소개되어 보는 걸로도 정말 흐뭇했습니다. 기본 컬러링부터 세세한 기술까지 자세히 설명하는 점이 좋았어요. 상세한 한 장 한 장의 과정 사진은 저처럼 독학으로 네일아트를 했던 사람에게 큰 도움이 될 거고 네일아트가 너무 어려울 것 같아서 차마 엄두를 내지 못한 사람에겐 더 좋은 길잡이가 되어줄 거예요. 이젠 퀄리티 있는 아트를 정말 혼자 할 수 있을 것 같다는 용기가 듭니다.

_보둘(이혜선) 님

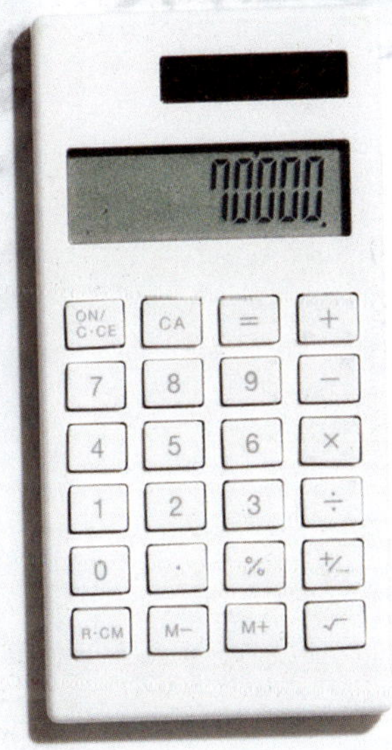

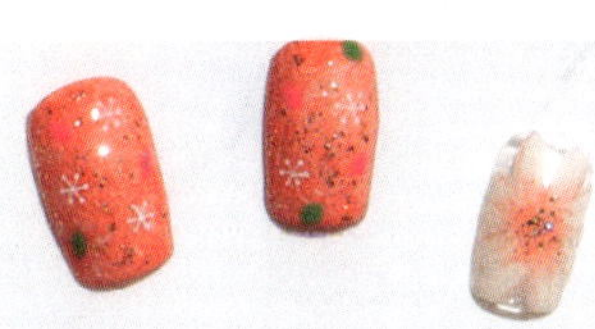

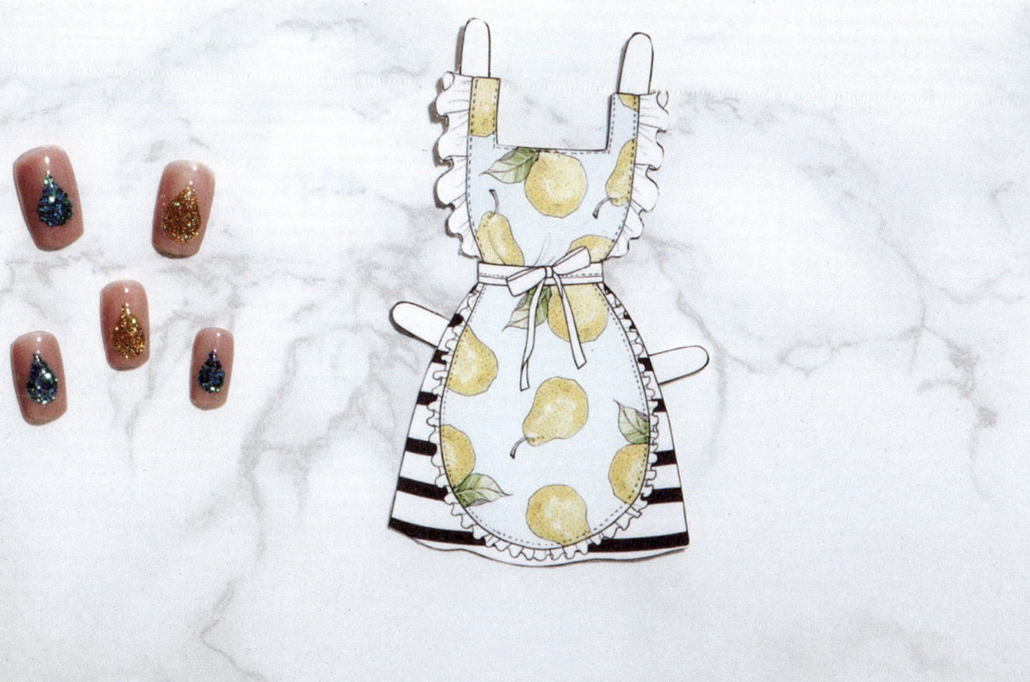

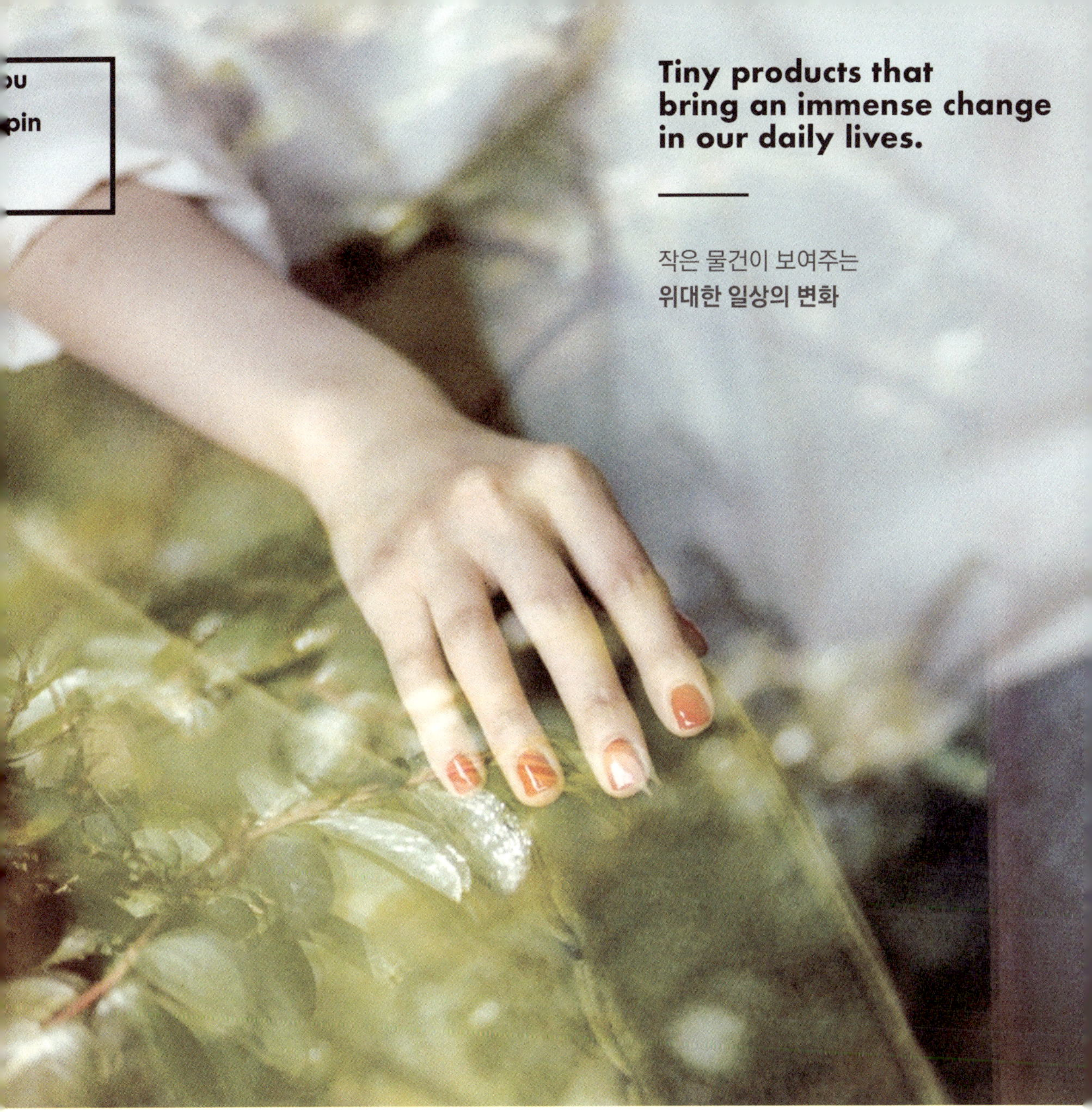
Tiny products that
bring an immense change
in our daily lives.
작은 물건이 보여주는
위대한 일상의 변화

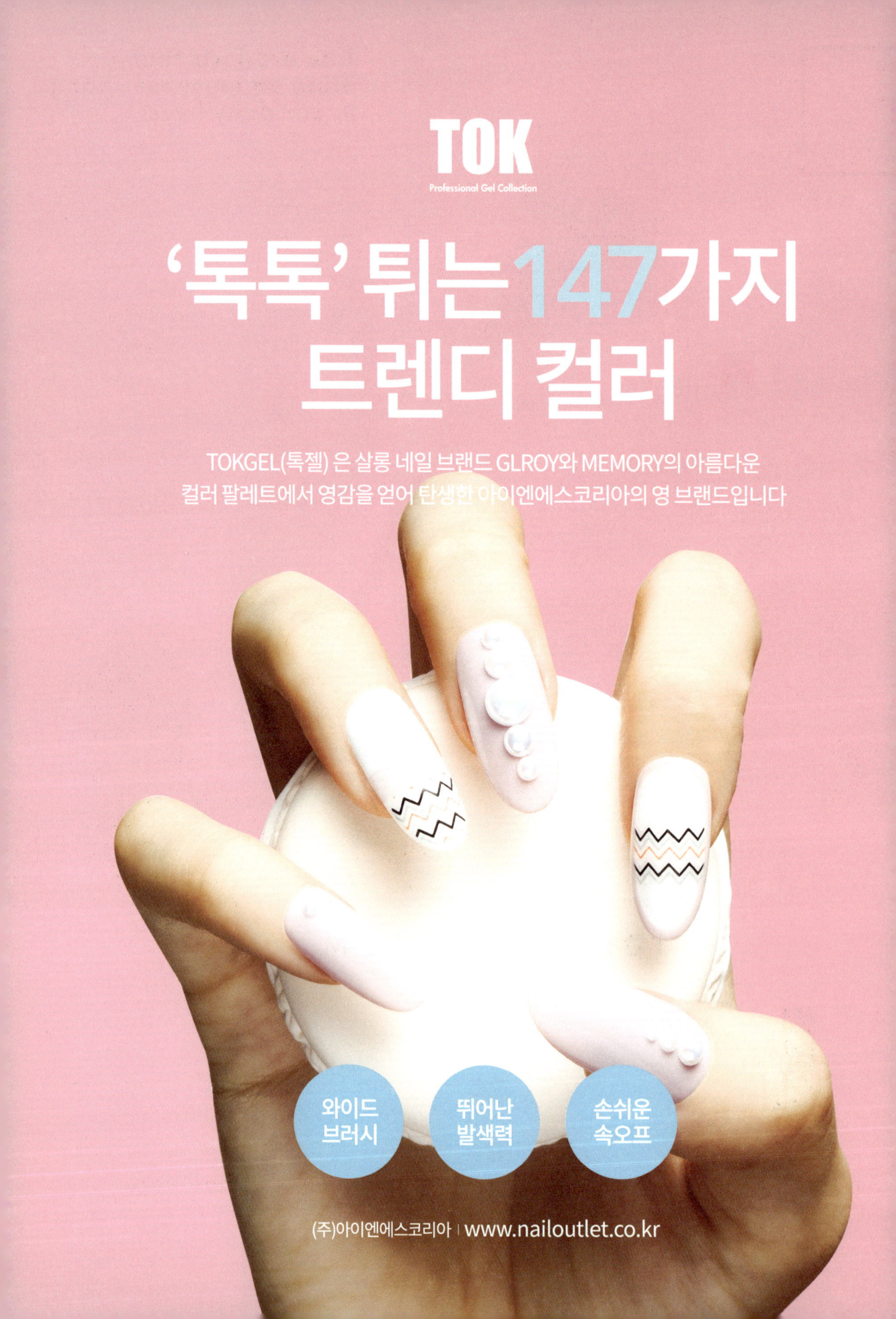
TOK
Professional Gel Collection
'톡톡' 튀는 147가지
트렌디 컬러
TOKGEL(톡젤) 은 살롱 네일 브랜드 GLROY와 MEMORY의 아름다운
컬러 팔레트에서 영감을 얻어 탄생한 아이엔에스코리아의 영 브랜드입니다
와이드
브러시
뛰어난
발색력
손쉬운
속오프
(주)아이엔에스코리아 | www.nailoutlet.co.kr

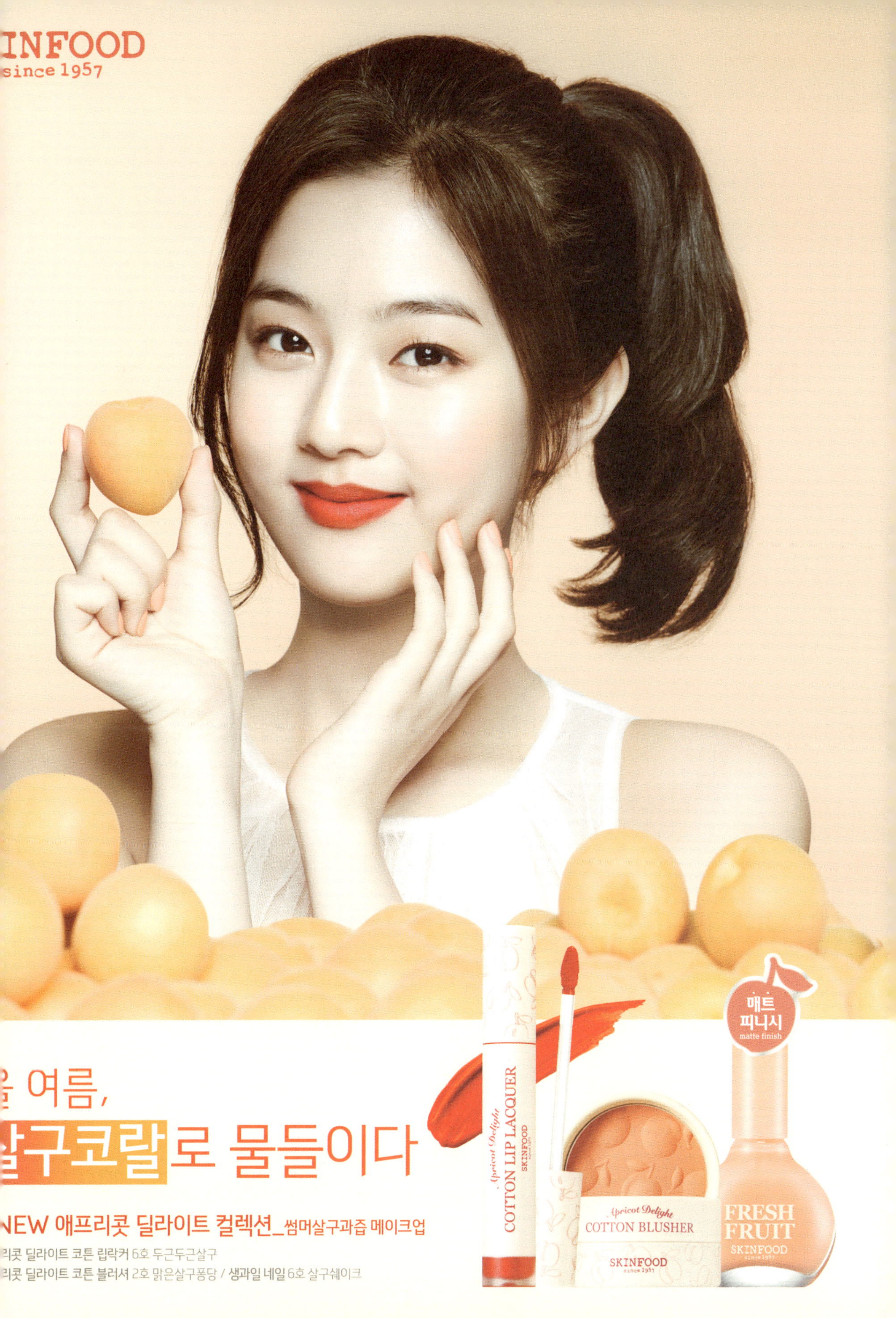
INFOOD
since 1957
여름,
살구코랄로 물들이다
NEW 애프리콧 딜라이트 컬렉션_썸머살구과즙 메이크업
리콧 딜라이트 코튼 립락커 6호 두근두근살구
리콧 딜라이트 코튼 블러셔 2호 맑은살구퐁당 / 생과일 네일 6호 살구쉐이크
Apricot Delight
COTTON LIP LACQUER
SKINFOOD
Apricot Delight
COTTON BLUSHER
SKINFOOD
since 1957
매트
피니시
matte finish
FRESH
FRUIT
SKINFOOD
since 1957

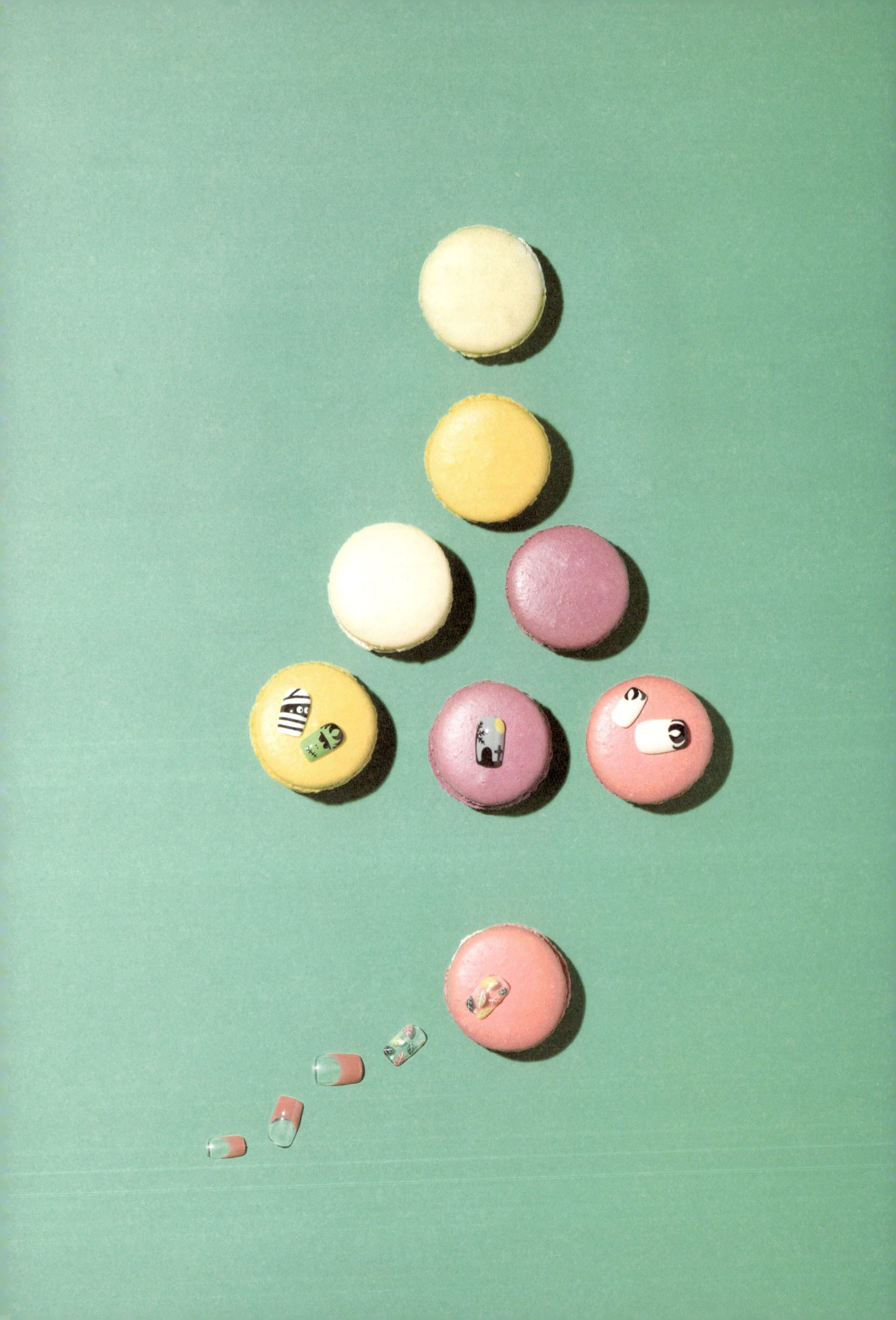

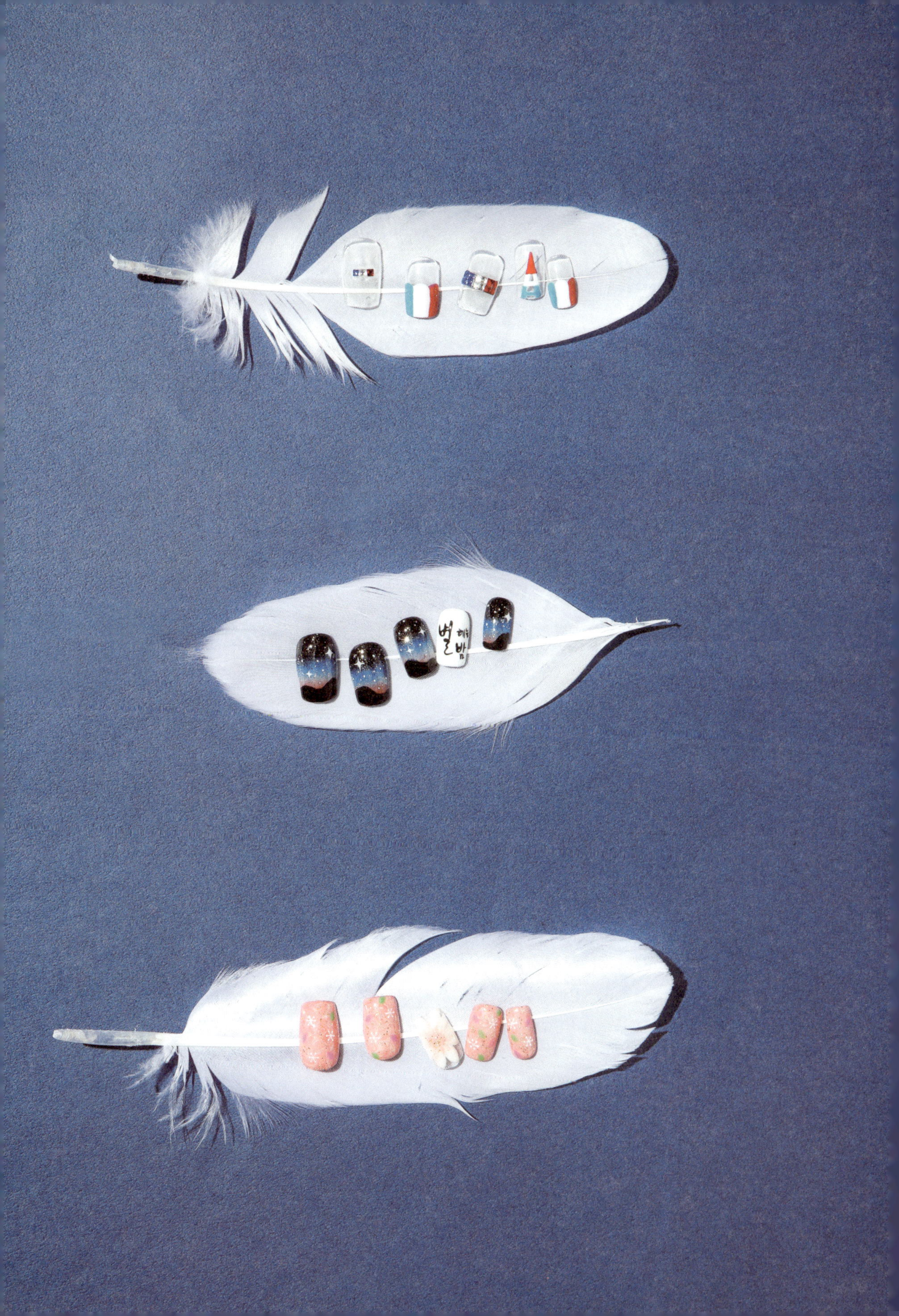
별 헤는 밤

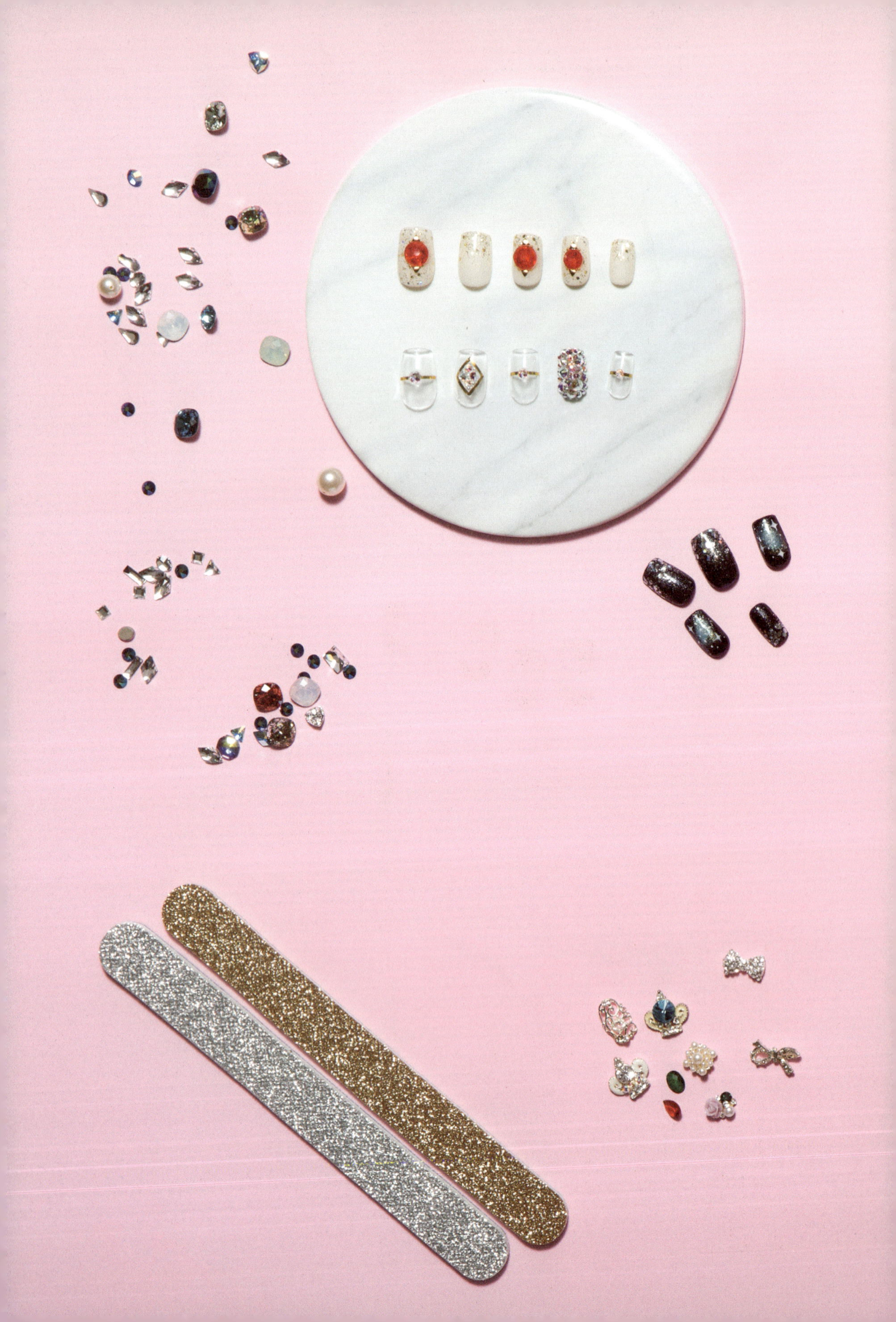

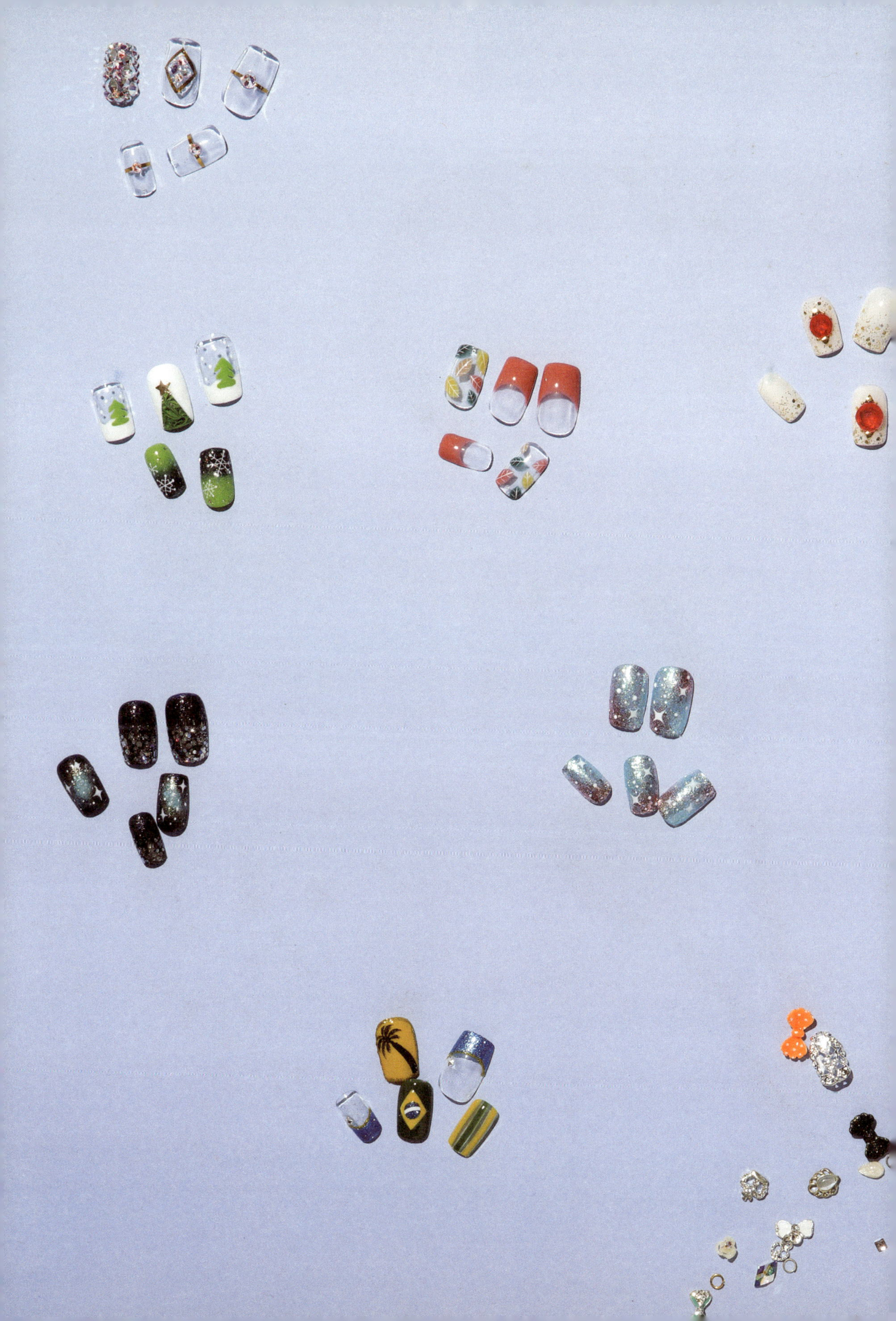

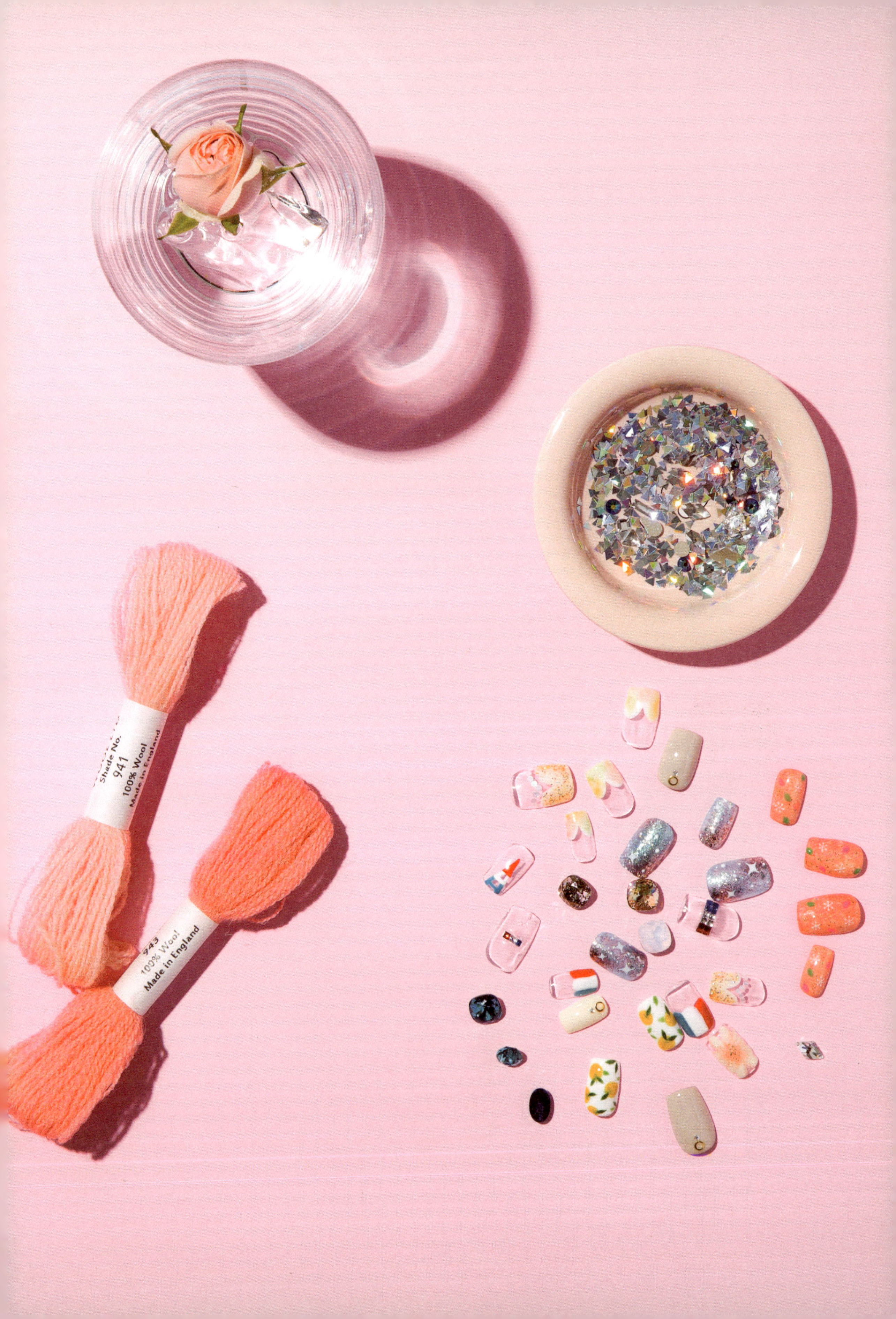
Shade No.
941
100% Wool
Made in England
943
100% Wool
Made in England

# 유진샹의 탐나는 네일아트 2

**초판 1쇄 인쇄** 2017년 7월 10일
**초판 1쇄 발행** 2017년 7월 20일

**지은이** 최유진(유진샹)
**펴낸이** 이범상
**펴낸곳** ㈜비전비엔피 · 이덴슬리벨

**기획편집** 이경원 박월 김승희 김다혜 배윤주
**디자인** 김혜림 이미숙
**사진** 도트스튜디오 박문수
**영상촬영 · 편집** 크리에이티브에이치
**마케팅** 한상철 이준건
**전자책** 김성화 김희정
**관리** 이성호 이다정

**주소** 우)04034 서울특별시 마포구 잔다리로7길 12(서교동)
**전화** 02)338-2411 **팩스** 02)338-2413
**홈페이지** www.visionbp.co.kr
**이메일** visioncorea@naver.com
**원고투고** editor@visionbp.co.kr

**등록번호** 제2009-000096호

**ISBN** 979-11-88053-09-4 (13590)

· 값은 뒤표지에 있습니다.
· 파본이나 잘못된 책은 구입처에서 교환해 드립니다.



이 도서의 국립중앙도서관 출판시도서목록(CIP)은 서지정보유통지원시스템 홈페이지(http://seoji.nl.go.kr)와 국가자료공동목록시스템(http://www.nl.go.kr/kolisnet)에서 이용하실 수 있습니다.(CIP제어번호: 2017015117 )

## | 일상을 빛내줄 이덴슬리벨의 취미 실용서 |

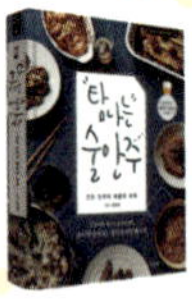

간단 안주의 황홀한 유혹

### ❶ 탐나는 술안주

술맛 아는 여자, 그래서 더욱 안주에 예민한 미각을 가진 저자가 소문난 술집보다 더 맛있는 안주 레시피를 공개한다.

강지수 지음 | 280쪽 | 23,800원 | DVD 포함

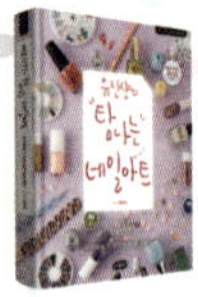

뷰티블로거 유진샹의 셀프네일

### ❷ 유진샹의 탐나는 네일아트

손이 예뻐지는 러블리 네일아트 67가지. 매일 1만 명 이상이 방문하는 네이버 파워 블로거 유진샹의 베스트 네일아트를 선별했다.

최유진 지음 | 228쪽 | 23,800원 | DVD 포함

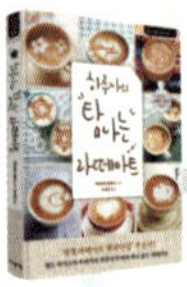

'세계 라떼아트 챔피언십' 우승자!

### ❸ 하루나의 탐나는 라떼아트

라떼아트 초보자들을 위해 재료와 도구부터 손질 노하우는 물론 전문가의 테크닉까지 알차게 담아 구성했다.

무라야마 하루나 감수 | 116쪽 | 18,500원 | DVD 포함

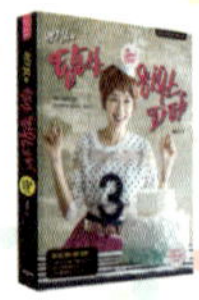

파티의 여왕

### ❹ 변정수의 탐나는 하우스 파티

할로윈, 크리스마스, 생일 등 매년 5회 이상의 크고 작은 하우스파티를 여는 변정수. 그간 쌓은 파티 노하우를 한 권에 담았다.

변정수 지음 | 240쪽 | 23,800원 | DVD 포함

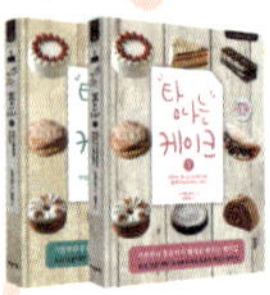

딸기쇼트케이크와 롤케이크&버터스펀지, 시폰케이크&비스퀴

### ❺❻ 탐나는 케이크 1 & 2

일본의 케이크 명장인 고지마 루미의 케이크 책. 케이크의 기본에서 응용까지의 정석을 제대로 담았다.

고지마 루미 지음 | 140쪽, 124쪽 | 20,500원 | DVD 포함

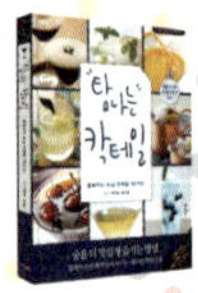

홈메이드 믹싱 칵테일 76가지

### ❼ 탐나는 칵테일

76가지 홈메이드 칵테일 레시피. 다이닝바를 운영해 온 두 명의 저자가 요리보다 쉬운 칵테일을 선별해 소개한다.

박주화 · 김기용 지음 | 192쪽 | 22,000원 | DVD 포함

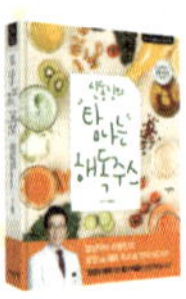

요리하는 한의사의 오장 해독 주스와 약차 56가지

### ❽ 신동진의 탐나는 해독 주스

밥상닥터 신동진의 오장 해독 주스와 약차 56가지. 책에 있는 레시피대로 각 장기 해독에 맞는 주스를 만들어보자.

신동진 지음 | 212쪽 | 23,800원 | DVD 포함

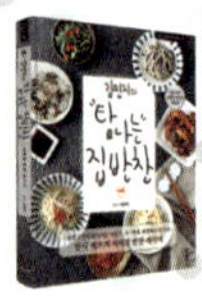

집밥 고민이 없어지는 밑반찬, 국 · 찌개, 계절 메뉴 92가지

### ❾ 김민지의 탐나는 집반찬

사계절 반찬, 임금님 수랏상에 오른 궁중 반찬, 두고두고 먹는 저장 반찬 등 초보도 쉽게 따라 할 수 있는 레시피를 담았다.

김민지 지음 | 244쪽 | 25,000원 | DVD 포함

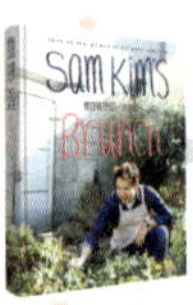

자연주의 셰프 샘킴의 홈메이드 브런치 레시피

### 샘킴의 맛있는 브런치

자연주의 셰프 샘킴의 홈메이드 브런치 레시피. 대한민국 스타 셰프인 그가 소개하는 건강한 브런치를 엄선해 담았다.

샘킴 지음 | 228쪽 | 19,800원

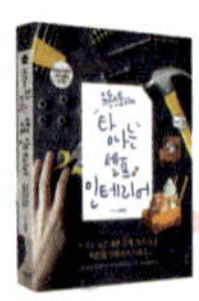

실용적인 수납 가구, 친환경 아이 장난감

### ❿ 유독스토리의 탐나는 셀프 인테리어

파워블로거 유독스토리표 셀프 인테리어 & 수제 가구 만들기 38가지. 초보자도 작은 집, 전셋집 인테리어를 할 수 있도록 쉽고 친절히 쓰였다.

하유라 지음 | 316쪽 | 26,000원 | DVD 포함

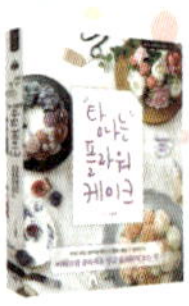

버터크림 플라워 & 앙금 플라워의 모든 것

### ⓫ 탐나는 플라워케이크

국내 최초 플라워케이크협회 대표가 알려주는 버터크림 플라워, 앙금 플라워, 생화 케이크 만드는 법을 공개했다.

이효주 지음 | 232쪽 | 23,800원 | DVD 포함